中西医结合 不孕不育诊疗学

ZHONG-XIYI JIEHE

BUYUNBUYU ZHENLIAOXUE

李淑玲 王 哲 主编

山东科学技术出版社

图书在版编目（CIP）数据

中西医结合不孕不育诊疗学/李淑玲，王哲主编.—济南：山东科学技术出版社，2019.10（2021.1重印）

ISBN 978-7-5331-9951-7

Ⅰ.①中… Ⅱ.①李… ②王… Ⅲ.①不孕症—中西医结合—诊疗②男性不育—中西医结合—诊疗 Ⅳ.① R711.6

中国版本图书馆 CIP 数据核字（2019）第 216532 号

中西医结合不孕不育诊疗学
ZHONGXIYI JIEHE BUYUNBUYU ZHENLIAOXUE

责任编辑：崔丽君
装帧设计：孙　佳

主管单位：山东出版传媒股份有限公司
出 版 者：山东科学技术出版社
　　　　　地址：济南市市中区英雄山路 189 号
　　　　　邮编：250002　电话：（0531）82098088
　　　　　网址：www.lkj.com.cn
　　　　　电子邮件：sdkj@sdcbcm.com
发 行 者：山东科学技术出版社
　　　　　地址：济南市市中区英雄山路 189 号
　　　　　邮编：250002　电话：（0531）82098071
印 刷 者：北京时尚印佳彩色印刷有限公司
　　　　　地址：北京市丰台区杨树庄103号乙
　　　　　邮编：100070　电话：（010）68812775

规格：小 16 开（710mm×1000mm）
印张：33.5　字数：560 千　印数：1~2000
版次：2021 年 1 月第 1 版 第 2 次印刷
定价：**134.00 元**

李淑玲简介

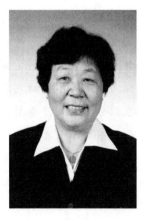

李淑玲，女，1949 年生，山东大学教授，博士生导师，山东省名中医药专家，中医药学术经验继承指导老师，山东大学齐鲁医院知名专家。社会兼职：中国中医药研究促进会妇产科与辅助生殖专业委员会常务理事，中国民族医药学会妇科专业委员会理事，山东中医药学会不孕不育专业委员会主任委员，中华中医药学会妇科分会委员，山东中医药学会常务理事，山东中西医结合妇科学会副主任委员，山东生殖中西医结合生殖医学专业委员会副主任委员，山东中医药学会老年病专业委员会副主任委员，山东中西医结合学会妇科微创专业委员会主席，山东省医疗事故鉴定专家等。

从事中医、中西医结合妇科临床、教学、科研 45 年，有扎实深厚的中医药理论基础。在熟练掌握中医各科疾病诊治方法的同时，积极开展中西医结合研究，精通于中西医妇科疾病的诊断与治疗，尤其是不孕不育症、月经病、带下病、产后病、乳腺病、外阴白色病变、更年期综合征等，有较好的疗效，深受广大患者的青睐。

主编和参编著作 19 部，在省级以上刊物发表论文 100 余篇，其中 SCI 收录 8 篇。完成科研课题 13 项，获山东省科技进步二等奖 1 项、三等奖 5 项，山东省教育厅科学奖三等奖 1 项，山东大学优秀成果奖二等奖和三等奖各 2 项。培养硕士、博士研究生多名。

王哲简介

王哲，女，1967 年生。济南市第五人民医院生殖科主任，副主任医师。现任中国妇幼保健协会生育保健专业委员会外科学组专业委员，中华中医药学会优生与不孕防治创新发展联盟委员，山东省激光医学会生殖分会副主任委员，山东省激光医学会第五届理事会理事，山东省医学伦理学会生殖医学伦理学会常务理事，山东省中医药学会不孕不育专业委员会副主任委员，济南医学会生殖医学分会副主任委员及山东省多家学会的委员等。

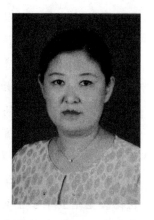

从事妇产科及生殖医学临床工作近 30 年，具有丰富的妇产科及不孕不育症临床经验，在妇产科疾病、生殖内分泌及不孕不育技术方面有较深入的研究和丰富的临床经验。擅长诊治各种内分泌性疾病、输卵管性疾病、子宫内膜异位症、男性不育症等，尤其在对月经不调、习惯性流产、卵巢过度刺激综合征、盆腔炎、输卵管性不孕、排卵障碍等女性不孕和男性弱精、少精等男性不育症方面的临床治疗具有极高造诣，尤其对各种不孕不育症（如子宫内膜异位症及输卵管堵塞、多囊卵巢综合征等导致的不孕）、卵巢功能不良、子宫内膜病变的治疗以及更年期综合征的治疗等方面有一定经验。参编学术专著 3 部，科研 1 项，SCI 收录 5 篇，发表国内核心期刊论文 10 余篇。

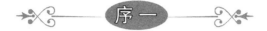

序 一

中医药在不孕不育诊疗中历史悠久，早在公元前 11 世纪的《周易集解·卷十一》记有："妇三岁不孕"（结婚三年未孕），《黄帝内经·素问》曰："督脉生病，其女子不孕"等记载。创造性地形成了具有鲜明特色的理论体系和独到的诊疗优势。不孕不育的研究对全人类的生存繁衍，及千万家庭的幸福和谐有重要意义。

我与李淑玲教授认识多年，深知其中西医理论扎实深厚，治学严谨，工作四十余年，有丰富的临床经验，教学与科研均取得突出成绩。她担任山东省中医学会不孕不育分会主委多年，为男女生殖障碍解除痛苦，受到患者欢迎！临床之余，笔耕不辍，今又撰写《中西医临床不孕不育诊疗学》。

此书博采中、西医学不孕不育诊疗之所长，系统介绍了中西医不孕不育诊疗的经验、进展。内容丰富，包括女性、男性、辅助生殖、避孕节育、保健优生等等，力求在中西医结合领域有所创新。是一部有较高实用性、科学性、先进性的好书，可供广大中、西医临床工作者参考。因此欣然为之序。

北京中医药大学东直门医院首席教授

主任医师　博士生导师

肖承悰

2019 年 5 月 30 日北京

序二

不孕不育疾病关系到人类繁衍、家庭幸福与社会安定和谐问题，是世界医学领域研究的重要课题。深入开展不孕不育研究对提高生殖相关疾病的诊断和治疗水平，改善民众生殖健康和提高生活质量及优生优育等具有重要意义。

我认识李淑玲教授多年，深知李教授勤奋好学，具有扎实的专业知识，临床上已经有较高声誉，科研上亦颇有建树，学验俱丰，三十余年来一直从事中西医不孕不育的医学事业，可谓硕果累累。临床之余，笔耕不辍，近又主编

《中西医临床不孕不育诊疗学》一书。此书是对多年临床经验、科研成果的总结。中医中药在治疗不孕不育方面历史悠久，具有一定的理论基础和丰富的临床实践经验，取得了较好的疗效；西医生殖医学发展也很快，成绩卓著。在不孕不育的治疗方面中西医各有所长和不足。因此，本书将中西医不孕不育巧妙的结合，是治疗不孕不育疾病的最佳途径，填补了我国中西医临床不孕不育的空白，可喜可贺！

该书从中西医两个角度系统阐述了生殖理论、引起女性不孕的常见疾病、引起男性不育的常见疾病、辅助生殖、保健优生、常见中成药等内容。可谓内容丰富，是一部有较高实用性、科学性、先进性的好书。可供生殖临床、科研工作人员及本科医学生参考，故欣然为之序。

中国性学会中医性学专业委员会主任委员
中华中医药学会外科分会主任委员
北京中医药学会男科分会主任委员
博士生导师、教授
李曰庆

前言

　　不孕不育疾病关系到人类的繁衍、家庭幸福与社会安定，是世界医学领域的重要课题，深入开展不孕不育研究，对提高生殖相关疾病的诊断和治疗水平，改善民众生殖健康和提高生活质量以及优生优育等具有重要的意义。

　　中西医结合不孕不育是中西医结合学科的组成部分，是一门临床学科。本书主要通过总结中医和西医的经验、进展，梳理中西医结合不孕不育发展的源流和成果，融合中西医两种医学的共通点，建立系统、完整、有特色的中西医结合生殖医学理论与临床体系，指导不孕不育的临床、科研与教学，为中西医结合生殖医学的建立奠定基础。

　　本书的编写坚持理论与临床的连贯性，重视理论的临床实用性。中西医的结合目前重在临床的结合，即以中医辨证与西医辨病相结合，以两种医学观点来认识和治疗同一种疾病，同一个病人，对研究成熟、业界共识度高的问题，尝试中西医理论上的结合，并用以指导临床。

　　以人类生育为出发点，本书还原了"男女媾精，胎孕乃成"的基本过程，将女性生殖和男性生殖两门学科结合为一个完整的人类生殖过程。展现了男女生殖生理虽不相同，但却有许多十分相近的规律和现象。本书以中西医结合的思路予以重点讨论。主要是以辨证论治与中医月经周期理论为指导，系统总结了中医药在不孕不育中分期、分阶段的理论与应用实践。

　　本书是集合了国内中医、西医、中西医结合、生殖妇科、生殖男科、辅助生殖技术学界富有影响力的知名专家学者撰写而成，群策群力，数易其稿。是一部集体智慧的结晶，代表了本学科目前发展的最高水平、展现了最新成果。

　　纵观全书内容，有回顾，有展望；有继承，有发展；有分析，有总结；有妇科，有男科；有中医，有西医；有理论，有实践；有宏观，有具体，是一部综合性、开创性的著作，也是中西医结合事业的一次有益探索与尝试。在编写过程中，笔者欲求尽善尽美，但书中难免疏漏，竭诚请读者提出宝贵意见。

目 录
Contents

男性不育篇

保健优生篇

中 成 药 篇

总 论 篇
ZONGLUNPIAN

第一节 中西医临床不孕不育诊疗学的概念及研究范畴

一、定义

中西医临床不孕不育诊疗学是运用中国传统医学和西方现代医学的基础理论，相互借鉴和补充来认识两性生殖系统解剖、生理、病理特点，研究与两性生殖健康有关的特有疾病的病因病理、临床表现、诊断与鉴别诊断、辨证规律和防治方法，以及计划生育、优生优育和两性生殖保健的一门新兴的临床医学学科。中西医临床不孕不育诊疗学是当今临床妇产科学、男科学、泌尿科学及性病学等难以涵盖的新学科，是近年来迅速发展起来的一门新兴的综合性学科。

二、研究范畴

中西医临床不孕不育诊疗学主要研究两性内、外生殖器官的解剖结构，卵巢、睾丸的功能及性周期的变化和调节，两性特有的生理特点和特有疾病，以及生殖器官的炎症、肿瘤、损伤等病症的病因病理、临床表现、诊断和鉴别诊断、预防、治疗和处理方法。不孕症、计划生育、优生优育、两性保健等均属于本学科研究的范围。

本书包括女性不孕、男性不育、保健优生和常用中成药四部分。女性不孕篇主要研究妇女与孕育有关的生理和病理，包括两大内容：一是运用中国传统医学和西方现代医学的基础理论，相互借鉴和补充来认识女性不孕症的病因病机、诊断、治疗和辨证论治；二是认识引起女性不孕的常见疾病的病因病理、诊断、治疗和处理。男性不育篇主要研究男性生殖系统与生育有关的生理和病理，包括两大内容：一是运用中国传统医学和西方现代医学的基础理论，相互借鉴和补充来认识男性不育症的病因病机、诊断、治疗和辨证论治；二是认识引起男性不育的常见疾病的病因病理、诊断、治疗和处理。辅助生殖篇主要研究中国传统医学和西方现代医学相互借鉴和补充来认识在辅助生殖技术（如试管内受精、克隆技术、胚胎干细胞等）中，中医药的优势与发展前景。另外，保健优生是生殖健康的要素，也是生殖医学研究中必不可少的内容。中成药篇是对不孕不育常见中成药的汇总。

三、中医不孕不育与西医不孕不育的比较

中华民族的历史源远流长，早在《易经·系辞》中就已有这样的记载："男女媾精，万物化生。"这是对生命起源的认识。随着现代医学的广泛影响，中医学各学科的分支越来越细。目前尚没有"中医生殖医学"这一概念，但中医在两性生殖健康领域的研究已有二千余年的历史。中医学在其漫长的发展过程中，很早就注重人类的繁衍与后代的健康，并以其整体观认识与研究人与自然、人与社会的联系。对生殖生理的认识，最早可追溯到中医经典《黄帝内经》。《素问·上古天真论》分别论述了女子与男子从幼年到老年各个时期生殖功能的发育、成熟、衰退以至衰竭的生理过程。对女子的月经周期、初潮与绝经均有描述，并阐述了肾、天癸、冲任在其中的作用。

中医与西医的生殖医学是在不同历史条件和背景、不同医学理论体系指导下形成的两门独立的医学临床学科，各有其学科特点和独到之处，但由于研究的对象都是两性生殖健康，研究的内容都是两性特殊生理、病理和疾病的防治，因此，两门学科之间又必然有许多共同点并存在密切联系。通过对这两门学科进行分析和比较，找出两者之间的联系和共同点，互相借鉴，取长补短，正是构建中西医结合生殖医学学术体系的关键。

中医学在生殖医学方面的研究是运用中医学的基本理论，包括阴阳五行学说、脏腑经络学说、气血津液学说、病因病机学说、四诊、八纲和辨证论治方法，以及中药的四气五味与归经理论、治法与方剂配伍理论等，以整体观念为指导，系统研究两性的生理、病理特点与特有疾病的病因病机、证候表现，以及辨证论治等。

西医生殖医学是运用现代医学的基础理论，包括人体解剖学、组织胚胎学、生理学、生物化学、病理解剖和病理生理学、微生物与寄生虫学、免疫学、药理学，以及从细胞生物学和分子生物学的微观角度研究两性生殖系统的解剖特点、组织与胚胎结构，两性生殖生理、两性生殖系统的功能性和器质性

疾病的病因病理、诊断和鉴别诊断、预防和治疗方法，以及两性保健、计划生育等。

中医学对妇科和男科疑难杂病的治疗具有整体调理、灵活施治、不良反应小、效果肯定的优势。西医学除了采用化学药物治疗之外，手术（包括借用仪器和器械辅助的物理疗法等）等技能性操作具有优势。中、西医学结合能够相互补充，取长补短，显著提高疾病治疗的效果，在临床实践中已经得到了广泛肯定和认可。

四、中西医临床不孕不育诊疗学与其他学科的关系

中西医临床不孕不育诊疗学的研究内容是两性生殖健康，是近年来迅速发展起来的一门新兴的综合性学科。不孕不育诊疗学内容涉及生殖生物学、生殖病理学、生殖免疫学、生殖药理学、生殖毒理学、生殖流行病学、生殖健康学和人口学等多个学科，中西医临床不孕不育诊疗学是运用中医和西医学的基础理论，指导临床诊治生殖医学相关领域的一门学科。它势必涉及临床妇产科学、男科学、泌尿科学及性病学等学科，随着生殖医学的迅猛发展，现在又出现试管内受精、克隆技术、胚胎干细胞等技术，中西医临床不孕不育诊疗学的领域不断扩大。但生殖免疫学和生殖内分泌学仍是生殖医学的主要分支学科。生殖免疫学主要研究妊娠免疫调节、与生殖相关的免疫性疾病及免疫节育等；生殖内分泌学则研究生殖功能的神经内分泌调节、性激素及其受体、生殖障碍的内分泌问题及其诊治、药物避孕等。近30年来，随着神经—内分泌—免疫网络学说的提出，学者对生殖内分泌学与生殖免疫学也有了更深入的研究，使两个学科的联系更加紧密。

第二节　中西医临床不孕不育诊疗学的发展概要及优势

一、中医不孕不育诊疗学的发展概要

中医学的发展历史悠久，中医不孕不育诊疗学是中医的重要组成部分之一，它于近年逐渐建立和充实起来，正在逐渐发展成为一门体系完整、特色鲜明的临床学科，其发展史分为如下几个阶段进行阐述。

早在夏、商、周时代，中医妇产科学已有了萌芽，典籍中已经有了关于种

子和胎教理论的记载，以及关于生殖的论述。最早在殷墟出土的甲骨文记载的21种疾病中，就有"疾育"（妇产科病）的记载。同时，在甲骨文的卜辞中还有"乙丑卜，贞帚（妇）嫱育子之疾。贞，子毋其毓不死"的记载。在一定程度上反映了古人对妇女孕产的认识。《易经·系辞》指出："男女媾精，万物化生。"这是对生命起源的认识。《易经·爻辞》中有"妇孕不育"和"妇三岁不育"等记载，对孕育与不孕颇为重视。公元前11世纪左右成书的《山海经》中载药120余种，其中有"种子"及"避孕"的药物。《山海经·中山经》云："青要之山……其中有鸟焉，名白辮，其状如凫，青身而朱目赤尾，食之宜子。"《山海经·西山经》又云："嶓冢之山……有草焉，其叶如穗，其本如桔梗，黑华而不实，名曰骨蓉，食之使人无子。"其他还包括鹿蜀（兽类）佩之宜子孙、黄棘（木类）之实服之不字（字，孕也）。《列女传》云："太任，王季娶以为妃……及其有身，目不视恶色，耳不听淫声，口不出傲言，能以胎教子，而生文王。"可见古人在当时已注意到母亲的精神情绪对胎儿发育有相当大的影响。这种"胎教"的认识在今天也是有意义的，目前一些妇产科专家和神经科专家都认为学龄前儿童的教育应从胎儿期开始。

春秋战国时期，中医妇产科理论进展主要体现在优生学、胚胎学的相关理论方面。《左传·僖公》云："男女同姓，其生不蕃。"（蕃，繁殖之意），明确提出近亲结婚有害于后代的繁殖。我国古人在公元前664年就提出这样的认识，比英国人达尔文1858年论及这一规律要早2500多年。这对今天的优生学研究也是有意义的。在胚胎学方面，《文子》九守篇有"一月而膏，二月而血脉，三月而胚，四月而胎，五月而筋，六月而骨，七月而成形，八月而动，九月而躁，十月而生"的记载。

战国时代成书的我国现存的第一部医学巨著《黄帝内经》确立了中医学的理论基础，同时提出了妇女的解剖、月经生理、妊娠诊断等基本理论，还初步论述了部分女性疾病的病理，如月事不来、不孕、肠覃、石瘕等。《素问·上古天真论》云："女子七岁，肾气盛，齿更发长；二七而天癸至，任脉通，太冲脉盛，月事以时下，故有子；三七肾气平均，故真牙生而长极；四七筋骨坚，发长极，身体盛壮；五七阳明脉衰，面始焦，发始堕；六七三阳脉衰于上，面皆焦，发始白；七七任脉虚，太冲脉衰少，天癸竭，地道不通，故形坏而无子也。"明确阐述了女子一生中生长、发育、性成熟与衰老的规律，指出"肾气""天癸""冲任"在生殖功能的成熟与衰退过程中的重要作用，对中医妇科学的基础理论有重大指导意义。《内经》还记载了第一个治疗血枯经闭、调经种子药方——四乌贼骨一藘茹丸。《内经》的理论为中医妇产科学的发展奠定了基础，更是中医生殖医学发展的基础。此外，《内经》中早有关于不孕症的记载。《素问·五常政大论》曰："岁有胎孕不育，治之不全，何气使然？岐伯曰：六气五类，有相胜制也，同者盛之，异者衰之，此天地之道，生化之常也。"《灵枢·邪客》曰："天有阴阳，人有夫妻……地有四时不生草，人有无子。此人与天地相应者也。"此两条分别从五运六气和天人相应的理论来论述胎孕与不育、无子的道理。

到了汉代，中医妇产科有了进一步的发展，在医事制度上专门设有"女医"，药物堕胎、联体胎儿、手术摘除死胎等首见记载，并出现了一批妇产科专著。由于对妊娠及药物认识的不断加深，公元前 1 世纪已有了药物堕胎（流产）的记载。《汉书·赵皇后传》说："掖庭中御幸生子者，辄死，又饮药伤堕者无数。"同时，《汉书·五行志》有关于联体胎儿畸形的记载："六月，长安女子生儿，两头异颈，面相乡，四臂共胸。"马王堆汉墓出土的文物《胎产书》约成书于公元前 2 世纪，是现存最早的妇产科专著，书中对妊娠按月养生提出了一些见解，反映了当时对妊娠、胎产卫生的认识。现存的张仲景所著《金匮要略》中的妇人三篇，论述了妊娠呕吐、妊娠腹痛、产后发热、热入血室、经闭、癥瘕等病的证治，并提出阴道冲洗和纳药的外治法。这里许多经验和方药至今有效，有些重要理论一直指导着妇产科的临床工作。与张仲景同时代的医学家华佗是我国著名的外科专家。他发明了麻醉药（麻沸散）、创伤药（神膏），并成功地进行了开腹手术，也成功地进行了摘除死胎的手术。《后汉书·华佗传》云："佗曰：'死胎枯燥，执不自生。'使人探（远取）之，果得死胎，人形可识，但其色已黑。佗之绝技，皆此类也。"华佗凭脉证测知双胎难产的病例，并以针药合治，成功引产死胎，可见当时外科学和妇产科已发展到相当水平。

晋代王叔和所著《脉经》中记载，凭脉象诊断妊娠和临产，如"尺中之脉，按之不绝，法妊娠也""妇人怀娠离经，其脉浮，设腹痛引腰脊，为今欲生也，但离经者，不病也。又法妇人欲生，其脉离经，夜半觉，日中则生也"。

南齐褚澄著《褚氏遗书·求嗣门》从摄生角度提出了节育及晚婚的主张。如说："合男子必当其年，男虽十六而精通，必三十而娶；女虽十四而天癸至，必二十而嫁，皆欲阴阳气完实而交合，则交而孕，孕则育，育而为子，坚壮强寿。"同时指出"合男子多则沥枯虚人，产乳众则血枯杀人""精未通而御女以通其精，则五体有不满之处，异日有难状之疾"。这些论述对保护两性生殖健康是有积极意义的。南齐徐文伯著有专书《疗妇人瘕》。据《南史·张邰传》记载，徐文伯医术高明，诊一妇人有孕，并予针刺引产成功。北齐徐之才的《逐月养胎法》明确提出了妊娠不同时期孕妇在饮食起居方面应该注意的问题，指出：妊娠一月，"饮食精熟，酸美受御""不为力事，寝必安静"；妊娠二月，"居必静处，男子勿劳"；妊娠三月，"未有定象，见物而化""欲子美好，数视璧玉，欲子贤良，端正清虚"；妊娠四月，"食宜稻粳，羹宜鱼雁""当静形体，和心志，节饮食"；妊娠五月，"卧必晏起，沐浴浣衣""其食稻麦，其羹牛羊"；妊娠六月，"身欲微劳，无得静处，出游于野，数观走犬及视走马，食宜鸷鸟猛兽之肉，是谓变腠理纫筋"；妊娠七月，"劳身摇肢，无使定止""居处必燥，饮食避寒"；妊娠八月，"和心静养，无使气极""无食燥物，无辄失食，无怒大起"；妊娠九月，"饮醴食甘，缓带自持""无处湿冷，无著炙衣"；妊娠十月，"五脏俱备，六腑齐通，纳天地气于丹田，故使关节人神皆备，但俟时而生"。这些记载，从今天围产期医学的观点看也是有意义的。

唐代继隋制建立了比较完备的医事制度，设立"太医署"，这是唐朝最高的医学教育机构和医疗机构，专门培养医药人才。自晋至唐临证医学日益兴盛，发展特点是逐渐趋向专科化。唐代著名的医学家孙思邈，兼长内、妇、儿各科，所著《千金要方》成书于公元652年，全书凡30卷，有妇人方上、中、下3卷，而且将妇人胎产列于卷首。该书广泛地讨论了求子、妊娠、产难、胞衣不出、月经、带下及杂病，还精辟地论述了临产及产后护理等内容。王焘著有《外台秘要》，成书于公元752年，全书计40卷，1104门，其中有妇人2卷35门，关于妊娠、产难、产后、崩中、带下、前阴诸疾均有论述。还记载了若干堕胎断产的方法。可见在唐代已注意到节制生育问题。

宋代，中医妇产科已发展成为独立专科。在国家医学教育规定设置的九科之中有产科，并有产科教授，这在世界医事制度上也是最早的产科分科。如《元丰备对》载："太医局九科学生额三百人……产科十人"这一时期出现了一些重要的妇产科专著。其中影响最大的是陈自明和他的著作《妇人大全良方》。陈自明三世医家，曾任建康府医学教授。历阅30余种妇产科专书，结合家传经验，于公元1237年著成该书。全书分调经、众疾、求嗣、胎教、妊娠、坐月、产难、产后8门，每门数十证，共248论，论后附方，并有验案。该书系统地论述了妇产科常见疾病，还特别谈到了对难产的处理。陈自明学术渊源于《内经》，受《诸病源候论》的影响。《妇人大全良方》是我国著名的妇产科专著，是一部杰出的作品，风行 300 多年，对后世医家也有巨大影响。

金元时代是医学百家争鸣时期，医学流派开始兴起，刘完素、张子和、李杲、朱震亨四大家的学术发展，开扩了对妇产科疾病的诊断和治疗的思路。刘完素认为"六气皆从火化"，治法主用寒凉。刘完素所著的《素问病机气宜保命集》成书于公元 1184 年，集中反映了其学术思想。张子和所著的《儒门事亲》成书于 1228 年，认为"养生当论食补，治病当论药攻"，善用汗、吐、下三法以驱病。该书卷 7 的内伤形说："又一妇人临产……子死于腹……急取秤钩，续以壮绳……钩其死胎。"这里钩取死胎成功的案例，开创了中医产科器械手术助产的先河，可能是头皮牵引助产的雏型。另外，他还提出："凡看妇人病，入门先问经""凡治妇病，不可轻用破气行血之药，恐有娠在疑似之间也；凡看产后病，须问恶露多少有无，此妇科要诀也。"李杲所著的《脾胃论》和《兰室秘藏》根据"土为万物之母"的理论，提出了"内伤脾胃，百病始生"的观点，常以补脾益气、升阳摄血、升阳除湿等法广泛应用于妇科临床。朱震亨在理论上提出"阳常有余，阴常不足"之说，与《内经》中"妇人之生有余于气，不足于血"之观点相吻合，治疗上重视保存阴精，但在具体应用上不是固执不变的。对妇科胎前病、产后病提出的一些治疗原则在临床上有一定参考价值。朱震亨著《格致余论》成书于公元 1347 年。该书受胎论说："阴阳交媾，胎孕乃凝，所藏之处，名曰子宫，一系在下，上有两歧，一达于左，一达于右。"第一次明确描写了子宫的形态。

明代的医事制度和医学教育设 13 科，据明史《百官志》记载有妇人科。此期妇科专著较多。万全《广嗣纪要·择配篇》对妇女生理缺陷的螺、纹、鼓、角、脉的五种不宜，即"五不女"做了论述。万氏还指出："求子之道，男子贵清心寡欲以养其精，女子贵平心定意以养其血。"张介宾所著的《景岳全书》成书于公元 1624 年。全书凡 64 卷，有妇人规 3 卷，提出"阳非有余，阴常不足"，强调阳气阴精互为生化，形成了全面温补的一派，这对妇科理论发展有重要意义。同时，书中对妇科疾病的论述精湛，治法立方理法严谨，其理论核心是强调冲任、脾肾、阴血。如说："脏腑之血，皆归冲脉，冲脉为月经之本""盖其病之肇端，则或由思虑，或由郁怒，或以积劳，或以六淫饮食，多起于心肺肝脾四脏，及其甚也，则四脏相移，必归脾肾""五脏之伤，穷必及肾""补脾肾以资血之源，养肾气以安血之室"，对后世妇科的发展有深刻影响。

清代将妇产科统称为妇人科或女科。清代妇产科著作较多，流传也较广。

傅山的《傅青主女科》"谈症不落古人窠臼，制方不失古人准绳，用药纯和，无一峻品；辨证详明，一目了然。"傅山是明末清初的医家，擅长妇产科。书中辨证以肝、脾、肾三脏立论，论述平正扼要，理法严谨，方药简效，更有独到见解，影响久远。清代以近的妇产科专著在理论和实践中影响较大的首推《傅青主女科》《达生篇》《医宗金鉴·妇科心法要诀》和《沈氏女科辑要》。

中华人民共和国成立后，中医事业得到了很大的发展，中医妇科学进一步得到整理和提高。1956 年以后，中央政府正式将中医药学列入高等教育体系，各省市相继建立了中医学院，连续编写了 7 版《中医妇科学》统一教材，各地还先后编写了一批内部教材和妇科专著。开展了博士、硕士、本科、专科及外国留学生等不同层次的医学教育，培养了一大批中医妇科人才，一直在医疗、科研和教学上为继承和发展中医妇科学而发挥骨干作用。同时，出现了许多中西医结合的新成果，为中医妇科学的发展提供了新的线索和途径。

同时，现代中药制剂的发展，包括中药免煎颗粒的出现（深圳三九药业公司等），在现代快节奏的生活、工作下，极大地方便了患者，很大程度上促进了中医药在妇科疾病中的应用。

综上所述，中医妇科学的发展为中华民族的繁衍昌盛做出了巨大贡献，因此必须对中医妇科学进行深入地学习和研究。

二、西医不孕不育诊疗学发展概要

早在公元前近千年，在古代埃及、希腊、罗马、以色列和印度等地的医学著作中就有妇女生理、病理（如白带、痛经、月经失调、不孕、子宫和盆腔炎症、子宫异位等）及妊娠生理和病理方面的论述，其他有关妇产科方面的知识也有一些零星记载。当代妇产科学的重大进展包括以下几方面。

第一，助孕技术的发展及试管婴儿的发明。生殖生理学的发展孕育了革命性的转折，20 世纪 70 年代试管婴儿的诞生使人们从生殖医学的必然王国走向了自由王国。它不但完善了计划生育的内涵，而且着床前遗传学诊断为预防出生缺陷打下了良好的基础。同时也促进了生殖生理学的迅速发展。到目前为止，全世界通过助孕技术怀孕生育的妇女已有数万名，最大子代已有 20 多岁。

第二，妇科内分泌学的进展及新技术的应用。先后发现了性激素、促性腺激素、性激素的受体及催乳素、前列腺素等化学物质。许多新技术，如放射免疫、酶联免疫、内镜、超声波、CT、核磁共振、染色体分析、免疫抗体检查等广泛应用于临床，对月经病、不孕症、早期子宫内膜异位症的认识和诊断更为清楚；许多新药如氯米芬、溴隐停、促性腺激素释放激素（GnRH）及其长效增效剂（GnRHa）、FH、GH、米非司酮等的相继问世，使妇科月经和生殖功能失调疾病的临床治疗效果大为改观。

第三，妇科手术方法的重大改进。自腹腔镜和宫腔镜发明以来，某些妇科疾病可以不开腹进行手术。例如，子宫肌瘤、卵巢囊肿等良性肿瘤可通过腹腔镜逐块切除，然后打开阴道后穹隆一并清除；绝经前功能性子宫出血、黏膜下肌瘤等可在宫腔镜和B超联合监视下实行电挖术，挖去子宫内膜及部分浅肌层或摘除肌瘤。以上改进手术减轻了患者痛苦，术后恢复快。

第四，计划生育措施的丰富和发展。由于世界各国的重视和我国政府的不懈努力，一些新的节育技术和避孕药物相继问世，如各种短效和长效避孕药、皮下埋植留体激素缓释剂、各种类型（包括含铜和含留体激素）的宫内节育器、输卵管和输精管结扎粘堵术、抗早孕药物，以及房事后紧急避孕药等的普遍应用和推广，使一些国家的人口出生率下降，人口增长得到控制。但在一些发展中国家人口增长过快的问题仍未解决。

第五，妇女保健学的创建。妇女保健学是在妇产科学基础上，根据女性生殖生理特征，以保健为中心内容、以群体为研究对象，在长期实践中发展起来的一门新兴学科。它主要研究女性一生各年龄阶段和特殊生理时期的失衡，心理、病理及社会适应能力的保健要求，包括影响妇女健康的卫生状态、社会环境、经济文化方面的各种高危因素，危害妇女健康的常见病和多发病的流行病学及其预防措施，研究提高妇女身心健康水平的对策和管理方法、妇女健康知识普及教育等。世界卫生组织将妇女身心健康情况列为评价当今医疗水平标准之一。

三、中西医临床不孕不育诊疗学的优势与特色

中华人民共和国成立后，中医事业得到了很大的发展，同时，出现了许多中西医结合的新成果。以中西医结合妇科学为例，1964年，上海第一医学院脏象专题研究组的"肾的研究"，其中关于"无排卵性功能性子宫出血病的治疗法则与病理机制的探讨"及"妊娠中毒症中医辨证分类及其治疗法则的探讨"；20世纪60年代，山西医学院附属第一医院"中西医结合治疗宫外孕"；1978年江西省妇女保健院的"中药药物锥切治疗早期宫颈癌"，以及针灸纠正胎位，防治难产等，都为中西医结合妇科学的发展提供了新的线索和途径，也为中西医临床生殖医学的发展奠定了基础。

当代妇产科学随着现代医学的基础理论（包括细胞生物学、分子生物学、生殖生物学、生殖病理学、生殖免疫学、生殖药理学、生殖毒理学、生殖流行病学、生殖健康学和人口学等）的进展，近年又出现了试管内受精、克隆技术、胚胎干细胞等技术。

综上所述，中医妇科学与当代妇产科学虽然发展方向不同，但各有特色，而中西医结合妇科能使二者相结合，优势互补，有广阔的发展空间，也必定能在中西医结合不孕不育领域取得更加辉煌的成就，为中华民族乃至世界各民族的繁衍昌盛做出巨大贡献。

第二章 生殖器官解剖概要

第一节 女性生殖器官解剖概要

一、中医学对女性生殖器官解剖的认识

女性特有的生殖脏器的名称有女子胞、子门、阴器、廷孔及胞脉、胞络等。

女子胞是女子主要的生殖脏器。《素问·五脏别论》指出："脑、髓、骨、脉、胆、女子胞，此六者皆地气所生也，皆藏于阴而象于地，故藏而不泻，名曰奇恒之府。"脏腑之中，脏乃藏精气而不泻，腑则传化物而不藏。女子胞形似腑，而功能似脏，具有定期藏泻的作用，故称为奇恒之腑。《类经》说"女子之胞，子宫是也，亦以出纳精气而成胎孕者为奇。"女子胞还有子门通于外。《灵枢·水胀》说："石瘕生于胞中，寒气客于子门，子门闭塞，气不得通。"子门，乃子宫之门，即现代解剖学之宫颈口。

与女子胞相联系的有胞脉、胞络。《素问·评热病论》曰："月事不来者，胞脉闭也。胞脉者，属心而络于胞中。"《素问·奇病论》说："胞络者系于肾。"胞脉，即隶属于子宫的血脉。由于心主血脉，故胞脉属心。胞脉把阴血下注于子宫，以维持子宫的正常功能。若胞脉闭阻，则月经不能正常来潮。胞络，是子宫的络脉，具有维系子宫的作用。

前阴，即外生殖器，指生殖器外露的部分。《素问·厥论》指出："前阴者，宗筋之所聚，太阴阳明之所合也。"前阴的主要部分为阴器。《灵枢·经脉》曰："肝足厥阴之脉……过阴器，抵小腹。"女子的阴器包括阴蒂、阴道前庭及大、小阴唇等上、下、左、右四个部分。《诸病源候论》称之为"四边"，《校注妇人良方》又称之为"阴户"。

女性前阴重要的解剖部位是廷孔。《素问·骨空论》指出："督脉者，起

于少腹以下骨中央，女子入系廷孔，其孔，溺孔之端也。其络循阴器合篡间。"溺孔即尿道口，廷孔即阴道口，篡间即肛门。张志聪注释："廷孔……尿孔之端，妇人之产门也。"

《灵枢·经脉》指出："胆足少阳之脉……绕毛际……"毛际相当于阴阜，乃阴毛生长之处。

二、西医学对女性生殖器官解剖的认识

（一）卵巢

卵巢呈扁椭圆形，左右成对。在小骨盆上口平面，贴靠骨盆侧壁。卵巢是实质性器官，可分为浅层的皮质和深层的髓质。皮质内藏有胚胎时期已生成的数以万计的原始卵泡，性成熟期之后，成熟的卵泡破溃后将卵细胞排出。一般在每一月经周期（28 天）排 1 个卵细胞。

卵巢的形状、大小因年龄而异。幼年卵巢小而光滑，成年后卵巢增大并由于每次排卵后在卵巢表面留有瘢痕而显得凹凸不平，更年期后卵巢萎缩。

1. 形态特征

卵巢左右各一，灰红色，质较韧硬，呈扁平的椭圆形，表面凸隆，幼女者表面平滑，性成熟后，由于卵泡的膨大和排卵后结瘢，致使其表面往往凹凸不平。卵巢的大小和形状因年龄不同而异。在同一人，左右卵巢并不一致，一般左侧大于右侧。成人卵巢长度左侧平均为 2.93 cm，右侧平均为 2.88 cm；宽度左侧平均为 1.48 cm；右侧平均为 1.38 cm；厚度左侧平均为 0.82 cm，右侧平均为 0.83 cm，卵巢重为 3~4 g。35~45 岁卵巢开始逐渐缩小，绝经期以后，卵巢可逐渐缩小到原体积的 1/2。通常，成人卵巢的大小相当于本人拇指指头大小。由于卵巢屡次排卵，卵泡破裂萎缩，由结缔组织代替，故其实质渐次变硬。

卵巢分为内、外侧两面，上、下两端，前、后两缘。卵巢内侧面朝向盆腔，多与回肠紧邻，又名肠面，外侧面与盆腔侧壁相接触。卵巢上端钝圆，名输卵管端，与输卵管伞端相接，下端略尖，朝向子宫，称为子宫端。卵巢前缘有卵巢系膜附着，称为卵巢系膜缘。此缘较平直，其中央有一裂隙，称为卵巢门，是卵巢血管、淋巴管和神经出入之处。卵巢后缘游离，称为独立缘，较为凸隆，朝后内方。

卵巢位于子宫底的后外侧，与盆腔侧壁相接。妊娠时，由于子宫的移动，其位置也有极大的改变。胎儿娩出后，卵巢一般不再回到其原来位置。卵巢属

于腹膜内位器官。其完全被子宫阔韧带后叶包裹形成卵巢囊血管、淋巴管和神经通过。卵巢的移动性较大，其位置多受大肠充盈程度的影响。一般位于卵巢窝内，外侧与盆腔侧壁的腹膜相接。卵巢窝在髂内、外动脉起始部的交角内，前界为脐动脉索，后界为输尿管和髂内动脉。卵巢窝底由闭孔内肌及覆盖其表面的盆筋膜和腹膜壁层组成。在卵巢窝底处的腹膜外组织内，有闭孔血管和神经通过。胎儿卵巢的位置与男性睾丸的位置相似，位于腰部和肾的附近。初生儿卵巢位置较高，略成斜位。成人的卵巢位置较低，其长轴近于垂直位。其输卵管端，位于骨盆上口平面的稍下方，髂外静脉附近，恰与骶髂关节相对。子宫口向下，居盆底腹膜的稍上方，与子宫外侧角相接。系膜缘位于脐动脉索后方。游离缘位于输尿管前方。老年女性的卵巢位置更低。卵巢的位置可因子宫位置的不同而受影响。当子宫左倾时，左卵巢稍向下移位，子宫端稍转向内；右倾时，则相反。卵巢的输卵管端及其后缘上部被输卵管伞和输卵管漏斗覆盖。

2. 组织结构

卵巢表面被覆一层扁平上皮，为一种变异的体腔上皮，有向输卵管、宫内膜、宫颈和阴道上段上皮分化的潜能。上皮下为一薄层细胞很少的致密胶原纤维带称为白膜。卵巢实质分为浅层的皮质、深层的髓质和门三部。皮质内含有大小不等、不同发育阶段的卵泡、黄体和白体，分布于短梭形卵巢间质细胞和致密结缔组织中，银染色显示有丰富的网状纤维。髓质主要是疏松的结缔组织和血管，弹力纤维丰富，还可见少量平滑肌。门部为动静脉、神经纤维、淋巴管进出的主要通道，有时还可见门细胞和卵巢网。

3. 血液供应、神经支配和淋巴引流

（1）血管：卵巢是由卵巢动脉和子宫动脉的卵巢支供血。依据二者对卵巢血液供应状况，将其动脉供应分为四型：Ⅰ型，由子宫动脉和卵巢动脉的分支互相吻合共同营养卵巢。Ⅱ型，子宫动脉的分支供应卵巢的内侧部，卵巢动脉的分支供应外侧部。Ⅲ型，仅由子宫动脉营养卵巢。Ⅳ型，仅由卵巢动脉营养卵巢。第Ⅰ型为混合供应型，通常卵巢血液供应为此型。第Ⅱ型为卵巢动脉供应优势型。第Ⅲ型为子宫动脉供应优势型。第Ⅳ型为均衡供应型，属于卵巢血液供应的变异。由于卵巢的血管分布存在着上述的差异，在输卵管结扎时，为了防止损伤供应卵巢的血管分支，一般强调结扎部位选择在输卵管的中1/3部。结扎时应特别注意保存子宫—卵巢血运的完整性。一旦影响了输卵管系膜间的血运，即可能导致卵巢功能障碍，造成术后月经改变。

子宫动脉和卵巢动脉的卵巢支，从卵巢门进入髓质，形成螺旋状分支，并呈辐射状伸入皮质，在卵泡膜和黄体内形成毛细血管网，再由毛细血管网集合形成微静脉，然后在髓质内汇成小静脉，经卵巢门离开。小静脉在卵巢系膜内构成卵巢静脉丛，最后汇集成卵巢静脉，与同名动脉伴行。左侧卵巢静脉注入左肾静脉，右侧卵巢静脉直接注入下腔静脉。

卵巢的血液供应来自卵巢动脉和子宫动脉的卵巢支。卵巢悬韧带是寻找卵巢血管的标志，它是由腹膜形成的皱襞，起自骨盆缘，向下至卵巢的输卵管端。卵巢动脉在肾动脉下方起自腹主动脉，下行至骨盆上口处跨过髂外血管，经卵巢悬韧带进入卵巢系膜内。子宫动脉发自腹下动脉，于子宫角处分出卵巢支，在卵巢系膜中行走，并与卵巢动脉吻合组成动脉弓，从卵巢门进入髓质，形成螺旋状分支，然后经辐射状伸入皮质。静脉血经皮质、髓质、卵巢门回流入卵巢系膜内的静脉丛，汇集成卵巢静脉，与卵巢动脉伴行，并与子宫静脉丛吻合。右侧分支汇入下腔静脉，左侧汇入左肾静脉。

（2）淋巴管：卵巢皮质内有丰富的淋巴管互相连接成网。淋巴毛细管围绕在卵泡的外膜和黄体的周围，内膜和颗粒层往往缺乏。在髓质内，淋巴毛细管集合成较大的淋巴管出卵巢门，注入腰淋巴结。

卵巢间质内有丰富的淋巴管网。淋巴液经卵巢内淋巴管网引流至卵巢门，形成4~6支稍大的淋巴管，与宫底、输卵管来的淋巴管一起在卵巢门下方组成卵巢下丛。由此汇集的淋巴管与卵巢动静脉伴行，沿卵巢悬韧带流入肾上极水平的腹主动脉旁淋巴结，然后引流入乳糜池，再进入胸导管。另一途径为：卵巢的淋巴液由卵巢表面淋巴管进入腹膜腔，被吸收入横膈下淋巴管网。大部分引流至横膈上淋巴管网，经胸骨淋巴管流入前纵隔淋巴结，再进入右淋巴导管；少部分可经横膈下淋巴管进入腹膜后上腰淋巴结或自胸骨后淋巴管进入胸导管。通过腹膜腔的引流途径在卵巢的淋巴引流中有相当重要性。淋巴引流途径的破坏，如横膈下淋巴管网阻塞可引发腹水和血性腹水，对判断卵巢恶性肿瘤的病期和预后有重要参考价值。

（3）神经：卵巢的神经来自卵巢神经丛和子宫神经丛，与动脉一同由卵巢门进入髓质，在髓质内形成神经丛，再由该丛发出神经纤维进入皮质内，多分布于血管壁上，在次级卵泡内形成末梢感受器，终止于黄体细胞之间。在闭锁卵泡的内膜中可见神经纤维，另外，生殖上皮和白体都有极细的神经纤维分布。

卵巢的神经支配来自交感神经的腹主动脉丛和肾丛。其神经分布下行入盆腔，随卵巢动脉入卵巢门，在髓质内形成卵巢神经丛，由此发出神经纤维分布至各种效应器。

4. 卵巢的固定

卵巢除借助卵巢系膜固定于子宫阔韧带外，还借卵巢悬韧带和卵巢固有韧带与盆腔侧壁及子宫相连。

（1）卵巢悬韧带：卵巢悬韧带是腹膜皱襞，其内含有卵巢动、静脉、淋巴管、卵巢神经丛、少量平滑肌纤维和致密的结缔组织等。此韧带起白骨盆上口、髂总血管的分叉处，居于骶髂关节前方，向下连于卵巢的输卵管端。

（2）卵巢固有韧带：卵巢固有韧带是卵巢与子宫底外侧角间的索条，又名卵巢子宫索，由平滑肌和纤维组织构成，其内含有血管。此韧带起自卵巢的子宫端，经子宫阔韧带的两层间，接近后叶，所以从背侧观察，阔韧带后层（叶）微微隆起，呈皱襞状。韧带下端附着于子宫底的外侧，在输卵管与子宫相结合处的后下方。此外，输卵管的卵巢伞附于卵巢的输卵管端，对卵巢也稍有固定作用。

5. 卵巢的附属器官

卵巢的附属器官是附属于卵巢的胚胎残余器官，包括卵巢冠、囊状附件及卵巢旁体。

（1）卵巢冠：又名副卵巢。卵巢冠位于卵巢系膜内，由 10~20 条横行的小管和一条卵巢冠纵管构成。各条横小管的一端（卵巢端）靠近卵巢；另一端（输卵管端）以直角汇入卵巢冠纵管。横小管为上皮小管，具有分泌现象，其管壁的肌层特厚，对卵巢系膜的紧张度有一定作用。横小管来源于中肾小管，与男性的睾丸输出小管和附睾迷管相当。卵巢冠纵管的构造与横小管相同，其位置较靠近输卵管，并与之平行，是中肾管萎缩遗留的部分，与男性的附睾管相当。

（2）囊状附件：囊状附件有一个或数个不等。常位于输卵管漏斗附近，是卵巢冠上方向下垂的小豆形有蒂的纤毛上皮小囊，其内含有液体，为中肾管头端的遗迹。

（3）卵巢旁体：卵巢旁体居于卵巢系膜内，卵巢冠的内侧，卵巢动脉进入卵巢门处，与卵巢冠相比，较近于子宫。它是由数条上皮小管和血管球构成，是胚胎期中肾尾侧部中肾小管的遗迹，与男性的旁睾相当。卵巢旁体常见于初生儿，在 5 岁后很少发现，但有时可在显微镜下看到。

6. 生理功能

卵巢是女性的性腺，它能产生卵细胞和分泌性激素，因此具有生殖和内分泌功能。

（1）生殖功能：生育年龄妇女除妊娠和哺乳期外，卵巢每个月发生 1 次周期性变化并排出卵细胞，排卵多在月经周期第 14～16 天。卵细胞是由卵巢内卵泡分泌排出的，在数个卵泡的发育中，发育成熟的一般只有 1 个，因此每个月只有 1 个卵子成熟。排卵后卵子存活数小时，此时，卵子如进入输卵管并遇到精子即受精成为孕卵（受精卵）。

（2）内分泌功能：在卵巢的周期性变化中还同时伴有 3 种性激素的分泌，即雌激素、孕激素和极少量的雄激素，它们对机体有着重要的作用。卵巢除分泌两种主要类固醇激素、雌激素和孕激素外，还分泌少量雄激素。

1）雌激素：卵巢是分泌雌激素的主要器官，此外，睾丸、胎盘和肾上腺也能分泌少量雌激素。卵巢分泌的雌激素主要是雌二醇。卵巢中颗粒细胞是合成雌激素的场所。其产生过程是使雄烯二酮转变成雌激素：内膜细胞在 LH 的作用下，使胆固醇转变为雄烯二酮；颗粒细胞在 FSH 的作用，发育过程中产生芳香化酶，它使雄烯二酮转变成雌激素。形成的雌激素分泌到卵泡液和血液中。分泌入血液中的雌激素的代谢过程是在肝内被灭活成为活性较小的雌酮和雌三醇，并与葡萄糖醛酸或硫酸结合，增加水溶性后，由尿排出。

雌激素的主要功能如下：①对生殖器官的作用：雌激素具有促使青春期女子附属生殖器官：阴道、子宫、输卵管等发育成熟。雌激素可使阴道黏膜上皮细胞的糖原增加。糖原分解时，阴道内液成酸性（pH4～5），利于阴道乳酸菌的生长，不利于其它细菌生长繁殖，故可增加局部抵抗力。雌激素还能刺激阴道上皮细胞分化，使上皮细胞增生和发生角质化的脱落。雌激素量越多，角化程度也愈高。随着雌激素浓度的变化阴道细胞也发生相应的变化。因此，检查阴道涂片是了解雌激素分泌状态或性周期的一种方法。雌激素还可促进输管的蠕动，以利于受精卵向子宫内运行。但过量的雌激素则产生相反的效应。在月经周期与妊娠期间，雌激素能促进子宫肌增厚，子宫内膜增殖，腺体增多变长。子宫颈腺体分泌增加，以利于精子的通过。它与孕激素相配合，调节正常月经周期及维持正常妊娠。②对副性征的影响：雌激素具有刺激并维持乳房发育、促使骨盆宽大、臀部肥厚、音调高、脂肪丰满和毛发分布等女性特征的作用。它还有维持性欲等功能。③对代谢的影响：雌激素能促进肾小管对钠的重吸收，同时增加肾小管对抗利尿素的敏感性，因此具有保钠、保水作用，而增加血量和细胞外液。某些妇女月经期前浮肿可能与此有关。此外，雌激素还可降低胆固醇，可能对动脉粥样硬化有一定缓解作用，它还有促进肌肉蛋白质合成，对青春期发育与成长起促进作用。

2）孕激素：在卵巢内主要在 LH 的作用下由黄体产生，主要为孕酮。体内的孕激素在肝脏中灭活，转变为孕二醇再与葡萄糖醛酸结合后由尿和胆汁随粪便排出。

孕激素的主要功能：一般来说孕激素往往是在雌激素作用的基础上发生作用的。①对子宫的作用：使子宫内膜细胞体积进一步增大，糖原含量增加，分泌腺分泌含糖原的黏液进入分泌期，以利于受精卵的着床。孕酮还可降低子宫肌的兴奋性和对催产素的敏感性，使子宫安静，故有安胎作用。②对乳腺的作用：孕激素能促使乳腺腺泡进一步发育成熟，为怀孕后分泌乳汁准备条件。③产热作用：女性体温随月经周期而变动。在清晨、空腹、静卧时测量体温（基础体温）发现排卵后可升高 1℃ 左右，在整个黄体期一直维持此水平。由于在排卵前体温较低，排卵后升高，故可将这一基础体温改变作为判定排卵日期的标志之一。排卵后体温升高的原因可能与孕激素的代谢产物（主要是本胆烷醇酮）的作用有关。

卵巢作为女性的性腺，其功能的正常发挥，受大脑皮质、下丘脑和垂体影响。我们知道，腺垂体分泌两种影响卵巢功能的激素，一种称促卵泡成熟激素，另一种称黄体生成激素，前者的主要作用是促进卵泡的发育成熟，后者的主要作用是促进排卵。下丘脑含有各种内分泌腺的释放因子，调节垂体促性腺激素的分泌。不过，卵巢功能的反馈作用，也对大脑皮质、下丘脑和垂体产生一定的影响。由此看来，当机体的内外环境发生变化，使大脑皮质、下丘脑、垂体和卵巢间任何一个环节发生障碍，均可导致卵巢功能的紊乱。

（二）输卵管

1. 输卵管的解剖与超微结构

输卵管是女性生殖系统的主要组成部分之一，具有输送精子、卵子和受精卵以及提供精子贮存、获能、顶体反应和受精场所等生理功能。输卵管长为 6～15 cm，由黏膜和环状平滑肌浆膜构成。分伞部、壶腹部、峡部和间质部，壶腹部与峡之间称壶腹—峡连接，峡部与间质部之间称子宫—输卵管连接。这些连接部位管壁较厚，管腔变化大。

（1）输卵管伞部：输卵管伞部由浆膜、平滑肌和黏膜组成，位于壶腹部的远端，覆盖于卵巢的表面。伞部肌纤维稀少，但黏膜皱折丰富。黏膜上皮由

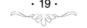

纤毛细胞、分泌细胞和钉形细胞组成。钉形细胞核浓密而无胞浆位于黏膜皱壁的基底层靠近分泌细胞。正常情况下，黏膜上皮细胞的纤毛细胞占60%以上，纤毛的运动朝向宫腔，有助于卵子的输送。

（2）输卵管壶腹部：输卵管壶腹部是指输卵管腹腔端开口至壶腹部—峡部连接之间的一段，长约5～10 cm，在AIJ处管腔直径仅1～2 mm，而靠近伞部直径可达1 cm。管腔冲满了复杂的黏膜皱折，由纤毛细胞、分泌细胞和钉形细胞组成。其中纤毛细胞占40%～60%，含有丰富的微纤毛，纤毛的摆动朝向宫腔。黏膜层外有内环和外纵两层平滑肌。壶腹部是精子和卵子受精的场所。

（3）输卵管峡部：输卵管峡部肌层较厚，由内向外由纵、环和纵三层平滑肌组成。管腔狭窄，黏膜皱折甚少，纤毛细胞仅占上皮细胞总数的20%～30%。峡部是精子获能、发生顶体反应和贮存的主要部位。排卵发生时，贮存于峡部的精子便缓慢地释放至壶腹部受精。

（4）输卵管间质部：输卵管间质部是穿透子宫肌壁的一段输卵管，是管腔最细的一段。黏膜的纤毛细胞在靠近子宫侧显著减少。

（5）输卵管黏膜的超微结构：纤毛细胞大量存在于黏膜皱壁顶部，从伞部到间质部逐渐减少，分泌细胞顶部有大量微绒毛覆盖，细胞的高度和分泌功能在临近排卵期时达高峰。卵泡期细胞内的分泌颗粒集聚，到分泌期释放出来，此时细胞变矮，分泌细胞的功能和颗粒的量受卵巢的调节，卵泡期细胞的变化可预示其分泌活性。此种颗粒常出现在卵细胞和发育中胚胎的表面，说明输卵管上皮在生殖和胚胎发育中的重要性。利用常规电镜和外源凝集素金组化观察分泌颗粒，发现有两种不同的颗粒，一种为均匀的电子浓缩基质（homogeneous electron-dense matrix），一种为电子透明基质（electron-lucent matrix），颗粒内含有丰富的碳水化合物、氨基酸和各种营养物质。电镜下可见细胞内质网溢出，线粒体膨胀，基质内充满颗粒物质，高尔基体充分发育。分泌期出现大量分泌小滴，细胞内质网扩张，线粒体减少，高尔基体进一步膨胀。超微结构示胞浆内充满细小颗粒，内含小空泡状细胞内质网和大的线粒体，并可见约800 nm直径大小的胞浆小滴。人类的纤毛细胞不随月经周期而变化。但纤毛的摆动却受卵巢激素的影响，在排卵期和排卵后摆动最大，此时伞部的纤毛朝向开口处摆动，此种与排卵期的同步摆动有利于卵子的捡拾。

（6）输卵管液的营养作用：卵细胞进入输卵管后悬浮于由输卵管上皮分泌细胞所分泌的液体内，这种液体也是精子获能和桑椹胚成熟的介质。输卵管液体为浆液性的漏出液含有优质蛋白质，其含量和质量受卵巢激素平衡的调节。输卵管上皮组织学及组化的周期性变化提供配子受精前和受精时以及桑椹胚的营养，发育中的胚胎与其相接近的输卵管上皮相互作用。绝大多数的输卵管液由壶腹部流向腹腔，但当受精卵进入子宫时液体容量减少并向相反方向流动而进入子宫，这是由于峡部和子宫输卵管交界处肌肉和黏膜的缩窄所致。输卵管液体帮助受精卵由峡部向子宫运输的机制尚未完全清楚，其流动动力学可能受下列因素的影响：①周期中液体在质和量上面的变化。②纤毛的摆动。③受肌肉的收缩和黏膜皱壁方向的不同使不同输卵管节段的管腔直径大小不一的影响。

2. 输卵管的生理功能

（1）卵子的捡拾：排卵时，卵细胞周围被颗粒细胞围绕形成卵丘，并由一层非细胞成分（糖蛋白）形成的透明带包绕，将卵子与卵丘分开。颗粒细胞与卵细胞通过卵细胞膜与卵丘之间的空隙连接进行代谢交换。LH（黄体生成激素）峰时卵细胞进行第二次成熟分裂，排卵前卵丘细胞与卵细胞脱离接触，以利于排卵。卵子捡拾的机制主要靠输卵管肌肉的收缩使伞向卵巢排卵部位移动，通过输卵管肌肉的收缩及输卵管伞端的摆动产生负压将卵子吸入输卵管，加上刚排出的卵子表面的粘性较强，可粘附于伞端纤毛上，随纤毛的摆动移向输卵管口。摄像分析发现，这一运动速度主要靠输卵管黏膜纤毛活动及输卵管蠕动和节断性收缩。多数学者认为在纤毛运动和肌肉收缩中，以后者的作用为主，如切除一侧输卵管和对侧卵巢的妇女仍然得以妊娠，说明输卵管肌肉的收缩，使伞部可从陶氏腔或腹腔内捕获卵子，同时临床患纤毛不动综合征的妇女卵子仍可进入输卵管。但输卵管伞端造口术复通后的妇女也可妊娠，说明伞端在捡拾卵子过程中起着重要的作用，但不是唯一的因素。如将动物输卵管部分行反向吻合后，卵子的运输受阻，表明纤毛对卵子的正向运动的重要性。

（2）卵子的运输：卵子在输卵管内的运动速度因动物的种属不同而异，人卵巢在 LH 峰后 28～36 小时即可发生排卵，96～120 小时之间便可在子宫内发现卵子，提示卵子在输卵管中的运输可达 80 小时之久。排卵后 30 小时卵子到达 AIJ，在此停留 30 小时后迅速到达宫腔。卵子在输卵管内的停留对卵子的发育有重要的作用，但卵巢子宫角部移植获得妊娠以及近年来配子子宫内移植妊娠的事实又证明输卵管内的停留并非必不可少的过程。卵子的运输受激素的调节，并存在较大的种属差异。如猴和人的卵子在输卵管中的运输，发生在孕激素水平持续上升时，而兔卵子在输卵管中的运输开始于孕激素水平很低时；

相同剂量的雌二醇能阻断小鼠的卵子在输卵管的运输而加速大鼠卵子的运输，但对人卵的运输则无影响。除种属差异外，激素给予的时间也很重要。如在排卵前3天给兔注射雌二醇和孕酮，卵子的运输可加速；但在排卵时和排卵后给予相同剂量的雌孕激素，则延缓卵子的运输。此外，A-受体阻断剂可阻止兔卵子的运输，但对人和其它动物无效。PGF2A和PGE1可刺激输卵管收缩，使兔卵子运输显著加快，但PGE2能显著抑制输卵管的收缩，而不能阻止卵子的运输。在人类，PGE2虽有收缩输卵管的作用，但对卵子运输无影响。

（3）精子的运输和激活：精子进入阴道后经过宫颈黏液、宫腔和输卵管间质部，最后到达输卵管峡部，大部分停留在输卵管峡部的近端获能并发生顶体反应，等待排卵和受精。少部分在数分钟内便被运送到输卵管伞部，这可能与生殖道贮存部位发生饱和有关。一旦发生排卵，精子即从峡部达到壶腹部受精。

输卵管峡部控制精子释放和促进精子获能的机制尚不清楚，可能与下列因素有关：①排卵期输卵管近端血中孕酮、雄烯二酮和雌二醇以及PGF2A浓度升高，可调节峡部平滑肌的收缩和通透性；②排卵期峡部分泌细胞的分泌功能也最活跃，可分泌多种蛋白质如33.8%的白蛋白，44.4%的球蛋白，1.8%的Γ球蛋白以及各种各样的酶，如淀粉酶和乳酸脱氢酶等。这些酶能使糖原分解为丙酮酸和葡萄糖，丙酮酸是受精卵分裂和生长必需的底物，而葡萄糖则是精子和受精卵的主要能源；③子宫输卵管连接处和峡部分泌细胞膜上的碳酸酐酶，通过调节管腔的酸碱平衡，使碳酸根离子增加，输卵管pH值由7.1~7.3升高到7.5~7.8，有利于精子的活动；④峡部的钾离子抑制和刺激丙酮酸盐的合成也对精子的活动力有作用；⑤排卵期峡部管腔内儿茶酚胺，如多巴胺、去甲肾上腺素和肾上腺素的含量比壶腹部高，从而调节峡部平滑肌的张力以控制贮存精子的释放。

第二节　男性生殖器官解剖概要

《灵枢·经水》指出："若夫八尺之士，皮肉在此，外可度量切循而得之，其死可解剖而视知，其脏之坚脆，腑之大小，谷之多少，脉之长短，血之清浊，气之多少……皆有大数。"

男性生殖系统包括内生殖器和外生殖器二部分内生殖器。由生殖腺（睾丸）、输精管道（附睾、输精管、射精管和尿道）和附属腺（精囊腺、列腺、尿道球腺）组成。外生殖器包括阴囊和阴茎。

　　睾丸是产生精子和分泌男性激素的器官，睾丸产生的精子，贮存于附睾和输精管内，当射精时经射精管和尿道排体外。附属腺分泌的液体与精子相混合构成精液，以增加精子的活动，并供给其营养。

一、睾丸

　　睾丸位于阴囊内，左右各一。睾丸的表面被致密结缔组织构成的被膜叫白膜。在睾丸后缘，白膜增厚并突入睾丸实质内形成放射状的小隔，把睾丸实质分隔成许多锥体形的睾丸小叶，每个小叶内含 2～3 条曲细精管，曲细精管的上皮是产生精子的场所。曲细精管之间的结缔组织内有间质细胞，可分泌男性激素。曲细精管在睾丸小叶的尖端处汇合成直细精管再互相交织成网，最后在睾丸后缘发出十多条输出小管进入附睾。

二、附睾、输精管和射精管

1. 附睾
　　紧贴睾丸的上端和后缘，可分头、体、尾三部。头部由输出小管蟠曲而成，输出小管的末端连接一条附睾管。附睾管长约 4～5 米，蟠曲构成体部和尾部。管的末端急转向上直接延续成为输精管。附睾管除贮存精子外还能分泌附睾液，其中含有某些激素、酶和特异的营养物质，它们有助于精子的成熟。

2. 输精管、射精管和精索输精管
　　长约 40 厘米，管壁肌膜发达，于活体触摸时，呈紧硬圆索状。输精管行程较长，从阴囊到外部皮下，再通过腹股沟管入腹腔和盆腔，在膀胱底的后面精囊腺的内侧，膨形成输精管壶腹，其末端变细，与精囊腺的排泄管合成射精管。射精管长约 2 厘米，穿通道列腺实质，开口于尿道前列腺部。

3. 精索
　　是一对扁圆形索条，由睾丸上端延至腹股沟管内口。它由输精管、睾丸动脉、蔓状静脉丛、神经丛、淋巴管等为主体，外包三层筋膜构成。

三、附属腺

1. 精囊腺
　　扁椭圆形囊状器官，位于膀胱底之后，输精管壶腹的外侧，其排泄管与输

精管末端合成射精管。分泌液参与构成精液。

2. 前列腺

是分泌精液的主要腺体，呈栗子形，位于膀胱底和尿生殖膈之间，内部有尿道前列腺部穿过。前列腺的间质中混有大量的平滑肌，较坚硬。腺的导管最后汇合成 20 ~ 30 条，开口于尿道前列腺部。

小儿前列腺较小。性成熟期后生长迅速。老年腺组织退化，结缔组织增生，造成前列腺肥大。

3. 尿道球腺

是埋藏在尿生殖膈内的一对豌豆形小腺体，导管开口于尿道海绵体部的起始段，其分泌物在射精时可滑润尿道。

四、外生殖器

1. 阴囊

是由皮肤构成的囊。皮肤薄而柔软，皮下组织内含有大量平滑肌纤维，叫肉膜，肉膜在正中线上形成阴囊中隔将两侧睾丸和附睾隔开。肉膜遇冷收缩，遇热舒张，借以调节阴囊内的温度，利于精子的产生和生存。

2. 阴茎

可分为阴茎头、阴茎体和阴茎根三部分。阴茎头为阴茎前端的膨大部分，尖端生有尿道外口，头后稍细的部分叫阴茎颈。阴茎根藏在皮肤的深面，固定于耻骨下支和坐骨支上。根、颈之间的部分为阴茎体。

阴茎由两个阴茎海绵体和一个尿道海绵体，外面包以筋膜和皮肤而构成。两个阴茎海绵体紧密结合，并列于阴茎的背侧部，前端嵌入阴茎头后面的凹窝中，后端分离，即阴茎根。尿道海绵体位于阴茎海体腹侧中央，尿道贯穿其全长，前端膨大即阴茎头，后端膨大形成尿道球，固定于尿生殖膈上。

海绵体是一勃起组织，外面包有坚厚的白膜，内部由结缔组织和平滑肌组成海绵状支架，其腔隙与血管相通。当腔隙内充满血液时，阴茎变粗变硬而勃起。阴茎皮肤薄而软，皮下组织疏松，易于伸展。但阴茎头的皮肤无皮下组织，不能活动。阴茎体部的皮肤至阴茎颈游离向前，形成包绕阴茎头的环形皱襞叫阴茎包皮。在阴茎头腹侧正中线上，包皮与尿道外口相连的皮肤皱襞叫包皮系带，做包皮环切时注意勿损伤此系带。

五、男性尿道

男性尿道，既是排尿路又是排精管道。起于尿道内口，止于阴茎头尖端的尿道外口，成人长约 18 厘米，全程可分为三部：前列腺部（穿过前列腺的部分）、膜部（穿过尿生殖膈的部分，长约 1.2 厘米）和海绵体部（穿过尿道海绵体的部分），临床上将前列腺部和膜部全称为后尿道，海绵体部称为前尿道。

男性尿道全程中有三处狭窄和二个弯曲。三个狭窄是尿道内口、膜部和尿道外口。二个弯曲分别位于耻骨联合下方（相当于膜部和海绵体部起始段，凹向上）和耻骨联合前下方（相当于阴茎根与体之间，凹向下），后一个弯曲当阴茎向上提起时消失，所以临床上作导尿或尿道扩张时，首先上提阴茎，使此曲消失以利插管。

第三章 生殖生理概要

生殖的基本条件，就中医学来说，综合前人所论，应具备：①肾中精气充盛，具备发育成熟的精卵；②天癸至，癸水充盛；③冲任通盛，月经应候；④阴阳交媾，两精相搏；⑤子宫摄受，温煦育麟。生殖机理简而言之，在生育期内，男女交媾，男精女血（卵）相结合，即可受孕。

第一节 女性生殖生理概要

中医学理论阐明人体以脏腑、经络为本，以气血为用。脏腑、经络、气血的活动，男女基本相同，但是女性在解剖上有子宫，在生理上有月经、带下、胎孕、产育、哺乳等，这些特殊生理是与男性最大的不同特点，因此，构成了女性的生殖生理特点。女性经、带、孕、产、乳的生理现象的产生，与胞宫、天癸、脏腑、经络（冲任督带）、气血的相互协调作用是密不可分的。

一、胞宫与女性生殖生理

胞宫，又名女子胞、子处、子宫、子脏、血室、胞室等。胞宫是女性特有的内生殖器官的概称，关于它的记载最早见于《内经》。

胞宫的位置《类经附翼》《类经·脏象类》说：子宫"居直肠之前，膀胱之后"，它位于带脉以下，小腹正中，盆腔中央，前邻膀胱，后有直肠，下口连接阴道。

胞宫的形态最早记载见于金元时期朱丹溪的《格致余论·受胎论》，明代张景岳《妇人规·子嗣类》又进一步描述说："阴阳交媾，胎孕乃凝，所藏之处，名曰子宫，一系在下，上有两歧，中分为二，形如合钵，一达于左，一达于右。"可见中医学的胞宫包括解剖学上所指的子宫、输卵管和卵巢。

胞宫的功能涵盖内生殖器官的所有功能，《内经》称之为"奇恒之府"，它既具有脏和腑的一些功能特点，又区别于脏和腑。脏是藏而不泻，腑是泻而不藏，而胞宫是亦泻亦藏，藏泻有时。它主行月经、分泌带液、种子育胎、发动分娩、排泻恶露，藏泻分明，各依其时，具有明显的周期性、节律性，充分体现了胞宫功能的特殊性。胞宫所表现出来的功能，是人体生命活动的一部分，是脏腑、经络、气血作用的结果。

二、天癸与女性生殖生理

天癸，作为中医学术语，最早见于《素问·上古天真论》。天癸由于具有特殊的生理作用，使其在中医妇产科学的理论中占有重要地位。

1. 天癸的生理基础

天癸，源于先天，藏之于肾，受后天水谷精微的滋养。人体发育到一定时期，肾气旺盛，肾中真阴不断得到充实，天癸逐渐成熟。根据《内经》的记载，男女都有天癸。《素问·上古天真论》说："女子七岁，肾气盛，齿更发长；二七而天癸至，任脉通，太冲脉盛，月事以时下，故有子；三七肾气平均，故真牙生而长极……七七任脉虚，太冲脉衰少，天癸竭，地道不通，故形坏而无子也。丈夫八岁，肾气实，发长齿更；二八肾气盛，天癸至，精气溢写（泻），阴阳和，故能有子；三八肾气平均，筋骨劲强，故真牙生而长极……七八……八八天癸竭，精少，肾脏衰，形体皆极，则齿发去。"说明天癸不仅是男女皆有，并直接参与男女的生殖生理活动。同时在天癸"至"与"竭"的过程中，人体发生了生、长、壮、老的变化。因此，可以认为天癸是一种能促进人体生长、发育和生殖的物质。

在诸医家论述中，明·马莳《黄帝内经素问灵枢注证发微》说："天癸者，阴精也。盖肾属水，癸亦属水，由先天之气蓄极而生，故谓阴精为天癸也。"明·张景岳《类经》说："天癸者，言天一之阴气耳，气化为水，因名天癸，此先圣命名之精而诸贤所未察者。其在人身，是为元阴，亦曰元气。人之未生，则此气蕴于父母，是为先天之元气；人之既生，则此气化于吾身，是为后天之元气。第气之初生，真阴甚微，及其既盛，精血乃王（旺），故女必二七、男必二八而后天癸至。天癸既至，在女子则月事以时下，在男子则精气溢泻，盖必阴气足而后精血化耳。"这里进一步说明了天癸即先天之精。又《内经》说："肾者主水，受五脏六腑之精而藏之"，所以肾中之天癸也受后天水谷之精的滋养。对天癸属阴精的物质性来说，可以理解为"元阴"；对天癸的功能上的动力作用，可以理解为"元气"，明确了天癸是物质与功能的统一体。

《景岳全书·阴阳》云："元阴者，即无形之水，以长以立，天癸是也，强弱系之，故亦曰元精。"天癸是促进人体生长、发育与生殖的阴精。随着肾气的盛衰而至或竭，从而导致生殖功能的出现与衰退。

2. 天癸的生理作用

对女性来说，天癸的生理作用主要表现在它对冲任、胞宫的作用方面。"天癸至"则"月事以时下，故有子""天癸竭，则地道不通，故形坏而无子也"，说明天癸是促成月经产生和孕育胎儿的重要物质，即在天癸"至"与"竭"的生命过程中，天癸始终存在，并对冲任、胞宫起作用。因此天癸通达于冲、任经脉，不仅促使胞宫生理功能出现，而且是维持胞宫行经、胎孕正常的物质。

综上所述，天癸源于先天，为先天之精，藏之于肾，受后天水谷精微的滋养，是促进人体生长、发育和生殖的物质。人体发育到一定时期，肾气旺盛，肾中真阴不断得到充实，天癸逐渐成熟，在妇女生理活动中，始终对冲任、胞宫起作用。

三、脏腑与女性生殖生理

人体的卫、气、营、血、津、液、精、神都是脏腑所化生的，脏腑的功能活动是人体生命的根本。胞宫的行经、胎孕的生理功能是由脏腑的滋养实现的。这里通过对脏腑功能和经脉的论述阐明脏腑功能是如何作用于胞宫的。

1. 肾与胞宫

（1）经络上的联系：肾与胞宫有一条直通的经络联系，即《素问·奇病论》说的"胞络者，系于肾"。又肾脉与任脉交会于"关元"，与冲脉下行支相并而行，与督脉同是"贯脊属肾"，所以肾脉又通过冲、任、督三脉与胞宫相联系。

（2）功能上的联系：肾为先天之本，元气之根，主藏精气，是人体生长、发育和生殖的根本；而且精又为化血之源，直接为胞宫酌行经、胎孕提供物质基础。肾主生殖，而胞宫的全部功能就是生殖功能，由此可见肾与胞宫功能是一致的。

因此，肾与胞宫两者之间由于有密切的经络联系和功能上的一致性，所以关系最为密切。女子发育到一定时期后，肾气旺盛，肾中真阴——天癸承由先天，而逐渐生化、充实，才促成胞宫有经、孕、产、育的生理功能。

2. 肝与胞宫

（1）经络上的联系：肝脉与任脉交会于"曲骨"，又与督脉交会于"百会"，与冲脉交会于"三阴交"，可见肝脉通过冲、任、督三脉与胞宫相联系。

（2）功能上的联系：肝有藏血和调节血量的功能，主疏泄而司血海，而胞宫行经和胎孕的生理功能，恰是以血为用的，因此，肝对胞宫的生理功能有重要的调节作用。

3. 脾与胞宫

（1）经络上的联系：脾脉与任脉交会于"中极"，又与冲脉交会于"三阴交"，可见脾脉通过冲、任二脉与胞宫相联系。

（2）功能上的联系：脾为气血生化之源，内养五脏，外濡肌肤，是维护人体后天生命的根本。同时脾司中气，其气主升，对血液有收摄、控制的作用，就是后世医家所说的"统血"、"摄血"。脾司中气的主要功能在于"生血"和"统血"，而胞宫的经、孕、产、育都是以血为用的，因此，脾所生、所统之血，直接为胞宫的行经、胎孕提供物质基础。

4. 胃与胞宫

（1）经络上的联系：胃脉与任脉交会于"承浆"，与冲脉交会于"气冲"，可见胃脉通过冲、任二脉与胞宫相联系。

（2）功能上的联系：胃主受纳，腐熟水谷，为多气多血之腑，所化生的气血为胞宫之经、孕所必需，因此，胃中的谷气盛，则冲脉、任脉气血充盛，与脾一样为胞宫的功能提供物质基础。

5. 心与胞宫

（1）经络上的联系：心与胞宫有一条直通的经络联系，即《素问·评热病论》所说："胞脉者属心而络于胞中"，又《素问·骨空论》说：督脉"上贯心入喉，"可见心又通过督脉与胞宫相联系。

（2）功能上的联系：心主神明和血脉，统辖一身上下，因此，胞宫的行经、胎孕的功能正常与否，和心的功能有直接关系。

6. 肺与胞宫

（1）经络上的联系：《灵枢·营气》说："上额，循巅，下项中，循脊，入骶，是督脉也，络阴器。上过毛中，入脐中，上循腹里，入缺盆，下注肺中"，可见肺与督、任脉是相通的，并藉督、任二脉与胞宫相联系。

（2）功能上的联系：肺主一身之气，有"朝百脉"和"通调水道"而输布精微的作用，机体内的精、血、津、液皆赖肺气运行，因此，胞宫所需的一切精微物质，是由肺气转输和调节的。

上述说明了脏腑与胞宫有密切的经络联系和功能联系，胞宫的生理功能是脏腑功能作用的结果。

四、冲任督带四脉与女性生殖生理

胞宫是体现妇女生理特点的重要器官，它与脏腑有密切的经络联系和功能联系。冲、任、督、带四脉属"奇经"，胞宫为"奇恒之府"，冲、任、督三脉同起于胞宫，一源而三歧，上与带脉交会，带脉环腰一周，络胞而过，冲、任、督在下腹部所经路线正是女性生殖器官所在部位，冲、任、督、带又上连十二经脉，因此胞宫的生理功能主要与冲、任、督、带四脉的功能有关，从而使冲、任、督、带四脉在妇女生理中具有重要的地位。"奇经"不同于十二正经，别道奇行，无表里配属，不与五脏六腑直接联通。从中医学经典理论中可以总结出冲、任、督、带四脉有四个共同特点。

第一，从形态上看，冲、任、督、带四脉属经络范畴，而有经络形象。即经有路径之意，是纵横的干线；络有网络之意，是经的分支，如罗网维络，无处不至。

第二，从功能上看，"冲为血海"，为"十二经之海"，广聚脏腑之血；"任主胞胎"，为"阴脉之海"，总司精、血、津、液等一身之阴；督脉为阳脉之海，总督一身之阳；又任督相通，调节一身阴阳脉气的平衡协调；督脉属肾络脑；带脉约束诸经，使经脉气血秤保持常度。在天癸的作用下，冲、任、督、带脉各司其职，调节和维持胞宫的正常的生理功能。

冲、任、督、带四脉有湖泽、海洋一样的功能。如《难经》说："其奇经八脉者……比于圣人图设沟渠，沟渠满溢，流于深湖，故圣人不能拘通也。"《奇经八脉考》更明确地说："盖正经犹夫沟渠，奇经犹夫湖泽，正经之脉隆盛，则溢于奇经。"即十二经脉中气血旺盛流溢于奇经，使奇经蓄存着充盈的气血。

第三，冲、任、督、带四脉是相互联通的。《素问·痿论》记载："冲脉者，经脉之海也……皆属于带脉，而络于督脉。"说明冲、带、督三脉相通。《灵枢·五音五味》记载："冲脉、任脉皆起于胞中……会于咽喉，别而络唇口。"说明冲、任二脉相通。《素问·骨空论》澉："督脉者……其少腹直上者，贯脐中央，上贯心入喉，上颐环唇，上系两目之下中央。"说明督、任脉相通。综前所述，冲、任、督、带四脉都是相通的，这对调节全身气血，渗灌溪谷，濡润肌肤，协调胞宫生理功能都有重要意义。

第四，流蓄于冲、任、督、带四脉的气血不再逆流于十二正经。《难经》说："人脉隆盛，人于八脉而不环周，故十二经不能拘之。"徐灵胎说："不环周，言不复归于十二经也。"都明确阐述了奇经气血不再逆流于十二正经的理论观点，这犹如湖海之水不能逆流于江河、沟渠一样。

为了进一步阐述冲、任、督、带四脉在妇科理论中的地位，下面将从胞宫与各脉、脏腑的经络联系及功能联系两个方面具体说明。

1. 冲脉与胞宫

（1）冲脉与胞宫的经络联系：《灵枢·五音五味》说冲脉"起于胞中"，这就明确了冲脉与胞宫的经络联系。冲脉循行，有上行、下行支，有体内、体表支，其体表循行支出于气街（气冲穴）。

冲脉为奇经，它的功能是以脏腑为基础的。《灵枢·逆顺肥瘦》记载："夫冲脉者，五脏六腑之海也……其上者，出于颃颡，渗诸阳……其下者，注少阴之大络，出于气街……其下者，并于少阴之经，渗三阴……渗诸络而温肌肉。"说明冲任上行支与诸阳经相通，使冲脉之血得以温化；又一支与足阳明胃经相通，故冲脉得到胃气的濡养；其下行支与肾脉相并而行，使肾中真阴滋于其中；又其"渗三阴"，自然与肝脾经脉相通，故取肝脾之血以为用。

另外，冲脉与足阳明胃经关系十分密切。胃为多气多血之腑，《灵枢·经脉》说：胃经"从缺盆下乳内廉，下挟脐，人气街中"，《素问·骨空论》说："冲脉者，起（出）于气街"，还有《难经译释》原文说："冲脉者，起（出）于气冲，并足阳明之经，挟脐上行，至胸中而散也"，都明确指出冲脉与阳明经会于气街，并且关系密切，故有"冲脉隶于阳明"之说。

（2）冲脉与胞宫的功能联系：冲脉"渗诸阳"、"渗三阴"，与十二经相通，为十二经气血汇聚之所，是全身气血运行的要冲，而有"十二经之海"、"血海"之称。因此，冲脉之精血充盛，才能使胞宫有行经、胎孕的生理功能。

2. 任脉与胞宫

（1）任脉与胞宫的经络联系：任脉亦"起于胞中"，确定了任脉与胞宫的经络联系。任脉循行，下出会阴，向前沿腹正中线上行，至咽喉，上行环唇，分行至目眶下。

同样，任脉的功能也是以脏腑为基础的。《灵枢·经脉》说："足阳明之脉……挟口环唇，下交承浆。"说明任脉与胃脉交会于承浆，任脉得胃气濡养。肝足厥阴之脉，"循股阴人毛中，过阴器，抵少腹"，与任脉交会于"曲骨"；脾足太阴之脉，"上膝股内前廉，人腹"，与任脉交会于"中极"；肾足少阴之脉。上膝股内后廉，贯脊属肾络膀胱"，与任脉交会于"关元"。故任脉与肝、脾、肾三经分别交会于。"曲骨"、"中极"、"关元"，取三经之精血以为养。

（2）任脉与胞宫的功能联系任脉：主一身之阴，凡精、血、津、液等阴精都由任脉总司，故称"阴脉之海"。王冰说："谓任脉者，女子得之以妊养也"，故任脉又为人体妊养之本而主胞胎。任脉之气通，才能使胞宫有行经、胎孕等生理功能。

3. 督脉与胞宫

（1）督脉与胞宫的经络联系：唐·王冰在（黄帝内经）注解里说："督脉，亦奇经也。然任脉、冲脉、督脉者，一源三歧也……亦犹任脉、冲脉起于胞中也。"此说被后世医家所公认，如李时珍《奇经八脉考》说："督乃阳脉之海，其脉起于肾下胞中"，因此督脉也起于胞中。督脉循行，下出会阴，沿脊柱上行，至项风府穴处络脑，并由项沿头正中线向上、向前、向下至上唇系带龈交穴处。

督脉的功能也是以脏腑为基础的。《灵枢·经脉》说督脉与肝脉"会于巅"，得肝气以为用，肝藏血而寄相火，体阴而用阳；《素问·骨空论》记载督脉。合少阴上股内后廉，贯脊属肾"，与肾相通，而得肾中命火温养；又其脉。上贯心人喉"，与心相通，而得君火之助。且督脉。起于目内眦"，与足太阳相通，行身之背而主一身之阳，又得相火、命火、君火之助，故称"阳脉之海"。

（2）督脉与胞宫的功能联系：任督二脉互相贯通，即二脉同出于"会阴"，任行身前而主阴，督行身后而主阳，二脉于龈交穴交会，循环往复，维持着人体阴阳脉气的平衡，从而使胞宫的功能正常。同时《素问·骨空论》称督脉生病。其女子不孕，可见督脉与任脉共同主司女子的孕育功能。

4. 带脉与胞宫

（1）带脉与胞宫的经络联系：《难经》说："带脉者，起于季胁，回身一周"，说明带脉横行于腰部，总束诸经。《素问·痿论》说："冲脉者……皆属于带脉，而络于督脉"。王冰说："任脉自胞上过带脉贯脐而上"。可见横行之带脉与纵行之冲、任、督三脉交会，并通过冲、任、督三脉间接地下系胞宫。

带脉的功能也是以脏腑为基础的。《针灸甲乙经》说："维道……足少阳、带脉之会"；《素问·痿论》说："足阳明为之长，皆属于带脉"；前述足太阳与督脉相通、督带相通，则足；太阳借督脉通于带脉；《灵枢·经别》说："足少阴之正……当十四椎（肾俞），出属带脉"；又因带脉与任、督相通，也足能与肝、脾相通。由此带脉与足三阴、足三阳诸经相通已属可知，故带脉取肝、脾、肾等诸行之气血以为用。

（2）带脉与胞宫的功能联系：带脉取足三阴、足三阳等诸经之气血以为用，从而约束冲、任、督三脉，维持胞宫生理活动。

上列叙述，说明冲、任、督三脉下起胞宫，上与带脉交会，冲、任、督、带又上连十二经脉，而与脏腑相通，从而把胞宫与整体经脉联系在一起。正因为冲、任、督、带四脉与十二经相通，并存蓄十二经之气血，所以四脉支配胞宫的功能是以脏腑为基础的。

五、气血与女性生殖生理

气血是人体一切生命活动的物质基础，经、孕、产、乳无不以血为本，以气为用。气血二者之间也是互相依存、互相协调、互相为用的，（女科经纶）说："血乃气之配，其升降、寒热、虚实，一从乎气。"故有"气为血之帅，血为气之母"的说法。（圣济总录）说："血为荣，气为卫……内之五脏六腑，外之百骸九窍，莫不假此而致养。刿妇人纯阴，以血为本，以气为用，在上为乳饮，在下为月事。"月经为气血所化，妊娠需气血养胎，分娩靠血濡气推，产后则气血上化为乳汁以营养婴儿。气血由脏腑化生，通过冲、任、督、带、胞络、胞脉运达胞宫，在天癸的作用下，为胞宫的行经、胎孕、产育及上化乳汁提供基本物质，完成胞宫的特殊生理功能。

中医学理论阐明人体以脏腑、经络为本，以气血为用。脏腑、经络、气血的活动，男女基本相同，但是女性在解剖上有子宫，在生理上有月经、带下、胎孕、产育、哺乳等，这些特殊生理是男性最大的不同特点，因此，构成了女性的生殖生理特点。

第二节　男性生殖生理概要

《素问·金匮真言论》亦说："夫精者，生之本也。"《素问·上古天真论》曰："丈夫八岁，肾气实，发长齿更；二八肾气盛，天癸至，精气溢泻，阴阳和，故能有子；三八肾气平均，筋骨劲强，故真牙生而长极……八八天癸竭，精少，肾脏衰，形体皆极，则齿发去。"上文论述了男女具有生殖能力的年龄，观察到男子和女子到了青春勃发的年龄，阴阳和合，就有可能孕育后代，而这种能力到老年期将由于肾气衰而自然消退。"其有年已老而有子者，何也？岐伯曰：此其天寿过度，气脉常通，而肾气有余也。此虽有子，男子不过尽八八，女子不过尽七七，而天地之精气皆竭矣。"

第三节 受精与早期胚胎发育

一、孕育的机制

《灵枢》《素问》均论述了"精"在孕育过程中的重要作用。对生命的起源有深刻的论述。

《灵枢·本神》首先提出："生之来，谓之精。两精相搏谓之神。"《灵枢·经脉》继而指出："人始生，先成精。精成而脑髓生，骨为干，脉为营，筋为刚，肉为墙，皮肤坚而毛发长。"其观点与《易经·系辞》"男女媾精，万物化生"是一致的，是对生命起源的正确认识。《灵枢·决气》更具体指出："两神相搏，合而成形，常先身生是谓精。"进一步指出男女生殖之精的结合，从而产生新的生命，孕育之初先有"精"而后有"形"。强调了"精"是生命之源。是孕育之神机所在。

二、妊娠的机制

女子发育成熟后，月经按期来潮，就有了孕育的功能。受孕的机理在于肾气充盛，天癸成熟，冲任二脉功能正常，男女两精相合，就可以构成胎孕。《灵枢·决气》说："两神相搏，合而成形。"《女科正宗》说："男精壮而女经调，有子之道也。"正说明了构成胎孕的生理过程和必要条件。另外，受孕须有一定时机，《证治准绳》引袁了凡语："凡妇人一月经行一度，必有一日氤氲之候，于一时辰间……此的候也……顺而施之，则成胎矣。"这里所说的"氤氲之候"、"的候"相当于西医学所称之排卵期，正是受孕的良机。

女性不孕篇

NVXINGBUYUNPIAN

不孕症是全世界共同关注的人类自身生殖健康问题。在育龄夫妇中总发病率约为 8% ~ 15%。阻碍受孕的因素有女方、男方或男女双方，据统计女方因素约占 60%，男方因素约占 30%，男女双方因素约占 10%。

凡女子婚后有正常性生活、配偶生殖功能正常、未采取任何避孕措施、同居 1 年而未受孕者，称为女性不孕症。关于不孕的年限，现在各国尚未统一。我国中西医在过去均定为 3 年。自上世纪八十年代开始定为 2 年。世界卫生组织（WHO）对不孕症定义中的时间是 1 年，目的是早诊断、早治疗。1988 年国内抽样调查资料显示不孕症的患病率为 6.89%，近年有上升趋势。研究显示，女性受孕力和生育力与年龄密切相关。据资料显示，生育力正常的夫妇未避孕，12 个月的受孕机会约为 85%。女性的生育能力最强时期为 25 岁左右，从 30 岁以后开始下降，≥35 岁者约 1/3 发生不育，40 岁以后下降更为明显，约 1/2 发生不育，45 岁以后很少有再受孕者。

不孕症有原发性不孕和继发性不孕之分。女性不孕症患者中从未妊娠者，称为原发性不孕，《山海经》称"无子"，《千金要方》称"全不产"；曾有过妊娠，之后未避孕，又连续 2 年未再受孕者，称为继发性不孕，《千金要方》称"断绪"。不孕症又有相对性不孕症和绝对性不孕症之分。夫妻任何一方因先天或后天生殖器官解剖生理方面有无法矫治的解剖缺陷或功能的缺陷，而不能妊娠者，是目前无法治愈的不孕症，称为绝对性不孕；夫妻一方，因某些因素导致的不孕不育，或生育能力降低，或阻碍受孕，但经过治疗仍能受孕者，称为相对性不孕。

第四章 女性不孕症的病因病机

受孕既是一种普遍平常的生理现象，又是一个极其复杂的生理过程，夫妇双方中任何一方在某个环节发生障碍都可引起不孕不育。女性不孕症是一种疑难病症，它不是一个独立的疾病，而常常是许多妇产科疾病的一种结局或后遗症。例如生殖器畸形、先天性子宫发育不良、月经病、带下病、癥瘕等均可导致不孕。

第一节 中医病因病机

唐代孙思邈著《备急千金要方》说："凡人无子，当为夫妻俱有五劳七伤、虚羸百病所致，故有绝嗣之殃。"明确指出夫妻任何一方有五劳七伤、虚羸百病皆可导致不孕不育。明代薛立斋在《校注妇人良方》中说："妇人之不孕，亦有因六淫七情之邪，有伤冲任，或宿疾淹留，传遗脏腑，或子宫虚冷，或气旺血衰，或血中伏热，又有脾胃虚损，不能营养冲任。审此，更当察其男子之形气虚实何如……有肾虚精弱，不能融育成胎者，有禀赋微弱，气血虚损者，有嗜欲无度，阴精衰惫者。"薛氏在认识到不孕不育的病因是多方面、复杂的同时，也认识到不孕与男子抑或有关。古人的这些认识在当时是很先进的，即使对现在也是有指导作用的。

中医认为，导致妇科疾病的因素有淫邪因素、情志因素、生活因素和体质因素。淫邪因素之中以寒、热、湿为多发；情志因素方面以怒、思、恐为常见；生活因素主要指早婚多产、房事不节、饮食失调、劳逸过度、跌扑损伤等；体质因素（包括先天因素）是指人的体质强弱而言，即脏腑、经络、气血活动的盛衰。淫邪因素、情志因素和生活因素都是致病的条件，它们作用于机体后能否发病，以及发病后的表现形式、程度与转归如何，是由体质因素决定的。《素问·评热病论》说："邪之所凑，其气必虚"，正说明了外因是变化的条件，内因（体质）是变化的根据，外因通过内因而起作用。而女性不孕症则常是由脏腑、气血、冲任督带四脉和胞宫功能盛衰来决定的。

女子不孕，除先天病理因素影响外，主要是后天脏腑功能失常，气血失调而致冲任病变，胞宫不能摄精成孕。本病常见的病因有肾虚、肝郁、痰湿、血瘀等。

一、肾虚

肾藏精，精化气，肾中精气的盛衰主宰着人体的生长、发育和生殖。肾气旺盛，精血充沛，天癸泌至，任通冲盛，两精相搏，才能受孕。某些因素影响了上述的任何一个环节的正常功能，均可导致不孕。明代张景岳在《景岳全书》中说："真阴既病，则阴血不足者不能育胎，阴气不足者不能摄胎，凡此摄育之极总在命门。"认为命门所主之真阴是孕胎的关键之一，阴血不足不能育胎，阴气不足不能摄胎。所以治疗不孕不育除"调经种子"外，还须注重"填补命门"，现代中医妇科学认为治疗不孕从补肾调冲着手，即是受此理论的影响。

（一）肾气虚

若先天禀赋不足，肾气不充，或后天房劳多产，大病久病损伤肾气，或反复流产、高龄，均可致肾气渐衰。肾气虚衰，则冲任虚损，不能摄精成孕。

（二）肾阴虚

若素体肾阴亏虚，或后天房劳多产，大病久病，失血伤津，精血两亏，天癸乏源，冲任失滋，或阴虚生内热，热扰冲任血海，皆致不能摄精成孕。《女科经纶·嗣育门》引朱丹溪曰："妇人久无子者，冲任脉中伏热也……其原必起于真阴不足，真阴不足则阳胜而内热，内热则荣血枯。"

（三）肾阳虚

若素体肾阳虚，或寒湿伤肾，或阴损及阳等均可导致肾阳亏虚，命门火衰，阳虚气弱，冲任不足，生化失期，胞宫失于温煦，不能触发氤氲乐育之气，以致不能摄精成孕。《圣济总录·妇人无子》云："所以无子者，冲任不足，肾气虚寒故也。"

二、肝郁

素体肝血不足或素性忧郁，或七情内伤，情怀不畅，忧思郁怒，导致肝气郁结，疏泄失常，气血不调，冲任失和，不能摄精成孕。或由久不受孕，盼子心切，继发肝气不疏，情绪低落，烦躁焦虑，气机不畅。二者互为因果，肝气郁结更甚，以致冲任不能相资，不能摄精成孕。正如《景岳全书·妇人规·子嗣》云："产育由于气血，气血由于情怀，情怀不畅则冲任不充，冲任不充则胎孕不受。"

三、痰湿

素体肥胖或脾肾阳虚，或恣食膏粱厚味，或劳倦思虑过度，饮食不节伤脾，或肝木犯脾，或肾阳虚不能温脾，脾虚导致健运失司，肾阳虚则不能化气行水，水湿内停，湿聚成痰，痰湿内蕴，躯脂满溢，阻滞冲任胞脉，不能摄精成孕；或痰阻气机，气滞血瘀，痰瘀互结，不能启动氤氲乐育之气而致不孕。金元医家朱丹溪已经认识到肥盛之躯与不孕的关系，在《丹溪心法》中指出："若是肥盛妇人，禀受甚厚，恣于酒食之人，经水不调，不能成胎，谓之躯脂满溢，闭塞子宫，宜行湿燥痰。"

四、血瘀

瘀血既是病理产物，又是致病因素。经期产后余血未净，或因摄生不当，房事不节，邪入胞宫，或寒湿及湿热邪毒久恋下焦，日久成瘀，瘀血阻滞，胞脉受阻，冲任阻滞不通不能成孕。《医宗金鉴·妇科心法要诀·调经门》云："不子之故伤冲任……或因积血胞寒热。"

五、湿热

手术、产后、经期将息失宜，导致湿邪乘虚入侵，蕴久生热，湿热流注下焦，阻滞冲任胞脉，不能摄精成孕。

六、血虚

若素体虚弱，阴血不足，或脾胃虚损，化源亏少，营血不足，或久病失血伤津，导致冲任血虚，胞脉失养，血少则不能摄精成孕。金元医家朱丹溪认为，胎孕与人的精血有关，在其《格致余论》中云："阳精之施也，阴血能摄之，精成其子，血成其胞，胎孕乃成。今妇人无子者，率由血少不足以摄精也，血之少也，固非一端，然若得子者，必须补其阴血，使无亏欠，乃可推其有余以成胎孕。"

除上述因素外，还有一些因素直接损伤冲任督带，均可以导致不孕。妇女要妊娠有子，必须月经调畅，冲、任、督、带诸脉通盛。《素问·上古天真论》云:"女子二七天癸至,任脉通,太冲脉盛,阴阳和,故能有子。"若冲任不足,肾气虚寒,不能系胞,故令无子。又说:"督脉生病,其女子不孕。"冲、任、督、带诸脉,其中任何一条经脉有病者均可导致不孕。《圣济总录》有:"妇人所以无子者,冲任不足,肾气虚寒也。"冲任和肾在女性生殖生理中有着重要地位,肾气不盛,冲任不调,天癸不至,则不能致孕。

清代陈士铎将不孕不育的病因归纳为十种,在《石室秘录》中说:"女子不能生子,有十病。十病为何?一胞胎冷也,一脾胃寒也,一带脉急也,一肝气郁也,一相火旺也,一肾水衰也,一任督病也,一痰气盛也,一膀胱气化不行也,一气血虚而不能摄也。"比较全面地论述了不孕不育的病因,其中以功能性为多,临床可表现为肾虚、肝郁、排卵功能障碍、月经失调等。陈氏又说:"任督之间有疝瘕之症,则外多障碍,胞胎缩入于癥瘕之内,往往精不能施",指出器质性病变亦可导致不孕不育,今如子宫肌瘤、卵巢囊肿、子宫内膜异位症等。

近代由于环境的污染,来自外界的干扰因素,搅乱脏腑、气血、冲任、胞宫的生殖功能,以致氤氲乐育的活动受到影响,导致不孕症的发生,重视这些因素的干扰,分析脏腑、气血、阴阳对生殖调节的的整体作用,强调诸因素对生殖功能产生的影响,充分将造成生殖障碍的风险减低到最小程度,以利于营造良性的孕育环境,避免疾病的发生。

第二节　西医病因

女性不孕的原因多而复杂。任何可能影响卵巢排卵、受精卵形成、输送、着床以及胚胎发育的因素,都可能成为女性不孕的原因。

一、感染因素

女性生殖道受病原体如原虫、真菌、细菌、衣原体、病毒等感染,造成生殖道内环境改变,不利于精子的活动和生存;或由于炎症造成生殖道狭窄或阻塞,造成精子和卵子无法相遇;或炎症后输卵管虽然通畅,但黏膜细胞的纤毛受损而造成输卵管功能不良,不能输送精子和卵子;或由于炎症导致输卵管和周围附属器官或组织相粘连,妨碍了输卵管的正常蠕动,不能正常输送精子和卵子,结果造成不能孕育。

（一） 外阴、 阴道炎

外阴炎常因阴道炎性分泌物增多、外阴用卫生用品不洁、尿瘘、糖尿病尿液刺激等引起。表现为外阴皮肤瘙痒、疼痛性溃疡，甚至形成阴道口狭窄，影响性生活。阴道炎以滴虫、霉菌感染者最常见。外阴、阴道感染后，阴道内环境改变，阴道酸碱度发生变化，影响精子活力，缩短精子存活时间，滴虫亦可能吞噬精子，使进入宫颈和子宫腔内的精子数量减少，影响受孕，另外炎症时影响性交。大量微生物如淋病奈瑟菌、沙眼衣原体、解脲脲原体、滴虫等的代谢产物还可诱发巨噬细胞和中性粒细胞生成诱生型一氧化氮合酶，并产生一氧化氮，作为局部细胞毒性因子可杀死精子和抑制精子的活动力。而因炎症死亡的精子和大量精子抗原的释放，促进了阴道内抗精子抗体的产生，从而影响精子的存活率、活动力和穿透力导致不育。

（二） 子宫颈炎

子宫颈炎是生育期妇女的常见病。子宫颈阴道部直接与阴道上皮相连，易受阴道炎影响而致感染，宫颈管黏膜为单层柱状上皮，抵抗感染能力差，易在分娩、流产、刮宫等手术时造成机械损伤而并发感染。病原体有淋病奈瑟菌、链球菌、大肠杆菌、厌氧菌、沙眼衣原体、支原体等，以淋病奈瑟菌、衣原体所致感染最为常见。炎症可造成局部环境的改变，其分泌物改变了宫颈黏液的性状，患者表现为脓性白带增多，同样也引起宫颈免疫功能异常，影响精子的活动，不利于精子穿透子宫颈管，而致不孕。

（三） 子宫内膜炎

子宫内膜炎多由外阴阴道感染上行蔓延所致。炎症可导致子宫内膜对性激素反应低下引起月经失调；炎性细胞浸润和炎性介质的渗出不利于精子存活和孕卵着床；严重子宫内膜炎或子宫内膜结核破坏了子宫内膜，或疤痕愈合，严重者可造成宫腔粘连，使受精卵植入或胚胎发育受阻；病毒感染所致子宫内膜炎可通过胎盘垂直感染胚胎或胎儿造成流产。子宫内膜息肉是子宫内膜炎的一种特殊类型，息肉可阻碍孕卵着床，合并感染时可改变宫腔内环境，亦影响受孕。

（四） 输卵管炎

输卵管病变是引起不孕的重要原因，约占不孕病因的1/3，而病变主要原因是炎症。常由于生殖道感染后上行累及输卵管，形成慢性输卵管炎而致输卵管管腔狭窄或阻塞；或输卵管周围组织器官炎症而继发输卵管炎，输卵管黏膜层炎症、充血，纤毛运动功能受损或纤毛被破坏，影响精子和卵子运送；炎症使管壁僵直或扭曲，输卵管伞部粘连或积水，失去了伞部的"拾卵"功能。另外，由于炎症引起生殖道炎性分泌物增多，pH 值改变，也影响精子的存活和活动。常见病原菌有链球菌、葡萄球菌、大肠杆菌、厌氧菌（消化链球菌、消化球菌、脆弱类杆菌等）和性传播性疾病的病原体（淋菌、沙眼衣原体、解脲脲原体、病毒等）。输卵管结核约占女性生殖系统结核的 90% ~100%，输卵管结核导致输卵管结构和功能异常是不孕症的常见原因。结核破坏输卵管内膜、浆膜和肌层，使输卵管黏膜破坏与粘连，输卵管增粗僵硬，管腔狭窄或阻塞，失去正常功能。输卵管周围粘连或呈团块状，影响输卵管通畅和蠕动。重症者甚至破坏卵巢的结构和功能。一旦得病，绝大多数患者不能受孕。

（五） 卵巢炎

输卵管炎或严重盆腔感染可波及卵巢组织导致卵巢炎，卵巢周围形成炎性包裹影响排卵；卵巢结核、幼年腮腺炎并发卵巢炎，可破坏卵巢组织结构，造成卵泡数量减少，性激素合成分泌不足而丧失卵巢功能。

二、内分泌因素

内分泌失调可引起排卵障碍而致不孕。卵巢正常排卵是女方受孕的先决条件，卵巢正常排卵依赖于下丘脑—垂体—卵巢内分泌轴的功能性调节，一旦下丘脑—垂体—卵巢内分泌轴功能失调，即可引起排卵障碍而致不孕。从不孕不育病因统计来看，以内分泌因素为主，约占 20% ~40%。而在内分泌因素中，排卵障碍约占 75%，黄体功能不足约占 25%，可见排卵障碍在不孕病因中占首要地位。

（一） 排卵障碍

1. 下丘脑性

（1）精神紧张或过分焦虑、环境改变、激烈运动等均可通过神经内分泌系统或自主神经系统，引起促肾上腺皮质激素释放激素分泌增加，进而增加内源性阿片肽分泌，导致促性腺激素释放激素（GnRH）及促性腺激素分泌低下；剧烈运动时体内睾酮和脱氢表雄酮升高，反馈作用下丘脑—垂体—卵巢轴，引起功能性紊乱影响卵巢排卵，造成月经失调或闭经，导致不孕。

（2）神经性厌食症：是一种进食性行为障碍，多见于年轻女性。纯由精神因素或节食减肥引起，因进食障碍导致体重明显下降（体重下降至少 25% 以上），体内脂肪减少，下丘脑—垂体—卵巢轴、下丘脑—垂体—肾上腺轴、下丘脑—垂体—甲状腺轴功能失调，引起排卵障碍，闭经，伴有畏寒，血压低，便秘等。

（3）Kallmann 综合征（嗅觉缺失综合征）：是一种下丘脑 GnRH 先天性分泌缺陷，继发性腺功能减退，伴嗅觉丧失或嗅觉减退的一种疾病，由 Kallmann 首先报道而命名，表现为由卵巢发育不全而致的原发性闭经、性征发育差，同时伴嗅觉丧失或嗅觉减退。

（4）颅咽管瘤：是最常见的下丘脑肿瘤，发生于蝶鞍上的垂体柄漏斗部前方，肿瘤沿垂体柄生长，压迫垂体柄，影响下丘脑 GnRH 和多巴胺向垂体转运，使促性腺激素水平降低，影响排卵。

（5）颅底创伤、头颈部放疗、脑外伤均可累及垂体柄或下丘脑，引起下丘脑—垂体—卵巢轴功能失调，造成排卵障碍。

（6）颅内感染：各种原因引起的脑炎、脑膜炎等影响中枢下丘脑对卵巢的调控。

（7）肥胖性营养不良生殖无能综合征：由于颅内肿瘤、损伤及炎症等因素，除影响了促性腺激素释放激素的神经内分泌调节外（生长激素、肾上腺素、甲状腺素均不足），同时也可使摄食中枢受累。临床表现为多食、肥胖、第二性征发育差，以及内生殖器发育不良、闭经等。

（8）某些药物属性可引起中枢性排卵障碍：抗精神病类药物如氯丙嗪、奋乃静等多巴胺受体阻断剂可使血浆中催乳素（PRL）增高，GnRH 分泌减少。而利血平、地西泮等药物也可通过抑制下丘脑催乳素抑制因子（PIF）而增加血中催乳素含量，影响下丘脑—垂体—卵巢轴功能，影响排卵。

2. 垂体性

（1）希汉综合征：临床最常见于产后出血和 DIC 导致腺垂体急性梗死、缺血坏死，导致腺垂体功能减退，而引起的一系列症状，由 Sheehan 首先报道而命名，由于垂体功能减退可出现闭经，性欲减退，不孕。

（2）空蝶鞍综合征：由于蝶鞍隔先天发育不全（先天性蝶鞍缺陷），或肿瘤或放射线治疗后，或垂体手术破坏蝶鞍隔（继发性蝶鞍缺陷），而使充满脑脊液的蛛网膜下腔向蝶鞍延伸，腺垂体受压，蝶鞍被脑脊液充盈，称空蝶鞍。脑脊液压迫垂体柄，使下丘脑分泌的 GnRH 和多巴胺经垂体门脉循环向垂体的转运受阻，而出现闭经、溢乳、催乳素增高、高泌乳素血症、肢端肥大症、垂体性矮小症。临床多见于肥胖的中年妇女，除闭经外常伴有头痛、视力障碍，部分患者促性腺素和生长激素分泌减少引起闭经。

（3）垂体单一促性腺激素缺乏症：是指垂体其他功能均正常，仅促性腺激素分泌功能低下，影响卵泡发育和排卵。

（4）垂体生长激素缺乏症：是指腺垂体生长激素分泌不足，青春期后内外生殖器官及第二性征不发育。

（5）垂体肿瘤：是引起肿瘤性不育的原因之一，在催乳素肿瘤、生长激素分泌细胞肿瘤、促肾上腺皮质激素分泌细胞瘤及促甲状腺激素分泌细胞瘤中，以催乳素瘤最常见，约占40%~60%，其次为生长激素瘤占20%~30%，ACTH瘤占10%，较少见的为TSH瘤。肿瘤影响正常分泌细胞的功能，使促性腺激素分泌减少，而催乳素肿瘤同时使催乳素分泌量增加，抑制GnRH分泌和卵巢对促性腺激素的敏感性，导致排卵障碍。

3. 卵巢性

（1）多囊卵巢综合征（PCOS）：是以持续性无排卵、高雄激素和胰岛素抵抗为临床特征的内分泌紊乱症候群。表现为月经稀少、闭经、不孕。发病原因至今尚不明确，1935年Stein和Leventhal首次报道，故又称Stein-Leventhal综合征。

（2）卵巢早衰（POF）：又称过早绝经，是指初潮和早期月经正常，但生育期过短，在40岁前由于卵巢内卵细胞耗竭或被破坏而引起的卵巢功能衰竭而闭经。可由自身免疫性疾病如自身免疫性卵巢炎所致，或发生于盆腔放射性治疗后。还有部分患者发病无明显诱因，属特发性。

（3）卵巢促性腺激素不敏感综合征（ROS）：卵巢具有较多始基卵泡和初级卵泡，但对促性腺激素不敏感，促性腺激素升高。临床表现和卵巢早衰相仿，但卵巢活检可找到卵泡。

（4）黄素化未破裂卵泡综合征（LUFS）：是排卵期出现LH高峰后卵泡颗粒细胞黄素化，成熟卵细胞不能逸出，即不能排卵。临床上虽出现排卵障碍，但黄体期仍可出现基础体温升高，孕酮升高，子宫内膜有分泌期改变。

（5）高催乳素血症：肿瘤、分娩、药物以及不明原因的多种因素造成丘脑下部泌乳素抑制因子减少，泌乳素增加，导致促性腺激素释放不足而使排卵抑制，甚至闭经。

（6）卵巢肿瘤：引起排卵障碍的原因是多方面的，如肿瘤本身可破坏卵巢组织结构；采用手术、放射等方法治疗肿瘤也可破坏卵巢组织；部分具有分泌功能的肿瘤能分泌雌激素（颗粒细胞瘤、卵泡膜细胞瘤）、绒毛膜促性腺激素（卵巢原发性绒毛膜癌）、雄性激素（支持细胞—间质细胞瘤），影响了正常生殖轴的调节，抑制卵巢排卵。畸胎瘤由于来源多个胚层可同时具有多种分泌功能，从多方面干扰内分泌功能。

4. 其他

肾上腺与甲状腺功能失调、功能亢进、功能低下均影响下丘脑—垂体—卵巢轴，导致排卵障碍。甲状腺功能亢进表现为心悸、出汗、怕热、腹泻、体重减轻、手指震颤，血清 T3 及 T4 升高、LH 升高但缺乏峰值，不能排卵，进而闭经。而甲状腺功能低下是由于甲状腺素低浓度的负反馈作用，引起甲状腺素释放激素分泌亢进，导致泌乳素分泌增加，出现闭经、泌乳症状。糖尿病胰岛功能异常引起组织糖类和脂类代谢失调。当肾上腺皮质由于增生或肿瘤而功能亢进时，可产生皮质醇增多症、醛固酮增多症、肾上腺性异常症、先天性肾上腺增生症，均可引起闭经或月经稀少。

（二） 黄体功能不全

黄体功能不全是指卵巢黄体分泌孕酮不足和分泌孕酮时间短所引起的临床综合征。10% ~ 40%的不育症和复发性自然流产与黄体功能不全有关。黄体功能不全的确切病因尚未肯定，可能的原因有：①卵泡期卵泡发育不良；②LH 排卵高峰分泌不足；③LH 排卵峰后低脉冲缺陷。特点为月经周期缩短；黄体期＜11 天；基础体温呈双相，但排卵后体温上升缓慢、上升幅度偏低。因黄体功能低下，子宫内膜发育迟缓，与胚胎的发育不同步，影响胚胎植入导致不育。黄体功能不全使子宫内膜发育不良而不利于孕卵的种植，常发生有排卵性功血、不孕症、早期流产。

三、免疫学因素

免疫性不孕在不孕症中约占 10% ~ 20%。人类性腺产生的生殖细胞包括精子、卵子、受精卵，及其分泌的激素如性激素、促性腺激素及精浆，都具有一定的抗原性，导致免疫反应，造成不孕。免疫性不孕又分为同种免疫、自身免疫、局部免疫三类。

（一） 同种免疫

以男方的精子、精浆或受精卵作为一种抗原物质，在女方体内被阴道和子宫内膜吸收产生抗体，如抗精子抗体（AsAb）等，而发生同种免疫反应。正常情况下精浆内存在免疫抑制物，抑制免疫反应发生，当女性生殖道黏膜破损或精液中的免疫抑制物质受到破坏时，精子抗原通过生殖道上皮下淋巴细胞产生 AsAb，包绕精子后使精子制动、凝集、或产生"颤动现象"、或使精子失去运动力，阻止了精子穿过宫颈黏液，或作用于受精卵而使其着床受阻。大约

15%～18%未孕妇女体内有抗精子抗体存在，而在原因不明的不孕症患者中约30%可检测到 AsAb。

（二） 自身免疫

自身免疫是指男性精子、精浆或女性卵子、生殖道分泌物、激素等溢出生殖道进入自身的周围组织，造成自己身体的免疫反应，在血液中产生相应的抗体物质，影响精子的活力，影响卵泡成熟和排卵。不育症患者血清内存在抗透明带抗体，它能够改变透明带性状，阻止受精和植入。抗心磷脂抗体（ACA）多产生于组织炎症、损伤、粘连后，它与小血管内皮细胞膜上的心磷脂结合，损伤小血管内皮细胞，前列环素（PGI2）受到抑制，血管收缩和血栓形成，引起种植部位蜕膜或绒毛供血不足，导致胚胎种植失败。

（三） 子宫内膜局部免疫

子宫内膜中存在大量免疫细胞如 CD56＋淋巴细胞，它们在胚胎种植中可协助滋养层细胞植入子宫内膜，并帮助绒毛实现免疫逃逸。同时 NK 细胞产生的细胞因子还能抑制滋养层细胞的 DNA 合成，限制细胞的无限增殖，起到对滋养层细胞的免疫监视作用。当免疫细胞如 NK 细胞、T 细胞、B 细胞功能异常时则导致胚胎种植失败。

四、遗传学因素

女性 X 染色体数目和结构的改变与不育症有一定的关系。常见一些性染色体综合征可导致女性不育。

（一） Turner 综合征

又称为先天性卵巢发育不全综合征。因 1938 年 Turner 首次报道得名。据统计，约98%的胚胎于胎儿期自然流产，活婴中的发病率约为 1/2 500～1/5 000。Turner 综合征患者的典型核型是 45，X0 和 45，X0/46，XX。本病患者体态瘦长，身材矮小（120～140 cm）、容貌和外生殖器呈女性，智力一般正常、后发际低、肘外翻，部分患者有颈蹼，青春期无第二性征，乳房不发育，乳间距宽，原发性闭经，卵巢呈条索状，无排卵功能，子宫发育不全，外生殖器幼稚，阴毛、腋毛稀少或缺如，通常没有生育能力。嵌合型患者临床症状的严重程度取决于异常细胞系所占的比例，比例越大，症状越重，比例越小，症状越轻。少数嵌合型患者可能有生育能力。

（二） X 三体和多 X 综合征

临床上称 X 三体和多 X 综合征为"超雌"现象。X 三体综合征患者通常外表如正常女性，但伴有月经失调或间歇性闭经，乳腺发育不良，卵巢功能障碍，阴毛稀少，肥胖，轻度智力障碍甚至精神异常症状。患者核型大多为47，XXX，也可为46，XX/47，XXX。异常核型来自母方生殖细胞形成过程中X染色体不分离。

除X三体外，尚有核型为48，XXXX或49，XXXXX的患者。其症状与X三体相似，但随着X染色体数目越多，症状也越严重，以致重度智力缺陷、多发畸形、不育等。

（三） X染色体的结构异常

常见的X染色体结构异常有缺失、等臂染色体和环状染色体等。

1. X短臂缺失

患者核型为46，XXp－，身材矮小，具有Turner综合征特征，性腺发育不全。

2. X长臂缺失

患者核型为46，XXq－，缺失的范围不同症状也不相同。若为末端缺失，一般仅有原发闭经，性腺发育不全，而身材不矮小；若整条长臂缺失，症状除性腺发育不全外，还伴随其他体征。

3. X短臂等臂

患者核型为46，X，i（Xp），表型似45，X0型，卵巢呈条索状，第二性征发育不良，但身材正常。

4. X长臂等臂

患者核型为46，X，i（Xq），临床多见此结构异常。表型似45，X0型，但症状较轻。

5. X环状染色体

患者核型为46，X，r（X）。X染色体长臂和短臂部分缺失，首尾相连形成环状。环的大小表明其缺失程度，也决定其症状的严重程度。环越小，症状越似45，X0型。

（四） 睾丸女性化综合征

患者社会性别常为女性，而核型为46，XY。一般因原发性闭经、不育等原因就诊被发现。主要临床表现是：①原发性闭经；②先天性无子宫、无卵巢；③多数情况阴道盲端；④有睾丸，常位于腹腔内、腹股沟内或大阴唇内。本病病因是靶细胞对雄激素的反应不敏感而使其在发育时性征趋于女性化，属于X连锁隐性遗传。

五、先天发育异常

先天发育异常包括内外生殖器官发育异常。

（一） 先天外阴、 阴道发育异常

1. 两性畸形

真两性畸形较少见，是指同一患者体内睾丸与卵巢组织同时存在。假两性畸形有睾丸女性化、先天性肾上腺皮质增生症、卵巢男性化肿瘤等。

2. 处女膜发育异常

包括处女膜闭锁、筛孔样处女膜、处女膜坚韧等。处女膜是阴道腔化后残留的膜状结构。处女膜闭锁又称无孔处女膜，如发育过程中阴道末端的泌尿生殖窦组织未腔化形成先天无孔处女膜，发生率约 0.015‰。或因炎症导致继发性处女膜粘连闭锁。由于处女膜闭锁而使阴道与外界隔绝。

3. 先天无阴道

阴道由副中肾管和泌尿生殖窦结节形成的阴道板发育后形成。如副中肾管发育不良及阴道板腔化障碍导致先天无阴道。其发生率为 0.2‰ ~ 0.3‰。此类患者常伴有子宫、输卵管发育不良，但第二性征及外生殖器发育正常，卵巢发育正常。

4. 阴道闭锁

有阴道完全闭锁和部分闭锁之分。副中肾管发育正常，泌尿生殖窦未能参与形成阴道下段，称先天性阴道闭锁；如闭锁位于阴道下段距外阴 3 cm 为部分性闭锁，阴道上段、宫颈、子宫可发育正常。阴道完全闭锁常伴有宫颈或子宫发育异常。严重的阴道炎症、外伤后畸形愈合及放射、手术创伤后可继发完全性或部分性阴道闭锁。

5. 阴道横隔

胚胎发育过程中两侧副中肾管会合后的尾端与尿生殖窦相接处未腔化或未完全贯通所致，可发生于阴道任何部位，以阴道中、上段交界处最常见。有完全横隔和不完全横隔两种，临床以不完全横隔多见。

6. 阴道纵隔

双侧副中肾管会合后，尾端纵隔未消失或部分消失导致阴道纵隔。可分完全性纵隔和部分性纵隔两种。完全性纵隔常同时伴有双宫颈、双子宫。

上述阴道发育异常均可造成性交障碍、精子受纳减少、精子上行困难等，引起不孕不育。

（二） 子宫、 输卵管发育异常

子宫发育异常是不孕不育的常见因素，多由副中肾管发育异常引起。

1. 先天性宫颈狭窄或闭锁

胚胎发育过程中，副中肾管尾部延伸与泌尿生殖窦接触形成宫颈，如延伸过程发生障碍，副中肾管下段管腔形成和融合不全则形成宫颈闭锁。宫颈闭锁常伴有阴道闭锁，而卵巢功能正常。

2. 宫颈管发育不良

包括宫颈管发育不良和宫颈管黏膜发育不良两种。宫颈管是精子上行到子宫和输卵管的必经通道。在性周期变化中，黏液的分泌也相应改变，如果宫颈管的解剖结构和宫颈管腺上皮的分泌功能异常，也会影响生育。

3. 先天性无子宫

为双侧副中肾管形成子宫段未发育或未融合所致。常伴有先天无阴道，但卵巢发育正常。

4. 始基子宫

因双侧副中肾管融合后不久即停止发育所致。子宫多无宫腔或有宫腔而无子宫内膜。子宫极小，长 1~3 cm。

5. 幼稚子宫

双侧副中肾管融合形成子宫后发育停止所致。子宫小，子宫体与子宫颈比例 1∶2，月经量极少。

6. 单角子宫

仅一侧副中肾管正常发育，另一侧副中肾管完全未发育或未形成管道，故形成单角子宫。同侧卵巢发育正常，而对侧卵巢、输卵管和肾脏往往同时缺如。

7. 残角子宫

一侧副中肾管中、下段发育缺陷，形成残角子宫，与发育正常侧子宫相连。

8. 双子宫

两侧副中肾管未融合，各自发育成两个子宫和两个宫颈，形如两个单角子宫，常伴有阴道纵隔或斜隔。

9. 纵隔子宫

为双侧副中肾管融合后，中隔吸收过程受阻所致。是子宫发育异常中最常见类型，约为 75%。

10. 弓形子宫、双角子宫

为两侧副中肾管融合不良所致。如宫底部融合不全，形成双角子宫；而宫底部发育不良，中间凹陷，宫壁略向宫腔突出，称弓形子宫。

11. 己烯雌酚所致子宫发育异常

妊娠早期服用己烯雌酚，可导致副中肾管的发育异常，造成女性胎儿泌尿生殖系统发育异常，如狭小 T 型宫腔、子宫狭窄带、子宫下段增宽及宫壁不规则等。

残角子宫、双角子宫双宫颈、双角子宫单宫颈、弓形子宫等子宫畸形的发生率为 1.1% ~3.5%。

12. 输卵管发育异常

胚胎发育过程中，两侧副中肾管头端融合而发育成输卵管，如副中肾管发育障碍则导致输卵管发育异常。如输卵管缺失、先天性输卵管逶延扭曲、先天性输卵管憩室、先天性输卵管多口、多余输卵管等，还有输卵管发育不全（单侧或双侧输卵管细长弯曲，肌发育不全，肌层菲薄，无管腔或管腔部分通畅，不利于收缩，影响对精子、卵子及受精卵的输送）。

（三） 卵巢发育异常

卵巢发育异常有卵巢发育不全、副卵巢、卵巢未发育等。

1. 先天卵巢未发育或发育不全

原始性腺皮质分化为卵巢，单侧或双侧卵巢未发育罕见。单侧或双侧卵巢发育不良则呈灰白色，细长索状，又称条索状卵巢。

2. 异位卵巢

卵巢形成后未下降至盆腔内，仍停留在原生殖嵴部位。虽然卵巢发育正常，但受精过程障碍，常需借助孕技术妊娠。

六、其他

（一） 子宫肿瘤

子宫肌瘤性不育约占女性不育的 1% ~5%。以黏膜下肌瘤、肌壁间肌瘤影响最大。引起不育的机制：①肌瘤特别是黏膜下肌瘤使子宫腔形态变异，阻碍孕卵着床；②子宫肌瘤是激素依赖性肿瘤，由于内分泌紊乱改变子宫内环境；③子宫内膜和肌层血管扩张，微循环功能失调；④宫颈癌、子宫内膜癌等肿瘤破坏了子宫的正常结构，干扰胚胎着床。

（二） 创伤

1. 子宫创伤

宫腔粘连多系损伤（人工流产、刮宫或放射治疗后）或感染（内膜结核）破坏子宫内膜而致。根据粘连的范围可分为完全性粘连和部分性粘连。由于子宫内膜的破坏减低了容受性，影响孕卵着床和胎盘植入，内膜组织学变化也影响精子获能和储存，另外，慢性宫颈炎物理治疗后亦可造成宫颈狭窄、粘连、闭锁。

2. 输卵管创伤

输卵管妊娠手术后、输卵管结扎术后复通等可使输卵管的解剖结构受到破坏或输卵管管腔狭窄，导致拾卵、输送孕卵障碍。

（三） 子宫内膜异位症

子宫内膜异位症简称内异症，是指子宫内膜组织（腺体和间质）出现在子宫体以外的部位。迄今为止本病的发病原因尚未完全明确，但该病与不孕的关系相当密切。内异症患者的不孕率高达40%左右。

研究认为内异症导致不孕不育与下列因素有关：

1. 盆腔解剖结构异常

异位病灶可导致卵巢、输卵管周围广泛粘连，使卵巢排卵障碍，或引起输卵管变硬或扭曲后蠕动异常，甚至输卵管伞端粘连，影响拾卵和对受精卵的运输。

2. 盆腔内环境改变

子宫内膜异位症患者腹腔液中前列腺素升高，含有的多种细胞因子、肿瘤坏死因子、血小板活化因子及抗卵巢抗体等物质均可影响卵泡发育和排卵。

3. 免疫功能异常

异位的内膜被体内免疫系统识别为"异物"，激活体内免疫系统，产生抗原抗体反应，再激活补体系统，细胞因子增多。多种细胞因子和补体系统造成的损伤反应均可导致不孕。

4. 卵巢功能异常

内异症常合并高泌乳素血症，抑制卵巢颗粒细胞对绝经期促性腺激素（hMG）的反应，导致血清雌、孕激素水平低下，卵泡液中泌乳素水平增高，卵泡发育不良，排卵受阻，引起黄体缺陷或黄素化卵泡未破裂综合征（LUFS）；泌乳素有抗促性腺激素的作用，抑制卵泡刺激素（FSH）的分泌，而卵泡刺激素的减少可能导致卵巢内黄体生成素（LH）受体形成减少，致使卵巢对促黄体生成素不敏感，导致黄体分泌不足影响受孕。

5. 自然流产率增加

子宫内膜异位症患者妊娠后发生自然流产率约为 40%。流产的发生与前列腺素刺激子宫收缩和干扰受精卵着床和黄体分泌不足有关。

女性不孕除上述因素外，还有许多其他方面的因素，如身心因素，性生活因素等其他因素。营养因素与生育关系很密切。营养不良、过度肥胖、过于消瘦都可影响受孕。维生素特别是维生素 E、维生素 A、维生素 B 族缺乏可降低生育能力。健康因素，全身的健康状况常能影响生育能力。身体患有其他器官疾病，如慢性肝、肾功能损害、贫血、糖尿病等都可造成不孕。此外过度体力消耗，过度吸烟、酗酒、吸毒都影响卵巢功能而致不孕。精神因素与不孕关系也很密切。精神忧郁，过度恐慌、焦虑、思想过度紧张等，都可由于精神压抑，通过神经内分泌系统改变，而影响卵巢功能造成不孕。夫妇双方亦可因性知识缺乏而婚后经久不孕。如性生活过于频繁，使精液稀薄，精子过少造成不孕。性生活过少，在排卵期未能同房，影响受孕机会。性交方法不当，精液不能进入阴道，也不能受孕。男女双方不论哪一方外生殖器发育异常或具有生理缺陷，均能使性生活受到影响，从而造成不孕。

第五章 女性不孕症的诊断

夫妇婚后同居 2 年，性生活正常，未采取任何避孕措施而不孕者，诊断为不孕症；虽能受孕，但均以堕胎、小产、早产、死胎、死产而告终，不能获得存活婴儿的称不育症。现也把男子不能生育称为不育。

第一节　中医诊断

不孕症的中医诊断，必须运用"四诊"和"辨证"的方法来完成。"四诊"和"辨证"是中医诊断学的基础。根据妇科特点进行"四诊"和"辨证"是中医妇科诊断学的基本内容。

一、四诊要点

《难经》说："望而知之，谓之神；闻而知之，谓之圣；问而知之，谓之工；切而知之，谓之巧。"四诊是上面所说的望、闻、问、切四种诊察疾病方法的总称。四诊法的理论根据是"有诸内者，必形诸外"，即如《丹溪心法》所说："欲知其内者，当以观乎外。诊于外者，斯以知其内，有诸内者必形诸外。"四诊的意义，如《外诊察病法》所说："望、闻、问、切为四诊法，以决阴阳、表里、寒热、虚实、死生、吉凶。"四诊法为辨证提供临床依据，以能"从外测内，见证推病，以常衡变"，认识病证的属性、病位深浅、病机的进退、正邪的盛衰、标本的传变、预后的凶吉。可见四诊法在中医诊断学中占重要地位。女性不孕症的中医诊断，其基本方法就是通过望、闻、问、切，收集病情资料，然后四诊合参，根据八纲辨证、脏腑辨证等理论作出正确的诊断。

（一）问诊

《景岳全书》认为问诊"乃诊治之要领，临证之首务也。"说明妇科问诊的重要性，而且有专科特点。《儒门事亲》也说："凡有病妇，当先问娠，不可仓卒矣。"妇科问诊的专科性强，牵涉面广，不同患者问诊内容各有侧重。临诊时，既要有目的、有重点地进行询问，又要注意问病时的态度和语言技巧，解除患者的顾虑和羞涩心理，取得患者的信任，以获得可靠而尽可能全面的病情资料，以便有的放矢地进行望、闻、切诊。

妇科问诊主要包括以下内容：一般问诊，包括年龄、职业、民族、住址、婚姻、婚后性生活、配偶健康状况。对于女性不孕症来说，除了一般问诊之外，还要详细地了解患者的现病史、既往史、月经史、带下史、婚育史、个人史和家族史等，以便准确地掌握患者的病情。

1. 问年龄

某些妇科病的发生与年龄有密切关系，年龄可作为诊断的参考，如年逾16周岁，仍未有月经来潮，为原发性闭经；40岁以前发生绝经者，为卵巢早衰。育龄期的妇女月经不调、漏下、腹痛等，除辨脏腑气血外，还应当注意是否为妊娠。

2. 问主诉

主诉即患者就诊时最为痛苦的症状。主诉应该包括两个要素，即主要病证性质和发生时间。

3. 问现病史

围绕主诉询问起病原因或诱因，起病时间，起病缓急，发病经过，曾作过哪些检查，曾经诊断治疗过没有，使用何种药物，治疗效果如何，现在有哪些症状等。

4. 问兼症

围绕主诉询问有无其他症状。如外阴瘙痒，是否伴有白带增多，有无心烦、失眠等兼证；如月经先期，是否伴有腹痛、有无外伤，白带多少，有无口干、心烦等兼症。

5. 问旧病

可以按系统回顾的方法逐一进行。主要询问与现病（女性不孕症）关系比较密切的其他疾病，有关的诊治经过，包括手术情况、用药情况、疗效如何、对药物有无过敏反应等。

6. 问婚产

必须问清婚姻状况，如结婚年龄，配偶健康情况，曾否怀孕，孕产次数，有无流产史、难产史、大出血史、死胎、葡萄胎、腹部手术史，胎前产后诸病，以及避孕措施情况等。

7. 问月经

应问清月经初潮年龄、月经周期、经期、经量、经质、经色、有无血块、行经前后有无腰腹疼痛、乳房胀痛，或其他症状，以及末次月经的时间、性状等。

8. 问带下

应问清带下的量、色、质、气味的变化及其伴随症状，以辨别其寒、热、虚、实等。

9. 问家族

询问有无遗传性家族病史，家族有无类似的疾病史。

10. 问其他

询问了解患者生活环境、个人嗜好、卫生习惯、职业、工作性质、工作环境、夫妇感情、性生活情况等。

（二）望诊

望诊是医生运用自己的视觉，有目的地观察患者的神色、形态和异常的体征，以测知脏腑、气血、经络病变，判断疾病的部位、性质、轻重的一种诊断方法。望诊通过观察以发现疾病反映于外的客观征象，所得到的比主观自觉症状更有诊断价值。《难经·六十一难》曰："经言，望而知之谓之神，闻而知之谓之圣，问而知之谓之工，切脉而知之谓之巧。何谓也？然：望而知之者，望见其五色，以知其病；闻而知之者，闻其五音，以别其病；问而知之者，问其所欲五味，以知其病所起所在也；切脉而知之者，诊其寸口，视其虚实，以知其病，病在何脏腑也。经言，以外知之曰圣，以内知之曰神，此之谓也。"望诊为四诊之首。对于妇科疾病，望诊尤为重要。肾藏精，为先天之本，其华在发。女子之形态与神色可反映脏腑之虚实，尤其是先天禀赋、后天发育的情况。肾主生殖，肾虚则形体瘦削，发枯或脱发；痰瘀阻滞则毛发浓密。均有其外候。《灵枢·五色》指出："面王以下者，膀胱子处也。"冲、任、督同起于胞中，又环绕口唇。妇科疾病的望诊具有丰富的内容。一般望诊基本同于内科，内容包括望神、望色、望形等方面。

1. 望神

神是人体生命活动的总称。广义的神，是指整个人体生命活动的外在表现；狭义的神指人体的精神活动，包括神情、神志、神色等。望神的盛衰一般通过眼神、面部神情而得知。望神应包括：①得神：形色如常，肌肉不削，面色明润含蓄，活动灵敏，精彩内含，炯炯有神，神志不乱，语言动作如常，呼吸调匀；②失神：形赢色败，大肉瘦削，面色暗晦暴露，活动迟钝，目无精彩，目暗睛迷，神志不清，语言动作失常，呼吸异常；③假神：突然颧赤如妆，目光突然转亮，神志突然转佳，言语清亮，突然能食。

神气不足是轻度失神的表现，常见于虚证患者，是正气不足的缘故。如精神不振，健忘，嗜睡，低声懒言，倦怠乏力，动作迟缓等，多属心脾两亏，或肾阳不足，以致神气不旺。神志异常包括烦躁不安，谵妄神昏，以及癫、狂、痫等精神失常的表现。

2. 望色泽

望患者面部或其他部位色泽以测知气血盛衰，病情轻重。色泽荣润为气血充盛，色泽枯槁为气血衰弱。皮肤色泽要看其是鲜明或晦黯；面色是红润还是光白、萎黄、或赤、或黑、或青白；发与指是否有光泽，有无毛悴色夭；望舌苔、舌质的津液多少、厚薄、颜色。

面色㿠白者多属气虚、阳虚；兼有面目虚浮者，多为夹痰湿；面色苍白者，多为急性大出血，或气血两虚；面色浮红而颧赤者，多为肺肾阴虚或阴虚血热；面色微黄少泽者，多为血虚、脾虚；面色红润者，多为气血充盛，或血热；面色紫黯者，多为气滞、血瘀，或血寒；面色晦暗者，多为肾气虚、肾阳虚；兼目框黯黑者，多属肝肾亏损。另外，望神和望色应当参合。

3. 望形体

身体形态的强弱，与五脏功能的盛衰是一致的。望患者形体高矮胖瘦，骨肉软坚，五官、身躯等有重要意义，临证要注意患者的体格发育。主要包括望形体胖瘦、骨肉坚软、身体姿态、动作状态等。一般来说，身体强壮则外强，体内虚弱则外也弱。如体态肥胖多有痰湿或气虚，体形瘦弱多为阴虚火旺。女性成熟之年，月经来潮，胸廓、臀部丰满，乳房隆起，有腋毛、阴毛生长，躯体有相应的高度，表现出女性特有的体态。否则，月经初潮来迟，或月经不潮，性征发育欠佳，多属肾气亏虚。妊娠之妇，乳房胀大，乳头乳晕着色，孕4个月后小腹膨隆，并逐月相应长大。若闭经4~5个月未显身形者，多属胎萎不长、死胎，或根本未孕。

4. 望舌

可以诊察脏腑精气的盛衰存亡，从而判断疾病的预后和转归。包括观察舌质、舌形和舌苔。舌为心之苗、脾之外候，苔为胃气所生，因此，脏腑的盛衰、气血的虚实、病邪的深浅，都可以在舌质和舌苔上表现出来。舌淡白，多为虚寒之证；舌红，多属热证，若为久病之人，则多为阴虚；舌绛红，为内热深重或热人营血；舌淡白而胖，多为阳虚；舌瘦红面少津，则为阴虚；舌青紫，或有紫色斑点，多为血瘀之证。舌尖有芒刺，多为心火亢盛；舌边有芒刺，多为肝胆郁火；舌中有芒刺，则为胃肠热盛。

观察舌苔的变化，可以推断病情的变化，有助于了解病位的浅深，津液的存亡。望舌苔，包括望苔色和苔质。白苔为病邪在表，或为寒证，或为湿证；黄苔多主里证、热证，浅黄为热轻，深黄为热重，焦黄为热结；灰黑苔多指病重。病情轻者，舌苔多薄；病情较重，或内有积滞，则舌苔多厚。腻苔多为湿证的征象，白滑为寒湿，黄腻为湿热，腐腻为食积或痰浊内盛。镜面舌（舌无苔）则为阴亏枯竭之象。在望舌苔时，应注意假苔现象，即由于服药或食物等原因而在舌苔上染色，给人一种假象，尤其是在舌苔与疾病不符时更需注意辨别是否为假苔。

5. 望月经

是妇科望诊的特点之一，主要望月经的量、色、质。正常月经行经时间持续 3~7 天，月经多为黯红色，开始时色淡，中间逐渐加深，以后又成淡红，不稀不稠，不凝固，无血块，无特殊臭味等。望月经主要是观察月经的颜色、多少和质地。月经先期、经量多、经色深红、质稠有血块者多为血热证；月经先期、经量多、经色淡红、质地稀薄者，多为气虚；月经后期、经量少、色黯有块者，多为气郁血滞；月经先后无定期、量或多或少、色紫黯、质稠者，多属肝郁；经行后期、量少、色淡、质稀者，多属血虚；经行量多，色紫黑，有较多血块，伴有痛经者，多属血瘀。

6. 望带下

正常的白带是指妇女阴道内流出的一种黏稠液体，如涕如唾，绵绵不断，津津常润。望带下主要观察带下的量、色、质、气味、发病新久等。正常带下量不多，色白，质稍黏。若带下量多，色白或黄或带血，或如米泔，或如豆渣，或黄脓，带下质清稀或稠厚，均为病态。带下色白量多为脾虚；色黄或赤为有热，清稀如水为肾虚；带下量多、色黄、质稠、有臭秽气者，多属下焦湿热；带下量或多或少、色深黄，或兼有赤色血丝、质稠，或脓样，多属下焦火热炽盛；带下杂见五色，连绵不断，或成脓状，或夹血液，或浑浊如米泔，恶臭难闻，伴有腹痛，多属湿热毒盛，并应考虑恶性癥瘕溃败所致。总之带下新病多实，久病多虚。

7. 望恶露

恶露量多，色淡，质稀者，多为气虚；色鲜红或紫红，稠黏者，多属血热；色紫黑有块者，多为血瘀。

8. 望阴部

和西医妇科检查相同。首先望外阴发育是否正常，有无畸形，阴毛分布形态，茂密或稀疏；阴道和子宫颈有无畸形、糜烂、红肿、渗血等。

明代万全在《广嗣纪要》中提到女子先天性生理缺陷的"五不女"："五种不宜，一曰螺，阴户外纹如螺蛳样，旋入内；二曰纹，阴户小如箸头大，只可通，难交合，名曰石女；三曰鼓花头，绷急似无孔；四曰角头花，尖削似角；五曰脉，或经脉未及十四而先来，或十五、十六而始至，或不调、或全无。此五种无花之器，不能配合太阳，焉能结仙胎也哉。"这里的"螺"类似阴道发育不全，阴道有螺旋纹，不能性交；"纹"类似先天性阴道完全或不完全闭锁而不能性交；"鼓"类似处女膜闭锁；"角"似为阴蒂过长、两性畸形；"脉"为月经不调或原发闭经引起的不孕。前四种均指女子生殖器先天性发育不良、缺如、闭锁或畸形，可以在望诊过程中了解到。外阴检查，可以了解外阴发育是否正常，有无畸形，阴毛分布茂密或稀疏，阴蒂的大小、长短，外阴有无分泌物、赘生物及其损伤，前庭大腺有无肿大等。生殖器检查，可以了解处女膜是否闭锁，阴道的大小、长短、有无闭锁或膈膜，有无溃疡、出血、瘘孔、肿物，阴道前后壁有无膨出等。通过望阴部，可了解患者的生殖器官发育情况。

9. 望乳房

从望乳房可以了解发育是否正常，通过观察两侧乳房是否对称、乳房隆起情况、乳头是否凹陷、有无溢液、乳房有无肿块，皮肤有无其他改变，可以粗略地了解第二性征是否发育成熟，更清楚地了解女性发育状况，对于女性不孕（育）症的诊断具有重要的指导意义。

（三）闻诊

主要包括闻患者的声音气息有无异常，听胎音，嗅月经、带下、恶露有无特殊气味，有无口臭。听声音，主要是听患者语言气息的高低、强弱、清浊、缓急，有无叹息等。语言低微者，多为气虚；声高气粗者，多为实证；语声重浊者，常见于外感。经、带腥臭者，多为寒湿为患；臭秽者，多属有热毒；腐臭难闻者，多为湿热蕴结或有湿毒。

（四）切诊

切诊主要包括脉诊和触诊两部分，是医生运用手指触觉，对患者的一定部位进行触、摸、按、压等检查，以了解患者的病情，发现异常体征。

妇科切脉的方法基本上和内科相同，现采用三指定位法，寸口诊脉。主要体察脉动应指的形象。通过诊察脉象，来辨别病证的部位、性质以及正邪抗争的情况。一般来讲，女子之脉比男子稍弱，略沉而柔，有的尺脉较盛，有的右大于左；正常的经期脉象应为弦滑或滑利；孕脉则为两尺滑利，即"手少阴脉动甚"。脉诊是一种既重要又较难掌握的诊断方法，必须反复实践，细心体会，才能觉察出其中的细微变化，经过长期积累，才会掌握得比较熟练。脉诊可以反映出人体脏腑气血的盛衰、邪正消长的趋势，为辨证施治提供重要依据。由于妇女的生理特点和气血变化的特殊性，妇女有其不同生理时期的常脉和妇女特有疾病的病脉。

1. 月经期常脉

月经将至或正值月经来潮期间或经将净时多见滑脉，但脉律匀和，脉至正常。

2. 月经病脉

脉滑数或弦滑有力者，多属实属热；脉滑数、洪数者，多属血热；脉弦数有力者，多属肝郁化热；脉多沉弦或沉迟有力者，多属实属寒；脉沉紧者，多属血寒；脉沉紧或濡缓者，多属寒湿凝滞；脉细数或沉迟无力者，属虚；脉缓弱者，多属气虚；脉细而无力或细弱者，多属血虚；脉沉细者，多属肾气虚；脉细数者，多属肾阴虚，或虚热；脉沉迟无力或沉细而迟者，多属虚寒；脉沉细而迟或沉弱者，多属肾阳虚，或虚寒；脉涩或弦而有力者，多属血瘀；脉弦者，多属气滞、肝郁；滑而有力者，多属痰湿与血搏结。失血过多，脉虚大无力或见芤脉；崩中，多见尺脉虚，寸脉搏击。

3. 带下脉

带下量多色白，常见濡缓脉；带下色黄或赤白带，常见弦数脉；带下清冷、量多色白，常见脉沉迟；老年带下量多色黄质清，脉多细数无力。脉缓滑者，多属脾虚湿盛；脉沉弱者，多属肾气虚损；脉滑数或弦数者，多属湿热；脉沉紧或濡缓者，多数寒湿。

4. 妊娠脉

妊娠后，正常为六脉平和而滑疾流利，尺脉尤甚，按之不绝。若脉沉细而涩，或两尺甚弱，多为肾气虚衰，冲任不足，易致胎动不安、堕胎等；若妊娠晚期，脉弦而劲急，或弦细而数，多为肝肾不足，肝阳偏亢，易致妊娠眩晕、妊娠痫证。

5. 临产脉

又称离经脉。六脉浮大而滑，即产时则尺脉转急，如切绳转珠，同时中指本节、中节甚至末端指侧动脉搏动。

6. 产后脉

（1）产后常脉：脉多见虚缓和平。

（2）产后病脉：若脉浮滑而数，多属阴血未复，虚阳上泛，或外感实邪。脉沉细涩弱者，多属血脱虚损诸证。

7. 扣腹部

按诊是对患者的肌肤、四肢、脘腹以及其他部位，按一定的程序施行触、摸、按、压，以了解该部位的冷热、软硬、有无压痛和痞块或其他异常变化，以推断有无疾病。在女性不孕症的检查中主要为按脘腹，即腹部触诊，了解腹部有无触痛，包块，以及包块的位置、大小、形态、质地、活动度、有无压痛；了解子宫的大小、位置，附件有无触痛、包块等。

若经期，小腹疼痛拒按，多属实；隐痛而喜按，多属虚。触诊四肢不温，小腹疼痛，喜热喜按，多属虚寒；若扣及小腹内有结块，则为癥积之病；其结块坚硬，推之不动，按之痛甚者，为血瘀；其结块不硬，推之可移，按之可散者，为气滞。按阴部，即检查生殖器官，主要是检查外生殖器的弹性、有无触痛、硬结，前庭；是否肿大；阴道的长度、紧张度、弹性，有无畸形、瘢痕或肿块，穹隆部是否粘连狭窄；宫颈的大小、硬度、有无摇举痛；宫口是否开大、宫口内有无内容物、宫颈有无接触出血等。通过生殖系统的触诊，可更清楚地了解患者的生殖功能状况，为诊治提供重要依据。若诊四肢冷凉，多为阳虚、气虚之征；若手足心热，则属阴虚内热之象。若按胫凹陷明显，甚或没指者，多属水盛肿胀；按之压痕不显，随手而起者，属气盛肿胀。

二、辨证要点

辨证，就是分析、辨别疾病的证候，是决定治疗方案的前提和依据。女性不孕症的辨证，除了根据女性特点，经、带、胎、产等临床表现的特征作为主要依据外，还应结合全身证候，通过对四诊所获取的症状、体征等资料进行分析，辨证论治。妇科辨证，仍以中医诊断的八纲辨证、脏腑气血辨证为基础，再诊以冲任督带辨证。

（一）八纲辨证

阴、阳、表、里、寒、热、虚、实八者，称为"八纲"。八纲辨证就是运用这八个纲进行辨证。各种疾病所表现出来的症状、体征虽然错综复杂，但是，都可以用八纲来分析、归纳，说明病变的部位、疾病的性质、病情的轻重、病变过程中正邪的盛衰等。其中，阴阳是指疾病的类别，表里是指疾病部位的浅深，寒热是指疾病的性质，虚实是指正邪的消长、盛衰。八纲之中，阴阳又被称作总纲，一般来说，表、热、实属阳，里、寒、虚属阴。八纲既是相对的，又是互相密切联系的。如辨别虚实必须与表里寒热相联系，辨别寒热又必须与表里虚实相联系等。疾病的发生与变化，往往不是单纯的，在一定条件下，证候的性质、病情等还会出现不同程度的转变。

表证是指病位浅在肌表的一类证候，具有起病急、病程短的特点；里证是指病位深在于内，如脏腑、气血等的一类证候，久病或病程长者多属里证。寒证是指由寒邪引起，或阳虚阴盛，导致身体的功能与代谢活动衰减、抵抗力下降而出现的证候；热证是指由热邪引起，或阳盛阴虚，表现为身体的功能代谢活动过度亢进的证候。虚证是指人体正气不足，身体抵抗外邪的能力减弱，生理功能减退所表现出来的证候，分别有阴、阳、气、血虚损之不同；实证是指病邪亢盛，正气与邪气抗争激烈，正气犹能抗邪，未至亏损，所反映出来的证候。总之，阳证是指急性的、动的、强实的、兴奋的、向外表的、进行性的、功能亢进的、向上的证候；阴证是指慢性的、静的、虚弱的、抑制的、向内里的、退行性的、功能低下的、向下的证候。八纲辨证是其他各种辨证的基础。

（二） 脏腑辨证

脏腑辨证是根据脏腑学说，按证归脏腑、辨别病证的一种辨证方法，是中医辨证体系中的重要组成部分。不同的脏腑具有各自不同的生理功能，一旦功能失常，所反映出来的病理变化和症状、体征具有其特有性，依此，我们可以辨别出某些病证是某个脏腑功能失调的反映。在进行脏腑辨证时必须从整体出发，注意脏腑之间的相互关系。

妇科病的发生和肝、脾、肾等关系最为密切。女性不孕症的脏腑辨证有其特殊性和规律性。肾气虚者：月经初潮来迟，月经先后不定期，或闭经不行，经量或多或少，色淡，质稀；小产、滑胎，子宫较小，生殖器官萎缩。头晕耳鸣，腰膝酸软，性欲淡漠，小便频数或余沥不尽，舌淡红，苔薄白，脉沉细弱。肾阳虚：月经后期，或闭经，月经过少，经色黯，质稀薄，经行泄泻，经行浮肿，崩中漏下，带下清稀量多，畏寒腹冷，腰脊酸痛，性欲减退，小便清长，夜尿增多，五更泄泻；舌淡嫩，苔薄白而润，脉沉迟而尺弱。肾阴虚者：月经先期，量少或闭经或崩漏，经色鲜红，质稠，带下量多色黄，或夹血色。

五心烦热，颧红咽干，头昏耳鸣，失眠盗汗，足跟痛，小便短赤，大便干结。舌质红，或有裂纹，少苔或无苔，脉细数无力。肝郁气滞者：月经先后不定期，量或多或少，色黯有块，经期腹胀痛，经前乳胀，闭经，精神不舒，善叹息，胁肋胀痛。舌质正常，苔薄白，脉弦。肝郁化热者：月经先期，量多，色紫红，质稠，或经期延长，或崩漏，经行头痛，经行吐衄，头晕目眩，口苦咽干，心烦易怒，或目赤肿痛。舌质红，苔薄黄，脉弦数。肝经湿热者：月经过多，经期延长，崩漏，痛经，经色紫黯，有臭味，带下量多，色黄，黏稠，有臭味，阴痒。胸胁满闷，心烦口苦，小便灼热，大便秽溏，舌质红，苔黄腻，脉弦数有力。肝血不足者：月经后期，月经量少，经闭不行，经行头痛，阴痒，头昏目花，情绪易波动；舌质淡，或黯淡，脉细有力。脾气虚弱者：月经先期，量多，经期延长，带下量多，面色萎黄，神疲乏力，或头晕心悸，少动懒言，食后脘胀，舌胖有齿印，苔薄白，脉缓弱。脾失统摄者：月经先期，月经量多，经期延长，崩漏，乳汁自溢，少气懒言，少腹下坠，面色㿠白，舌淡白体胖，舌边有齿印，苔薄白，脉沉缓无力。脾虚湿困者：月经后期，或稀发、闭经，经行泄泻，水肿，带下异常，或溢乳，形体肥胖，头晕且重，胸脘痞闷，口淡食少，痰多，大便稀溏，舌淡，苔白腻，脉滑缓。心脾两虚者：月经先期、量多，或月经后期、量少，面色萎黄，头昏目眩，心悸气短，纳谷不馨，舌淡，苔白，脉细弱。

（三）气血辨证

气血失调是女性不孕症中常见的发病机制。妇女以血为用，以致身体多处于血分相对不足、气偏有余的状态。正如《灵枢，五音五味篇》所云："妇人之生，有余于气，不足于血，以其数脱血也。"生理上气血之间相互依存，相互资生，病理上相互影响。凡伤于血，必影响及气；伤于气，又必累及血，二者之间紧密相关。在病理上，应注意区别血病、气病的不同病机。一般地说，寒、湿、热常引起血分病变；情志的变化，又易引起气分病变，病久又会累及血分。

一般来讲，气虚者，月经先期而行，或经期延长，色淡量多，面色㿠白，少气懒言，倦怠少动，舌淡，脉虚缓无力。气滞者，月经过少，月经后期，经行乳胀，经期下腹胀痛，色黯有块，胸胁、小腹胀痛，舌淡红，苔薄，脉弦。血虚者，月经先后无定期，经量过少，色淡质稀，经行头痛，痛经，滑胎，阴痒，不孕；面色苍白或萎黄，唇色淡白，头晕眼花，心悸失眠，手足发麻，舌淡红，苔薄白，脉细无力。血寒者，月经后期，量少色黯黑有块或闭经，痛经，得温痛减，面色不华，形寒肢冷，舌淡，苔白，脉沉细。血热者，月经先期，量多色紫红，质稠，经期延长，经行吐衄，崩漏、痛经，面红，口干渴喜冷饮，心中烦热，小便短黄，大便燥结，舌红，苔黄，脉数。血瘀者，月经先后无定期，甚或闭经，经期延长，崩漏，量或多或少，色黯，有血块，块下痛减，痛经，下腹刺痛，痛有定处，癥瘕，不孕，胁痛，乳房胀痛，情绪急躁；舌质紫黯，或边有瘀点瘀斑，苔可正常，脉弦或涩。

（四）冲任督带辨证

导致不孕不育的因素有淫邪因素、情志因素、生活因素和体质因素。不孕症的病理机转，可概括为三个方面：脏腑功能失常影响冲任为病；气血失调影响冲任为病；直接损伤胞宫影响冲任为病。不孕病机与内科、外科等其他各科病机的不同点，就在于不孕病机必须是损伤冲任（督带）的。在生理上胞宫是通过冲任（督带）和整体经脉联系在一起的，在病理上脏腑功能失常、气血失调等只有损伤了冲任（督带）的功能时，才能导致胞宫失常发生不孕不育。女子冲、任、督三脉皆起于胞中，带脉则环腰一周，络胞而过，四脉均与胞宫有着密切的联系。其中，冲为血海，是气血汇聚之所，人身先天之元气与后天之水谷精气皆汇于冲脉；任脉主一身之阴，凡精、血、津、液都属于任脉总司，为人体妊养之本。督脉总领诸阳经，主一身之阳，维系人身元气。带脉约束诸经，使经脉气血循行保持常度。四脉相互调节与滋养，维持着女性的正常生理功能。无论任何因素影响了其中任何一个方面均会导致机体发生病变，胞胎也无所系，出现妇女经、带、胎、产诸疾。历代医家多是以此立论的。《诸病源候论》论妇人病，凡月水不调候五论、带下候九论、漏下候七论、崩中候五论，全部以损伤冲任立论。《校注妇人良方》称："妇人病有三十六种，皆由冲任劳伤而致，盖冲任之脉为十二经之会海。"《医学源流论》说："凡治妇人，必先明冲任之脉……冲任脉皆起于胞中，上循背里，为经脉之海，此皆血之所从生，而胎之所由系，明于冲任之故，则本源洞悉，而候所生之病，则千条万绪，以可知其所从起。"徐灵胎对奇经病变与妇产科疾病的关系作了高度的论述，认为"经带之疾，全属冲任"。李时珍更明确指出："医不知此，罔探病机。"说明必须突出"冲任损伤"在不孕不育中的核心地位。

综上所述，三种病机不是孤立的，而是相互联系、相互影响的。如脏腑功能失常，可导致气血失调；气血失调，也能使脏腑功能失常；同样直接损伤胞宫，可能导致脏腑功能失常，气血失调。总之，不论何种致病因素损伤了机体，不论病变起于哪个脏腑，是在气还是在血，其病机反应总是整体的，都是损伤了冲任（督带）生理功能才发生不孕不育的。妇科辨证是一个极为细致的诊断过程，辨证应始终抓住主证，参合其他征象进行分析。辨证和辨病不能一劳永逸，要根据病情变化，动态观察，反复多次综合分析，懂得这些，才能从错综复杂的变化中找出病机的关键所在，最后做出比较正确的诊断。

1. 冲任虚衰证

症见婚久不孕，月经后期，量少，经色淡红，或闭经，孕后胎漏或胎动不安或滑胎等。可见肝脾不足或气血虚弱征象。

2. 冲任不固证

症见月经先期，量多，经期延长，经期间出血，甚或崩中漏下，带下清稀，流产，早产，滑胎，产后恶露不绝，子宫脱垂等。可见肾虚或气血虚弱等虚不固摄之证。

3. 冲脉气逆证

症见孕后恶心呕吐，经期吐血、衄血，经时头痛、眩晕等。

4. 寒滞冲任证

症见婚久不孕，孕后腹痛，月经推迟，经水少而来之不畅，经色黯或有血块，经期腹痛，盆腔包块或痛或不痛等。

5. 热扰冲任证

症见经期提早或经乱，经色深红而量多，胎漏下血，血色深红，产后发热或恶露不绝等。

6. 湿热（热毒）蕴结任、带证

症见带下黄稠，阴中生疮，阴部肿痛，外阴瘙痒，盆腔炎症，产后发热等。

7. 督脉亏虚证

症见婚久不孕，腰脊寒冷或腰酸背痛，脑空耳鸣，健忘等。

8. 瘀阻冲任证

症见婚久不孕，经行先后不定，经量时多时少或崩中漏下，产后恶露量多如注或淋漓不断，经色紫黯有块，行而不畅，经期延长，小腹或两少腹部疼痛固定不移，或经行腹痛，异位妊娠，产后腹痛，盆腔癥块等。可见肾气虚征象。

三、辨证与辨病相结合

女性不孕症不是一种独立的疾病，主要由多种妇科疾病或全身性疾病所引起的一种结局或后遗症。在导致不孕症的这些疾病中，比较常见的有多囊卵巢综合征、输卵管炎、输卵管阻塞、子宫内膜炎、子宫内膜异位症、宫颈炎、阴道炎等。因此，要弄清女性不孕（育）症的病因，必须通过系统检查，掌握四诊的详细资料，把辨证与辨病结合起来，做出正确的诊断。一般来讲，在这些妇科疾病中，卵巢功能异常可以辨为肾气不足、肾阴亏损、肾阳不足、肝气郁结、肝郁化火、痰湿内蕴、气虚血瘀等证型。输卵管炎和输卵管阻塞可以辨为气滞血瘀、气虚血瘀、寒湿瘀滞、痰浊阻滞、瘀热互结、肾虚血瘀等证型。子宫内膜炎可以辨为气虚血瘀、脾肾阳虚、湿热下注等证型。子宫内膜异位症可以辨为阳虚血瘀、气滞血瘀、寒凝血瘀、瘀热互结、痰瘀互结、肾虚血瘀等证型。宫颈炎可以辨为肾阴亏损、肝郁化火、湿热下注、湿毒壅盛等证型。阴道炎可以辨为肾气虚弱、阴虚火旺、湿热下注、湿毒壅盛等证型。

四、不孕症的诊断要点

（一）病史

注意结婚或同居年龄，健康状况，性生活情况，包括月经史、分娩史及流产史等。注意有无生殖器感染，是否采取避孕措施，有无结核史、内分泌病变史以及腹部手术史。

（二）临床表现

结婚1年以上，夫妇同居，性生活正常，男方生殖功能正常，未避孕而不受孕。或曾有孕产史，继又间隔1年以上不避孕而未孕。常伴有月经失调、带下异常等症。

（三）检查

通过全面的检查找出原因，是治疗不孕症的关键。除全身检查及妇科检查外，应注意下列不孕症的相关检查。

1. 卵巢功能检查

可采用基础体温测定、宫颈黏液检查、阴道细胞学检查、诊断性刮宫或子宫内膜活组织检查及生殖内分泌功能检查等，以了解卵巢有无排卵及黄体功能状态。

2. 输卵管通畅试验

常用的检查方法有输卵管通液及子宫输卵管造影。后者尚可明确输卵管阻塞的部位，子宫有无畸形、黏膜下肌瘤，以及子宫内膜或输卵管结核等。

3. 宫腔镜检查

了解宫腔内情况，可以发现宫腔粘连、黏膜下肌瘤、内膜息肉、子宫畸形、输卵管间质部阻塞等与不孕有关的病理情况。

4. 腹腔镜检查

上述检查未见异常可以作腹腔镜检查了解盆腔情况，直接观察子宫、输卵管、卵巢有无病变和粘连，直视下行输卵管通液观察输卵管是否通畅。

5. 其他

（1）性交后试验：原因不明的不孕夫妇选择在预测的排卵前进行。性交后 2~8 小时内取阴道后穹隆液做检查，镜下观察有无活动精子，验证性交后试验是否成功，再取宫颈黏液检查，每高倍视野有 20 个精子为正常。性交后试验的临床意义尚有争议。

（2）磁共振成像对女性生殖道形态和畸形导致的不孕有较好的诊断价值。

6. 免疫学血清检查

进行血抗精子抗体、抗子宫内膜抗体、抗弓形体抗体、抗心磷脂抗体等检查，以明确诊断。

7. 微量元素测量等

此外，对疑有甲状腺功能异常者应作有关甲状腺功能的检查：如怀疑垂体病变，应做蝶鞍摄片、磁共振检查、血催乳素测定等；如怀疑肾上腺疾病时，则应做尿 17 酮、17 羟及血皮质醇测定。

五、不孕症的鉴别诊断

与暗产鉴别：暗产指胚胎初结而自然流产者，类似于西医学的生化妊娠。《叶氏女科证治·暗产须知》说："惟一月堕胎，人皆不知有胎，但谓不孕，不知其已受孕而堕也。"

第二节　西医诊断

不孕症检查目的是寻找不孕的确切病因，这不是件容易的事。需要系统地从病史着手，然后针对性地选择需要的检查方法，明确病因，判断预后，再制订治疗方案。

一、病史询问

详细询问不孕症的时间、是否近亲、再婚，有无先天性遗传性疾病、是否采取避孕措施及避孕方法，月经初潮时间、月经周期及经期时间、经量多少、经色深浅、有无月经紊乱、月经紊乱是原发性还是继发性，月经异常和治疗情况，以及末次月经，有无痛经及其程度、肥胖、有无溢乳。结婚年龄，是否再婚，婚后性生活情况，包括有无性交困难，性交疼痛，性交频率。婚后是否避孕，避孕方法和时间。如继发性不育，需询问前次妊娠的情况，有无流产史、刮宫史及人流手术的日期、手术时的孕周和手术方法，过去生育情况，有无难产和产后大出血史。是否做过有关不孕的检查（如基础体温、输卵管通液或造影等），检查结果如何。有无妇科疾病（如子宫肌瘤、卵巢囊肿或盆腔炎等），有无其他全身病史（内分泌疾病、代谢性疾病、精神病和用药史，高血压和消化系统疾病及服药史、炎症感染、结核）、X线接触史、有害物质接触史或手术史（如阑尾炎手术史、妇科手术）等。

二、体格检查

检查患者的身高、双臂间距、体重，生长发育、甲状腺、心脏、腹部检查，特别是第二性征及内、外生殖器的发育情况，如乳房的发育，阴毛的分布与多少，有无畸形、炎症、包块及乳房溢乳等。肥胖、多毛并呈男性化分布，往往是多囊卵巢综合征的特征性表现。

妇科检查要注意外阴发育，阴毛分布，阴蒂大小，阴道色泽；宫颈炎症；子宫的大小、位置和活动度；附件有否增厚，肿块的大小、表面质地、活动度、压痛；输卵管、卵巢情况。

三、排卵检查

检测有无排卵和判断排卵时间是研究不孕症的重点，女性正常性周期分为卵泡期，排卵期和黄体期。性周期和内分泌及生殖关系密切，所以临床医师应熟知排卵机制和应用范围，根据具体条件选择使用。

（一）基础体温（BBT）测定

1. 基础体温及意义

基础体温又称静息体温，是指经较长时间（5~6 小时以上）睡眠，醒后未进行任何活动之前所测得的体温。可以反映机体在静息状态下的能量代谢水平。观察基础体温的周期性变化以了解排卵与否是最简单、经济，而且较可靠的方法。在月经周期中，随不同时期雌、孕激素分泌量的不同，基础体温呈周期性变化。在月经后及卵泡期基础体温较低，排卵后因黄体形成，产生的孕酮作用于下丘脑体温调节中枢，使体温上升 $0.3 \sim 0.5℃$，并持续 14 日左右，一直持续到月经前 $1 \sim 2$ 日或月经第 1 日，体温又将至原来水平。在基础体温上升前 $1 \sim 2$ 日即为排卵时间。有些人排卵期基础体温可下降 $0.3℃$，是由于高水平雌激素促使乙酰胆碱增加，引起血管扩张，增加散热所致。

2. 测量方法

每晚睡觉前将体温表水银柱甩至 36℃ 以下，置于伸手可取的地方。第 2 日清晨刚醒，尚未起床前，取体温表放于舌下，测口腔温度 5 分钟，观察温度，并记录。注意：每天测体温的时间最好固定不变。腋下体温易受外界环境影响，波动较大，不宜采用。熟睡时间不应少于 4 熟睡时间不应少于 4 小时，夜班工作者，应于睡眠 4 小时以上醒后测定。坚持每日测量和记录，并连成曲线，须连续测量，至少 3 个月经周期以上。在测量过程中应将生活中有可能影响体温的情况如性生活、失眠、月经，其他疾病症状及治疗分别记在体温单上。生活要有规律。

3. 测量并记录基础体温

主要是了解卵巢有无排卵及黄体功能状况。正常月经周期，将每日测得的基础体温画成连线绘呈双相曲线，一般卵泡期基础体温为 36.5℃，黄体期上升 0.5℃，提示有排卵。而无排卵性月经周期，基础体温无上升改变而呈单相曲线，提示无排卵，准确率为 70% ~ 80%。排卵后基础体温应立即升高，黄体功能正常则基础体温持续在高水平的时间超过 11 日。如基础体温呈阶梯形逐渐上升，曲线需 3 日后才达高水平，或基础体温上升后持续小于 11 日，即可诊断为黄体功能不足。在未使用激素的情况下，基础体温增高持续 18 日以上，提示早孕可能；若超过 20 日，可确定为早孕。在早孕期基础体温曲线渐渐下降，提示黄体功能不足，有流产倾向。双相体温曲线只能表现有成熟卵泡，并不能一概认为绝对发生排卵（例如未破裂卵泡黄素化综合征，LUFS），排卵时间也只能说在双相体温转变期前的 $2 \sim 3$ 天内，而不能断定在哪一天。不过，单相型体温一般认为无排卵及无黄体形成。若经期基础体温不下降，可能有子宫内膜异位症或早期亚临床流产，子宫内膜异位症的病灶出血后会产生吸收热。基础体温呈双相型的原发性闭经，应考虑子宫性闭经，如先天性无子宫或生殖道结核使子宫内膜破坏等。此法简单实用，但要求严格（测温时间及有关记录），否则不能准确了解卵巢功能情况。

（二） 宫颈黏液检查

宫颈黏液是宫颈腺体的分泌物。正常育龄妇女受卵巢性激素影响，宫颈黏液的生物化学和功能有周期性变化。月经前和增殖早期黏液量少；随雌激素水平增加，颈管口在排卵期由于大量雌激素的作用，颈管口由 1 mm 张大至 3 mm，原来由黏液丝形成的网孔间隙由 6 ~ 10 μm 扩大至 60 μm，以利精子穿过；宫颈分泌的黏液量也增加，排卵期黏液量最大，由排卵前的 20 ~ 60 mg/日增至 600 mg/日，阴道呈酸性 pH4 ~ 5，而宫颈黏液呈碱性；排卵期宫颈黏液中 Na^+、Ca^{2+} 浓度改变，影响黏液的粘性和弹性，黏液拉丝呈长黏丝，宫颈黏液中无机盐与粘蛋白是形成结晶的物质条件，排卵期呈典型羊齿植物叶状结晶；排卵期宫颈黏液中的细胞量减少，含水量最高，延展性最大，故此时宫颈黏液稀薄、透明，拉丝度可达 10 cm 以上；排卵后在孕激素作用下，宫颈黏液分泌量减少，变为浑浊、粘稠，拉丝度仅为 1 ~ 2 cm。排卵后或妊娠期由于孕激素作用，结晶断裂小块，呈椭圆体。反映体内雌激素、孕激素水平，卵泡发育情况。雌激素在 35 ~ 69 mmol/24 h 时，宫颈管即分泌黏液；雌激素在 69 ~ 173 mmol/24 h 时，宫颈黏液的量和性状即出现排卵期样改变。

常见的结晶有 4 型：①Ⅰ型：典型的羊齿植物叶状结晶，主干直而粗壮，分支密而长，示最佳雌激素作用；②Ⅱ型：类似Ⅰ型，较典型结晶，但结晶呈金鱼草状，结构较稀疏，主干弯曲较软，分支少而短，犹如树枝着雪后的形态；③Ⅲ型：为不典型结晶，主干残缺不全，树枝形象模糊，分支短少而稀疏，部分呈溶解或离散状态；④Ⅳ型：结晶消失，主要仅为椭圆体或梭形物体，无羊齿植物结晶。椭圆体或梭形体顺同一方向排列成行，比白细胞大 2 ~ 3 倍，较长且窄，透光度大，镜下有亮感。常见于黄体期和孕早期。

1. **检查方法**

患者取膀胱截石位，用阴道窥器暴露宫颈，先观察宫颈黏液的性状，用棉球擦净宫颈外口及阴道穹隆的分泌物，用长弯绀或长无齿镊伸入宫颈管内约 1 cm 夹取黏液，缓慢分开钳柄，以厘米为单位，观察其拉丝度，再将黏液涂于玻片上，待其干燥后，低倍光镜下观察有无结晶。宫颈黏液结晶的检查，应结合月经周期，多次取材观察其动态变化。

2. **临床意义**

在正常月经周期中，一般在月经第 8 ~ 10 日出现Ⅲ型结晶体，随着体内雌激素水平升高，转变为Ⅱ型，至排卵期见Ⅰ型典型的羊齿植物状结晶，排卵后又转变为Ⅱ型及Ⅲ型，约在月经周期第22日左右转变为排列成行的椭圆体。一般在排卵期如果见不到典型羊齿状结晶，则提示无排卵。持续存在羊齿植物叶状结晶，表明卵巢有卵泡发育而无排卵。无椭圆体，表明卵巢有卵泡发育不良，雌激素水平低落；有典型的椭圆体，持续2～3周以上，有妊娠的可能；黄体期及早孕时，有晶体存在，表明黄体功能不足。

3. 鉴别闭经类型

宫颈黏液有周期性变化，多属子宫性闭经；宫颈黏液不出现羊齿植物叶状结晶，属卵巢及以上部位疾病；若月经过期而宫颈黏液出现椭圆形体，常示有早孕可能；功血患者若于流血前见到羊齿状结晶，提示无排卵。还可指导性激素治疗，用HMG-HCG诱发排卵时，宫颈黏液的变化、B超等检查，均可用于指导治疗。

4. 注意事项

（1）在拭宫颈及采取黏液时，切勿损伤组织，以防血液混入，影响结晶的形成。

（2）此检查应结合月经周期观察其变化，一次标本对临床意义不大。一般至少月经周期8～9天，12～14天，17～18天，22～23天各采取标本一次，观察其周期变化。并结合其他检查，如基础体温、阴道涂片则更有诊断价值。

（3）检查前1个月及检查过程中，避免使用性激素。

（三）B超监测卵泡发育及排卵

B超声检查，是利用向人体内部发射超声波，接受其回声信号，所显示的图像（回声图）来进行疾病检查，是妇产科常用的诊断手段。具有无损伤、方便，检出率和准确率高，可摄像记录以作比较等优点。超声监测卵泡发育直观准确，又可连续观测，目前已经取代其他检查方法成为首选。

1. 正常周期卵泡发育的超声观察

根据患者的月经周期，从预计排卵前4～5天起每日定时超声检查1～2次，直至排卵。检查方法可根据需要选择经腹部或经阴道超声检查。腹部B超检查必须膀胱适当充盈，利用膀胱为声窗，才能看清子宫和卵巢。如患者已排小便，可插入导尿管注入生理盐水数百毫升，使膀胱充盈。一般可令患者多喝开水，等待数小时后再检查。阴道B超检查是以阴道探头直接放在阴道穹窿内，观察盆腔和内生殖器，图像更为清晰。在B超导向下，对卵巢作诊断性穿刺或取卵。

由于肥胖、膀胱充盈欠佳、卵巢位于子宫后方前方等原因，双侧卵巢显示率为73% ~100%，一般均能看到单侧卵巢。青春期卵巢体积约4 mL（1.5 ~ 7.5 mL），B超可检出直径为5 mm的卵泡。自月经周期第8日起，可看到一组卵泡发育特快，当直径≥14 mm，称为主卵泡，大部分雌激素由主卵泡产生。

正常的成熟卵泡声像图具有以下特征：①卵泡最大直径大于或等于20 mm，范围为18 ~ 24 mm，卵泡直径小于18 mm者为未成熟卵泡，多不能排卵；②卵泡外观饱满，壁薄而清晰；成熟卵泡中形成的卵丘，在超声图像上呈云雾状。③卵泡位置移向卵巢表面，向外突出，一侧无卵巢组织覆盖，卵泡的增长速度一般为1 ~ 3 mm/d，临近排卵时增长快，可达3 ~ 4 mm/d，排卵前5小时可增长7 mm。

已经排卵的超声征象：①卵泡消失或突然缩小，同时伴有内壁塌陷，囊壁不整齐；②在缩小的卵泡腔内出现中低回声区，随后卵泡腔增大，其内回声增强，提示已有早期黄体形成；③子女宫直肠陷凹有少量积液；④子宫内膜增厚，呈分泌期图像。

妇女在自然的有排卵的月经周期中，卵泡平均每日增大1.6 mm；克罗米芬治疗，卵泡每日增大1.8 mm；用HMG-HCG治疗则卵泡发育更快。在卵泡直径≥10 mm时，应2 ~ 3日作一次B超检查。卵泡直径≥14 mm或月经周期第12日起，每日作一次检查。排卵多发生在下次月经来潮前14天左右。

B超还能看到出血黄体、黄体发育、妊娠黄体或黄体的萎缩。一旦受孕，可在宫腔内看到孕早期的孕囊和以后出现的胚芽和原始心管的搏动。

2. 异常周期卵泡发育的超声观察

超声在监测卵泡发育的过程中，发现月经规律的育龄妇女中，有15% ~ 30%的周期为异常周期，其中大部分异常周期属偶然发生，仅少数为持续发生，这种持续发生的卵泡发育和排卵异常可直接导致不育。常见的异常周期有以下几种类型：

（1）无排卵周期：连续超声监测无优势卵泡发育。

（2）小卵泡周期：排卵前卵泡直径小于18 mm者为小卵泡周期。在连续超声监测过程中，发现卵泡大小及日平均增长速度均明显小于正常周期，卵泡张力低、壁厚以及形状不规则，停止发育较早。

（3）卵泡发育过度：指优势卵泡在排卵前短期内迅速增大，一般认为卵泡的大小与其成熟度有密切关系，但过度增大的卵泡常出现卵子老化或闭锁现象，从而降低受孕率。这种现象可见于自然排卵周期，但以药物诱发排卵周期更为多见。卵泡发育过度在自然排卵周期中的声像图表现为卵泡明显增大，排卵前直径超过 32 mm，日平均增长速度大于 3 mm，少数患者可同时伴有盆腔少量积液。在药物诱发排卵周期中，轻者声像图表现为卵巢增大，卵巢内可见多个较大的卵泡，盆腔可见少量液体。重者卵巢明显增大，其内可见数个至数十个较大卵泡，盆腔甚至胸腹腔可见大量液体。故在药物诱发排卵的周期中，超声可监测有无卵巢过度刺激综合征，指导临床用药。

（4）黄素化未破裂卵泡综合征（LUFS）：是指卵泡发育未成熟或成熟后卵泡未破裂而颗粒细胞已发生黄体化。声像图表现为优势卵泡形成后卵泡继续增大，直径可达 40 mm 以上；预计排卵日以后数日仍无排卵的超声征象，部分患者卵泡可持续存在于下次月经来潮前后；在预计排卵日以后，卵泡壁开始增厚、模糊，腔内出现少许中低水平回声，少数可充满中等或较强水平回声。

（5）多囊卵巢综合征（PCOS）：是与内分泌失调有关的疾病。声像图表现为：双侧卵巢均匀性增大，轮廓清晰；卵巢切面内可见多个小囊泡样结构，数目多在 10 个以上，囊泡大小为 3～10 mm；经阴道超声可见卵巢髓质面积增大，回声增强，卵泡被挤向卵巢周边，与髓质回声形成明显对比；月经周期中连续超声观察无优势卵泡发育，无排卵现象。

B 超临床应用范围较广：①了解卵泡发育、排卵、黄体和早孕等征象。②协助诊断卵巢过度刺激综合征。③诊断多囊卵巢双侧卵巢增大，间质回声增强，卵巢皮下有 10 个以上 <10 mm 的卵泡，称项键征。④B 超在监测卵泡发育、排卵过程中，有时可发现卵泡不排卵就形成黄体，称为黄体化卵泡不破裂征，发生率约占 4.9%。黄体化卵泡不破裂是在 LH 高峰后，卵泡继续增大，平均直径可达 33.5 mm，无黄体形成的光团，仍保持囊状，无子宫直肠窝积液图像。

（四）子宫内膜活组织检查

诊断性刮宫术时，刮取子宫内膜标本或通过吸取子宫内膜，送病理切片检查，目的在于检查卵巢功能和内膜病变，了解有无排卵；寻找不孕原因，测量宫腔深度，通过手感检查了解有无器质性病变；了解子宫内膜改变。若患急性或严重的全身性疾病，急性或亚急性生殖道炎症，如滴虫性或霉菌性阴道炎，急性或亚急性盆腔炎，不宜做此检查。

要了解卵巢功能，一般多在月经前或月经来潮 12 小时内取，但经前诊刮易使已有的宫内妊娠流产，一般发生率为 10%。所以有人提出月经来潮 6～12 小时内诊刮。闭经者如能排除妊娠则随时可取。自子宫腔前、后壁各取一条内膜。排除子宫内膜结核，采取时间同前，但应从子宫的两角及宫颈内口处取材。

排尿后，取膀胱截石位，查明子宫大小及方位。消毒后以窥器暴露子宫颈，碘酒酒精消毒宫颈及宫颈管外口。以子宫颈钳夹持宫颈前唇或后唇，用探针测量宫颈管及宫腔的深度。将刮匙至宫底自上而下沿宫壁刮取，夹出组织，置无菌纱布上，再取另一条。术毕将组织固定于10%甲醛溶液中送检。

子宫内膜活组织检查可确定有无排卵。正常分泌期或月经期子宫内膜提示有排卵，黄体功能正常；如果为增殖期子宫内膜，说明无孕激素作用，提示无排卵。还可判断黄体功能。子宫内膜的腺上皮和间质细胞的形态，随月经周期而改变，如黄体期内膜标本呈分泌期样变较正常周期推迟超过2日，或腺体与间质反应不同步，可诊断黄体功能不足。此检查还可寻找不孕原因。在不孕症病例中有一部分是由内膜结核所致，如在内膜标本中看到结核等，即可确诊。有些有排卵的闭经者，诊刮很难刮到内膜组织，说明不孕是由子宫病变所致，子宫内膜破坏殆尽，晚期子宫内膜结核常有这种情况。未破裂卵泡黄素化综合征（LUFS）时，虽然子宫内膜呈现分泌期改变，但并无排卵。

（五）　阴道细胞学检查

受体内雌、孕激素水平的影响，阴道上皮细胞（指脱落在阴道的上皮细胞，主要包括来自阴道上段、宫颈阴道部、内生殖器及腹腔的上皮细胞，其中以阴道上段、宫颈阴道部的为主）呈现周期性变化，雌激素水平越高，阴道上皮细胞越成熟。阴道细胞学检查的目的主要是衡量内分泌激素，借以监测卵巢功能。

阴道细胞主要分三类：①底层细胞，多见于炎症和闭经、绝经后等雌激素水平低落的涂片。细胞呈圆形或卵圆形，胞浆呈嗜碱性，直径15～30 μm。②中层细胞，多见于黄体期或妊娠期。来源于浅棘细胞层，比底层细胞大，呈舟状，胞浆嗜碱性，略扁。胞核圆或卵圆形，胞浆幅度与胞核直径的比例进一步增加。③表层细胞，由中层细胞长大，变扁平，呈钝角的多边形，胞浆变薄，胞核缩小，胞浆嗜酸性，角化前胞浆嗜碱性。正常月经周期中，排卵前受高水平雌激素的影响，阴道涂片中出现大量核致密固缩而细胞质嗜酸的上皮细胞，细胞平铺、排列均匀、背景清洁；排卵后受孕激素影响，阴道涂片中出现多量核呈网状而细胞质嗜碱性的中层细胞，细胞呈梭形排列成堆，背景不清洁。

阴道上皮细胞的取材方法可采用阴道涂片法：阴道侧壁刮片，一般从阴道侧壁上1/3处刮取黏液及细胞作涂片。采取标本时，以阴道扩张器扩张阴道，用干燥清洁木刮片从阴道侧壁上 1/3 处，轻刮取分泌物少许做涂片。未婚妇女可用后穹窿吸取法：用吸管或棉棒取后穹窿处分泌物做涂片。棉签采取法，适用于未婚而阴道分泌物极少的妇女，将卷紧的消毒棉签蘸生理盐水浸润，然后插入阴道，在阴道侧壁 1/3 处取分泌物作涂片。涂片干燥前以 95% 酒精固定 10 分钟，然后用巴氏法染色，观察细胞形态染色及分布。取材时应注意，在取材前 24 小时内，禁止性交及阴道检查、灌洗、上药等。取材时所用器具必须清洁干燥，不沾有任何化学药物和滑润剂，必要时窥器插入阴道前可用生理盐水湿润。涂抹标本用的玻片应进行脱脂处理，取材后立即涂片。另外应注意，阴道细胞学检查结果可受炎症的影响。LUFS 时也出现孕激素作用的表现，因此应结合其他检测手段判断有无排卵。

阴道细胞学检查方法简便，无创伤，诊断率高，临床已广泛应用。它可了解卵巢功能。成熟指数（MI）是按各层脱落细胞比例估计卵巢功能，顺序写出底层、中层、表层各部分细胞所占百分比。如底层 5、中层 60、表层 35，MI 应写成 5/60/35。卵巢功能低下时，底层细胞数增多，如 10/80/10，称为"左移"；相反，当雌激素水平升高时，表层细胞增多，如 0/35/65，称为"右移"。还可鉴别闭经原因。阴道脱落细胞有周期性变化的闭经，示病变在子宫即子宫性闭经。成熟指数明显左移的闭经，病变都在卵巢或卵巢以上。

（六） 唾液特异结晶检查

在女性的生理周期里，口腔黏膜在激素的影响下，形成周期改变。唾液的结晶变化与宫颈黏液结晶变化的图像是同步的，在排卵期，宫颈黏液和唾液中都会出现"羊齿状结构"，利用保健生物检测镜观察其图像的形态变化，可掌握排卵期和安全期。

取材方法是轻轻取出保健生物检测镜的镜头，将一小滴唾液均匀涂于物镜上，不可有气泡，风干约 5 分钟，使唾液变干结后，将镜头插回原位，调整焦距，观察图像。用完后套上防护盖。在排卵期，图像见羊齿状结晶，为最可能受孕期。在过渡期，图像具有羊齿状及气泡状、斑点状之混合，仍有可能受孕。在安全期是斑点或不规则的气泡状，则无受孕可能。

唾液特异结晶检查对监测排卵具有指导作用，能选择最佳妊娠时机，以利受孕。同时亦能避开排卵期，防止意外妊娠。若观察中无羊齿状结晶出现，则多为无排卵，提示应及早就医。

唾液特异结晶检查用保健生物检测镜是采用玻璃光学镜片，结果清晰，判断容易，精确度极高。在使用中应小心，切勿将镜片摔破。在使用完毕时，用湿纸擦干，待下次使用。在饮食、吸烟、喝酒、服药 2 小时后才可取样测试。月经期、妊娠期测得结果不作参考。口腔若有炎症，亦会影响检测结果。基于卫生学观点，不用他人检测镜。若对自测结果疑惑，需请教医生指导。

四、内分泌学检查

妇女不孕由内分泌疾病所致时常伴有 HPO 轴、甲状腺轴、肾上腺轴功能失调和激素分泌异常。在女性不育症的诊治过程中，主要测定的激素有促卵泡刺激素（FSH）、促黄体生成素（LH）、催乳素（PRL）、雌二醇（E2）、孕酮（P）、睾酮（T）、绒毛膜促性腺激素（HCG）、尿 17 - 羟类固醇和 17 - 酮类固醇等。激素测定的主要目的一方面寻找不育、闭经或内分泌失调的病因，另一方面监测卵泡发育、排卵及治疗效果。激素水平随卵泡发育在整个月经周期中呈现周期性变化。通常在月经周期 2 ~ 3 天取血测定基础值，月经周期第 22 天，取血测定雌二醇及孕激素，了解排卵及黄体功能。血中的激素水平很低，常用的测定方法有免疫化学发光法、放射免疫测定法、酶联免疫吸附试验测定法。未来的发展趋势是使用无放射性核素的免疫分析系统。

激素测定和激素功能试验，有助于诊断病因和病变部位。激素测定常采用放射免疫法，它具有灵敏度高、特异性强、精确度高、放射性核素不进入人体等特点。

（一）垂体促性腺激素测定

FSH 和 LH 是腺垂体分泌的促性腺激素，均为糖蛋白，在血中与 α2 和 β 球蛋白结合。两种激素的分泌受下丘脑 GnRH 和雌、孕激素的调节。生育年龄妇女这些激素随月经周期出现周期性变化。FSH 的生理作用主要是促卵泡成熟及分泌雌激素。LH 的生理作用主要是促进女性排卵和黄体生成，以促进黄体分泌孕激素和雌激素。

垂体促性腺激素的水平除了反映垂体的功能外，还反映卵巢的储备能力。FSH 受下丘脑促性腺释放激素控制，由腺垂体嗜碱性细胞分泌，主要功能为促进卵泡的发育和性腺组织的维持。其正常基础值为 5 ~ 15 IU/L，排卵前峰值为基础值的 2 倍以上。原发性闭经、先天性性腺发育不全、卵巢功能早衰、早期腺垂体功能亢进、促排卵治疗均有明显升高。口服避孕药、性激素治疗、席汉综合征、下丘脑—垂体肿瘤、单纯性 FSH 分泌缺陷、垂体手术或放疗后等，FSH 均下降。LH 是垂体前叶分泌的一种糖蛋白激素。其主要功能为促进排卵、促进黄体形成和孕激素的合成。未孕妇女血清中含有微量 LH，在排卵期形成一个峰值，然后下降。LH 在未孕妇女血清中含有微量，其正常基础值为 5 ~ 15 IU/L，排卵前急速上升，出现峰值，可升高至 2 ~ 3 倍。LH 增高见于原发性卵巢病变，多囊卵巢综合征、卵巢功能早衰、绝经期妇女。LH 下降见于下丘脑垂体病变如席汉综合征。

1. 测定 LH 峰值

可以估计排卵时间及了解排卵情况，卵泡早期，LH 处于较低水平，至排卵前达到高峰，LH 峰值可以达到 40 ~ 200 IU/L，约 97% 的排卵发生在 LH 峰值后的 24 小时以内。一般尿 LH 峰比血 LH 峰晚出现 3 ~ 6 小时，国内多采用尿 LH 峰测定来推测排卵时间，排卵一般发生在尿 LH 峰出现后 12 ~ 24 小时（即 LH 开始升高后 24 ~ 36 小时）。

2. 预测卵巢储备功能

基础 FSH > 20 IU/L，提示卵巢储备能力下降。

3. 测定 LH/FSH 比值

如果 LH/FSH > 3 表明 LH 呈高值，FSH 处于低水平，有助于诊断多囊卵巢综合征。

（二） 雌激素测定

雌激素主要由卵巢、胎盘分泌，少量由肾上腺产生。雌激素（E）可分为雌酮（E1）、雌二醇（E2）及雌三醇（E3）。雌激素中以 E2 活性最强，是卵巢产生的主要激素之一，对维持女性生殖功能、维持正常月经周期及女性第二性征有重要作用，E2 分泌量反映了卵巢的功能。在正常月经周期中，E2 随卵巢内分泌的周期性变化而波动，血清 17 - β 雌二醇有两个峰，即排卵峰和黄体峰。一般用放射免疫测定。卵泡早期雌激素处于低水平，雌二醇 < 184 pmol/L（50 pg/mL），随卵泡发育雌二醇迅速上升，排卵前 1 ~ 2 天达到峰值，排卵后雌二醇水平迅速下降，黄体形成后再次上升形成第二次峰值 459 ~ 918 pmol/L（125 ~ 250 pg/mL），黄体萎缩后逐渐下降到卵泡早期水平。卵巢功能低下、卵巢功能早衰、西蒙—席汉氏综合征 E2 均呈下降趋势。

测定血中的雌二醇或 24 小时尿总雌激素水平可监测卵巢功能，有助于寻找不育的原因。

1. 判断闭经原因

激素水平符合正常月经周期变化，表明卵泡发育正常，应考虑为子宫性闭经；激素水平偏低，闭经原因可能因原发或继发卵巢功能低下或受药物影响而抑制了卵巢功能，也可见于下丘脑—垂体功能失调、高催乳素血症等。

2. 诊断无排卵

雌激素无周期性变化，常见于无排卵型功能失调性子宫出血、多囊卵巢综合征。

（三） 孕激素测定

人体孕激素由卵巢、胎盘和肾上腺皮质产生，是卵巢分泌的维持正常月经周期的女性激素。孕激素的测定可有助于不育症病因的诊断，可判断卵巢及胎盘功能，其主要功能使增生期子宫内膜转化为分泌期内膜，为受精卵着床做好准备。原发性或继发性闭经、无排卵性月经或无排卵性功能失调性子宫出血、多囊卵巢综合征等，孕酮水平均低。黄体期孕酮水平低于正常，提示黄体功能不足；月经来潮 4～5 天孕酮仍高于生理水平，提示黄体萎缩不全。

1. 了解卵巢有无排卵

正常月经周期的血中孕激素的水平呈周期性变化，卵泡期处于最低水平，排卵前 1～2 天开始上升，与排卵前 LH 峰的上升同步，卵泡期正常孕酮值仅 0.6～1.9 nmol/L，至排卵前可达 6.36 nmol/L（2 ng/mL），孕酮的起始上升为临近排卵的重要标志；排卵后黄体形成，孕酮分泌量迅速增加，峰值出现在排卵后 3、6、9 日，排卵后 7 天左右达到高峰，以后又迅速下降，范围为 15.6～95 nmol/L（5～30 ng/mL）。血孕酮超过 15.6 nmol/L（5 ng/mL），提示有排卵。若孕酮符合有排卵，而无其他原因的不育患者，需配合 B 型超声检查观察卵泡发育及排卵过程，以排除未破裂卵泡黄素化综合征。原发或继发性闭经、无排卵性月经或无排卵性功能失调性出血、多囊卵巢综合征均有血中孕酮水平下降的表现。

2. 了解黄体功能

黄体期孕激素 >15.6 nmol/L（5 ng/mL）可断定有黄体形成，黄体中期即排卵后 7 天左右孕激素 >32 nmol/L（10 ng/mL），可以证明功能性黄体的存在；若孕激素 <32 nmol/L（10 ng/mL）提示黄体功能不全；月经来潮 4～5 日孕酮仍高于生理水平，提示黄体萎缩不全。

（四） 催乳素测定

催乳素（PRL）由垂体催乳激素细胞分泌，受下丘脑催乳素抑制激素（PIH）的调节，在人体内可能还存在其他一些刺激或抑制因子，如促甲状腺素释放激素（TRH）、雌激素及 5 - 羟色胺等对其均有促进作用。PRL 的主要功能是促进乳房发育及泌乳，与卵巢类固醇激素共同作用，促进分娩前乳腺导管及腺体发育。PRL 还参与机体的多种功能，特别是对生殖功能的调节。

在整个月经周期中 PRL 变化不大，非妊娠期 PRL 正常水平在 444 ~ 1 110 pmol/L（10 ~ 25 ng/mL），如果 PRL > 4 440 pmol/L（100 ng/mL），应进行颅脑 CT，MRI 等检查，排除垂体肿瘤。性早熟、原发性甲状腺功能低下、垂体催乳素瘤、卵巢早衰、黄体功能欠佳、长期哺乳、神经精神刺激、某些药物作用等，均可引起 PRL 升高；垂体功能减退、单纯性催乳激素分泌缺乏则会引起 PRL 降低。闭经、不育及月经失调者，无论有无泌乳均应测 PRL，以除外高泌乳素血症。垂体肿瘤患者，伴 PRL 异常增高时应考虑有垂体催乳素瘤。

（五） 睾酮测定

女性体内的雄激素来自卵巢及肾上腺皮质，不仅是合成雌激素的原料，也是维持女性正常生殖功能的重要激素。卵巢可产生少量的雄激素。卵巢男性化肿瘤、肾上腺皮质增生或肿瘤时，血清雄激素异常升高；多囊卵巢综合征患者，血清雄激素可以正常，也可能升高。若治疗前雄激素水平高，治疗后下降，可作为评价疗效的指标之一。

（六） 抗缪勒管激素 （anti-Mullerian hormone，AMH） 测定

AMH 是由睾丸未成熟的支持细胞及卵巢窦前卵泡和小窦卵泡的颗粒细胞所分泌的一种糖蛋白。AMH 由卵巢内窦前卵泡和小窦卵泡分泌，其水平与卵巢内卵泡数量有直接关系。

刚出生的女婴血清中很难检测到 AMH，出生几周后 AMH 开始逐渐增加，在青春期晚期达到顶峰，这个与女性从出生到青春期卵泡大小和窦前卵泡数量逐渐增加是一致的。成年妇女随着年龄递增，卵泡储备逐渐下降，AMH 随之降低，直到停经后 AMH 检测不到。

与卵泡刺激素、促黄体生成素相比，AMH 波动小，加之 AMH 与窦卵泡数量、年龄有直接关系，因此近年来，临床上开始使用 AMH 评估卵巢功能。

1. AMH 检测的优势

（1）AMH 不随月经周期的变化，可在任何时间抽血检查。

（2）AMH 不受激素避孕药的影响。

（3）AMH 可更早更准确反映卵巢储备功能。

卵巢内的小窦卵泡数量越多，AMH 的浓度越高；反之，当卵泡随着年龄及各种因素逐渐消耗，AMH 浓度也会随之降低，接近绝经期时，AMH 便渐趋于 0。

2. AMH 报告解读的作用

（1）评估卵巢储备功能：AMH 能抑制卵泡刺激素，防止始基卵泡未生长到足够大小就过早消耗。因此 AMH 与卵泡刺激素负相关，如果 AMH 值高，则 FSH 值低，说明卵巢储备功能良好；如果 AMH 值低，则 FSH 值高，说明始基卵泡消耗过快。

（2）多囊卵巢综合症（PCOS）：AMH 高于正常值的 2~3 倍，提示可能由多囊卵巢综合症所导致，尤其判断提示大于 8.5 ng/mL，准确性及特异性好。

（3）辅助生殖领域：研究表明，随着小窦卵泡数量减少或者卵泡的增大，AMH 降低。AMH 水平能够预测卵巢反应性，识别有卵巢过度刺激综合征风险的女性，可根据 AMH 数值来判断使用促排卵药物的用量。

另外，研究发现接受辅助生殖治疗的患者血清及卵泡液中 AMH 水平越高则受精率越高，AMH 可能成为预测受精率的指标。AMH＞3 ng/mL，卵巢高反应风险高；AMH＜1.5 ng/mL，卵巢低反应反应高。

（4）卵巢早衰：AMH 低于正常参考值，提示由卵巢储备功能下降，卵巢早衰导致。

（七） 抑制素 B （INH-B）

抑制素 B （INH-B）由生殖系统细胞分泌产生，与生殖力有密切联系，具有调节生殖功能内分泌、旁分泌和自分泌的作用。其参与女性卵泡发育调控及男性精子的发生，在辅助生育治疗中，对卵巢功能评估、卵泡监测、预测无精症患者精子获得率等方面有重要意义。

女性体内 INH-B 主要由中小窦状卵泡的颗粒细胞合成，在窦前卵泡期即开始分泌，自早卵泡期起升高，直至围排卵期达高峰，黄体期逐渐降低，反映中小卵泡的功能。

卵巢储备由卵巢内存留卵泡数目和质量决定。抑制素 B 在评估女性卵巢储备功能上有很高的价值。在 2017 年高龄女性不孕诊治指南中指出，高龄妇女其血清 FSH 可能正常，但其 INH-B 水平已降低，故 INH-B 是比 FSH 更敏感的反映卵巢储备功能的标志物。随年龄增加，INH-B 的释放逐渐降低，从而减少对 FSH 释放的负反馈调节，导致 FSH 逐渐升高，INH-B 与 FSH 呈负相关。同时，抑制素 B 在卵巢颗粒细胞癌的早期诊断、病情监测、复发随诊等方面也有重要临床应用价值。

五、微生学检查

（一） 白假丝酵母菌

白假丝酵母菌是一种真菌，为条件致病菌，约有 10% 非孕妇女及 30% 孕妇阴道中有此菌寄生，并不引起症状。白假丝酵母菌感染急性期白带增多，白色稠厚呈凝乳状或豆渣样，可妨碍精子的存活或穿过，可影响受孕。

典型病例不难诊断，若在分泌物中找到白假丝酵母菌孢子和假菌丝即可确诊。方法是加温 10% 氢氧化钾或生理盐水 1 小滴于玻片上，取少许阴道分泌物混于其中，在光镜下寻找孢子或假菌丝。若有症状而多次悬滴法检查均为阴性，可用培养法。

（二） 阴道毛滴虫

阴道毛滴虫是一种寄生虫，呈梨形，长为 $10 \sim 30 \ \mu m$，头部有 4 根与虫体等长的鞭毛，肉眼看不见，在显微镜下可以清楚看到。由于滴虫患者白带多，可妨碍精子的存活，兼以毛滴虫可以吞噬精子，又能阻碍乳酸的生成，因此久患毛滴虫性阴道炎者，可引起不育。

典型病例容易诊断，若在阴道分泌物中找到滴虫即可确诊。检查滴虫最简便的方法是悬滴法，在有症状的患者中，其阳性率可达 80% ~ 90%。

（三） 解脲脲原体

解脲脲原体在分类学上属于人支原体科脲原体属，是人类泌尿生殖系统常见的寄生微生物之一，当人体免疫力下降或泌尿生殖道黏膜受损时可引泌尿生殖系感染所造成的生殖道的炎症、粘连与阻塞，是引起不育症的重要原因之一。

由于患者常常无特异性表现，因此一般需要依靠实验室确诊。常规的方法消毒外阴，将无菌棉拭子插入宫颈内停置 3 秒，旋转数周，置培养试管中待检。将采集的标本用无菌的方法直接种于 UU 选择培养瓶中，置 37℃孵育24 ~ 48 小时，分别观察结果。当有 UU 生长，分解尿素和精氨酸引起 pH 上升，而使得 UU 培养基中的酚红指示剂由黄色转为红色，为阳性；黄色的培养基没有变化为阴性。

（四） 沙眼衣原体

沙眼衣原体（CT）是一类在真核细胞内寄生生活的微生物，CT 感染不仅能引起宫颈管炎，还能继续上行感染引起宫内膜炎和输卵管粘连、阻塞，引起不育。

CT 感染患者临床上也没有特异性症状，需依据实验室检查。直接免疫荧光抗体检测法、酶联免疫吸附试验，这两种方法均有快速、简单、敏感性高的优点，缺点是死菌也可被检测到，易出现假阳性。目前常用的是分子生物学技术，包括核酸探针检测法、聚合酶链反应，培养法由于难度较大故应用受到限制。

（五） 淋病奈瑟菌

淋病奈瑟菌感染是常见的性传播疾病之一。由于淋球菌感染最常见的是引起淋菌性宫颈炎，在未经治疗或治疗不彻底的情况下，淋球菌有可能上行感染，引起输卵管内膜炎、输卵管积脓或输卵管卵巢脓肿。随着病期的延长，输卵管炎症由急性转为慢性，久治不愈，反复发作，使输卵管组织纤维化，输卵管内膜上皮组织被破坏，管腔粘连，出现输卵管狭窄或阻塞，引起不育症。根据接触史、临床表现及实验室检查综合分析可确定诊断。

1. 涂片检查

取患者尿道分泌物或宫颈分泌物，做革兰染色，在多形核白细胞内找到革兰阴性双球菌。涂片对有大量脓性分泌物的单纯淋菌性前尿道炎患者，此法阳性率在90%左右，可以初步诊断。女性宫颈分泌物中杂菌多，敏感性和特异性较差，阳性率仅为50%～60%，且有假阳性，因此世界卫生组织推荐用培养法检查女患者。

2. 培养检查

淋球菌培养是诊断的重要佐证，培养法对症状很轻或无症状的男性、女性患者都是较敏感的方法，只要培养阳性就可确诊，在基因诊断问世以前，培养是世界卫生组织推荐的筛选淋病的惟一方法。

3. 抗原检测

固相酶免疫试验（EIA）可用来检测临床标本中的淋球菌抗原，在流行率很高的地区而又不能做培养或标本需长时间远送时使用，可以用来诊断淋球菌感染。直接免疫荧光试验可通过检测淋球菌外膜蛋白Ⅰ的单克隆抗体做直接免疫荧光试验。但敏感性不高，特异性差，加之实验人员的判断水平，故该实验尚不能推荐性用来诊断淋球菌感染。

4. 基因诊断

随着基因诊断技术的不断改进。聚合酶链反应（PCR）方法与连有接酶链反应（LCP）方法在淋球菌的检测将会成为常规的检测方法。

另外，淋球菌感染尚需要与非淋菌性尿道炎、念珠菌性阴道炎、滴虫性阴道炎以及细菌性阴道炎进行鉴别诊断。

六、影像学检查

（一）超声检查

超声检查安全易行、快速准确，在妇产科领域具有其他影像学技术无法比拟的优点。随着超声仪器和检查技术的进步，超声已成为目前不育症诊断的重要手段。

1. 子宫病变导致不育的超声诊断

子宫（包括子宫内膜）的病变是造成不育的常见原因之一，造成子宫性不育常见原因包括子宫的先天发育异常、子宫肌瘤、子宫内膜炎、子宫内膜息肉和子宫内膜异位症等。B 超可对上述疾病作出明确诊断，以确定其不育原因。

2. 卵巢病变

导致不育的超声诊断：卵巢是女性重要的生殖及内分泌器官，如何准确地观察卵泡的生长发育和预测排卵日期，一直是妇科临床和人类生殖工程研究者所关注的重要课题。超声检测卵泡发育直观准确，可连续观察，目前已经成为临床首选。

3. 输卵管通畅性的超声检查

输卵管病变是女性不育的重要原因之一。子宫输卵管声学造影是近年来开展起来并已推广应用的一种超声检查方法，目前国内外主要用过氧化氢（H_2O_2）作为声学造影剂。过氧化氢注入宫腔和输卵管后产生大量的微气泡，在声像图上呈明显高回声，易于识别造影剂到达的部位，以判断输卵管通畅情况。

输卵管通畅试验是诊断输卵管腔道是否通畅、输卵管阻塞及其部位、输卵管整形术后是否通畅的试验方法。输卵管通畅试验包括通气试验、通液试验、子宫输卵管碘油造影。其中以通液试验、碘油造影检查最为常用。

输卵管通液试验：时间一般选择月经净后 3 ~ 7 天。过早，经血未净易引起经血倒流；过迟，内膜生长过厚易引起出血。

（1）适应证：女性不孕的常规检查。下腹部慢性疼痛，疑有输卵管炎者。输卵管造口术、吻合术、种植术和子宫畸形矫治术后，既可检查手术效果，又可防治输卵管粘连。

（2）禁忌证：内外生殖器急性或慢性炎症急性发作。重度宫颈糜烂，脓性分泌物较多者。月经期或有子宫出血者。疑有宫颈癌变者。有严重的心肺疾病。

（3）方法：排尿后做双合诊检查，了解宫颈与宫体大小、位置、屈度，以宫颈钳夹持宫颈前唇探测宫腔。将输卵管通液器导管插入宫颈管内，捏紧橡皮塞，堵住宫颈外口，缓慢注入液体。配制液体一般用生理盐水 20 mL 加 2% 普鲁卡因 2~4 mL 和庆大霉素 8 万 U。

（4）判断标准：①注入液量子宫正常大小，注入 20 mL 液体而不外溢，输卵管通畅。注入液体 5~10 mL 即感到下腹明显胀痛，加压时疼痛加剧，液体外溢，为输卵管闭塞。②患者感觉输卵管通畅者，一般无感觉或只有轻微的下腹胀感。如有梗阻，则通液困难，腹痛加重。③腹部听诊将听诊器置两腹股沟韧带中点以上外，如听到液过水声，表明输卵管通畅。

（二）　X 线检查在不育症诊断中的作用

子宫输卵管造影术（HSG）是用一定的器械将造影剂从子宫颈内口注入子宫、输卵管的方法。造影剂常用油酯类和水制剂两类，目前常用离子型造影剂为 76% 泛影葡胺，在使用前 24 小时须做过敏试验。

1. 适应证

（1）不孕症丈夫精液检查无异常，患者 BBT 为双相，且黄体功能良好已连续 3 个月经周期。

（2）原因不明的习惯性流产，借此明确子宫颈内口是否松弛，宫腔有无畸形、粘连。

（3）观察子宫形态，确定有无子宫畸形及其类型；有无子宫腔粘连、子宫黏膜下肌瘤、子宫内膜瘤及异物。

（4）曾有下腹部手术史、盆腔炎史、慢性阑尾炎或腹膜炎史、子宫内膜异位症等，因不育而诊治，怀疑有输卵管阻塞者。

2. 时间及禁忌

选择月经净后 3~7 日。禁忌证和通液术相同。如无急性或亚急性盆腔炎。此外，产后 6 个月内，刮宫或宫颈锥形切除 30 天内避免进行造影，以免引起并发症。

3. 术前作碘过敏试验

若碘试验阴性，将输卵管通液器导管插入宫颈。抽吸碘油不可混有气泡。一般以 10 mL 碘油徐徐注入，并同时作 X 线透视观察，边注碘油边在透视下观察宫腔充盈情况。如见有灌注缺损立即停止推注，并摄片，以了解缺损情况，然后再继续推注，待子宫腔，输卵管腔均充盈后摄片。24 小时擦除阴道内可能停积的碘剂，再摄盆腔平片观察造影剂有否进入腹腔，以确定其通畅情况。操作时，如发现碘油进入血管或组织内，应立即停止注射，以免发生意外事故。

造影后应休息一天，半月内禁止性交及盆浴，并服消炎药两天，预防感染。

4. 并发症

（1）感染可因阴道炎、宫颈炎上行播散而致。或碘油污染引起盆腔腹膜炎症或盆腔脓肿，或原有输卵管炎，经刺激急性发作。

（2）油栓距月经期过短，或子宫、输卵管内有创面，注射压力过大，操作损伤、碘油进入血管内。少量不发生症状，量较多，油栓进入肺、心、肾可致呼吸困难、胸痛、发钳、刺激性咳嗽、术后血尿，严重者导致休克，甚至死亡。

（3）输卵管破裂注射压力过大或输卵管原有病变，可导致输卵管黏膜破裂。如少许出血刺激腹膜，可轻度腹痛，常误认为盆腔感染或腹膜炎；出血严重者可出现如输卵管妊娠破裂内出血症状。如指征及操作适宜，可以避免。

（4）腹膜碘油小囊肿或肉芽肿部分患者可因碘油刺激腹膜引起腹痛，碘油在腹腔内一般几个星期就被吸收净，有的可延迟至几个月。如不消失，可引起异物性囊肿或粘连，碘油也可在输卵管狭窄部形成异物肉芽肿，而使管腔完全阻塞。严格掌握造影指征，注入量亦不宜过多。

（5）碘过敏反应碘过敏可发生头晕、红斑、呕吐、呼吸困难、血压下降、休克及惊厥等症状，应紧急加压吸氧，静注抗过敏药物，高渗葡萄糖、葡萄糖酸钙、升压药、氢化可的松等，惊厥可静注硫喷妥钠等。

（6）HSG 可以帮助明确不育症的病因：①以了解原发或继发不育的原因，即有无先天畸形、输卵管不通畅、子宫及输卵管内膜病变等，并可显示输卵管不通的部位，评估行输卵管造口术的可能性；②利用造影剂在盆腔分布的情况了解有无盆腔内粘连，观察子宫肌瘤、附件肿瘤及其他盆腔脏器对子宫输卵管的影响。

（7）HSG 的正常表现：宫腔呈倒置三角形，底边在上，为子宫底，下端与宫颈管相通，宫腔边缘光滑整齐。宫颈管为长柱形。两侧输卵管自子宫角向外下走行，呈迂曲柔软的线状影。输卵管近子宫的部分细而直，为峡部，其远端粗大，为壶腹部，壶腹部末端呈漏斗状，为伞端。复查片显示造影剂进入腹腔，呈多发弧线状或波浪状致密线影，提示输卵管通畅。

（8）HSG 的异常表现：①宫腔异常：宫腔大小、形态有改变，但充盈良好，边缘光整，提示有子宫畸形；宫腔变形、边缘不光整，提示宫腔粘连；宫腔内圆形光滑的充盈缺损，见于黏膜下肌瘤或息肉。②输卵管异常：可表现为输卵管粗细不均、串珠样改变、僵硬、狭窄、边缘不整、梗阻和积水，为非特异性炎症或结核所致。

七、遗传学检查

当不育女性患者出现下列情况之一时，应建议其进行外周血染色体检查：①原发性闭经或继发性闭经；②外生殖器发育异常；③性腺发育不全；④先天性无子宫、无阴道。

经过染色体核型分析检查，可准确诊断出由于染色体数目和结构异常引起的女性不育症。

八、其他检查

（一）性交后精子穿透力试验

应选择在预测的排卵期进行。在试验前 3 日禁止性交，避免阴道用药或冲洗，受试者在性交后 2~8 小时内就诊检查。先取阴道后穹隆液检查有无活动精子，若有精子证明性交成功。再取宫颈黏液，若宫颈黏液拉丝长，放在玻片干燥后形成典型的羊齿植物叶状结晶，表明试验时间选择恰当。用聚乙烯导管吸取宫颈黏液，涂于玻片上检查。若每高倍视野有 20 个活动精子为正常。若宫颈管有炎症，黏液粘稠时，不宜做此试验。若精子穿过黏液能力差或精子不活动，应怀疑有免疫问题。

（二）宫颈黏液、精液相合试验

试验选择在预测的排卵期进行。取一滴宫颈黏液和一滴液化的精液放于玻片上，两者相距 2~3 mm，轻晃玻片使两滴液体相互接近，在光镜下观察精子的穿透能力。若精子能穿过黏液并继续向前运行，提示精子活动力和宫颈黏液性状均正常，表明宫颈黏液中无抗精子抗体。

（三）子宫镜检查

随着内窥镜仪器的不断改进，临床应用的迅速发展。近年来内窥镜已成为妇科常用的诊断方法之一。内窥镜可分腹腔镜、宫腔镜、阴道镜、后穹隆镜 4 种。现在又发展到腹腔镜和宫腔镜联合使用，腹腔镜和 B 超联合使用，或阴道镜与宫腔镜联合使用。这样，可较全面地观察生殖器情况，提高确诊率。这里主要先介绍宫腔镜。

宫腔镜可直接观察宫腔，了解宫腔内膜情况，能发现宫腔粘连、黏膜下肌瘤、内膜息肉及子宫畸形等，用于诊断和治疗宫腔疾病，可使一部分需要开腹探查，切开子宫方能明确诊断和决定治疗方针的患者，免受开腹痛苦。

1. 宫腔镜种类

目前用于临床的宫腔镜种类很多，基本上可分为硬管型和软管型两类，其中包括直管型、弯管型、软管型、接触型、显微宫腔镜等。

2. 宫腔镜适应证

子宫异常出血，如子宫内膜增生过度、子宫内膜息肉，黏膜下子宫肌瘤、胎盘组织残留或不全流产等。原因不明的不育症，如宫腔畸形、宫腔粘连、子宫中隔畸形等。还适用于子宫畸形病例作矫形手术，如子宫中隔切开术，子宫腔粘连分离术；宫内异物取出。寻找习惯性流产的原因。宫腔镜下输卵管插管，可了解输卵管通畅与否并进行治疗。

3. 禁忌证

活动性子宫出血、急性或亚急性生殖道炎症、早孕、宫颈恶性肿瘤、未治疗的生殖道结核、宫颈恶性肿瘤、严重心血管疾病、月经期、子宫穿孔、过敏性体质等。

4. 膨宫

可分为两大类，机械性膨宫和介质膨宫。介质膨宫法又分为气体和液体两种。气体膨宫主要用 CO_2，CO_2 优点是视野大，清晰度高。缺点是导光不佳，放大宫腔倍数低，CO_2 进入血管易并发气栓，尤其是压力高、速度快时更易发生。液体膨宫可选用生理盐水、5% 葡萄糖液、复方羧甲基纤维素钠等。这些膨宫液，各有优缺点。

5. 时间

一般选择月经干净后 5~7 天。因此期内膜处于增殖期早期，较薄，血管较少出血、黏膜及脱落内膜片较少，视野较清晰。对子宫不正常出血者，随时可进行检查。

6. 术前准备

详细询问病史，选择合适对象，测体温，同刮宫一样准备阴道，消毒宫腔镜备用。

7. 麻醉

一般不用麻醉。个别精神紧张者可肌内注射哌替啶（度冷丁）50 ~ 100 mg。扩张宫颈前，可用 1% 利多卡因液在宫旁 4 点、8 点处注射；或用小棉球浸 1% 利多卡因液塞宫颈管内 3 ~ 5 分钟，行内膜麻醉，以减少扩张宫颈时疼痛。

8. 检查步骤

取膀胱截石位，常规消毒外阴和阴道，铺巾。内诊确定子宫位置，放置窥阴器，再次消毒宫颈。宫颈钳钳夹宫颈前唇，探针探测宫腔深度和方向，扩张宫颈管到 6.5 号。将消毒导尿管插入宫腔，用温盐水冲洗宫腔直至洗液清亮为止，用低黏度膨宫液可免去此步骤。检查宫腔镜，按宫腔长度固定好限位器，接上膨宫液和冷光源。以 6.7 ~ 26.7 kPa 的压力，经手动或自动加压器注入膨宫液，同时置入宫腔镜检查宫腔四壁、宫底部和输卵管开口，退出时观察宫颈管。

9. 手术反应及并发症

扩张宫颈时可引起面色苍白、出汗、乏力、脉缓、恶心、呕吐等；手术操作时可引起下腹胀酸痛。用液体膨宫时可有下腹轻度酸胀感，检查结束后消失。对羧甲基纤维素钠膨宫液过敏者，可出现皮肤紫癜、浮肿、头晕等。对高渗葡萄糖过敏者，可发生过敏性休克。用 CO_2 膨宫者，如压力过大，送气过速，可引起输卵管积水破裂，或使 CO_2 进入阔韧带发生阔韧带气肿。CO_2 还可由撕破的子宫内膜进入血管，发生气栓，严重者可导致死亡。机械损伤，包括宫颈裂伤，子宫穿孔。

（四） 腹腔镜检查

经上述检查均未见异常，仍未受孕者，可做腹腔镜进一步了解盆腔情况，腹腔镜检查是一种插入腹腔的内窥镜，可用以直接观察子宫、输卵管、卵巢有无病变或粘连，和进行一些手术，如可结合输卵管通液术，于直视下确定输卵管是否通畅，必要时在病变处取活检。约有 20% 患者通过腹腔镜可以发现术前未能诊断的病变。另外，对卵巢表面、盆腔腹膜等处的子宫内膜异位结节可以做电凝破坏，并可锐性分离附件周围粘连。腹腔镜对女性不孕症的诊断和鉴别诊断有重要价值。

1. 适应证

性质不明的盆腔肿块。不孕症原因的寻找，了解子宫、输卵管、卵巢的形态大小、周围有无粘连，同时作输卵管通畅试验可了解其通畅度。此法尤适用于原因不明的不孕症。子宫内膜异位症时，除了诊断外尚可作为内膜囊肿穿刺或剥除术，散在病灶的电凝或内凝治疗。闭经者可作卵巢活检或切除术；内生殖器畸形手术；其他尚可作组织活检，明确子宫穿孔部位，取出异位宫内节育器，宫外孕的诊断和手术，为试管婴儿取卵或作配子输卵管移植。

2. 禁忌证

严重心血管疾病和心功能障碍，难以承担气腹及头低臀高位者；肺功能低下；急性弥漫性腹膜炎，或合并肠梗阻、肠胃穿孔、肠绞痛，手术能加重炎症扩散；合并各种疝气患者腹部有大肿瘤；妊娠 3 个月以上者；曾发生过结核性腹膜炎，腹腔多处广泛粘连，穿刺易损伤脏器；凝血机制障碍和血液病患者，易发生内出血；严重精神病患者，患者不合作等，都为绝对禁忌证。相对禁忌证有：有过腹部手术史者，过度肥胖者，过度消瘦者，局限性腹膜炎，脐部有感染者，曾有过腹腔镜检查失败者。

3. 术前准备

和一般妇科手术相同。大便干燥者，术前一天服缓泻剂，腹部皮肤准备，禁食，术前晚上用肥皂水灌肠。

4. 麻醉

根据情况行局麻、静脉麻醉或硬膜外麻醉。麻醉后取膀胱截石位，测血压；并消毒外阴、阴道、宫颈；放入举宫器或通液导管。

5. 制造气腹

一般作脐轮下缘的横切口或直切口，长约 1 cm，直达筋膜，自切口处用双套管针向盆腔方向呈 60°角穿入，感到失去阻力且针芯反弹向下时，示穿刺针已进入腹腔，再用生理盐水或 2% 普鲁卡因滴入针尾处，如水滴被吸入，证实已进入腹腔，随后接通气腹箱，如压力波动在 $1.3 \sim 2.7$ kPa 之间表示正常。如压力在 2.7 kPa 以上，可能未进入腹腔，或被周围组织堵塞，或进入肠腔，应寻找原因。一般注入 CO_2，亦有用 O_2 的，气流速度为 $300 \sim 500$ mL/min。总量一般以 2 000 mL 为宜，腹壁松弛者可稍多，最好不超过 3 000 mL，充气后拔除穿刺针。

6. 腹腔镜外套管穿刺

在脐轮下缘切开腹壁 1.5 cm。术者左手尽力向上提举腹壁，右手持套管针，先刺入皮下组织约 1.5 cm 深，再呈 45°角与提举的腹壁近似垂直方向刺入腹腔，以防突然刺入损伤血管和脏器。在穿刺腹膜时需稍用力，进入腹腔有突破感，即将针芯向外拔出 1.5 cm，再将套管向内送入 2~3 cm，以免套管进入过浅滑出。拔出全部针芯即有气体冲出声。确认套管在腹腔内，即可插入窥镜，接通光源进行观察。借助子宫操纵器移动子宫，以便观察两侧附件。排卵后，可看到卵巢上的排卵斑。术毕，拔除窥镜和套管，排出腹部气体，缝合皮肤切口。

7. 并发症

腹腔镜检查手术的各步骤均可发生并发症，如穿刺针误伤肠管和血管；误将气体充入腹壁或肠腔；止血不完善；电凝误伤周围组织；长时间 CO_2 充气，导致高碳酸血症；心律失常；切口感染；子宫操纵器放置不当，使子宫穿孔。

（五） 阴道镜检查

目前所用的阴道镜为双目镜，且有照像装置，可将子宫颈阴道部黏膜放大 10～40 倍，每一视野直径约 2 cm，可以观察到肉眼看不到的子宫颈表皮层较微小的变化。物镜距离宫颈约 15 cm，距外阴 5 cm，与外阴部有相当距离，不致污染，对患者亦无痛苦，且可反复应用。

（六） 激素孕激素试验

孕激素试验可推测卵巢有无雌激素分泌。方法为每日肌注黄体酮 20 mg，共 3 日；或每日肌注 10 mg，共 5 日；或每日口服甲地孕酮 10～20 mg，共 5 日。若停药后 3～7 日出现撤药性阴道流血，提示体内有一定量雌激素水平，属 I 度闭经；若无出血即为阴性，可能因体内雌激素水平极低，子宫内膜增生不良，子宫内膜先天性缺乏或遭破坏，如幼稚型子宫、严重子宫内膜结核或宫腔粘连等引起。

（七） 雌激素试验

孕激素试验阴性，可作雌激素试验。口服乙炔雌二醇（EE）每日 0.05 mg 共 20 日；倍美力每日 0.625 mg，共 20 日。撤药后阴道流血，为 II 度闭经。提示体内雌激素水平低下，原因为卵巢、垂体或下丘脑功能不良。若无阴道流血，提示子宫性闭经。

（八） 克罗米芬试验

I 度闭经者在撤药性阴道出血的第 5 日起口服克罗米芬 50～100 mg/d，共 5 日，通过 BBT 和 B 超观察用药后月经和排卵反应。克罗米芬试验还适用于怀疑延迟发育的妇女以判定其生殖轴的正常。

第六章 女性不孕症的治疗原则

第一节　中医治疗

不孕不育症的治疗法则与中医学的其他学科一样，从整体观念出发，辨证论治，着重于治病求本，调整阴阳，恢复机体的正常功能。任何疾病的发生与发展，总是通过若干症状表现出来，然而这些症状只是疾病的一些现象，还不是疾病的本质。只有充分了解疾病的各个方面，进行全面地综合分析，才能透过现象看清本质，找到疾病的根蒂，从而确立相应的治疗方法。具体的治疗方法常常是"谨察阴阳所在调之"，应该明确病因、病性、病位，分清标本缓急，因时、因地、因人制宜。在具体治疗用药上，又必须根据人体的生理特点，确定用药时间和给药途径与方法，以期更好地发挥药物疗效，收到理想的治疗结果。

从不孕症总的病机来看，由于妇女素禀不足，房事不节等，常损伤肾气。又由于妇女生理上数伤于血，以致气分偏盛，性情易于波动，常影响于肝。另外饮食失调，忧思不解，劳倦过度，每易损伤脾胃。脏腑为气血生化之源，气靠血养，血赖气行，气血二者互相依存，互相协调，互相为用，妇女在生理上以血为用，且皆宜耗血，常使气血处于失调状态。因此，脏腑（尤其肾、肝、脾、胃）功能失常，气血失调，导致冲任损伤，造成不孕。故常用补肾滋肾、疏肝养肝、健脾和胃、调理气血诸法来调补冲任，并作为不孕症治疗的基本大法。

一、内治法

内治法，也就是把中医学的辨证论治理论具体地运用于实践之中，选用中药，主要通过内服中药的方法，进行具体的治疗。在实际临床运用中，清朝程国彭提出了著名的治疗八法，即"汗、和、下、消、吐、清、温、补"。这八法拓展开来，又可建立许多治疗方法，所谓"八法之中，百法备焉。"不孕症既具有其他中医学科的一般特征，又有其临床特殊性，所以，在治疗上也就必须灵活运用。女性不孕症的治疗方法。

应当根据其生理特点，以调整肾的生理功能为主，辅以调整肝、脾二脏、冲任二脉和胞宫的生理功能、调整气血，使之"阴平阳秘"。女性受孕的机制，主要在于肾气旺盛，精血充足，任通冲盛，月事以时下，两精相搏，合而受孕。正常的月经在受孕方面起着非常重要的作用，而要保持月经正常，就需要各脏腑、经络、胞宫、气血等的相互协调。根据女性不孕症的临床特点，将临床上常用的治疗方法分述如下。

（一） 补益肾气法

肾藏精，精化气，肾中精气的盛衰主宰着人体的生长、发育与生殖。先天肾气不足，或房事不节、大病旧病、反复流产损伤肾气，或高龄，肾气渐虚。肾气虚，则冲任虚衰不能摄精成孕，或月经不调或停经，经量或多或少，色黯；腰膝酸软，精神疲倦，头晕耳鸣，小便清长；舌淡、苔薄，脉沉细，两尺尤甚。治宜平补肾气。常用的代表方剂有寿胎丸、归肾丸、肾气丸等。

（二） 温补肾阳法

肾为先天之本，胞脉系于肾，是人体生长、发育、生殖的根本。"益火之源，以消阴翳"是指寒证若属阳虚阴盛，那么，就应当温补肾阳，参以填精，使阳有所附，阴得温化，阴阳协调。这是治疗女性不孕不育症的一种主要常用方法。肾阳衰弱，气化失常，可见婚久不孕不育，形寒肢冷，精神疲惫，腰膝酸软，小腹发冷，小便清长，夜尿增多，大便溏薄，初潮迟至，月经后期，量少色淡，或有闭经，性欲淡漠，带下清稀，量多色白等。肾阳不足，则上不能温煦脾阳，下不能温养胞脉，治宜温阳补肾。常用的代表方剂有右归丸、右归饮、温胞饮、温冲汤等。若肾阳衰微，不能温化水湿，气化不利，水湿停留，则应当在温阳的基础上适当配伍利水之品以消除水邪。

（三） 滋补肾阴法

肾主藏精，对天癸的成熟和冲任二脉的通盛，有着极为重要的作用。肾阴受损，阴不敛阳，导致阳失潜藏，出现阴虚阳亢者，治疗当以"壮水之主，以制阳光"。这是治疗女性不孕不育症的一种主要治疗大法。肾阴亏损，精血不足，可见婚久不孕不育，头晕目眩，腰腿酸软，形体消瘦，五心烦热，口干咽燥，颧红唇赤，午后潮热，月经先期，量少色鲜红，或有闭经等。肾阴不足，则冲任失养，血海不足，治宜滋阴补肾。常用的代表方剂有左归丸、左归饮、六味地黄丸等。若阴虚内热，热伏冲任，迫血妄行，则宜滋阴清热为主，方选知柏地黄丸、大补阴丸，使相火得清，真阴得补。若肾中阴阳俱虚，则宜阴阳双补，正所谓"善补阳者，必于阴中求阳，则阳得阴助而生化无穷；善补阴者，必于阳中求阴，则阴得阳升而源泉不竭。"

（四） 疏肝养血法

肝藏血，主疏泄，性喜条达，全身血液的贮藏与调节以及筋脉、关节的濡养，皆有赖于肝。冲为血海，是气血汇聚之所，人身的先天之元气与后天水谷之精气皆汇于冲脉，对女性生理的发育与生殖功能起着重要的作用，而冲脉又附于肝。任脉主一身之阴，凡精、血、津液都属任脉总司。情志内伤，肝气郁结，可见婚久不孕不育，精神抑郁，烦躁易怒，善叹息，食少，经前胸胁、乳房、小腹胀痛，月经先后不定，经行不畅，量少色黯，或有血块，伴有痛经等。治宜疏肝养血。常用的代表方剂有开郁种玉汤、逍遥散、柴胡疏肝散等。对于肝郁化火，则宜疏肝清热，方选丹栀逍遥散，以清肝经血虚郁热。若肝肾阴亏，血燥气郁，则宜滋阴疏肝，方选一贯煎，以疏肝理气，滋阴泄热。选药忌用辛温香燥之品，以免劫津伤阴，导致肝血愈亏。

（五） 健脾养血法

脾胃为后天之本，气血生化之源，人体五脏六腑、四肢百骸，皆赖脾胃。冲脉隶属于阳明，精气充足，气血充沛，则利于孕育。脾胃有益气、生血、统血、运化之功能。脾胃虚弱，无养胞脉，可见婚久不孕不育，面色萎黄，四肢倦怠，食少失眠，心悸盗汗，月经过少，或闭经，或者崩中漏下等。治宜健脾养血。常用的代表方剂有归脾汤、十全大补汤等。若脾阳虚弱，无以温煦，运化无权，则宜温运脾阳，方选理中丸、实脾饮，以温阳建中。本证之用药不宜过于滋腻、克伐，以免损伤脾胃正气，导致运化功能失常，变生他病。

（六） 调理气血法

气血是维持人体生命活动的基本物质与动力，借经络运行全身，循环不息，维系着人体正常的生理活动。妇女以血为本，经、带、胎、产全赖精血充足，任通冲盛。气血两虚，冲任失调，可见婚久不孕不育，面色苍白或萎黄，唇色淡红，头晕眼花，少气倦怠，月经过多，经血色淡质薄，经期延长，甚或闭经等。气血不足，则冲任受损，子宫失养，治宜益气养血。常用的代表方剂有八珍汤、人参养荣汤等。如以血虚为，则宜补气生血，方选当归补血汤合四物汤。以使气血调顺，则五脏安和，经脉通餐，胞宫得养。应选用燥性小的药物，免伤精血。

（七） 活血化瘀法

气血的运行，保持着相互对立，相互依存的关系。气属阳，是动力；血属阴，是翻质。血液在经脉之中，之所以能周而不息地运行于全身，皆有赖于气的作用。气行则血行，气滞则血瘀，正所谓"气为血之帅"。但是，气又必须依赖营血，才能发挥作用。即血液营养组织器官而产生功能活动，而功能的正常活动又推动了血液的运行。气机不畅，瘀阻胞宫，可见婚久不孕不育，情绪不稳定，皮肤干涩，胸闷烦躁，少腹刺痛，月经量少，经行不畅，色黑有块，痛经，块下痛减，或淋漓不净等。治宜活血化瘀。常用的代表方剂有少腹逐瘀汤、桃红四物汤、血府逐瘀汤等。活血化瘀的目的在于使气血调和，任通冲盛，所以，用药不可过于耗散，以免损伤气血。

（八） 温经散寒法

寒主收引，其性凝滞，寒为阴邪，易伤阳气，阳气受损，失去了正常的温煦气化作用，可出现脏腑功能减退的寒证。寒凝血瘀，冲任不畅，可见婚久不孕不育，面色不华，唇口干燥，畏寒便溏，少腹冷痛，得热则舒，按之痛减，经行后期，量少、色黯有块等。寒入胞脉，则气血不畅，冲任受阻，治宜温经散寒。常用的代表方剂有温经汤、生化汤、少腹逐瘀汤、艾附暖宫丸等。若冲任虚损，不能统摄血脉，阴血不能内守，则宜养血调经，安胎止漏，方选胶艾汤，以标本兼顾，塞流澄源。

（九） 燥湿化痰法

湿为阴邪，重浊黏滞，阻碍气机，病情缠绵，病程较长。湿困脾胃，中阳不振，脾不健运，湿聚成痰。痰在体内，随气升降，无处不到，变生诸症。痰湿内蕴，冲任受鼠，可见婚久不孕不育，面色㿠白虚浮，形体肥胖，精神困倦，头晕心悸，胸闷泛恶，性欲淡漠，月经后期，量少色淡质稀，甚或月经稀发等。治宜燥湿化痰。常用的代表方剂有启宫丸、苍附导痰丸、实脾饮等。若兼经闭不行，小腹痛而拒按，则宜配伍活血化瘀，方如失笑散，以化瘀止痛。因为湿邪易于阻碍气机，所以，在用药时宜配伍理气之品，使气机调畅，湿邪易去，可收事半功倍之效。

（十） 调理冲任督带

冲任督带，尤其是冲任二脉，不仅与女性经、带、胎、产、乳生理活动密切相关，而且是在导致不孕疾病的发病机制中占有重要地位的两条经脉。徐灵胎《医学源流论》将其总结、升华到"凡治妇人……必先明冲任之脉……此皆血之所从生，而胎之所有系，明于冲任之故，则本源洞悉，而后所生之病，则千条万绪，已可知其所从起"的高度。宋代陈自明所著的《妇人大全良方》，它是中国第一部妇产科综合性的陈氏在《妇人大全良方·引博济方论》中指出："故妇人病有三十六种，皆由冲任劳损而致。"把冲任学说作为诊断妇科疾病的纲领。后代医家多沿袭这一学说，成为妇科病，尤其是不孕症治疗的准则。

然而，由于本草学归经理论以及方剂学的功效作用均极少涉足冲任督带经脉作用部位的缘故，也因为有关"肾为冲任之本"、"肝藏血，主疏泄，司血海"、"治肝、脾、肾即是治冲任"等学术的影响，至今调治冲任督带治法尚未完整地独立形成，正在深入研究逐步完善，目前对冲任督带病位的治疗，不少医家仍依附于肝、脾、肾施治。如冲任不固者，常以补肾固冲、健脾固冲法治之；冲任失调者，以疏肝调之；督脉虚寒者，以温肾助阳法治之；带脉失约之属虚者，又常用健脾摄带法治之，等等。尽管如此，古今仍有不少医家；对如何调治冲任督带进行了深人研究，并结合临床实践，总结出了调治冲任督带的宝贵经验，丰富了冲任督带理论。

1. 奇经八脉的病机变化

韩冰对奇经八脉源流进行了一次极为全面系统的理论总结，并有许多独到的见解，撰"奇经八脉源流考略"论文公开发表，将奇经八脉的病机变化归纳为三点：①八脉自病，因先天因素或病邪直接侵犯八脉而致。②脏腑病变累及奇经，因某脏腑功能失常或整体失调，影响奇经而发病。③八脉病变累及脏腑，由于奇经之病，常常影响与之相关联的脏腑功能失常。

2. 奇经八脉辨证的原则

著名中医妇科学家韩冰将奇经八脉辨证的原则总结为：①久病不愈，当辨奇经。②疑难重症，参诸奇经。③详察病位，循经辨证。④审视整体，结合奇经。

临床中不可偏执一端，务要注意在整体观的统领下，参诸阴阳、气血、脏腑、经络，详审发病之因，病势之机，才可获得良效。

总之，各种致病因素使奇经八脉受损，可表现在奇经八脉循行部位及独特生理功能出现一系列病理表现，由于八脉间互相联系，互相影响，因此奇经病变常具有见症繁多，病情复杂，一症多因等特点。既有本经之病，又有相关密切的奇经与脏腑合病或并病，临证应细加分辨。

3. 当以血肉充养，取其通补奇经

在奇经八脉方面有突出贡献者当首推叶天士，他注意到奇经与脏腑间的密切关系，把肝肾和奇经八脉理论密切结合起来，在《临证指南医案》中曰："肝肾下病，必留连及奇经八脉，不知此旨，宜乎无功。"认为奇经病多由阴精暗耗，精血内亏，下元衰惫，以致八脉交伤或空乏无力，不司职守而成。病变根源多责之于下焦肝肾亏损。这是因为督脉与足太阳、足少阳相通而络属于肾，带脉则从督脉、足太阳分出，阳跷、阳维亦与足太阳相通，任脉、冲脉、阴跷、阴维则与足少阴相通。同时，督脉又与任脉相通，与肝经会于头部，所以叶天士曰："奇经之脉，隶于肝肾为多。"他谓："凡冲气攻痛，从背而上者，系督脉为病，治在少阴从腹而上者，治在厥阴，系冲任为病，或填补阳明，此治病之宗旨也。"然而在补肝肾之品中，常配以一些血肉有情之品，如鹿角、鹿茸、龟甲、阿胶之类及牛、猪、羊的骨髓、紫河车、人乳等，作为填髓充液之品。并指出："草木药饵，总属无情，不能治精血之惫，故无效，当以血肉充养，取其通补奇经。"在治法立方上，叶天士也有许多独到之处，他云："奇经为病，通因一法，为古贤之定例。""通"是指通其脉络而言。因为病在经络，非通不能人脉，非通无以流畅气血，通的目的是："务在气血调和，病必痊愈。"与一般常法"虚则补之"不同。通补结合是补法用于奇经病的一个特殊规律。叶天士还创造性地提出了"奇络病"的概念，认为奇经与络关系密切，"通络兼入奇经"。他讲："经几年宿病，病必在络"，"久发、频发之恙必伤及络"。叶天士提出了"八脉失调"、"奇脉不固"、"八脉空虚"的诊断，并采用"宣通奇脉"、"镇固奇脉"、"填补下焦"、"辛润通络"、"虫类通络"等治法。在《临证指南医案》有关妇科疾病论治中，叶天士特别重视奇经，充分强调冲任两脉在妇科疾病，尤其在不孕不育中的重要作用，曰："血海者，即冲脉也，男子藏精，女子系胞，不孕，经不调，冲脉病也。"又曰："冲任二脉损伤，经漏经年不痊。"及"产后淋带，都是冲任奇经内怯。""产育频多，冲任脉虚"等。治则多用固补冲任，镇固奇脉等法。

4. 入奇经药物

叶天士在《临证指南医案·产后门》按语中，归纳了四味引经药："冲脉为病，用紫石英以为镇逆，任脉为病，用龟甲以为静摄，督脉为病，用鹿角以为温煦，带脉为病，用当归以为宣补。"总之，创造性地扩大了奇经病的治疗范围，在辨证立法、处方用药上独具匠心。

有关入奇经之药物，清代严西亭等合著的《得配本草》一书中，专门附有奇经药考1篇，列有43味入奇经的药物，并进行了归经分类。其中入冲脉的药有龟甲、丹参等，入督脉的药有附子、肉桂、细辛、鹿茸、藁本、黄芪等，入带脉的药有当归、白芍、续断、龙骨、艾叶、升麻等，入阳维经的药有桂枝等，入跷脉经的药有穿山甲、肉苁、虎骨等。并曰："泽兰调病伤，入八脉。茴香、马鞭草、秋葵子等入奇经。"这些论述对奇经八脉理论在临床辨证治疗，立法选药，提供了理论根据。

5. 入奇经方剂

丛春雨《中医妇科临床经验选》，在归属冲任病机的基础上，提出了相应的治疗方药。

（1）冲任虚衰证：代表方剂有大补元煎（《景岳全书》）、归肾丸（《景岳全书》）、寿胎丸（《医学衷中参西录》）。

（2）冲任不固证：代表方剂有固冲汤（《医学衷中参西录》）、安冲汤（《医学衷中参西录》）、补肾固冲丸（《中医学新编》）、鹿角菟丝子丸（《中医妇科治疗学》）。

（3）冲任虚寒证：代表方剂有温经汤（《金匮要略》）、温肾调气汤（《中医妇科治疗学》）、育孕汤（《中医症状鉴别诊断学》）、补肾养血汤（《中医症状鉴别诊断学》）、当归建中汤（《千金翼方》）。

（4）冲任实寒证：代表方剂有少腹逐瘀汤（《医林改错》）、温经汤（《妇人大全良方》）、缩宫逐瘀汤（《中医症状鉴别诊断学》）。

（5）冲任虚热证：代表方剂有两地汤（《傅青主女科》）、加减一阴煎（《景岳全书》）。

（6）冲任实热证：代表方剂有清经散（《傅青主女科》）、保阴煎（《景岳全书》）、清热固经汤（《简明中医妇科学》）、清肝引经汤（《中医妇科学》第四版教材）、解毒活血汤（《医林改错》）。

（十一）调养胞宫

中医胞宫的概念不单指子宫，它包括了西医学的子宫和附件。胞宫受病可直接影响女性的生殖生理，所以调养胞宫是治疗妇科疾病，尤其是治疗不孕症的一个重要措施。

胞宫的生理活动，是以脏腑、血气、经络的功能活动为基础的，一方面，通过调理脏腑、血气、经络可达到调制胞宫之目的；另一方面直接调治胞宫，也是当今医家重视和善用的有效方法。根据胞宫与脏腑、血气、经络的相互关系，以及导致胞宫功能失常的主要机制，将调治胞宫的主要治法归纳如下。

1. 温肾暖宫

适用于因胞宫虚寒所致的不孕症等。因肾为元气之根，有温煦胞宫之职，故温肾以暖宫为常法。可选紫石英、附子、肉桂、艾叶、蛇床子等，方选艾附暖宫丸、温胞饮等。

2. 补肾育宫

适用于先天禀赋不足，子宫发育幼稚，或因产伤直损，或因肾—天癸—冲任—胞宫生殖轴功能紊乱，子宫受累，过早萎缩，导致的不孕症等。治宜补肾益阴或滋肾填精以育宫。辨证酌情选用熟地黄、制何首乌、菟丝子、枸杞子、肉苁蓉、紫河车、覆盆子、鹿角胶、鹿茸等。方选加减苁蓉菟丝子丸、五子衍宗丸等。

3. 补血益宫

适用于产伤失血过多或哺乳过长耗血，血虚而胞宫失养，或发育不良或闭经日久，以致子宫萎缩，导致的不孕症等。治宜补血养胞。药选枸杞子、覆盆子、当归、熟地黄、白芍、阿胶等，方选四二五合方等。

4. 补肾固胞

适用于肾气不足，系胞无力，子宫位置下移，导致子宫脱垂，不利于孕育等。因"胞络者系于肾"，肾主系胞，故治宜补肾固脱。方选大补元煎、寿胎丸等。

5. 益气举胞

适用于因产伤或产后操劳过度，劳则气耗，"气下冲则令阴挺出"，导致的子宫脱垂。子宫脱垂则不利于孕育。脾主升清，故治宜益气升阳托举子宫。方选补中益气汤、益气升提汤、升麻汤等。

6. 逐瘀荡胞

适用于瘀阻胞宫导致的不孕症等。胞宫者，奇恒之府，"藏而不泻"，其"藏"意在不藏恶物如瘀血浊液类也。若瘀阻胞宫，不能行使其正常功能活动，便可发生经、孕、产、杂诸证。治宜逐瘀荡胞。药选益母草、三棱、莪术、桃仁、红花、丹参、大黄、水蛭等。方选桂枝茯苓丸、生化汤、桃红四物汤等。

7. 泻热清胞

适用于胞内蕴热导致的不孕症等。无论血热、湿热、热毒、瘀热诸邪直犯胞宫，发生经、带、胎、产、杂诸证，治宜泻热清胞。药选黄柏、黄芩、牡丹皮、赤芍、红藤、败酱草、马齿苋、连翘等。方选清经散、清热固经汤等。

8. 散寒温胞

适用于胞内蕴寒导致的不孕症等。无论外寒或阳虚阴寒内盛，犯及胞宫，导致不孕症、癥积、痛经等，治宜散寒温胞。药选肉桂、桂枝、吴茱萸、干姜、小茴香、乌药等。方选温经汤、少腹逐瘀汤、艾附暖宫丸等。

二、外治法

人体是一个有机的整体，以五脏为中心，通过经络的联络作用实现生理上的相互联系，共同完成人体统一的功能活动。在发生病变的时候，脏腑的功能失常，亦可以通过经络反映于体表、组织和器官；体表、组织、器官发生疾病，也可以通过经络影响其所属的脏腑。所以在不孕症的治疗中，常常使用外治法。

外治的方法有很多，一般多为选用药物、手法或配合适当的医疗器械，作用于体表或相关部位，达到治疗的目的。其治疗不孕症常用方法如下。

（一）外阴熏洗

即以煎取的药液对患部进行熏蒸、洗涤或坐浴的方法，主要用于外阴病变，如蜜痒、湿疹、肿胀、溃疡等。

使用方法：将所用药物包煎，必须煮沸 20～30 分钟后方可外用。同时将药水镇入专用盆内，乘热熏洗患部，先熏后洗，待温度适中可以洗漆外阴或坐盆，每次：10 分钟。溃疡者不浸洗。7 日为 1 个疗程，每日 1 剂，煎 2 次，分早、晚熏洗。

（二）阴道冲洗

即用药水冲洗阴道、外阴的方法，主要用于阴道及宫颈的病变，如滴虫阴道炎、真菌性阴道炎、非特异性阴道炎、急慢性宫颈炎（宫颈糜烂）等。阴道红肿燃热者慎用此法。若有破溃，伴发热、腹痛者，一般禁用此法。

使用方法：将所用药物包煎，煮沸 20～30 分钟，待药水温度适宜时，置阴道冲洗器内进行冲洗。7 日为 1 个疗程，每日 1 剂，煎 2 次，分早、晚冲洗。坐盆洗者每次 5～10 分钟。

（三）阴道纳药

系将药物纳入阴道中，使之直接作用于阴道、宫颈外口等部位的方法，以达到解毒杀虫、除湿止痒、祛腐生肌、收缩子宫等目的。常用于阴痒、带下量多等病证，包括阴道炎、子宫颈糜烂和肥大、宫颈癌、子宫脱垂等。禁忌同阴道冲洗法。

使用方法：纳药可有栓剂、涂剂、膏剂、粉剂、片剂、丸剂等不同剂型。一般涂剂、粉剂、膏剂及宫颈上药等，应由医务人员进行操作；若为栓剂、片剂、胶囊等,可嘱患者于清洁外阴后自行纳入。

(四) 肛门导入

即将中药栓剂纳入肛中,或以浓煎剂保留灌肠,以达到润肠通腑、清热解毒、活血化瘀目的的方法。适用于产褥感染之发热腑实证、阴吹证,以及邪毒蕴结下焦、气滞血瘀所致之癥块、慢性盆腔炎、慢性盆腔瘀血症等。

使用方法:若为中药保留灌肠,宜用浓煎剂约 100 mL,药温不超过 37℃,一次性倾入肛管,管插深度在 14 cm 左右,一般每日 1 次,7～10 次为 1 个疗程。经期停用,孕妇禁用。如为栓剂,可嘱患者于每晚临睡前自行纳入肛中。

使用肛门导入法,须在排空二便或清洗灌肠后进行,给药后宜卧床 30 分钟,以利保留。

(五) 贴敷法

即将外治用药的水剂或制成的散剂、膏剂、糊剂,直接或用无菌纱布贴敷于患处等,以达到解毒消肿、散寒止痛、利尿通淋或托毒生肌等治疗作用的方法。常用于乳病、外阴炎、外阴白色病变及盆腔包块、痛经等。

使用方法:可按需要将药物制成膏剂、粉剂、糊剂,或取鲜药捣烂如泥敷贴于患部或穴位。例如坤宝毓麟膏(自拟):淫羊藿,巴戟天,益母草,蜈蚣,香附等药物与香油、章丹,按适当比例配合做成硬膏,摊于布上,每张重 30 g,贴于脐部,7 日换 1 次,28 日为 1 个疗程。临床观察本膏不仅对不孕症有较好疗效,而且对因肾阳虚、血瘀所致的各种妇科病均有较好疗效。

(六) 热熨疗法

系将药物加工并加热后敷贴患部,借助药力及热力的作用,使局部气血流畅,以达到活血化瘀、消肿止痛,或温经通络目的的方法。常用于寒凝气滞型输卵管阻塞或子宫内膜异位症而导致的不孕症。

使用方法:将药物切碎,或为粗末,以布包扎或置入布袋,封口,隔水蒸热 15 分钟,敷于患部或穴位,待药凉后再蒸热反复使用。每日 1～2 次,每次 30～60 分钟。

使用热熨法应注意勿灼伤皮肤。

(七) 腐蚀法

即用药物腐蚀患部,以祛腐生新为治疗目的的方法。可用于子宫颈糜烂、宫颈肥大及早期宫颈癌。

使用方法:视患部面积的大小及深浅程度不同,将药物制成不同剂型,按操作程序上药。切勿使患部周围的黏膜、皮肤触及腐蚀药物。

（八） 宫腔注入法

系将中药制成注射剂，常规消毒外阴、阴道、宫颈后，将药剂注入宫腔和（或）输卵管腔内，以了解输卵管畅通情况，或治疗宫腔及输卵管粘连、阻塞造成的不孕症等。

使用方法：常规消毒外阴、阴道、宫颈后，将药液通过消毒好的器械，加适当的压力推注至宫腔和（或）输卵管内。药量为 20～30 mL，注射时观察有无阻力、药液回流、患者有无腹痛等情况。本法应在月经干净 3～7 日内进行。

（九） 药物离子导入法

系运用药液，借用药物离子导入仪的直流电场作用，将药物离子经皮肤或黏膜导入胞中或阴道，以达到清热解毒、活血化瘀、软坚散结之目的。常用于慢性盆腔炎、癥瘕、外阴炎及妇科手术后腹膜粘连等。

使用方法：电极置于外阴（阳极）及腰骶部（阴极），药液从阳极导入，电流为 5～10 mA，持续 20 分钟，每日 1 次。

（十） 针灸疗法

针灸治疗不孕症不仅历史悠久，而且疗效较好。如笔者采用自拟针刺疗法（月经第 5～9 天针刺脾俞、肾俞、气海、三阴交、足三里、内关、期门。月经先期加刺太冲、太溪，月经后期甚至闭经加刺血海、归来，月经先后无定期加刺交信。月经第 12～15 天针刺肾俞、命门、中极、血海、行间、子宫）。治疗无排卵所致不孕症 106 例，结果妊娠 41 例。

（十一） 推拿按摩疗法

如沿任脉上下按摩。患者仰卧位，医生以手掌起于神阙穴，向下，逐个按摩神阙、气海、关元、天枢、四满、归来、子宫等穴，每穴按摩 1 分钟，每日 2 次。具有疏经通络之功效。

三、辨证论治

女性不孕的辨证要点，是审脏腑、冲任、胞宫之病位；辨气血、寒热、虚实之变化；还要辨病理产物之痰湿，瘀血与湿热的不同。若月经初潮推迟，月经后期量少，常有腰痛，膝软者，多属肾虚气弱。伴有畏寒肢冷，量少或多，色淡质稀者，属肾阳虚。若伴见月经先期量少，色红质偶夹小血块，烦躁口渴，心烦热，多属肾阴不足。若见胸胁乳房痛，情志郁郁不乐者，多属肝郁之证。形体肥胖，带下量多，质粘稠，伴胸闷泛恶者，多属痰湿之症。继发不孕，经期延长，赤白带下，低热起伏，苔黄腻者，多属湿热。经行腹痛，量少不畅，质夹血块，舌瘀黯滞，多属血瘀之证。月经后期，量少色淡，伴头晕目眩耳鸣，心悸失眠者为血虚之象。

本病病因复杂，常以多种因素综合考虑进行治疗。不仅需要结合辨病，搞清内在的病变所在，这是辨证中贯穿辨病。但是这类患者经常也是无证可辨，结合对其病因分类的认识确立调治方案。如功能性不孕症需用补肾调周法，慢性炎症阻塞性不孕症需用补肾通络，免疫性不孕不育抗体呈阳性反应者，滋阴清热才能达到抑制抗体的作用，如此针对具体情况进行治疗。但应注意，在施治过程中，应考虑到脾胃功能。脾胃为后天之本，气血生化之源，一切内服药物均通过脾胃运化后才能发挥治疗作用。故而在对不孕症施治前，应谨察胃气盛衰，若脾胃之气弱，不耐滋补碍胃，当先强健脾胃，待脾胃功能有所改善，方可进行不孕症的针对性治疗。同时，在治疗不孕症过程中使用"补"法时多用甘温滋腻之品，易生湿于中焦，因此在治疗过程中，亦当配伍行气运脾之品，以防中焦生湿。

（一）肾虚

1. 肾气虚弱

主要证候：婚久不孕，月经先后不定期或停闭，经量或多或少，色黯；腰酸腿软，精神疲倦，头晕耳鸣，小便清长；舌淡，苔薄，脉沉细或细弱，两尺尤甚。

证候分析：肾气不足，冲任虚衰，不能摄精成孕，故婚久不孕；肾气虚衰，冲任失调，血海失司，故月经失调；腰为肾之府，肾主骨，肾虚腰府失养，故腰酸腿软；肾虚髓海不足则精神疲倦，头晕耳鸣；肾虚气化失常则小便清长；舌、脉均为肾气虚之象。

治法：补肾益气，温养冲任。

方药：毓麟珠（《景岳全书·妇人规》）。人参，白术，茯苓，炙甘草，当归，川芎，白芍，熟地黄，菟丝子，杜仲，鹿角霜，川椒。方中四物汤补血；四君子汤健脾益气；菟丝子、杜仲、鹿角霜温养肝肾，调补冲任，补阴益精；川椒温肾助阳。全方既温养先天肾气以生精，又培补后天脾胃以生血，使精血充足，冲任得养，胎孕易成。

若子宫发育不良，应积极早治，加入血肉有情之品如紫河车、鹿角片（或鹿茸）及丹参、茺蔚子补肾活血，通补奇经以助子宫发育；若性欲淡漠者，选加淫羊藿、肉苁蓉以温肾填精。

2. 肾阴虚

主要证候：婚久不孕，月经先期、量少或月经后期、量少，甚或闭经，色鲜红，或经期延长，甚则崩中或漏下不止；形体消瘦，腰酸膝软，头晕耳鸣，五心烦热，心悸失眠，舌红，少苔，脉细或细数。

证候分析：肾阴不足，精血亏少或阴虚火旺，则月经先期、量少或后期、量少，色鲜红；精血不足，冲任血海匮乏，则致闭经；阴液不足，肢体失荣，则形体消瘦。肾阴不足，腰府失养，脑髓失充则腰酸膝软，头晕耳鸣；虚火上扰、神明不安则五心烦热，心悸失眠；舌、脉均为肾阴不足之象。综上所述，肾阴不足，冲任失滋，或阴血火旺，冲任胞宫蕴热，不能摄精成孕。

治法：滋肾益阴，调补冲任。

方药：养精种玉汤（《傅青主女科》）。当归，白芍，熟地黄，山萸肉。方中当归、白芍滋养肝血，熟地黄、山萸肉补益肾精。全方共奏滋阴养血，养精种玉之功。若阴虚火旺，心悸失眠、五心烦热明显者，加女贞子、知母、首乌藤以滋阴清热安神；若月经量少甚或闭经，加制首乌、枸杞子以滋肾养血填精。

3. 肾阳虚

主要证候：婚久不孕，月经后期、量少，经色淡暗，或见月经稀发甚则闭经；面色晦黯，头晕耳鸣，腰酸腿软，性欲淡漠，大便不实，小便清长，夜尿多；舌淡黯，苔薄白，脉沉细尺弱。

证候分析：肾阳虚弱，冲任失于温养，血海不充故见月经后期、量少，色淡，或月经稀发，闭经。腰为肾府，肾阳不足，命门火衰，故面色晦黯，腰酸腿软，性欲淡漠。肾阳虚弱，火不暖土或不能温化膀胱，则大便不实，小便清长，夜尿多。舌、脉均为肾阳不足之象。综上所见为肾阳虚弱，冲任不足，故宫寒不能摄精成孕。

本证型在临床常表现为排卵功能不良，或排卵后黄体功能不足，基础体温可见高温相不稳定，妇科检查，有的可见生殖器官发育不佳。

治法：温肾养血暖宫，调补冲任。

方药：温肾丸（《妇科玉尺》）。熟地黄，萸肉，巴戟天，当归，菟丝子，鹿茸，益智仁，生地黄，杜仲，茯神，山药，远志，续断，蛇床子。方中生熟地黄、萸肉、山药、当归滋补肝肾，养血调经，以益阴摄阳，使"阳得阴助而生化无穷"；鹿茸、巴戟天、菟丝子、蛇床子温肾壮阳，填精补髓，使"阴得阳生而泉源不竭"；杜仲、续断有补肝肾强腰膝；益智仁补肾涩精；茯神健脾安神，以后天补先天。全方共成温肾助阳益精养血种子之功。

若子宫发育不良，应积极早治，若性欲淡漠者，选加淫羊藿、石楠叶、肉苁蓉温肾填精。也可选用韩百灵经验方"益阳渗湿汤"（《百灵妇科》）治疗肾阳虚不孕，药物有熟地黄、山药、白术、茯苓、泽泻、枸杞子、巴戟天、菟丝子、肉桂、附子、补骨脂、鹿角胶、甘草等。若脾胃不和，兼有腹胀便溏者，温肾丸中去生地黄、熟地黄、当归，加炒白术、砂仁以健脾和中。

（二）肝郁

主要证候：婚久不孕，月经先后不定期，经量时多时少，经行小腹胀痛，经前烦躁易怒，胸胁乳房胀痛，情志抑郁，善太息；舌质黯红，苔薄白，脉弦细。

证候分析：肝气郁结，气血不和，冲任失调，故周期先后不定期；肝郁气滞，气血失调，血行不畅，故经行小腹胀痛，经前乳房胀痛；肝郁气滞，或郁而化火，故情志抑郁，烦躁易怒。舌、脉均为肝郁之征。综上所见为肝郁气滞，气血失和，冲任失调，胞宫不能摄精成孕。

治法：疏肝解郁，养血理脾。

方药：开郁种玉汤（《傅青主女科》）。当归，白芍，白术，茯苓，牡丹皮，香附，天花粉。方中当归、白芍养血柔肝；白术、茯苓健脾养血；牡丹皮凉血活血；香附理气解郁；天花粉清热生津。全方共成疏肝健脾，养血种子之功。

若见乳胀有结块者，加王不留行、橘核活血行滞；如梦多寐差，加炒枣仁、夜交藤宁心安神。

（三）痰湿

主要证候：婚久不孕，多自青春期始即形体肥胖，经行后期，量少或闭经，带多质稠无臭，面色虚浮，头晕心悸，呕恶胸闷，舌淡胖，苔白腻，脉滑。

证候分析：痰湿内阻，阻滞冲任、胞脉、胞宫，气机不畅，故经行后期量少或闭经，不能摄精成孕。痰湿下注则带多质稠，痰湿之体为体肥而面色㿠白，痰湿中阻故呕恶胸闷，上蒙清阳则头晕心悸，舌脉均为痰湿内阻之征。

治法：燥湿化痰，调理冲任。

方药：启宫丸（经验方）。制半夏，苍术，香附，神曲，茯苓，陈皮，川芎。方中半夏、陈皮、苍术、茯苓运脾燥湿化痰；神曲消积化滞；香附、川芎行气活血调理冲任。全方共成化痰调气，活血种子之功。

若呕恶胸满甚者，加厚朴、枳壳、竹茹以宽中降逆化痰；如心悸甚者，加远志化痰、宁心安神；痰瘀互结成癥者，加昆布、海藻、菖蒲、三棱、莪术软坚化痰消癥。若痰湿内盛，胸闷气短者，酌加瓜蒌、南星、石菖蒲宽胸利气，以化痰湿；经量过者，黄芪加量，酌加续断补气益肾，以固冲任；月经后期或经闭者，酌加鹿角胶、仙灵脾、巴戟天以补益冲任。

（四）血瘀

主要证候：婚久不孕，月经后期或周期正常，经量或多或少，经色紫黯夹块，经行腹痛，块下痛减，平时下腹作痛，或腰骶疼痛，拒按，经行不畅、淋漓难净，或经间出血，或肛门坠胀不适，性交痛；舌黯或紫，或舌边有瘀点，苔薄白，脉弦或弦细涩。

证候分析：瘀血内阻，冲任、胞脉不畅，则经行后期。经脉阻滞故经行量少。瘀血内阻，新血难安，则经行量多色紫黯夹块，经行腰痛，块下腹痛，拒按，肛门坠胀不适，性交痛，为瘀血内阻之实证。舌脉亦为瘀血之征。

治法：活血化瘀，调理冲任。

方药：少腹逐瘀汤或膈下逐瘀汤。少腹逐瘀汤方中官桂、小茴香、干姜温经散寒；当归、川芎、赤芍活血祛瘀；延胡索、蒲黄、五灵脂、没药化瘀止痛。全方共成温经化瘀。调经种子之功。王清任谓："种子如神"。膈下逐瘀汤方中枳壳、乌药、香附疏理肝气；当归、川穹、赤芍、桃仁、红花、牡丹皮活血化瘀；延胡索、五灵脂化瘀止痛；甘草调和诸药，缓急止痛。全方共成理气化瘀种子之功。

加减：本证型下焦久瘀，易夹湿热，而致湿热瘀血交阻，应化瘀同时兼清湿热，酌配二妙散、败酱草、红藤等。

（五）湿热

主要证候：继发不孕，月经先期，经期延长，淋漓不断，赤白带下，腰骶酸痛，少腹坠痛，或低热起伏，舌红，苔黄腻，脉弦滑数。

证候分析：湿热伏于冲任，气机受阻，经脉不畅，不能摄精成孕；热迫血行，则经期延长，淋漓不断；湿热下注，则赤白带下，少腹坠痛，腰骶酸痛；湿热黏滞，故低热起伏；舌脉为湿热之征。

治法：清热利湿、活血调经。

方药：止带方加当归、川芎。止带方清热利湿，当归、川芎养血活血调经。若经行腹痛者，加香附、泽兰、土鳖虫行气活血止痛，若带下腥臭者加败酱草、蒲公英、椿根皮、土茯苓清热利湿止带。

（六） 血虚

主要证候：婚后无子，月经后期，量少色淡，面色萎黄，皮肤不润，形体瘦弱，头晕目眩，舌淡苔薄，脉细弱。

证候分析：素体虚弱或久病失血，以致冲任血虚，胞失血养，不能摄精，故不能成孕；营血不足，血海空虚，则经行后期，量少色淡；血虚不能上荣于面以濡养头目，故见面色萎黄，头昏目眩；全身失于营养则形体瘦弱，皮肤不润；舌脉亦为血虚之象。

治法：养血滋肾调经。

方药：加味四物汤（《济阴纲目》）。当归，川芎，白芍，生地黄，阿胶，白术，茯苓，橘红，甘草，续断，香附。方中四物加阿胶养血调经，白术、茯苓、甘草、橘红健脾生血，续断补肾，香附调气。

若气血两虚时加党参、山药，益气健脾，以助化源；血虚未复，进而导致营阴不足，当合两地汤（《傅青主女科》），药如玄参、麦冬、阿胶、地骨皮、龟甲、枸杞子滋阴养血，固摄阴精，自能摄精成孕。

第二节　西医治疗

一、抗感染治疗

（一） 阴道炎的治疗

根据不同类型对症治疗。滴虫性阴道炎需全身用药，主要治疗药物为甲硝唑。不能耐受口服药物的可选择阴道局部用药。同时性伴侣也应同时治疗。外阴阴道假丝酵母菌病，应消除诱因，选用局部应用抗真菌药，如克霉唑栓剂，制霉菌素栓剂，不愿局部用药的也可口服抗真菌药物治疗。细菌性阴道病，选用抗厌氧菌药物，主要有甲硝唑、克林霉素口服或局部治疗。

（二） 宫颈炎的治疗

急性宫颈炎治疗主要针对病原体。淋球菌性宫颈炎常用第三代头孢菌素，如有衣原体感染常用大环内酯类抗生素。慢性宫颈炎可采用物理治疗或采用宫腔内人工授精等助孕技术。

（三） 盆腔炎症的治疗

急性盆腔炎主要为抗生素药物治疗，抗生素控制不满意的盆腔脓肿考虑手术治疗。慢性盆腔炎，尤其导致的输卵管梗阻、积水，抗生素治疗是无效的，可以采用物理治疗或中药治疗。

（四） 生殖器结核

采用早期、联合、规律、适量、全程的原则应用抗结核药物治疗；加强营养，注意休息。

二、促排卵治疗

促排卵治疗常应用于女方不排卵的不育症。随着人工助孕技术的广泛应用，越来越多地应用于正常排卵妇女进行助孕技术时刺激超排卵周期。促排卵药物种类较多，通过不同机制产生效应。

（一） 枸橼酸氯底酚胺或克罗米酚

克罗米酚（cc）又称氯底酚胺及氯米芬，为应用最广泛的、临床首选促排卵药，方法简单，价格便宜，无致畸作用。CC 的化学结构式和雌激素相类似，与下丘脑的雌激素受体结合从而使下丘脑受体被占据，不能识别内生的雌激素，下丘脑继而发信号给垂体使其刺激卵巢卵泡发育。CC 本身的雌激素效应微弱，并非直接刺激排卵，而是由于 GnRH 分泌进入垂体门脉系统，刺激垂体分泌 FSH 和 LH，FSH 升高促进卵泡发育，可造成卵泡生长并成熟。

临床应用的 CC 主要为其消旋混合物枸橼酸盐，每片 50 mg，适用于无排卵、黄体功能不全及无排卵性功血患者。低雌激素患者对 CC 无反应。单纯应用 CC 促排卵不能改善卵母细胞质量，因此对有规律排卵的妇女并不能改善其妊娠率。

用法：自然月经或人工诱发月经周期第 5 天开始，最初用 50 mg 每月共 5 日，应用 3 个周期后无排卵，加大剂量到每日 100～150 mg，共 5 日，每一种剂量可试用 2～3 周期，嘱患者于用药完了后第 5 日开始隔日性交一次，如 150 mg 的周期仍无排卵或黄体期缩短到 6～9 天（基础体温显示），可加用 hCG10 000 IU 肌注以促排卵并延长黄体期，加用地塞米松或延长克罗米酚用药时间可有助于常规用量无排卵的患者的恢复排卵。有少数患者上述治疗仍无排卵，应用克罗米酚 200 mg 连续 5 日加用 hCG 可以有排卵发生，用药量的增加与患者的激素水平无关，而与患者的体重明显相关。大剂量应用时应注意 OHSS 的发生（卵巢过度刺激征）。如果高剂量 CC 治疗 3 个周期无排卵，可认为 CC 无效。尽管 CC 促排卵的排卵率很高，平均 80%，但妊娠率只有 40%，而自然流产率高达 10%～33.3%。研究表明，克罗米酚直接影响子宫内膜对激素的反应，降低雌孕激素受体含量，并使内膜 PGF2α 和 PGE2 分泌增加，导致黄体功能不全。克罗米酚对宫颈黏液的影响也是妊娠率低的一个原因。因为黄素化卵泡不破裂综合征患者的基础体温及子宫颈黏液等指标，均与正常排卵相似，所以加用超声监测后才了解到 LUFS 是 CC 高排卵率低妊娠率的原因之一。和自然周期比较，用 CC 后 LUFS 发生率从 10% 上升到 31%。在排卵前后加用己烯雌酚 0.05 mg 或倍美力 0.625 mg 以改善子宫颈黏液的质量及增加内膜厚度及结构，以利于精子的进入。高雄激素血症者加用泼尼松 5 mg 或地塞米松 0.5 mg，抑制夜间 ACTH 的脉冲式分泌，降低肾上腺的雄激素水平，改善卵泡对促性腺激素的反应性，提高 CC 的促排卵效果。

CC 的副作用较少，偶有面部潮红、腹胀或酸痛、乳房不适、恶心、呕吐，约有 1.5% 的人出现视力障碍包括视力模糊，眼前闪光或出现黑点或异常认识，常在用药后 1~2 周消失，原因尚不清楚。

（二）人类绝经期促性腺激素（hMG）

hMG 是从绝经后妇女的尿中提取的 FSH 和 LH 的混合产品，每支 hMG 含 FSH 和 LH 各 75 IU，应用克罗米酚治疗无排卵或有排卵但未妊娠者，可单独应用 hMG 或和 CC 联合应用。普通不育症患者联合应用时在月经周期第 3~7 天给 CC100 mg 每日，月经周期第 7 天及第 9 天给 hMG 2 支，单独应用是从月经周期第 3 天每日给予 2 支 hMG，PCOS 患者月经第 3~5 天开始每日肌注 hMG 1 支，B 超监测排卵，根据卵泡发育情况调整 hMG 用量，由于 hMG 抑制垂体内源性 LH 分泌，一般不会出现排卵前的自然高峰，故需在卵泡直径达 18~20 mm 时肌注 hCG5 000~10 000 IU 诱导排卵，36~38 小时进行较简单的助孕手术或 hCG 注射日及后 2 日自然性交。排卵率为 60%~95%，妊娠率 58%~72%，多胎妊娠率 10%~30%，OHSS 发生率 10%~50%。

（三）卵泡刺激素（FSH）

FSH 在卵泡期可促进卵泡生长，从理论上单纯 FSH 促排卵会取得更佳的疗效，因为在排卵前只需要少量的 LH，如果 LH 水平过高可致妊娠失败或流产。因此，近年来促排卵治疗的趋势是多用 FSH，在后几天根据情况加用 hMG。

常规用药为：月经第 3~5 天起，每日肌注 2 支，监测卵泡发育，适时应用 hCG 诱导排卵。由于临床实践表明 FSH 与 hMG 的疗效无显著性差异，而药物的用量和费用却明显增高，故临床上多用于 hMG 治疗失败的患者。近年来许多学者应用小剂量 FSH 渐增方案，即初剂是每日 1 支，持续 8~14 日后若无反应，每日加用半支，可以发现 FSH 阀值，避免 OHSS 发生。应用该方案治疗的单卵泡发生率为 44%～73%，妊娠率 16%～35%，多胎率、OHSS 发生率均明显下降。也可应用 FSH + hMG 方案，即周期第三天开始用 FSH150 IU（Metrodin 2 支）/每日，当 E2 到达 740 pmol/L（200 pg/mL）加用 hMG，当 E2 到达 "排卵前窗"（1 000 pg/mL），最大卵泡到达 18 mm 直径，5 000 IU hCG 肌注诱发排卵。

（四） 促性腺激素释放激素 （GnRH）

GnRH 是 1971 年 Schally 和 Guillemin 从羊和猪的下丘脑中分出一种 10 肽激素，目前临床应用的促性腺激素释放激素类似物或增强剂（GnRH-a 或 LHRH-a）为 9 肽，活性较 GnRH 10 肽更强，于第 6 位及第 10 位去甘氨酸。常用的有 Buserelin，Luprolide（Lupron），国产 GnRH-a 丙氨瑞林等。常用于 IVF 周期预防 LH 峰过早出现和 PCOS 无排卵的治疗。

由于 hMG 易发生 OHSS，流产率仍然很高，许多学者开始研究应用 GnRH 类似物（GnRH-a）预治疗。Goni 等应用长效 GnRH-a（每月 3.75 mg）肌内注射治疗 18 例 PCOS 患者 6 个月，治疗后卵巢明显缩小，卵泡的数目减少，LH 的浓度、LH/FSH 的比值以及雄激素的水平均有明显的下降，因此 Goni 认为在应用 hMG 或 GnRH 泵脉冲治疗前应用 GnRH-a 可以取得良好的治疗效果，因为 GnRH-a 能与垂体的 GnRH 受体结合，开始引起 FSH、LH 释放，长期应用导致促性腺激素和卵巢甾体激素分泌减少，引起可逆性的 "药物闭经"。其他的研究也表明应用 GnRH-a 200～500 μg 皮下注射 2～4 周，可以降低 LH 和雄激素水平，再用 hMG、FSH 或 GnRH 脉冲治疗，其排卵率和妊娠率有所提高，最重要的是 OHSS 和流产率明显降低。也有研究认为在 hMG 超排卵周期应用 GnRH-a 代替 hCG：可以降低 OHSS 发生率，但由于 GnRH-a 对垂体的降调节及直接溶黄体作用，尽管补充孕激素，仍有 18% 黄体期过短，可以在排卵后应用 hCG 维持黄体功能。

下丘脑 GnRH 脉冲释放异常是 PCOS 不排卵的原因之一，模仿正常脉冲形式应用 GnRH 可以引起正常的促性腺激素的释放和排卵，达到治疗的目的。给药方法有静脉和皮下两种，每次 10～40 μg，间歇 90～240 分钟，排卵率 25%～87%，但妊娠率为 0～50%，差别较大，多数报告妊娠率低，而方法较复杂，故临床应用较少。

IVF 周期应用 GnRH-a 有三种方案：

1. 长方案

估计月经来潮前 7 天开始 GnRH-a 每日皮下注射。垂体下调后每日 hMG3 支。GnRH-a 一直用到注射 hCG 前。垂体受压抑的标准为：B 超无 >10 mm 直径的卵泡，LH <5 IU/L，E2 <185 pmol/L（50 pg/mL），开始用 GnRH-a 有强刺激作用，LH 与 FSH 均上升，以后 GnRH-a 占据了垂体上的受体，内源性促性腺激素下降，造成暂时性卵巢去势，压抑内源性 LH 产生。GnRH-a 的应用时间越长，应用的 hMG 量也越大。

2. 短方案

月经第 2 天开始给 GnRH-a 每日，同时给 hMG，一直到 hCG 注射日，利用了 GnRH-a 的先刺激及后压抑的作用。

3. 超短方案

于周期 2、3、4 天用 GnRH-a，周期第 3 天开始 hMG。利用 GnRH-a 开始的强刺激作用。

（五） 流产的预防

不育症患者治疗后妊娠后流产率高，特别是 PCOS 患者，应用 hCG 治疗可以降低其流产率。研究提示 hCG 对 PCOS 患者有预防流产作用，可能由于外源性在受体水平起竞争抑制剂的作用，与 LH 受体结合压抑异常升高的 LH。妊娠 19 例，12 例排卵后应用 hCG2 000 IU 肌内注射，隔日一次，流产率为 8.33%（1/12），未用 hCG7 例，流产率为 28.6%（2/7），有显著性差别。

（六） 生长激素 （GH）

近年来对卵巢自分泌旁分泌的研究越来越深入，已经证明卵巢除了接受来自垂体的促性腺激素的调节外，卵巢本身的自分泌 7 旁分泌因子也起着重要作用。研究发现，生长激素可以促进 IGF-1 的产生，联合应用 GH 和 hMG，可以提高卵巢的反应性，减少 hMG 的用量及缩短用药时间。目前 GH 的用量和方法尚无统一标准，有研究表明在应用 FSH/hMG 的同时隔日应用 2IU 的 GH 共 6 次，可明显改善妊娠率。但价格较贵，尚未广泛应用。

（七） 溴隐停

溴隐停是麦角碱衍生物，作用于下丘脑神经元，抑制多巴胺受体降解，是一种多巴胺激动剂。下丘脑多巴胺浓度增加可促进泌乳素抑制因子（PIF）的分泌，抑制垂体合成和释放 PRL，增加促性腺激素的释放，改善卵巢对促性腺激素的敏感性，诱发排卵。

（八） 促排卵药物对子宫内膜组织学及子宫内膜受体的影响

在克罗米酚或 CC/hMG 促排卵周期中，黄体早期做子宫内膜活检，发现部分子宫内膜黄体功能不全、分泌不良或增生不良，黄体高峰期子宫内膜活检表现为内膜基质发育不良、腺体少、内膜薄、成熟度延迟 3~7 天。期外内膜发生率 24%~70%。可能是克罗米酚的抗雌激素作用的结果。

子宫内膜的周期性变化需要雌、孕激素联合作用，而雌、孕激素的受体（ER、PR）是雌、孕激素发挥作用的桥梁。在自然周期，ER、PR 含量在增殖期逐渐升高，至排卵期和黄体早期最高，然后逐渐减少。CC/hMG 促排卵周期排卵时取子宫内膜活检，与自然周期相比较，促排卵周期 ER、PR 含量均低于自然周期；黄体早期和黄体晚期的内膜活检中，均发现 PR 受体含量降低。因此认为应用促排卵药物高排卵率、低妊娠率等可能与药物对子宫内膜组织学及雌、孕激素受体的影响有关。但也有研究认为克罗米酚不影响子宫内膜受体的含量。

三、免疫性不孕的治疗

（一） 避免抗原刺激

采用避孕套局部隔绝法，或中断性交或体外排精法避孕 6 个月，避免因精子与女性生殖道接触，刺激女性体内持续产生 AsAb。复查抗体阴性后，于排卵期性生活，妊娠率为 50%。如 AsAb 持续阳性，妊娠率仅约 10%。可与其他治疗方法联合应用。

（二） 免疫抑制剂的应用

包括局部疗法、低剂量持续疗法和大剂量间歇给药法。宫颈黏液中存在 AsAb 的患者采用局部疗法，氢化可的松栓剂置阴道内；血清 AsAb 阳性的患者及少精子症患者可应用低剂量疗法，泼尼松 5 mg，每日 1 次，3~12 个月，对精子数目的提高有一定作用。大剂量间歇疗法副作用较严重，适用于丈夫精子计数等其他指标正常且妻子确定有正常排卵者，应用甲基泼尼松龙 32 mg，每日 3 次，连用 7 日 < 妻子月经周期第 21~28 天或第 1~7 天应用、可连续 6 个月。各种治疗方法的妊娠率在 10%~30% 之间，无显著性差别。

（三） 人工授精

通过非性交方式将精液放入女性生殖道内，有夫精人工授精（AIH）和使用供精者精液人工授精（AID）两种。常用方法为宫腔内人工授精（IUI）。精液经过优化处理，用 0.3~0.5 mL 精液，通过导管将精液注入宫腔内，同时给予诱发排卵联合可以提高成功率。

（四） 配子输卵管内移植及体外受精

配子卵管内移植（GIFT）及体外受精（IVF）用于治疗精子抗体引起的免疫性不育的报道显示配子卵管内移植（GIFT）周期的妊娠率达 20% ~ 25%。免疫性不育患者进行 IVF-ET 治疗的成功率与对照组无明显差异。也有许多研究结果表明，当60%以上的活动精子带有 AsAb 时，受精率下降。因此提出对 IVF 失败的免疫性不育患者可考虑透明带下授精。

用换血疗法、免疫磁性法分离带抗体标记人精子，以及中药治疗免疫性不育的临床疗效尚不稳定，应用价值尚无法判断。

四、输卵管性不孕的治疗

（一） 经宫腔通液

在月经净后 3 ~ 7 天行输卵管通液术，为期 3 个月左右。所用液体包括链霉素 1 g，地塞米松 5 mg，糜蛋白酶 4 000 单位及妥布霉素 8 万单位。Salomy 报告 40 例患者应用该办法，32% 妊娠。

（二） 经宫颈输卵管疏通术

经宫颈输卵管疏通术或宫腔镜下应用同轴系统或简单套管导管，将导管或导丝或硬膜外导管，经宫颈输卵管口，插入输卵管近端"阻塞"部位；疏通无形物质和轻微管腔粘连，继而通液或直接经插入的导管通液，以期恢复单侧或双侧输卵管通道，达到受孕目的。也可经宫颈气囊输卵管修复术：应用气囊管经宫颈插入输卵管内疏通输卵管近端阻塞。

（三） 输卵管重建术

输卵管重建术成功的重要先决条件为选择患者适当。手术前评估不育患者的最重要检查是子宫输卵管造影和腹腔镜检查，子宫输卵管造影可以显示子宫腔和输卵管管腔情况，腹腔镜检查观察到这些器官和腹膜内其他结构的外部情况。输卵管阻塞手术复通成功率决定于阻塞的病理变化与手术的方法和技术。输卵管破坏比较大的、范围比较广的，成功率极低。破坏虽比较严重，但范围未累及整个输卵管，尤其远端及其周围比较正常，复通成功率较大。

输卵管重建术只在有限的情况下能进行纠正不育症的手术：生殖器官情况良好，有取得满意成效的可能性。有关妊娠的其他条件必须具备，例如患者的年龄适当并证实有排卵和精子。尽管输卵管性不育的妇女在不育症中占较大比例，但其中只有一部分人适于做输卵管成形术。有些情况下不宜手术，如结核性输卵管炎，严重纤维变性坚硬的输卵管；节段性输卵管切除术或输卵管伞成形术后输卵管缩短；输卵管活动性炎症或复发性输卵管炎已引起紧密的粘连以及大的输卵管积水。常用的输卵管重建术包括：

1. 输卵管吻合术

输卵管峡部或壶腹部端—端吻合术适用于：①输卵管结扎绝育后生育能力再建；②异位妊娠施行输卵管部分切除术后恢复生育能力；③纠正因炎症疾病或子宫内膜异位症引起的部分输卵管梗阻。

2. 输卵管子宫角吻合术

适用于因炎性疾病引起输卵管梗阻、子宫内膜异位症、结节性输卵管或输卵管峡部息肉，也可在绝育术或异位妊娠手术后进行。

3. 在子宫角处输卵管子宫植入术

其适应证同输卵管子宫角吻合术。主要用于输卵管间质部不通者。

4. 粘连松解术

适用于输卵管与卵巢之间以及附件与盆腔壁和肠管、网膜等有炎症或子宫内膜异位粘连等。

5. 输卵管伞成形术

输卵管伞成形术适应证包括因炎症引起输卵管周围炎所致的尚有输卵管伞并能辨认出的、有部分或完全输卵管伞梗阻者和输卵管伞末端闭锁或伞内翻。

6. 输卵管造口术

适用于输卵管完全梗阻伞段不可辨识者，例如输卵管积脓和输卵管积水。

为重建生育力进行显微外科吻合术之后，有 40% ~ 85% 病例发生子宫内妊娠，平均为 58%。壶腹—壶腹吻合术妊娠率最低为 42%，而峡—峡吻合术最高为 75%。用钳或环绝育者及输卵管结扎不到 5 年者重建生育力效果特别好，总计为 85%。传统输卵管子宫植入术后妊娠足月者达 31%，与之相比，应用显微外科进行输卵管子宫角吻合术者为 53%。传统的输卵管造口术后，有 8% ~ 35% 足月妊娠，进行显微外科手术之后有 30%。提示显微外科手术的成功率为非显微手术的 2 倍。

五、物理治疗

物理疗法能促进盆腔局部血液循环，提高新陈代谢，改善免疫力，有利于炎症的吸收和消退。常用的有激光、短波、超短波、微波、离子透入、石蜡疗法等。超短波改善盆腔脏器的血液循环及组织营养、提高机体免疫力、抑制细菌的生长繁殖，从而促使渗出液的吸收、炎症的控制及病灶消散。直流电促进局部血液循环、改善组织营养和代谢过程，以消散炎症，组织再生。有报道选择超短波、直流电离子导入及脉冲磁疗三种物理因子综合治疗与药物治疗，可增加体内药物浓度及体内网状内皮细胞、白细胞总数及增加巨噬细胞的吞噬功能，对慢性盆腔炎症特别是其造成的输卵管性不育较之单独用药有更好疗效。

六、手术治疗

腹腔镜检查在诊断、治疗女性不育症中具有独特的优点，即诊治结合。通过腹腔镜技术对输卵管卵巢周围粘连组织的松解、伞端造口成形等，使输卵管恢复正常的拾卵功能；腹腔镜在子宫内膜异位症引起的不育症诊治中不仅可以明确子宫内膜异位症的类型、病变范围，进行分期及评估不育预后，而且可将病灶清除，重建盆腔正常解剖结构，增加妊娠率；而多囊卵巢综合征患者在药物治疗效果欠佳的情况下行卵巢打孔术，术后妊娠率达 66.67%。这主要是术后可引起自发排卵或增加了卵巢对氯米芬的敏感性。但多囊卵巢综合征容易复发，术后应 B 超监测排卵，并及时加用促排卵药物，争取半年内妊娠。

七、辅助生殖技术

辅助生殖技术是指将精子、卵子和胚胎在体外进行操作处理后，送入体内以帮助不育夫妇生育的一系列技术，包括人工授精、输卵管配子移植和体外授精—胚胎移植等，近年来从常规体外受精—胚胎移植到卵细胞胞浆内单精子显微注射，到着床前遗传学诊断，再到细胞核移植（克隆）技术和胚胎干细胞培养技术的发展给不育患者带来了福音。

（一）人工授精

通过非性交方式将精液放入女性生殖道内，有夫精人工授精（AIH）和使用供精者精液人工授精（AID）两种。人工授精应用于临床已有两百年历史，开始主要应用于解剖异常如严重尿道下裂、逆行射精以及阳痿、早泄等，近几十年应用于精液量减少、精子计数少于 $20 \times 10^6/mL$、精子活动力低、活动精子少于 50% 以及不液化。人工授精在女性不育治疗时主要应用于精子在女性生殖道运行障碍，即宫颈因素和免疫性不育女性，常用方法为宫腔内人工授精（IUI）。精液经过洗涤处理，用 0.3 ~ 0.5 mL 精液，通过导管将精液注入宫腔内，同时给予诱发排卵联合可以提高成功率。但可能会有卵巢过度刺激征、多胎妊娠与流产、盆腔感染的并发症。

近年来经输卵管人工授精应用于临床，精液处理及操作与 IUI 相近，只是应用特殊的导管经宫腔进入输卵管，将精子直接注入输卵管内。文献报告妊娠率与 IUI 相似，应用于 IUI 质量失败的患者仍约有 20% 的成功率。

（二） 常规 IVF-ET 技术

常规 IVF-ET 技术俗称"试管婴儿"技术，是指精子与卵母细胞在体外进行受精，当胚胎发育至 2~8 细胞时，移植人子宫腔，在母体内发育。主要适应证为输卵管阻塞性不育、排卵异常、子宫内膜异位症、免疫性不育、宫颈因素、男性因素不育、原因不明不育症。主要程序包括控制性超排卵（COH）、手术取卵、体外受精、胚胎体外培养、胚胎移植等步骤。

（三） 卵细胞浆内单精子显微注射 （ICSI）

与常规 IVF 相比，越过一些生理障碍，在一些病例能取得更高的成功率。ICSI 最早应用于男性因素不育，常规 IVF 无法受精者，随后应用于常规 IVF 受精失败者。ICSI 目前突出的问题主要集中在以下两个方面：一是 ICSI 对卵子的损害。二是用于 ICSI 的精子可能将基因缺陷传给下一代。目前尚未发现 IC-SI 婴儿先天畸形率常染色体异常的发生率与一般人群有差别，但是其远期疗效及危险性有待进一步观察。

（四） 种植前遗传学诊断 （PGD）

是指从体外授精的胚胎取部分细胞进行基因检测，排除带致病基因的胚胎后才移植，主要解决有严重遗传性疾病的夫妇的优生问题。

（五） 卵母细胞体外成熟

卵母细胞的体外成熟为解决控制性超排卵的难点如 PCOS 患者的卵巢过度刺激、约 10% 的患者超排卵的反应低下等提供了手段。早期的报道在自然周期取卵，但获卵少。以后进行了改进，使用一定量的 Gn 后再行 IVM，临床获卵率、妊娠率有明显的提高。到目前为止，IVM 临床妊娠率约 15%~25%。人类体外成熟的卵母细胞受精率低，胚胎继续发育潜能差，无论在理论上或技术上尚不成熟。

第一节　多囊卵巢综合征

多囊卵巢综合征（Polycystic Ovary Syndrome，PCOS）是女性常见的内分泌紊乱性疾病，其临床表现具有异质性，典型表现为月经稀发（或闭经）、高雄激素血症及卵巢多囊性改变，常伴有不孕、多毛、痤疮、肥胖、胰岛素抵抗等的一项或几项，远期有并发糖尿病、心血管疾病、子宫内膜癌的风险。

有关该病最早的报道可追溯到1721年，当时意大利的 Antonio Vallisneri 描述了 PCOS 的临床和解剖学特征；1935年 Stern-Leventhal 将其归纳为肥胖、多毛、不孕和卵巢增大的一种综合征，并用双侧卵巢楔形切除的方法使95%的人恢复月经，称为 Stern-Leventhal 综合征。50年代，发现这类患者尿 LH 升高，雄激素增高是其主要特征，60年代开始逐渐改称为多囊卵巢综合征；70年代，随着放射免疫、超声技术的发展及小丘脑—垂体—卵巢轴模型的确立，发现 PCOS 患者黄体生成激素（LH）、睾酮（T）、硫酸脱氢表雄酮（DHEA-S）、雌酮（E1）水平明显升高，患者存在性腺轴、肾上腺等调节紊乱。80年代起，认识到 PCOS 患者存在胰岛素抵。近年来，随着研究的不断深入，发现 PCOS 为一种神经、内分泌、代谢多系统调节紊乱的表现多样的综合征。

中医并无此病名，但根据其临床表现，可将其归为"月经后期"、"闭经"、"不孕"、"癥瘕"范畴。

一、病因病理

（一）中医病因病机

中医古籍中并无与多囊卵巢综合征相对应的病名，但有与本病类似的许多记载：《丹溪心法》云："肥盛妇人，禀受甚厚，恣于饮食，经水不调，不能成胎，谓之躯脂满溢，闭塞子宫，宜行湿燥痰。"首次提出痰湿导致不孕。明代《万氏妇人科》中所述："惟彼肥硕者，膏脂充满，元室之户不开；挟痰者，痰涎壅滞，血海之波不流，故有过期而经始行，或数月经一行，及为浊，为带，为经闭，为无子之病。"与本病症状相似。清《傅青主女科》也有类似记载："肥胖之妇，内肉必满，遮隔子宫，不能受精，此必然之势也。"

近年来，许多学者从实验研究及临床治疗方面对多囊卵巢综合征的中医病因病机做了很多探索，各家意见不尽相同，临床辩证分型纷繁复杂，主要涉及以下几个方面。

1. 肾气虚弱

中医学认为"肾主生殖"、"经水出诸肾"。肾阳亏虚，命门火衰，不能温煦子宫，令子宫发育不良或子宫虚冷，不能摄精成孕；或寒湿滞于冲任、胞宫，均不能摄精成孕。素体肾阴不足或后天耗伤肾阴，致肾阴亏虚，精亏血少，天癸乏源，冲任亏虚；或阴虚生内热，热扰冲任、胞宫，亦不能射精成孕。临床上许多不孕症患者都有不同程度的肾虚症状。

2. 瘀血内阻

女子以血为本，气血以周流调畅为顺。任通冲盛，气血畅达，方能顺利排卵成孕。瘀血内阻，有碍新血化生，虚实夹杂所致，故临证可见月经衍期、量少，经色黯，有血块，小腹胀痛，舌黯脉涩，少腹有癥块（增大的卵巢）等征象。增厚而坚韧的卵巢包膜成为机械性因素导致排卵障碍，可作为血瘀证的诊断依据。

3. 痰湿阻滞

肥胖为多囊卵巢综合征主症之一，中医学认为肥胖属痰湿内盛，此多由于脾肾阳虚，运化失职，湿聚脂凝，脉络受阻，营卫不得宣通，血海空虚，经闭遂成。痰湿脂膜壅塞胞宫，阻滞气机，损伤阳气，致冲任不通，月事不调；影响"两神相搏"以致不孕。

4. 肝气郁结

肝为女子之先天，主疏泄，主藏血，能调节人身气机和血量，使人体气血运行正常，冲任调和，胞脉得养故能摄精成孕。若肝气郁结，失于疏泄，气机逆乱，破坏了阴阳的动态平衡，使阴精失于润泽，阳气不能施华，进而发生排卵功能障碍。

总之，多囊卵巢综合征病因复杂，虚实夹杂。PCOS发病以肾阳虚为基础，肝脾功能失调为重要条件。中医认为"肾主生殖"，为天癸之源，冲任之本。

肾气盛则天癸至而促使任脉通，太冲脉盛，月事以时下，阴阳和而能有子。肾为"肾—天癸—冲任—胞宫"轴的启动点，肾中阴阳失衡，生精化气生血功能不足，天癸的产生与泌至失调，诸症遂生。"肝为女子之先天"，肝经与任脉交会于曲骨，与督脉交会于百会，与冲脉交会于三阴交，肝经调达对于"血海"和"胞宫"的正常功能有重要意义。肾中阴平阳秘、肝气调达，是生殖功能正常的基础。

（二）西医病因病理

PCOS 的病因尚不明确，已知的可能导致 PCOS 的学说如下。

1. 青春期发育亢进学说

本学说认为，PCOS 的发病与青春期的延续及扩大有关，并与体重增加过多有关。青春发育伴随着胰岛素水平的恒定升高，高胰岛素水平抑制了性激素结合球蛋白的水平，扩大了性激素的效应，且对卵巢甾类激素产生也具有一种直接的促性腺激素效应。青春期体重增加过快可导致任何潜在的胰岛素抵抗和高胰岛素血症，同时肥胖可增加外周胰岛素水平，胰岛素抵抗可能在其发展过程中起重要作用。青春期的典型高胰岛素血症可加重 PCOS 卵巢高雄激素症及无排卵现象，并产生黑棘皮、肥胖等。发病的两个关键时期为：①肾上腺功能初现时。约在性腺发育的前 2 年，肾上腺即开始分泌 DHEA、DHEA-S 和雄烯二酮。肾上腺功能初现功能亢进，分泌大量的雄激素可导致高胰岛素血症和胰岛素抵抗，这可能是 PCOS 的发病原因。②临近初潮时。青春期促性腺素升高，GH 增加，IGF-1、Ins 活动，Ins/IGF 系统失调。

2. 遗传因素

近年来的研究发现，PCOS 具有家族聚集性，遗传因素成为研究热点，PCOS 患者的姐妹更容易发生月经紊乱、高雄激素血症和多囊卵巢；PCOS 患者的姐妹发生 PCOS 的概率是普通人群的 4 倍左右；早秃是男性雄激素过多的临床表现，PCOS 患者的一级男性亲属有较高的早秃发病风险。目前许多学者认为遗传因素在 PCOS 的发病机制中起重要作用，但是 PCOS 的高度异质性却提示 PCOS 的遗传模式可能非常复杂。

目前国内外学者对 PCOS 的相关基因做了大量研究，其中包括类固醇激素代谢相关基因、糖代谢和能量平衡基因、与下丘脑和垂体激素活动有关的基因等。目前对调节类固醇激素合成和代谢的酶的基因研究较多。文献表明 PCOS 患者 CYP11A、CYP17、CYP11B2、SHBG、雄激素受体、GnRH、LH、ISNR、IGF 和瘦素的基因都可以发生表达水平或单核苷酸多态性变化。虽然已知对

PCOS的遗传学做了很多研究，可是迄今仍未发现能导致 PCOS 的特异基因。目前发现的与 PCOS 有关的基因，只是对 PCOS 临床表现得严重程度有所修饰，而对 PCOS 的发生没有决定作用。疾病基因连锁分析（linkage analysis）和关联分析（association analysis）均不能证明这些基因与 PCOS 存在特异的遗传学关系。

随着遗传学的发展，人们发现人类疾病有半数原因与基因遗传有关，另一半则取决于基因组外遗传变化，这种基因组外遗传变化不改变遗传信息，但可导致细胞一次次性质发生变化，者就是表观遗传学（epigentics）。表观遗传调控科恩影响基因转录活性而不涉及 DNA 序列改变，其分子基础是 DNA 甲基化以及染色质的化学修饰和物理重塑。大量的临床和基础研究结果表明环境因素在疾病发生、发展中有巨大的影响，而表观遗传调控在遗传因素和环境因素的互动关系中起着桥梁的作用。

3. 胎儿起源学说

对于低出生体重的儿童，由于宫内营养不良而在胎儿期出现高胰岛素血症，以保证胎儿在营养缺乏的环境中存活，同时影响 β 细胞的功能和结构，使其分泌胰岛素的能力受限，胰岛素敏感性较正常出生体重者降低。出生后即使营养物质充足，这种变化仍持续存在，机体需分泌更多的胰岛素以补偿胰岛素敏感性的降低，从而使高胰岛素血症持续于儿童期，并于青春期加重，出现"少女综合征"，后者以低出生体重、高胰岛素血症、脂质和脂蛋白组成异常、体重正常及肾上腺功能早后的无排卵、高雄激素血症和多囊卵巢为特征。

4. 高胰岛素血症及胰岛素抵抗

胰岛素抵抗指机体对胰岛素不敏感，在正常人群中的发生率为 10% ~ 25%，在 PCOS 妇女中的发生率为 50% 以上。胰岛素抵抗时，机体为代偿糖代谢紊乱就会分泌大量的胰岛素，从而形成高胰岛素血症。PCOS 患者往往同时存在高胰岛素血症和高雄激素血症，目前认为二者之间存在因果关系。

（1）在 PCOS 中高胰岛素血症引起高雄激素血症：由于人们观察到有胰岛素定和高胰岛素血症的妇女常有男性化表现，因此考虑胰岛素可能影响雄激素代谢。Tayior 第一次提出有胰岛素抵抗的 PCOS 者体内过多的睾酮是高胰岛素血症直接作用于卵巢的结果。以后又有临床观察支持这一假说，部分或全部切除卵巢或用长效 GnRH-a 抑制卵巢雄激素合成后，胰岛素抵抗依然存在，高胰岛素血症没有得到改善。黑棘皮症患者在青春期就存在胰岛素抵抗和高胰岛素血症，可是在若干年后才能观察到血雄激素水平升高。因此，如果说高胰岛素血症与高雄激素血症之间存在因果关系，很可能是高胰岛素血症引起高雄激素血症。

近年来，许多实验证实胰岛素对血雄激素水平有一定调节作用。这些实验一般采用高胰岛素—正常血糖钳夹技术或口服葡萄糖方法，是胰岛素水平在短期内迅速提高，结果发现无论胰岛素水平正常的妇女还是高胰岛素血症患者的血雄激素水平都有不同程度的升高。一些实验用二甲双胍改善胰岛素抵抗降低胰岛素水平，结果发现睾酮水平也相应降低。口服二甲双胍并不影响 LH 的脉冲频率和振幅、LH/FSH 值，LH 对 LHRH 的反应和体内类固醇激素合成。这些研究的结果，从反面进一步证实，胰岛素能增加卵巢雄激素的合成。

（2）高胰岛素血症引起高雄激素血症的机制：胰岛素增强细胞色素 P450c17α 的活性，从而刺激卵巢雄激素的合成。细胞色素 P450c17α 是一种双功能酶，同时有 17α - 羟化酶和 17，20 裂解酶活性，是类固醇激素合成的关键酶。在许多 PCOS 者的卵巢内，细胞色素 P450c17α 的活性显著增强。二甲双胍能抑制肝糖原的合成，提高周围组织对胰岛素的敏感性，从而减少胰岛素的分泌，降低胰岛素水平。伴有高胰岛素血症的 PCOS 患者口服二甲双胍 4 ~ 8 周后，血胰岛素水平降低，细胞色素 P450c17α 的活性也显著降低，睾酮的合成也受到抑制。用控制饮食的方法改善肥胖型 PCOS 患者的胰岛素抵抗做类似实验得到同样的结果。这表明 PCOS 患者卵巢中细胞色素 P450c17α 活性增强可能是高胰岛素直接刺激的结果。

高胰岛素增强胰岛素样生长因子 - 1（IGF-1）的生物活性。IGF-1 是一种能促进合成代谢的多肽，IGF-1 能直接刺激卵泡膜细胞合成雄激素，也能协同 LH 的粗雄激素合成作用。许多研究证明胰岛素能通过影响 IGF-1 系统促进卵巢雄激素的生物合成，这可能是高胰岛素诱发高雄激素的机制之一。体内升高的胰岛素则竞争性地结合与 IGF-1 受体或杂交受体，发挥，20 类似 IGF-1 的生物学效应，从而促进卵巢雄激素的合成。

胰岛素能抑制肝脏 IGFBP-1 的合成，提高卵巢组织 IGF-1 的生物活性，促进雄激素的合成。

5. 细胞色素功能异常

肾上腺中合成甾体激素的关键酶 P450c17α，17，20 碳链酶功能异常，活性增加，可致 DHEA 水平升高。

6. 下丘脑—垂体—卵巢轴功能紊乱

由于长期不排卵，雌激素对垂体分泌促性腺激素的反馈作用呈稳定不变状态，雌激素的负反馈作用使 FSH 降至正常范围低值，正反馈作用时 LH 持续分泌呈高水平，也不形成 LH 峰。持续少量的 FSH 刺激以及 LH/FSH 比值上升，影响卵泡发育不能到达成熟，也不发生排卵，形成囊状闭锁。此时雌二醇、雌酮分泌增加。持续大量的 LH 分泌使间质中卵泡细胞增生，于是雌二醇产生减少，但雌激素前体、雄烯二酮和睾酮显著增多。持续性 LH 分泌过多，还可引起肾上腺分泌雄激素增加，过高水平的雄激素间接影响促性腺激素分泌，增高的雌酮作用于垂体水平增加 LH 的储备。由此造成 LH 大量释放，性激素分泌异常的恶性循环。

7. 下丘脑垂体卵巢轴的恶性循环

PCOS 的诱因众多而复杂，任何因素均可影响轴反馈机制中的环节，其主要变异环节如下：①促性腺素；②类固醇的分泌和反馈；③卵巢局部的肽类物质的异常。这些因素若持续一定的时间都能诱发轴自身恶性循环的运转。

二、诊断

目前国际诊断标准以 2003 年鹿特丹会议修订的诊断标准为主：稀发排卵或无排卵；高雄激素血症或高雄激素的临床表现（如多毛、痤疮等）；超声检查在月经周期或黄体酮撤退后出血的 3～5 d 进行，显示双侧卵巢均有 ≥12 个且直径 2～9 mm 的小卵泡，呈卵巢多囊样改变，和（或）卵巢体积增大（每侧 ≥10 mL，卵巢体积 = 0.5 × 长 cm × 宽 cm × 厚 cm）。以上 3 项符合两项即可诊断为多囊卵巢综合征。

此外，诊断时还需除外高雄激素血症的其它原因（如高泌乳素血症和甲状腺疾病、先天性肾上腺皮质增生、库欣综合征、雄激素分泌性肿瘤、21 - 2 羟化酶缺乏性非典型肾上腺皮质增生、外源性雄激素应用等）。

三、鉴别诊断

（一）卵巢肿瘤

1. 卵巢男性化肿瘤

包括男性细胞瘤、门细胞瘤、类脂细胞瘤、性母细胞瘤、肾上腺残迹瘤或癌、畸胎瘤等，肿瘤多为单侧性、实性肿瘤。均可分泌大量雄激素，可见阴蒂增大、肌肉发达、音调低沉等男性化征象。当血清睾酮值 >6.9 nmol/L 时，应排除产生激素的卵巢肿瘤，可用 B 超、CT、MRI 等协助诊断。

2. 泡膜细胞增殖症

其临床与内分泌征象与 PCOS 相仿但更严重。其特征有①来源于卵巢的雄激素明显（睾酮增多、雄烯二酮和双氢睾酮）明显增多；②雌酮水平增高（主要由高雄激素转化）；③LH 和 FSH 分泌正常或低于正常妇女；④卵巢间质内有黄素化卵泡样细胞群；⑤对氯米芬治疗不敏感；⑥同样存在明显的抗胰岛素和高胰岛素血症。

（二）肾上腺疾病

1. 库欣综合征

肾上腺皮质增生，分泌大量皮质醇或雄激素，表现为月经失调、圆脸、肥胖、多毛等典型临床症候群。内分泌检测 LH 在正常范围；皮质醇水平高，无昼夜波动，小剂量地塞米松无抑制作用；常伴有不同程度的雄激素增多。

2. 肾上腺肿瘤或癌

产生大量 17 - 酮类固醇、DHEA 和雄烯二酮，不被大剂量地塞米松所抑制；ACTH 持续低水平。B 超或后腹膜充气摄片见肿块，必要时可作 CT、MRI 定位。

3. 肾上腺酶缺乏症

包括迟发型 21 - 羟化酶缺陷、3β - 羟类固醇脱氢酶 - 异构酶缺乏症、11 - 羟化酶轻度减少症等。

（三）高催乳素血症

高催乳素血症常伴有高雄激素，但以 DHEA 和 DHEA-S 升高为主，由于 PRL 直接作用于肾上腺皮质，使雄激素增多，而出现类 PCOS 征象。其鉴别是：本病除了有较高水平的 PRL 外，DHEA 水平高，促性腺激素正常或偏低，雌激素水平也偏低。虽然雄激素升高，但很少出现多毛和痤疮。少数患者伴有垂体腺瘤。PCOS 约有 1/3 伴有高催乳素血症，可能是由于高 E1 水平或其他外来因素所引起的。

（四）甲状腺功能亢进或减退

甲状腺素的过多或减少能引起性激素结合球蛋白（SHBG）和类固醇代谢的改变。对有些患者可导致无排卵，或出现类似 PCOS 的征象。甲亢时 T3、T4 和 SHBG 水平升高，雄激素和雌激素的清除率降低，使血中雄激素和雌激素水平上升，外周转化率上升，导致 E1 水平增高，出现男性化和月经失调、排卵障碍。甲状腺功能减退时，SHBG 水平下降，睾酮的清除率增高，主要为 E3 水平的增高，由于 E1 和 E3 的作用有别于 E2，造成对促性腺激素的反馈作用失常，发生不排卵。

（五） 抗胰岛素综合征

抗胰岛素综合征是胰岛素受体缺陷性疾病，可出现黑棘皮症、肥胖、雄激素过多、闭经。卵巢具有类 PCO 变化。其原因为胰岛素作用于卵巢简直和泡膜细胞，使雄激素分泌过多，又作用于肾上腺和外周组织，产生更多的雄激素，雄城抗胰岛素与雄激素过多的类 PCOS。

（六） 遗传性多毛症

生育能力正常，仅见单纯性多毛而无 PCOS 其他临床表现及内分泌异常，有明显的家族史。

四、治疗

（一） 中医辨证论治

1. 肾虚

主要证候：月经后期，量少，色淡，质稀，甚或闭经，不孕，伴有头晕耳鸣、腰膝酸软、形寒肢冷、小便清长、大便不实，性欲淡漠，形体肥胖，多毛；舌淡，苔白，脉细无力。

证候分析：先天禀赋虚弱，肾气未盛，天癸不充，或房劳多产，损伤肾气，冲任失养，故月经后期、量少色淡及不孕；肾虚髓海不足，清窍外府失养，故头晕耳鸣、腰膝酸软；肾阳不足，命门火衰，则性欲淡漠，精神不振，形寒肢冷，小便清长，大便不实；肾阳不足，气化不利，水湿停留，脂膏雍积，故形体肥胖多毛。舌淡、苔白、脉沉细无力。均为肾虚之象。

治法：补肾壮阳，佐以化湿除痰。

方药：右归丸（《景岳全书》）加半夏、浙贝、穿山甲、皂角刺。

熟地黄、山药、山茱萸、枸杞子、鹿角霜、菟丝子、杜仲、当归、肉桂、制附子。

方中附子、肉桂、鹿角霜培补肾中之元阳，温里祛寒，为君药；熟地、山萸肉、枸杞子、山药滋阴养肾，养肝补脾，添精补髓，取"阴中求阳"之义，为臣药；佐以菟丝子、杜仲补肝肾，健腰膝；当归养血和血，以补养精血。

2. 痰湿

主要证候：月经量少，经行延后甚或闭经，婚久不孕，或带下量多，头晕头重，胸闷泛恶，四肢倦怠，或喉间多痰，纳差便溏，形体肥胖，多毛，舌苔白腻或薄腻，脉弦滑。

证侯分析：饮食劳倦，损伤脾气，脾虚运化失职；或情志所伤，肝木侮土，脾胃运化失职；或寒湿外袭，脾阳被困，水湿失运，蕴而化痰，痰湿阻滞，气血运行不畅，则月经后期，量少，甚或闭经；痰湿塞积，胞脉闭塞，不能摄精成孕，故婚久不孕；痰湿内阻，清阳不升，故头晕头沉，胸闷泛恶，喉间多痰；脾虚湿盛，则四肢倦怠，带下量多；痰湿膏脂壅积，故形体肥胖、多毛。舌苔白腻或薄腻，脉弦滑，为痰湿气滞之征象。

治则：健脾燥湿化痰。

方药：苍附导痰汤（《叶天士女科》）加党参、白术。

苍术、香附、陈皮、法半夏、茯苓、胆南星、枳壳、神曲、生姜、甘草。

方中半夏、陈皮、甘草燥湿化痰，理气和中；胆南星清热化痰，茯苓、生姜渗湿化痰；当归、川芎养血活血；枳壳行气宽中，神曲消食和胃。

3. 肝郁化火

主要证侯：月经稀发。量少或闭经，或月经先后无定期，或月经频发，经量增多，或经行无期，婚久不孕，形体壮实，毛发浓密，面部痤疮，经前乳房胸胁胀痛，或有溢乳，性情急躁，口干喜冷饮，大便秘结，舌红或边尖红，苔薄白，脉弦数。

证侯分析：情志不遂，肝郁化火，疏泄失司，气血失调，血海蓄溢失常则经行后期量少，或先期量多，甚至经闭不行或经乱无期，婚久不孕；肝木克土，脾失运化，痰湿积聚，则形体肥胖、毛发浓密；肝气失疏，乳络不畅，故乳房胸胁胀痛，或伴有溢乳；郁火为患则面部痤疮，口干喜凉饮，大便秘结。舌红或边尖红，苔薄黄，脉弦数为肝郁化火之象。

治则：疏肝解郁，清热泻火。

方药：丹栀逍遥散（《女科撮要》）去煨姜、薄荷，加川牛膝。

牡丹皮、栀子、当归、白芍、柴胡、白术、茯苓、炙甘草、煨姜、薄黄。

方中柴胡疏肝解郁，使肝气得以条达为君；白芍养血敛阴，柔肝缓急，当归养血和血，且可理气，归、、甘草健脾益气，芍与柴胡同用，补肝体而助肝用，使血和则肝和，血充则肝柔，共为臣药；白术、茯苓、甘草健脾益气，实土以抑木，且使营血生化有源，共为佐药；诸药合用，使肝郁得疏，血虚得养，脾弱得复。

4. 气滞血瘀

主要证侯：月经延后，或量少不畅，经行腹痛拒按，伴有血块，块出痛减，甚者经闭不行，偶或崩漏，或月经量多，婚后不孕，精神抑郁，胸胁胀满，舌质紫黯，或边尖瘀点，脉沉弦或沉涩。

证候分析：忧思郁怒，七情内伤，肝气疏泄失常，血海不能按时满溢，故月经延后，甚或闭经；气郁血滞，郁久成瘀，瘀血羁留胞宫，阻滞胞脉，不能摄精成孕，故婚后不孕；肝郁气滞，经脉壅阻，则精神抑郁，胸胁胀满；气滞血瘀，胞脉不畅，故经行腹痛拒按；瘀血内停，新血不得归经，则月经量多，或崩漏。舌紫黯，有瘀点，脉弦或涩均为瘀滞之象。

治则：理气活血，化瘀调经。

方药：膈下逐瘀汤（《医林改错》）。

当归、川芎、赤芍、桃仁、红花、枳壳、延胡索、五灵脂、牡丹皮、乌药、香附、甘草。

方中四物汤（川芎、当归、熟地、白芍）活血行瘀；赤芍白芍、枳壳、甘草理气活血；桃仁、红花活血化瘀、消除积块；乌药、香附行气止痛调经；牡丹皮活血散瘀，共奏理气活血，化瘀调经之功。

（二） 针灸治疗

1. 针刺促排卵

经第 14 天开始针刺关元、中极、子宫、三阴交。1 次/日，共 3 次，每次留针 30 分钟，平补平泻；或用电刺激 30 分钟，是适用于有一定雌激素水平者。

2. 艾灸

取穴关元、中极、足三里、三阴交等穴，每次取 2～3 穴，每穴灸 5～7 壮，7 次为 1 疗程。

3. 穴位注射

取气海、关元、肾俞、脾腧、三阴交、足三里、太溪等穴，用维生素 B_1 或当归注射液，每穴注入 0.2～0.5 mL，每次选用 3～4 穴，隔日 1 次。

4. 耳针疗法

取肾、肾上腺、内分泌、卵巢、神门等穴，可用耳穴埋线、埋豆。每次选用 4～5 穴，每周 2～3 次。

（三） 饮食治疗

1. 猪腰核桃（《食疗大全》）

猪腰 1 对，杜仲 30 g，核桃肉 30 g。将猪腰去白筋，与杜仲、核桃肉共入砂锅，加水 500 mL 煮熟，去杜仲，食猪腰、核桃，喝汤。1 次/日。适用于肾阳虚型。

2. 枸杞薏苡仁粥

枸杞子 15 g，薏苡仁、山药各 30 g，草寇仁 10 g，大米 50 g，红糖适量。将枸杞子、薏苡仁、山药、大米洗净，共煮粥，粥将成时下布包的草寇仁和红糖再煮片刻即成，去布包，趁热服用。适用于肾虚痰湿型。

（四） 西医治疗

1. 一般治疗

控制饮食和运动皆有助于提高 PCOS 患者的疗效。肥胖者酌情控制饮食以减轻体重，可以纠正肥胖而加剧的内分泌失调状况。减轻体重可使 1/3 以上的肥胖型 PCOS 患者恢复排卵。降低或控制碳水化合物和脂肪摄入比，即低热卡饮食，适当的运动，增加消耗，可使 IGF-BP-1 增多，并使 IGE-1 下降约 20%。

2. 药物治疗

（1）促排卵治疗：目的是恢复排卵和月经，并促使发生妊娠。

1）氯米芬（CC）：又名枸橼酸克罗米芬，属非类固醇因抗雌激素制剂，具有弱雌激素作用，能与垂体细胞内雌激素受体结合，促进 FSH 分泌，恢复 LH/FSH 的正常比值，促进卵泡的发育并排卵。用 CC 指征：患者 H-P-O 轴正常，有一定雌激素水平。

用法：在月经周期的第 5 天开始服用，50 mg/日，连服 5 日，在停药后 7 天左右排卵，PCOS 患者所需剂量较低，但有时也须用 100 mg/日，3 个周期为 1 个疗程，必要时可连用 3～6 个周期。该法的排卵率为 75%～90%，妊娠率为 30%～40%。

为提高排卵率和妊娠率，可采用以下措施。加用雌激素，在 CC 用药第二天起，加服炔雌醇 0.05 mg/日，连用 7 日，使宫颈黏液变稀，有利于精子通过；加用 HCG，在 B 超监护下，待卵泡成熟后肌注 HCG5 000～10 000 U；加用地塞米松，对硫酸脱氢表雄酮水平高，单用 CC 不能排卵。者，可加服地塞米松 0.25～0.5 mg/日。

2）他莫昔芬：又名三苯氧胺，为抗雌激素药物，小剂量可促进排卵，其机制与 CC 相同，适用于 CC 治疗无效者。

用法：月经周期第 5 日开始服用，20～40 mg 每日，连服 5 日，监测卵泡发育。

3）人类绝经期促性腺激素（HMG）：对于单纯 CC 或他莫昔芬不能诱发排卵者，其主要作用是直接促进卵泡的成熟，在 PCOS 中可能导致过多的 E2 分泌，易造成卵巢的过度刺激，以及常发生内源性 LH 峰，影响卵子质量，从而降低妊娠率。常用 HMG-HCG 疗法。

用法：月经周期第 5 天，肌内注射 HMG75～150 U 每日，B 超监测卵泡发育和监测血清 E2，当卵泡发育成熟，停用 HMG 并肌内注射 HCG5 000 U，对于有多个卵泡发育或血清 E2 > 2 000 pg/mL 者，应停注射 HCG，以避免卵巢过度刺激综合征（OHSS）的发生，该法排卵率约 90%，妊娠率 40%，流产率 30%。

4）纯卵泡刺激素（FSH）：对内源性 LH 本来就呈高分泌的 PCOS 患者尤为适用，以降低卵泡发育和卵泡成熟过程中 LH 分泌，改善 LH/FSH 比值，有利于改善卵子质量和提高妊娠率，降低流产率。

用法：从月经周期第 5 日开始，隔日给予纯 FSH150 U 肌内注射，直至观察到卵泡发育成熟，该法排卵率为 73.4%，妊娠率 17.1%，流产率 16.7%。

5）促性腺激素释放激素（GnRH）：应用脉冲法注射 GnRH，诱发垂体分泌 FSH 和 LH，促进卵泡发育及排卵，适用于经氯米芬或 HMG 治疗无效者，其优点是可引起单个卵泡发育及排卵，降低 OHSS 和多胎发生率，肥胖及高雄激素血症患者不适合此法。

用法：采用静脉注射泵，模拟 GnRH 生理释放模式，每 90 min 给药 1 次，5～20 μg/次，直至基础体温上升或 B 超显示排卵即停止注射，一般治疗 2～3 周出现排卵，也可于排卵后改为 1 次/4 h，或用 HCG1 500 U，肌内注射，1 次/3 日，以维持黄体功能。

（2）抑制法

1）肾上腺皮质激素：可抑制来自卵巢或肾上腺分泌的过盛雄激素。用法：泼尼松 7.5 mg/日，2 月后约 35.7% 闭经者和 90.9% 无排卵者的卵巢功能得到恢复，44% 妊娠，地塞米松 0.5 mg，每晚睡前服用 1 次，与氯米芬合并使用，可提高排卵率和受孕率。

2）螺内酯：阻止睾酮与毛囊相结合，也能抑制 17－α 羟化酶，从而干扰卵巢雄激素的合成。用法，50 mg/日，可导致睾酮的产生和水平下降 50%，清除率增加，从而使 75% 患者的毛发生长减少，并使毛发变细，对于高雄激素伴有无排卵而月经失调者，从月经周期第 5～21 天，口服 20 mg，2 次/日，睾酮与 LH 恢复几乎达正常，85% 可恢复正常排卵周期。

3）溴隐亭：作用于下丘脑，增加催乳素抑制因子，从而抑制催乳素的分泌，适用于合并 PRL 升高者。用法：开始每次 1.25 mg，1～2 次/日，3 日后无不良反应可服用 2.5 mg，2～3 次/日。

4）GnRH-a 大剂量抑制法：与垂体促性腺细胞上 GnRH 受体结合，以诱发 LH 和 FSH 的合成。GnRH 尚能导致自身在垂体部位额受体量增多，若连续使用会使促使性腺激素的合成与分泌减少，称之为降调节或脱敏作用。这种作用对垂体卵巢轴是可逆的，开始对垂体的 FSH、LH 和卵巢的雌、雄激素起兴奋作用，14 日后下降达正常水平，28 日达去卵巢状态，停药后可恢复正常。国外用喷鼻法 200 μg/次，800～1 200 μg/日，或皮下注射 100～200 μg/日，1～2 次/日。

5）孕酮类抑制法：；抑制 LH 和卵巢及肾上腺的雄激素的产生，有效地缩小卵巢和卵泡，减少毛发和痤疮等。

醋酸甲羟孕酮（MPA）：又称安宫黄体酮，为有效得抗雄激素制剂，通过中枢抑制 LH 分泌，减少血睾酮在周围与雄激素争夺受体的双重作用。予甲羟孕酮 6～8 mg/日。

复方口服避孕药：其雌激素成分可使性激素结合球蛋白浓度增加，而使游离睾酮减少；孕激素成分在靶器官直接竞争雄激素受体，从而减轻体内高雄激素环境，有利于排卵及受孕。

3. 手术治疗

以往常用卵巢楔形切除术，近年来开展腹腔镜下行卵巢皮质下的小囊泡微孔刺穿术、二氧化碳激光卵巢楔形切除、穿刺或烧灼术，进一步的改良为阴道 B 超引导下行卵巢皮质下卵泡穿刺术，创伤更轻微，且排卵率、妊娠率较高。

五、验案选粹

李某，女，32 岁，初诊：2000 年 11 月 18 日。

患者因闭经 18 个月，伴不孕 2 年就诊。既往月经规律，5/30 天，量中等。自 1998 年行人工流产后闭经。2000 年 9 月查内分泌：E2：73 mol/L，T：5.1 nmol/L，PRL：19.5 ng/mL。FSH：5.2 mIU/mL，LH：13.1 mIU/mL，P：0.4 ng/mL。B 超：双侧卵巢可见 20 个以上大小不等的卵泡，最大直径 0.6 cm。刻诊：痤疮明显，舌嫩黯，脉沉细。中医辨证属脾肾阳虚，痰湿阻遏。治以健脾益肾，养血通利之方，组成：菟丝子、车前子、仙灵脾、杜仲、当归、桃仁、生薏米、川芎等，治疗期间测 BBT。用药 3 个月后，月经于 2001 年 3 月 7 日来潮，痤疮及口周毛明显减少，BBT 于 2001 年 3 月 25 日开始典型上升，于 2001 年 4 月 20 日查尿 HCG 阳性，诊为早孕。

第二节 高催乳素血症

催乳素（Hyperprolactinemia，PRL）是由垂体前叶的泌乳素细胞分泌的蛋白类激素，其主要作用是促进乳腺的发育和泌乳，也参与生殖功能的调节。高泌乳素血症（hyperprolactinemia，HPRL）是各种原因导致外周血泌乳素异常升高的病症。女性患者可表现为月经失调、闭经、溢乳、及不孕，男性患者可表现为阳痿。

根据其临床表现，属祖国医学"月经后期"、"闭经"、"乳泣"、"不孕"等范畴。

一、病因病理

（一）中医病因病机

中医认为乳房属足阳明胃经，乳头属足厥阴肝经。乳汁满溢、疏泄有赖于脾胃健运，肝气调达，肾精充足。故本病常因肝郁、脾虚、肾虚相互影响，导致气滞、痰浊、肝火及瘀血为患。清《王旭高医案》记载"乳头属肝，乳房属胃，乳汁血之所化，无孩子而乳房膨胀，亦下乳汁，非血之余……乃不循其道为月水，反随肝气上入乳房变为乳汁"，并提出治疗原则"顺其气，清其火，熄其风，而使之下行"。经水与乳汁，皆为冲任气血所化，上行为乳，下行为经，经与乳同源。若冲任之气上逆，血不化经，上溢为乳，下则经闭。

1. 肝郁气滞

郁怒伤肝，肝失条达，气机上逆，血不下注血海反而随气上逆化为乳汁，以致月经失调、乳汁外溢等。

2. 肝肾不足

肝肾亏虚，冲任失养，则月经稀发以致闭经；肝肾不足，水不涵木，肝失疏泄，血随气逆乳房则溢乳。

3. 脾胃虚弱

饮食失节或思虑伤脾，致脾胃虚弱，化源不足，以致月经后期甚至闭经，脾不摄血，气血逆乱，血上行化为乳汁，以致乳汁外溢。

4. 痰湿阻滞

脾虚运化失司或嗜食肥腻，痰湿内生，经脉受阻，则月经后期甚或闭经，痰湿困脾，脾失统摄，则乳汁外溢。

（二） 西医病因病理

1. 特发性高泌乳素血症

可能与下丘脑功能失调、垂体泌乳素细胞分泌功能亢进有关。

2. 药物性因素

抗精神病药物（氯丙嗪、甲丙氨酯等）、抗高血压药（利血平、甲基多巴胺等）、阿片类镇静镇痛药（吗啡）、雌孕激素复合片、甲氧氯普胺等，可影响泌乳素抑制因子（多巴胺）的分泌或与其结合，导致血泌乳素增高。

3. 甲状腺功能减退

甲状腺素水平降低，通过负反馈机制促使甲状腺释放激素（TRH）分泌增多，而刺激垂体泌乳细胞分泌 PRL 增多。

4. 垂体柄受压

垂体肿瘤、空蝶鞍、颅咽管肿瘤等，压迫垂体柄，使下丘脑分泌的 PIF 通路受阻，以致垂体分泌过量的 PRL。

二、诊断

（一） 症状

月经稀发或闭经、非妊娠期或哺乳期泌乳、头痛、头胀、视野受损等。

（二） 辅助检查

1. 血 PRL 测定

上午 9~11 时，在安静状态下取空腹血，至少 2 次血 PRL > 25 ng/L，可确诊。

2. 影像学检查

如血 PRL > 100 ng/L，应进行 CT 或 MRI 检查，了解有无垂体微腺瘤或腺瘤。

3. 视野检查

对怀疑有垂体肿瘤者应进行视野检查，了解有无视交叉或视束受压、破坏所致的视野缺损。

三、鉴别诊断

特发性高泌乳素血症、垂体肿瘤及其他颅内肿瘤的鉴别：均可通过 CT 或 MRI 进行鉴别。

四、治疗

（一） 中医辨证论治

1. 肝郁气滞

主要证候：乳汁自溢或挤压乳房有乳汁溢出，质稠，月经稀发甚或闭经，精神抑郁，喜太息，胸胁胀满疼痛，或少腹胀痛，经前乳胀或胀痛，舌淡红，苔薄白，脉弦。

证候分析：肝藏血主疏泄，肝郁气血逆乱，血随气上逆乳房，化为乳汁则乳汁自溢或经挤压而出；疏泄失常，冲任失调，月经满溢失序，则月经稀发甚或闭经；肝郁气滞，则精神抑郁，喜太息，胸胁胀满疼痛，或少腹胀痛，经前气盛则气滞明显，乳房胀或胀痛；脉弦为肝郁之象。

治法：疏肝解郁，和血调经。

方药：柴胡疏肝散（《景岳全书》）加益母草、牛膝。

柴胡、枳壳、白芍、川芎、香附、陈皮、炙甘草。

方中柴胡疏肝解郁，调理气机为主药；香附、芍药助柴胡和肝解郁，陈皮、枳壳行气导滞共为方中辅药；川芎理气活血止痛，为方中佐药；炙甘草和中，调和诸药为使药。诸药合用，具疏肝行气，活血止痛之功效。

2. 肝肾亏损

主要证候：乳汁自溢或经挤压而出，量少质稀，月经后期量少，甚或闭经，头晕耳鸣，精神不振，腰膝酸软，舌红苔少，脉细。

证候分析：肾虚，水不涵木，肝失疏泄，血随气逆而溢乳或经挤压而出；肝肾亏损，冲任失养，则月经后期、量少甚或闭经；肾虚髓海不足，孔窍失养，则头晕耳鸣，精神不振；腰为肾之府，肾虚则腰膝酸软。舌红太少，脉细，为肝肾亏损之征。

治法：补益肝肾，养血调经。

方药：归肾丸（《景岳全书》）加鸡血藤、川芎、白芍。

菟丝子、杜仲、枸杞子、山茱萸、当归、熟地、山药、茯苓。

方中用菟丝子、杜仲、补骨脂补益肾气，山茱萸、熟地、枸杞、首乌滋肾养肝，白术、茯苓、炙甘草健脾补中。

3. 脾胃虚弱

主要证候：乳汁自溢，或经挤压而出，质稀，月经后期，量少色淡，甚或闭经，神疲乏力，食欲不振，舌淡红，苔薄白，脉沉细。

证候分析：脾胃虚弱，脾不统血，气血逆乱，血不寻经而上行化为乳汁，则乳汁自溢或经挤压而出且质稀；脾胃虚弱，化源不足，气虚血少，故月经后期，量少色淡，甚或闭经，神疲乏力，神疲乏力。舌淡红，苔薄白，脉沉细均为脾胃虚弱之征。

治法：健脾益气，养血调经。

方药：补中益气汤（《脾胃论》）加川芎、白芍。

黄芪、炙甘草、人参、当归、陈皮、升麻、柴胡、白术。

方中黄芪补中益气为君药，人参、炙甘草、白术不起健脾为臣药，与黄芪合用，增强补中益气之功，配当归养血和营，陈皮理气健脾和胃，使诸药补而不滞，并以少量升麻、柴胡升阳举陷，以升提下陷之中气，为佐药，炙甘草调和诸药，又为使药。诸药合用，使脾胃健旺，生化有源。

4. 痰湿阻滞

主要证候：乳汁自溢或经挤压而出，质粘稠，月经稀发量少，甚或闭经，形体肥胖，胸胁满闷，头重痰多，舌胖大，苔白腻，脉滑。

证候分析：痰湿困脾，脾失统摄，则乳汁自溢或经挤压而出，质粘稠；痰阻经络，气机不畅，冲任失调，则月经稀发甚或闭经；痰湿膏脂壅积，则形体肥胖，胸胁满闷，头重痰多。舌胖大，苔白腻，脉滑均为痰湿阻滞之征。

治法：健脾除湿，化痰通经。

方药：丹溪治痰湿方（《丹溪心法》）。

苍术、白术、半夏、茯苓、滑石、香附、海藻、昆布、贝母。

方中苍术燥湿健脾为君药；白术补气健脾，燥湿利水；半夏、茯苓健脾化痰，滑石利水通淋；海藻、昆布、贝母软坚化痰，共为臣药；佐以香附理气。诸药共奏健脾除湿，化痰通经之功。

5. 肝胃郁热

主要症候：乳汁自溢或经挤压而出，质粘稠，月经色黑量少，甚或闭经，大便干结，口苦咽干，心烦易怒，舌红苔黄，脉弦细数。

证候分析：肝胃郁热，热迫阴血，不循常道，经血上溢为乳，而不下行为经，热灼阴伤，则阴血愈加不足，故月经色黑量少，甚或闭经，大便干结。肝胃之热扰动心神，则心烦易怒。

治法：疏肝养血，泻火清胞。

方药：玉烛散（《儒门事亲》）加怀牛膝、郁金、生麦芽。

生地、白芍、川芎、当归、芒硝、大黄、生甘草、怀牛膝、郁金、生麦芽。

方用玉烛散乃四物汤与调胃承气汤合方，以泻代清肝胃之实热，壮水之主滋阴耗伤之阴血，标本兼顾。怀牛膝引气血下行，使阴血下注冲任化经而不上溢为乳，又不似川牛膝耗伤阴血。郁金疏肝气清肝热行肝血，生麦芽疏肝而又回乳。诸药合用。共奏疏肝养血，泻火清胞之效。

（二） 针灸治疗

主穴：百会、气海、天枢、足三里、大赫、血海、膻中。

配穴：肝郁气滞配太冲、肝肾；肝肾亏虚配肝肾、太溪；脾虚痰湿配脾肾、丰隆、公孙；不孕配子宫。

针法：平补平泻，留针 20 分钟。

（三） 饮食治疗

1. 生麦芽 30 ~ 60 g 泡茶。

2. 生山楂 50 g，炒麦芽 30 g，煮汤。

（四） 西医治疗

1. 一般治疗

对药物引起的泌乳素增高，应立即停药；对甲状腺功能低下者，可予甲状腺素治疗，调整甲状腺功能。若为抗精神病药物，无法停药，应配合人工周期疗法，防止生殖器官萎缩。

2. 降泌乳素药物

常用药物为溴隐亭。溴隐亭为半合成的麦角生物碱，是垂体泌乳素细胞上多巴胺 D2 受体激动剂，通过激动多巴胺受体，抑制垂体泌乳素的分泌，适用于特发性高泌乳素血症及垂体泌乳素瘤患者。

对特发性高泌乳素血症：开始服用时采用小剂量，1.25 mg/次，1 次/日；一周后改为 2.5 mg/次，1 次/日。开始用药时，每月测定血 PRL，如控制不理想，应增加溴隐亭剂量。对特发性高泌乳素血症，一般每天口服 2.5 ~ 5 mg 溴隐亭就可以使血 PRL 水平恢复正常。血 PRL 水平恢复正常 1 ~ 2 月后，溴隐亭开始减量，每月减一次，一般每次减少原剂量的 1/3 ~ 1/2，直至最低有效剂量（维持剂量）。减量期间每月测定 PRL 一次。一般在采用维持剂量治疗 1 年后停药。

对垂体泌乳素瘤：溴隐亭可使肿瘤细胞变性坏死，肿瘤体积缩小，可使 80% ~ 90% 的微腺瘤（肿瘤直径 < 1 cm）患者血 PRL 恢复正常。开始剂量 1.25 mg/次，1 次/日；以后逐渐加大剂量，一般最大剂量 < 10 mg/日。餐中用

药可减轻恶心、呕吐等不良反应。血 PRL 水平降至正常后，逐渐减量至最低有效剂量，1.25~2.5 mg/日。对口服不耐受者，可阴道给药，由于阴道吸收完全，且避免了肝脏的首过作用，因此阴道用药量小，一般每晚内置 2.5 mg 即可。

3. 手术治疗

适应证是大腺瘤生长迅速，药物控制不理想，出现明显的神经压迫症状，如视野缺损、头痛。呕吐等。手术方式多采用经蝶窦途径。但手术可因切除不彻底或切除过度，导致复发或垂体功能低下，往往需要后续治疗。

4. 放射治疗

如 r 刀、X 刀等。

五、转归与预后

大部分高泌乳素患者经过祛除病因，积极治疗，80% 患者 PRL 可达正常水平，溢乳消失，妊娠率可达80%。

六、预防与调摄

尽量勿使用能消耗下丘脑多巴胺或阻滞多巴胺药物，如氯丙嗪、奋乃静等吩噻嗪类，甲氧氯普胺等止呕剂，利血平、甲基多巴等儿茶酚胺消耗剂以及鸦片类药物。

第三节　子宫内膜异位症

子宫内膜异位症是指具有生长功能的子宫内膜组织在子宫腔以外的身体其他部位出现、生长、浸润、反复出血，或者引发疼痛、不孕及结节包块等。异位内膜可以侵袭全身任何部位，但绝大多数位于盆腔内，其中以卵巢、直肠子宫陷凹及宫骶韧带等部位最常见，其次为乙状结肠、脏层腹膜、直肠阴道隔等。另外，腹壁瘢痕、输尿管、肺、胸膜、乳腺、淋巴结甚至中枢神经系统也可发生，但较罕见。

根据子宫内膜异位症的临床表现，本病当属于中医"血瘕"、"痛经"、"月经不调"、"不孕"范畴。

一、病因病理

（一） 中医病因病机

1. 肾虚瘀结

肾阳虚弱，经行感寒，或房劳多产，久病虚损伤及肾气，肾虚则气行无力，而致血瘀。

2. 气滞血瘀

郁怒伤肝，肝郁气滞，气滞血瘀，不通则痛。

3. 寒凝血瘀

经期或产后，感受寒邪，寒克冲任，经血凝滞不行，以致瘀血内阻，瘀阻胞宫而成本病。

4. 气虚血瘀

素体虚弱、脾胃虚弱或产后体虚，正气虚弱，气虚不运、下陷，痰浊瘀血郁结于下所致。

5. 热结血瘀

素体阳盛或恣食辛辣或感受热邪，热与血搏结，迫血妄行或气血凝滞，终致瘀血内阻而成本病。

（二） 西医病因病理

子宫内膜异位症的发病机制尚未完全阐明，目前有下列学说。

1. 子宫内膜种植学说

1921 年 Sampason 提出，子宫内膜可随经血逆流，经输卵管进入腹腔，种植于卵巢及邻近色盆腔腹膜，并在该处生长蔓延。Scott 等于 1953 年成功将经血中的子宫内膜移植在猕猴腹腔，证明子宫内膜组织具有异位生长能力。临床上，手术时将子宫内膜带至切口处，可在该处形成子宫内膜异位症。种植学说已得到公认，但无法解释盆腔外的子宫内膜异位症是如何发生的。

2. 淋巴与静脉播散学说

不少学者通过电镜检查，发现子宫内膜组织存在与盆腔淋巴管及淋巴结节中，由此提出子宫内膜组织可通过淋巴或静脉播散到远离盆腔的部位，如肺、胸膜、四肢皮肤等。动物实验证明，内膜组织注射到动物的静脉内，可导致远处的种植，证明远处的子宫内膜异位症可能是通过这样的途径引起的。

3. 体腔上皮化生学说

卵巢生发上皮、盆腔腹膜、直肠阴道隔等都是由体腔上皮分化而来，具有高度分化潜能。Mayer 从而提出，上述由体腔上皮分化而来的组织，在反复受到经血、慢性炎症或持续卵巢激素刺激后，均可被激活而衍化为子宫内膜样组织，从而形成子宫内膜异位症。但是，此学说尚无充分临床或实验依据。

4. 免疫学说

虽然多数妇女都有经血逆流现象，但只有少数发生子宫内膜异位症，因而目前认为此病的发生可能为免疫抑制与免疫促进失衡有关。近年来研究表明，免疫机制在子宫内膜异位症的发生、发展各环节起重要作用。免疫异常对异位内膜的种植、黏附、增生具有直接或间接作用。在疾病发展早期，机体表现为积极的免疫反应，此时 NK 细胞、巨噬细胞、TH 细胞数目增加，IL-2 浓度升高，活化淋巴细胞，使细胞毒性作用增强，启动多种免疫功能清除异位内膜残片；但内膜组织释放有害的因子（如免疫抑制因子）与免疫系统相互作用的消长过程中，诱发免疫系统释放一系列反馈因子，抑制免疫活性细胞对异位内膜的清除，并使免疫系统逆转为免疫促进现象，即由免疫细胞释放一系列活性因子，促进异位内膜转移、定位、生长。该病的临床特点及自身抗体可能为单克隆激活模式表明它具有自身免疫性疾病的特征。

5. 内分泌学说

有文献表明前列腺素（PG）含量显著高于正常内膜和卵巢组织，PG 会直接作用于下丘脑、垂体，影响下丘脑促性腺激素释放及卵巢激素的合成引起内分泌障碍，并通过子宫肌层和血管收缩引起痛经。子宫内膜异位症患者常伴有排卵功能障碍，可能是腹腔液中的前列腺素含量升高影响卵泡的生长和排卵。此外，甾体激素的异常，也会影响异位病灶生长。如卵泡黄素化未破裂（LUF）为一种无排卵的特殊类型，患者腹腔液中的雌二醇（E2）及黄体酮（P）显著低于有排卵者，而黄体酮对有活性的异位内膜有抑制生长作用，LUF 患者腹腔液的黄体酮水平低，失去了对子宫内膜细胞的抑制，有利于子宫内膜细胞的种植。同时，由于异位内膜 E2 合成增加而分解下降，使异位内膜生长活跃，内异灶易形成。

6. 遗传学说

Sampson 等的研究发现子宫内膜异位症患者的一级亲属发病率明显高于无子宫内膜异位者，提示该病存在遗传学基础。1998 年 Tanaka 报道，子宫内膜异位症患者的子宫诶弄存在遗传基因或基因调控机制的缺陷。

二、诊断

（一） 病史

继发性、渐进性痛经史，性交痛，月经紊乱，不孕，或剖宫产、人工流产等宫腔手术史，或阴道横隔、宫颈闭锁等病史。

（二） 症状

1. 痛经

痛经是子宫内膜异位症最具特征的症状，且呈继发性、渐进性，甚者疼痛难忍，或伴有呕吐汗出，以至晕厥。子宫内膜异位症患者疼痛程度差异很大，与其病变部位有关，如卵巢内的内膜异位囊肿，即使体积较大，但因卵巢皮质无感觉神经，亦可无痛经症状。

2. 性交痛

子宫内膜异位病灶常散在子宫直肠陷凹、子宫骶骨韧带处，性交时可出现疼痛不适，并在经前和经期有肛门坠胀感。

3. 月经紊乱

表现为经量增多或延长，少数为经前点滴出血。可能与卵巢无排卵、黄体功能不足有关。

4. 不孕

子宫内膜异位症患者的不孕率达 40% 左右，可能与盆腔器官和组织广泛黏连，输卵管僵硬、蠕动减弱，甚至伞端闭锁，影响卵子摄取及精子、受精卵的输送有关。另外，如并发未破裂卵泡黄素化综合征或黄体功能不足，或自身免疫反应，亦可影响受精及着床。

5. 其他

与异位病灶的部位有关，如病灶位于盆底、直肠子宫陷凹时，常累及直肠及乙状结肠，出现排便痛、腹泻或便秘，甚至有周期性少量便血；泌尿系统的子宫内膜异位症，常表现为经期尿频、尿急、尿痛并可有血尿；腹壁子宫内膜异位症，可见经期腹壁瘢痕疼痛，并可在瘢痕深处扪及触痛包块，经后疼痛减缓，包块可逐渐增大，腹痛加剧；肺部子宫内膜异位症，可在经期发生胸痛和气胸，出现咯血、呼吸困难。

（三） 体征

子宫多后倾、固定，子宫后壁下段、子宫骶骨韧带、子宫直肠陷凹处可扪及触痛结节，质硬，一侧或双侧附件可扪及囊性偏实包块，常与子宫相连，有压痛。若病变累及直肠阴道隔，可在阴道后穹窿处扪及甚至看到隆起的紫蓝色斑点、小结节或包块。

（四） 辅助检查

1. 腹腔镜检查

腹腔镜是诊断的金标准，镜下表现多样，可有子宫直肠陷凹散在紫褐色出血点、色素沉着或结节、盆腔腹膜充血、白色斑块、棕黄色斑块、水泡样病变、出血病灶、火焰状红色灶，紫色或褐色病灶囊肿形成和盆腔广泛黏连等。腹腔镜检查可同时对可疑病变组织取活检，进行病理学检查，但对于一些微小病灶及隐蔽病灶，仍难以发现。

2. 血清 CA125

子宫内膜异位症患者月经血清 CA125 水平较高，以月经期 CA125 > 35 KU/mL作为诊断标准，但 CA125 的特异性不高，在大多数卵巢上皮癌中血清 CA125 升高，另外盆腔炎症也可见 CA125 的升高。

3. 抗子宫内膜抗体（EMAb）

EMAb 为子宫内膜异位症的标志抗体，对诊断子宫内膜异位症有一定价值。可与 CA125 联合测定，提高诊断的特异性。

4. 超声学检查

可见卵巢囊性包块，内见致密光点回声。

三、鉴别诊断

（一） 卵巢恶性肿瘤

可在子宫旁出现较固定的包块，盆腔内可有散在的转移结节。但恶性肿瘤患者往往一般情况较差，疼痛呈持续性，与月经周期无关，超声显示肿瘤包块多为实性或混合性，形态多不规则，常伴有腹水，病情发展迅速。

（二） 盆腔炎性包块

有盆腔感染病史，疼痛不仅限于月经期，抗炎治疗有效。

（三） 子宫腺肌病

痛经更剧烈，子宫多增大饱满，且质地较硬，超声检查子宫饱满呈球状。

四、治疗

（一） 中医辨证论治

血瘀为本病的关键，故治疗原则以活血化瘀为主，但因本病发生有周期性规律，故治疗尚需结合月经周期不同时期及不同体质分别论治，一般经前宜行气活血，经期活血化瘀、行气止痛，经后益气补肾、活血化瘀。

1. 肾虚瘀结

主要证候：经行或经后小腹隐痛，腰脊酸楚，痛及下肢和胯臀，经行不畅，色紫黯，有小血块，不孕，头晕目眩，性欲淡漠，舌黯滞，或有瘀斑、瘀点，苔薄白，脉沉细而涩。

证候分析：素体肾虚或久病伤肾，宿有瘀血内阻，经期阴血下泄，肾气更虚，故少腹隐痛，腰脊酸楚，头晕目眩，性欲淡漠；肾虚与血瘀并见，故经行不畅，有小血块，不易受孕。舌黯滞，或有瘀斑、瘀点，脉沉细而涩为肾虚血瘀之象。

治法：补肾养血，活血化瘀。

方药：寿胎丸（《医学衷中参西录》）合桃红四物汤（《医宗金鉴》）去阿胶加香附。

桑寄生、菟丝子、香附、续断、熟地黄、当归、川芎、白芍、桃仁、红花。

方中菟丝子、桑寄生、川续断补肾，熟地养血滋肾，川芎、当归、白芍养血活血，桃仁红花活血化瘀。

2. 气滞血瘀

主要证候：经前、经期少腹胀痛，经行不畅，色黯，有血块，快下痛减，乳房胀痛，肛门坠胀，烦躁，舌黯或有瘀点，苔白，脉弦。

证候分析：瘀血内阻，气机郁滞，故经前、经期少腹胀痛，经行不畅，有血块，待血块排出，气血暂通，则疼痛稍减；肝气郁滞，则乳房胀痛，烦躁。舌黯或有瘀点，脉弦为气滞血瘀之象。

治法：行气活血，祛瘀止痛。

方药：膈下逐瘀汤（《医林改错》）。

当归、川芎、赤芍、桃仁、红花、枳壳、延胡索、五灵脂、牡丹皮、乌药、香附、甘草。

方中四物汤（川芎、当归、熟地、白芍）活血行瘀；赤芍白芍、枳壳、甘草理气活血；桃仁、红花活血化瘀、消除积块；乌药、香附行气止痛调经；牡丹皮活血散瘀，共奏理气活血，化瘀调经之功。

3. 寒凝血瘀

主要证候：经前或经期，少腹冷痛拒按，得热痛减，血量少，色黯有血块，畏寒肢冷，面色青白，舌黯，苔白，脉沉紧。

证候分析：寒凝血脉，瘀血内阻，故经前或经期少腹冷痛拒按，经行不畅，量少而有血块，畏寒肢冷，面色青白为阴寒内盛之象，舌黯，苔白，脉沉紧均为寒凝之象。

治法：温经散寒，祛瘀止痛。

方药：温经汤（《金贵要略》）加延胡索。

吴茱萸、当归、赤芍、川芎、人参、桂枝、阿胶、牡丹皮、生姜、半夏、麦冬、甘草。

方中吴茱萸散寒止痛，桂枝温经散寒，通行血脉，共为君药；当归、川芎、芍药活血祛瘀，养血调经，丹皮活血祛瘀，并退虚热，共为臣药；阿胶养肝血而滋肾阴，麦冬养阴清热，两药合用养阴润燥而清虚热；人参、甘草能益气补中而资生化之源；半夏通降胃气而散结，生姜温中和胃，以助生化，共为佐药；甘草调和诸药，兼为使药。诸药合用，温经散寒以活血，补养冲任以固本，则瘀血去，新血生，月经调而病自除。

4. 气虚血瘀

主要证候：经行或经后少腹隐痛，喜温喜按，肛门重坠，大便溏薄，面色无华，神疲乏力，经量或多或少，色淡质稀，舌边有齿痕，脉细缓或细弦。

证候分析：素体气虚或久病伤气，宿有瘀血内阻，经期气随血泄，气虚益甚，故经期、经后少腹隐痛，喜温喜按，肛门重坠，大便溏薄；气虚血瘀则经量少，气不摄血，亦可出现气血滑脱，经量多，但色淡质稀；面色无华、神疲乏力为气虚之象；舌边有齿痕，脉细缓或细弦均为气虚血瘀之征。

治法：益气活血，祛瘀止痛。

方药：举元煎（《景岳全书》）合失笑散加三七。

党参、黄芪、白术、蒲黄、五灵脂、三七、甘草。

方中党参、白术、黄芪、甘草补气健脾摄血，蒲黄、五灵脂、三七活血祛瘀，散结止痛。

5. 热结血瘀

主要证候：经前或经期发热，少腹灼痛拒按，经量多或经期长，色紫红，质稠，有血块，或伴有低热，口苦咽干，烦躁，小便黄赤，大便秘结，舌红，有瘀点、瘀斑，苔薄黄，脉弦数。

证候分析：感受热邪或五志化火或湿热互结，热灼血脉，热结血瘀，可见经前或经期发热，少腹灼痛拒按；热迫血行，故经量多或经期长，色紫红，质稠，有血块；低热，口苦咽干，烦躁，小便黄赤，大便秘结为热结之象，舌红，有瘀点、瘀斑，苔薄黄，脉弦数为热结血瘀之征。

治法：清热合营，化瘀止痛。

方药：清热调血汤（《古今医鉴》）加红藤、败酱草、薏苡仁。

牡丹皮、黄连、生地、当归、白芍、川芎、红花、桃仁、莪术、香附、延胡索、红藤、败酱草、薏苡仁。

方中牡丹皮、黄连清热凉血；生地、当归、白芍、川芎养血活血；红花、桃仁、莪术、香附、延胡索行气活血化瘀。

（二） 穴位敷贴

辨证使用，可用麝香痛经膏，贴于下腹部或三阴交或气海，也可用远红外发热剂贴于子宫或腹部痛点，或用丁桂散加香桂活血膏，或双柏散热敷，可于经前 3 天开始至月经结束，每天更换。

（三） 针灸治疗

可取关元、中极、合谷、三阴交，气滞血瘀者，经前用泻法；寒凝血瘀者，用温针或艾灸；气虚或肾虚血瘀者，平补平泻。

（四） 饮食治疗

1. 气滞血瘀型

益母草煮鸡蛋，益母草 60 g，延胡索 20 g，鸡蛋 2 个，加水同煮，弃药渣，食用鸡蛋及汤，经前 3 天开始，连用 7 天。

2. 寒凝血瘀型

干姜切片加红糖同煮，喝汤，经前 3 天开始，每日 2 次，连用 7 天。

3. 气血虚弱型

黄芪桂圆鸡，黄芪、桂圆各 60 g，延胡索 20 g，母鸡 1 只，加水同煮，食肉喝汤。

（五） 西医治疗

1. 药物治疗

（1）短效避孕药：避孕药为高效孕激素和小量炔雌醇的复合片，连续周期服用，可使子宫内膜和异位内膜萎缩，痛经缓解，经量减少，并可避免因经血及脱落的子宫内膜经输卵管逆流及种植腹腔的可能。适用于暂无生育要求的轻度子宫内膜异位症患者。

（2）高效孕激素疗法：口服安宫黄体酮 20～30 mg/日，分 2～3 次口服，连服 6 个月，可引起内膜组织蜕膜样改变，最终导致萎缩，同时可负反馈抑制下丘脑—垂体—卵巢轴。适用于痛经较明显而病变较轻微，暂无生育要求者。

（3）假绝经疗法：达那唑 600～800 mg/日，分 2～3 次口服，连服 6 个月，可抑制垂体促性腺激素的分泌而抑制卵巢功能，直接抑制卵巢甾体激素合成，并能与子宫内膜雌、孕激素受体结合，增加体内雌二醇与孕酮的清除率，造成低雌、孕激素环境，促使子宫内膜萎缩。与生理性绝经不同，其垂体 FSH 和 LH 呈低值而非高值，故称假绝经疗法。停药 4～6 周，卵巢功能迅速恢复并出现排卵。适用于轻度或中度子宫内膜异位症但痛经明显或要求生育的患者，可待月经恢复正常 2 次后考虑受孕，此时内膜比较健全，可提高受孕率。其副反应有体重增加、水肿、乳房缩小、痤疮、皮脂增加、多毛、声音改变、头痛、潮热、性欲减退、肌痛性痉挛等，但发生率低，症状不严重，患者多能耐受，可有轻至中度肝功能损害，用药期间肝转氨酶明显升高时应停药，停药后可迅速恢复正常。

（4）孕三烯酮：2.5 mg/次，2～3 次/周，于月经周期的第一周开始服用，连服 6 个月。为一种抗孕激素的甾体激素，作用机理为减少雌孕激素受体浓度、降低血中雌激素水平、降低性激素结合蛋白水平。副作用类似达那唑，但少而轻，对肝功能影响较小，生育力的恢复与达那唑相仿。

（5）GnRH-α：为人工合成的十肽类化合物，其活性较天然 Gn-RH 高数十倍甚至百倍，能竞争性与 GnRH 受体结合，长期连续应用，垂体 Gn-RH 受体被耗尽，使垂体不能对 GnRH 发生反应，而对垂体产生降调作用，即垂体分泌的促性腺激素减少，而致卵巢分泌的激素显著下降，出现暂时性绝经，称为"药物性卵巢切除"。有鼻腔吸入和皮下注射剂两种，效果以皮下注射剂为好，目前常用的为亮丙瑞林缓释剂或戈舍瑞林缓释剂。用法为月经第一天皮下注射亮丙瑞林 3.75 mg 或戈舍瑞林 3.6 mg，以后每隔 28 日再注射一次，共 3～6 次。副作用仍为低雌激素血症引起的各种症状，但无达那唑引起的体重增加、痤疮、转氨酶升高等不良反应。

2. **手术治疗**

（1）保留生育功能的手术（保守手术）：适用于要求保留生育功能者，手术包括盆腔病灶切除、分离黏连、保留子宫、卵巢（部分、一侧或双侧），同时注意暴露卵巢、输卵管伞端，如有闭塞予以复通，且应避免造成过多的创面，避免术后黏连。可选择腹腔镜或剖腹探查。

（2）保留卵巢功能的手术（半保守手术）：适用于较年轻（45 岁以下）但无生育要求的重症患者。切除子宫及盆腔内其他病症，保留至少一侧或部分正常卵巢组织以维持其内分泌功能。术后复发率约为5%。

（3）根治性手术：适用于不须保留生育功能或近绝经期的重症患者。切除子宫、双侧附件及盆腔内所有异位病灶。

五、预防与调摄

（一） 防止经血逆流

及时发现并治疗引起经血逆流的疾病，如先天性处女膜闭锁、阴道横隔、宫颈闭锁、残角子宫，或术后宫颈管黏连、炎性阴道狭窄等，减少因经血潴留引起的经血逆流。

（二） 防止医源性异位内膜种植

经期应避免不必要的妇科检查，如确实需要，动作应轻柔，切勿重力挤压子宫；人工流产应避免造成宫颈损伤、宫颈黏连；输卵管通水、宫颈手术及阴道的手术等都应在月经干净后3～7天进行，以免月经来潮时子宫内膜在手术创面上种植；凡宫腔内的检查或手术，均应注意手法及操作的规范化，避免引起子宫内膜的异位种植。

（三） 计划生育

尽量避免计划外妊娠，反复的人工流产，将导致子宫内膜异位症的发病机会增加。

六、验案选粹

谭某某，女，28岁，已婚。1975年6月25日初诊。

患者既往无痛经史，自1973年婚后不久呈渐进性痛经，疼痛时间以经前至行经中期为甚，腰腹及肛门坠痛难忍。剧痛时呕吐，出冷汗，不能坚持上班。月经周期基本正常。自1975暖2月开始，经量增多，经期延长达10余天，血块多，块出痛减，大便溏，有时每日大便2次，婚后两年同居未孕，曾在几家医院检查，均诊为"子宫内膜异位症"，治疗无效，末次月经6月10～24日。

检查：外阴阴道正常，宫颈有纳氏囊肿，白带较多，子宫体后倾，活动受限，较正常大，宫后壁表明可触及几粒花生米大或黄豆粒大的硬实结节，触痛明显。左侧附件增厚，有压痛，右侧附件可触及索状物，压痛。舌象：舌淡黯，边有小瘀点，苔薄白。脉细数。西医诊断：子宫内膜异位症。中医辨证：血瘀、气滞之痛经。治则：活血化瘀，行气止痛。处方：失笑散加味。方药：

五灵脂 10 g，蒲黄 6 g，大蓟 15 g，茜根 15 g，九香虫 10 g，台乌药 12 g，广木香 6 g（后下），益母草 25 g，岗稔根 30 g。3 剂，每天 1 剂。

9 月 13 日二诊：近 2 个月服上方数剂，痛经稍减。末次月经 8 月 30 ~ 9 月 9 日，经后仍有血性分泌物，纳差，治疗依前法加强活血化瘀之力。处方：田三七 3 g（冲服），五灵脂 10 g，蒲黄 6 g，九香虫 10 g，橘核 15 g，干地黄 25 g，白芍 20 g，甘草 9 g。每天 1 剂。

前方出入续服，于 12 月 8 日三诊：前症悉除，5 个月来无痛经，月经期准，量中等，5 天净，末次月经 11 月 16 日。但仅觉痰略多，色白清稀，舌淡稍黯，脉弦细略滑。检查：子宫后倾，正常大小，宫后壁未触及明显结节，无触痛，双侧附件略增粗，无压痛。因患者体态肥胖，痰湿稍重，拟芍药甘草汤合二陈汤加味以调理。方药：白芍 20 g，甘草 6 g，当归 12 g，九香虫 10 g，香附 12 g，陈皮 6 g，法半夏 12 g，丹参 15 g，云苓 25 g。3 剂。追踪至今 2 年，疗效巩固，无复发。

按：子宫内膜异位症是妇科常见病之一，除渐进性剧痛外，常合并月经过多、不孕症等，在中医妇产科学多属痛经、月经过多及癥瘕范畴之中。其发病机制多认为气滞血瘀、阻滞胞中、恶血久积、冲任失调而为病。方中以失笑散、三七、益母草等活血化瘀止痛为其主药，瘀既得化，通则不痛；佐以九香虫、台乌药、广木香行气止痛，“气为血之帅”、“气行则血行”，故活血药常与行气药并用，又因血具有“寒则涩而不流，温则消而去之”之性，上述行气药当兼有温肾通达之功用，有利于子宫直肠陷窝处结节的吸收。同时还配用张仲景芍药甘草汤以缓急止痛，待瘀消痛止后，以扶脾养血而善后，使气调血旺而无留瘀之弊。（《罗元凯医案》）

七、古代文献精选

《太平圣惠方·治妇人月水来腹痛诸方》：治妇人月信来时，脐腹痛如锥刀所刺，麒麟竭散方。麒麟竭、莸花（醋拌炒令干）、川芎、肉桂、延胡索、当归（剉微炒）、琥珀，以上各半两，麝香一分研入。上件药，捣细罗为散。每于食前，以热酒调下一钱。

《傅青主女科·调经·经水来腹先痛》：经欲行而肝不应，则拂其气而痛生。

《女科正宗》：妇人月水将来，而先腰腹疼者，乃血滞而气逆不通也，用四物加木香、枳壳等。

第四节　子宫腺肌病

子宫腺肌病（Andenomyosis）是指具有生长功能的子宫内膜侵入和扩散至子宫肌层引起的一种良性病变。多发生于 30～50 岁的经产妇，约半数患者合并子宫肌瘤，约 15% 合并盆腔子宫内膜异位症。

一、病因病理

（一）中医病因病机

外邪侵袭，直中胞宫，寒湿或湿热与血搏结，瘀阻胞宫，结为癥积，胞脉、胞络不通，发生痛经；瘀血内阻，新血不得归经，则月经量多；胞脉受阻，冲任不调，则难于成孕。

（二）西医病因病理

1. 病因

多次妊娠和分娩时子宫壁的损伤和慢性子宫内膜炎可能是导致此病的主要原因，另外，过量雌激素的刺激可促进内膜向肌层生长，泌乳素可干扰性腺激素平衡，影响性腺激素受体浓度，使子宫对雌孕激素反应异常，从而促使子宫腺肌病发生。

2. 病理

分为弥漫性和局限性两种。弥漫性常见，子宫多呈均匀性增大，一般不超过 12 周妊娠子宫大小，且多累及后壁，故后壁常较前壁厚。剖开子宫时，可见肌壁增厚而硬，无规则的漩涡状结构，可见粗厚的肌纤维带和微型囊腔，腔隙中偶可见陈旧血液。异位内膜在子宫肌层也局限性生长，形成子宫腺肌瘤，其周围无假包膜存在，故难以剥出，对孕激素不敏感，腺体常处于增生期，局部区域偶有分泌期改变。

二、诊断

（一）病史

次流产史或有生育史，出现渐进性痛经。

（二）症状

经量增多、经期延长及逐年加剧的进行性痛经，不孕。

（三） 体征

检查时子宫呈均匀性增大或有局限性结节隆起，质硬而有压痛，经期压痛明显。

（四） 辅助检查

超声检查科见子宫均匀增大呈球形，后壁常增厚，肌层可见种植内膜所引起额不规则增强回声。

三、鉴别诊断

应与子宫肌瘤、子宫内膜异位症（详见子宫内膜异位症节）鉴别。

子宫肌瘤与子宫腺肌瘤：超声检查时子宫肌瘤为实性光团，且边缘清晰，而子宫腺肌瘤光团，边缘模糊。

四、治疗

（一） 中医治疗

参照子宫内膜异位症。

（二） 西医治疗

1. 非手术治疗

对年轻有生育要求或近绝经期者，可用达那唑、内美通、孕三烯酮或GnRH-α治疗，用法及注意事项同子宫内膜异位症。另外，用释放左旋18甲基炔诺酮的宫内节育器（LNG-IUS，曼月乐）对月经过多及轻中度痛经效果较好，但对重度痛经效果不尽如意。高效孕激素疗法对此病无效。

2. 手术治疗

（1）子宫切除术：对症状严重者，可行全子宫或次子宫切除术。卵巢去留视年龄及卵巢有无病变而定。

（2）子宫内膜去除术：近年来，有报道在宫腔镜下性子宫内膜去除术治疗子宫腺肌病，术后患者月经明显减少，痛经好转或消失，可对月经过多的轻度子宫腺肌病患者试行，但对肌层浸润较严重的重度子宫腺肌病患者，有术后子宫大出血，急诊子宫切除的报道。

（3）介入治疗：近年来有经导管动脉栓塞术（TAE）治疗子宫腺肌病的报道，对月经过多的患者尤为适用，方法：以 Seldinger's 技术完成双子宫动脉或双髂内动脉前干超选择插管，造影证实后，用携带有抗生素的新鲜明胶海绵颗粒（直径 1～3 mm）进行栓塞，术后观察月经量、痛经程度及子宫体积变化，报道提示 TAE 治疗子宫腺肌病的近期疗效显著，但远期疗效尚需观察，且对生育能力的影响尚不清楚。

第五节　闭　经

闭经（Amenorhea）是妇科疾病中最常见的症状之一，而非疾病的诊断。通常可分为原发性和继发性两种，原发性闭经是指女子年龄超过 16 岁、第二性征已经发育，或年龄超过 14 岁、第二性征未发育，无月经来潮；继发性闭经是指以往曾建立正常月经，但此后因非生理性原因（妊娠、绝经）而停经 6 个月，或按自身月经周期计算停经 3 个周期。

闭经病因复杂，可因解剖学缺陷、卵巢轴调控机制失调、卵巢功能异常或下丘脑—垂体—卵巢轴控制机制失调等。还受到精神、环境因素和全身性疾患的影响。

祖国医学亦称之为"闭经"，有关闭经的记载最早见于《素问·阴阳别论》，称其为"女子不月"、"月事不来"、"血枯"，并记载了治疗血枯经闭的妇科第一方"四乌贼骨—藘茹丸"；《金贵要略》称本病为"经水断绝"，该客气病因为"因虚、积冷、结气"；《景岳全书·妇人规》以"血枯"、"血隔"立论，将闭经分为虚实两类。

一、病因病理

（一）中医病因病机

本病的病因病机较为复杂，可分为虚、实两类，虚者主要有先天肾气不足，后天肝肾亏损，气血虚弱及阴虚血燥，经血匮乏，冲任俱虚，血海空虚，经水无源可下；实者主要为气滞血瘀，痰湿阻滞，寒凝血瘀冲任、胞脉阻滞，经血闭止不行。

1. 肾气不足

先天肾气不足，禀赋素虚，或幼年多病，发育障碍，天癸不能如期而至，任脉不返，冲脉不盛，而致月事不行，或经来后期、量少，行后又闭。

2. 肝肾亏损

禀赋不足，肾气未充，肝血虚少，冲任失于充养，无以化为经血，乃致闭经；或因多产、堕胎、房劳、或久病及肾，以致肾精亏损，肝血亦虚，经血匮乏，冲任亏损，胞宫无血以下，而成闭经。

3. 气血虚弱

脾胃素弱，或饮食劳倦，或忧思过度，损伤心脾，营血不足，或久病、胎产数伤于血，以致冲任大虚，血海空乏，无血可下，故成闭经。

4. 阴虚血燥

素体阴虚或久病失血伤阴，或过食辛辣灼伤津血，以致血海燥涩干涸，故成闭经。

5. 气滞血瘀

郁怒伤肝，或突受刺激，致肝气郁结，气机不通，血滞不行，发为闭经。

6. 寒凝血瘀

临经涉水受寒，或经期、产时风寒客于胞中，或内伤生冷，血为寒凝，冲任瘀阻，故经水不行。

7. 痰湿阻滞

肥胖之人，多痰多湿，痰湿壅阻经脉，或脾阳失运，湿聚成痰，膏脂痰湿阻滞冲任，胞脉闭而经不行。

（二） 西医病因病理

1. 下丘脑性闭经

下丘脑性闭经是最常见的一类闭经，下丘脑功能失调可影响垂体功能，进而影响卵巢引起闭经。

（1）功能性下丘脑性闭经可因精神应激、体重下降和营养缺乏、过度运动、药物等引起的下丘脑分泌 GnRH 功能失调或抑制，而引起闭经。

（2）下丘脑器质性疾病引起的闭经可因无嗅觉综合征（Anosmia，Kallmn's Syndrome）、颅咽管瘤等引起。

2. 垂体性闭经

因垂体病变使促性腺激素分泌降低而引起的闭经，有先天性和获得性两大类。

（1）原发性垂体促性腺激素缺乏症。

（2）继发性垂体损害如产后大出血、垂体肿瘤（如催乳素腺瘤、促性腺激素腺瘤、促甲状腺激素腺瘤、生长激素腺瘤、无功能的垂体腺瘤等）、颅咽管瘤及空蝶鞍综合征等，致使腺垂体缺血坏死，垂体功能减退。

3. 卵巢性闭经

卵巢先天性发育不全，或本身功能衰退或继发性疾病等引起的闭经。

（1）性腺先天性发育不全或缺如如特纳综合征（45，XO 及其嵌合型），XX 性腺发育不全、XY 性腺发育不全等。

（2）卵巢早衰与卵巢不敏感综合征。

（3）卵巢炎症与损伤（手术、放疗或化疗等）。

（4）卵巢功能性肿瘤如产生雄激素的睾丸母细胞瘤、卵巢门细胞瘤等

（5）多囊卵巢综合征

4. 子宫性闭经

因先天性无子宫或始基子宫、残角子宫，或获得性子宫内膜破坏（如子宫内膜炎、子宫内膜切除或子宫腔内放射治疗），或宫腔病变（如宫颈—宫腔黏连综合征，即 Asherman's Syndrome）所致闭经。

5. 下生殖道性闭经

指由于先天性发育异常而致经血不能流出产生的闭经，如处女膜闭锁、阴道闭锁、先天性无阴道等。

6. 其他内分泌疾病引起的闭经

如甲状腺、肾上腺、胰腺等功能紊乱可通过影响性腺内分泌功能而引起的闭经。

二、诊断

（一）病史

包括月经史、婚育史、手术史、产伤史、内分泌疾病史、用药史等。

（二）全身检查

注意全身发育情况，如身高、第二性征、四肢与躯干的比例、五官、神态、精神面貌等、甲状腺有无肿大、乳房有无溢乳、原发性闭经性征幼稚者还应检查有无嗅觉缺失。

（三）盆腔检查

注意内外生殖器的发育，有无发育不良或畸形，如有无外阴发育不良或阴毛呈男性化分布，有无处女膜闭锁、阴道横隔、子宫畸形等。

（四）辅助检查

已婚妇女必须排除妊娠，原发性闭经应排除下生殖道发育异常，后可按下丘脑—垂体—卵巢轴寻找病因。

1. 孕激素撤退试验

常用黄体酮 20 mg，肌注，连续 5 天，或甲羟孕酮 8 ~ 10 mg/日，口服，

连续5天，停药后观察有无撤退性出血。用以了解内源性雌激素水平和子宫内膜的反应，若停药后出现撤退性出血（阳性反应），说明子宫内膜反应良好，卵巢有一定量雌激素分泌，子宫内膜已经受其影响发育到一定厚度，外源性孕激素使其发生分泌期变化，故停药后内膜剥脱出血。如无撤退性出血（阴性反应），说明自身雌激素水平不足或子宫内膜对雌激素无反应，应进行雌激素撤退试验，

2. 雌激素撤退试验

每晚睡前乙烯雌酚1 mg，连续20天，最后5天加用黄体酮20 mg/日，肌注，或加甲羟孕酮10 mg，口服，停药后3～7天，发生撤退性出血为阳性反应，提示子宫内膜功能正常，对类固醇激素有反应，可排除子宫性闭经；如无撤退性出血，应再重复上述用药方法，停药仍无撤退性出血者，可诊为子宫性闭经。

3. 内分泌检查

包括FSH、LH、E2、P、T、PRL及TSH。

（1）如FSH<5 IU/L，孕激素试验阴性，说明为低促性腺激素性闭经，病变部位在下丘脑或垂体。

（2）如FSH>30 IU/L，为高促性腺激素性闭经，病变部位在卵巢，如重复2次检查，均有FSH>40 IU/L，同时E2低于早卵泡期水平，患者年龄<40岁，可考虑卵巢早衰。

（3）如LH/FSH>2.5～3，或T增高，可结合超声检查及病史、体征，考虑是否为多囊卵巢综合征。多囊卵巢综合征可伴有高泌乳素血症。

（4）如PRL>25 ng/mL，TSH正常，为高泌乳素血症；如TSH升高，为甲状腺功能减退所致闭经；如PRL>100 ng/mL，应行颅脑MRI，以明确有无肿瘤。

4. 垂体兴奋试验

若FSH、LH都低于正常范围，应行垂体兴奋试验，以测试垂体对促性腺激素释放激素（GnRH）的反应性。将100 µg LHRH融入生理盐水5 mL，在静息状态下经脉注射（30s内完成），注射前、注射后15、30、60、120 min分别采血测定LH。若注射后15～60 minLH值较注射前升高2～4倍以上，说明垂体功能正常，对LHRH反应良好，病变在下丘脑；若经多次重复试验，LH值仍无升高或升高不明显，提示病变在垂体，如希恩综合征。

5. 其他辅助检查

（1）基础体温测定：因排卵后孕激素水平升高，其致热作用可使体温上升 $0.3\sim0.5℃$。若一个月经周期中，基础体温呈双相型，提示卵巢有排卵；而单相型体温，提示无排卵。

（2）诊断性刮宫：适用于已婚妇女，可了解宫颈管和宫腔有无黏连，刮取子宫内膜可作病理学检查，以了解子宫内膜对卵巢的反应是否同步；作结合菌培养，还可明确有无内膜结合。

（3）宫腔镜检查：可诊断有无宫腔及宫颈黏连，并可观察内膜形态，刮取内膜作病理检查等。

（4）超声检查：可辅助诊断有无多囊卵巢综合征及卵巢肿瘤。

（5）染色体核型分析：疑有先天性畸形者，应进行染色体核型分析及分带检查。

三、鉴别诊断

（一）暗经

指即使经过周期性性激素治疗，亦不能引起子宫出血，但卵巢功能正常，有排卵，可怀孕，子宫内膜亦有周期性变化，但不出现月经，属于"返祖"现象，罕见。

（二）避年

指月经一年一行者，可正常生育，无不适及病症，罕见。

四、治疗

（一）中医辨证论治

闭经治疗，以"月事以时下"为治疗目的，但用药不应一味攻逐，活血通经，当谨察冲任血海是否充盈，《景岳全书·妇人规》说："经本阴血，何脏无之？惟脏腑之血，皆归冲脉，而冲为五脏六腑之血海，故经言太冲脉盛，则月事以时下。"若血海亏虚，当冲养阴血，或补肾，或健脾，或清热，待脉象见滑，提示血海充盈，方可因势利导，一通而已，勿犯虚虚实实之戒。

1. 肾气不足

主要证候：年逾十六周岁仍未行经，或月经初潮较晚，周期延后、量少、色淡、质稀、逐渐闭经。腰膝酸软，头晕耳鸣，夜尿增多，四肢不温，舌淡苔白，脉沉细或沉迟。

证候分析：先天肾气不足，天癸不能按时泌至，冲任空虚，故月经迟迟不至，或初潮较晚，周期延后、量少、色淡、质稀；腰为肾之府，肾虚则腰膝酸软；肾虚，髓海不充，故头晕耳鸣；肾气不固，故夜尿增多；气虚阳微，故四肢不温。舌淡苔白，脉沉细或沉迟，为肾气不足之象。

治法：补肾益气，调养冲任。

方药：益肾通经汤加菟丝子、紫河车、鸡血藤（《实用妇科方剂》）。

熟地、当归、赤芍、柏子仁、泽兰、卷柏、仙灵脾、续断、牛膝、丹参、茺蔚子、菟丝子、紫河车、鸡血藤。

方中熟地、当归、赤芍、丹参养血活血；泽兰、卷柏活血通经；仙灵脾、续断、牛膝、茺蔚子、菟丝子助阳益肾、活血通经；柏子仁养心安神。

2. 肝肾亏损

主要证候：月经后期、量少，渐至闭经，头晕目涩、耳鸣，失眠健忘，腰膝酸软，足跟作痛，阴部干涩，带下甚少，以至全无，舌淡苔薄，脉沉细弱。

证候分析：肾精亏损，肝血不足，精血匮乏，冲任失养，血海不能充盈，故月经后期量少，渐至闭经；髓海空虚，故头晕目涩、耳鸣，失眠健忘；肾虚，腰府失养，故腰膝酸软无力，足跟作痛；阴精亏虚，故阴部干涩，带下甚少。舌淡苔薄，脉沉细弱，为肝肾亏损之征。

治则：滋补肝肾，益精养血。

方药：归肾丸（《景岳全书》）加鸡血藤、何首乌、女贞子。

熟地、山药、山茱萸、茯苓、枸杞子、杜仲、菟丝子、当归、鸡血藤、何首乌、女贞子。

方中用菟丝子、杜仲补益肾气，山茱萸、山药、熟地、枸杞滋肾养肝，茯苓健脾补中，当归养血活血。

3. 气血虚弱

主要证候：月经后延、量少、色淡、质稀，渐至闭经，或头晕眼花，或心悸气短，神疲乏力，毛发不泽或易脱落，羸瘦萎黄，舌淡苔太少或薄白，脉沉缓或虚数。

证候分析：气血两虚，冲任失养，血海空虚，故月经后延、量少、色淡、质稀，渐至闭经；气血不足，清窍失养，故头晕眼花；心失所养，故心悸气短，神疲乏力；血虚不润，故毛发不泽或易脱落，羸瘦萎黄。舌淡太少或薄白，脉沉缓或虚数，为气虚虚弱之征。

治则：益气养血，调补冲任。

方药：滋血汤（《御药院方》）加紫河车。

人参、山药、黄芪、茯苓、川芎、当归、白芍、熟地、紫河车。

方中用当归、熟地、白芍、川芎补血养血，党参、黄芪、茯苓、山药益气健脾助生化之源，共奏补益气血调经之功。

4. 阴虚血燥

主要证候：经血渐少而至闭经，五心烦热，潮热、盗汗、两颧潮红，或咳嗽咯血，口干咽燥，舌红苔少，脉细数无力。

证候分析：阴虚内热，燥灼营阴，血海干涸，故月经后期、量少，渐至闭经；阴虚火旺，故五心烦热、潮热、盗汗、两颧潮红；虚火灼伤肺络，故见咳嗽咯血；热灼津液，故口干咽燥；口干咽燥，舌红苔少，脉细数无力，为阴虚血燥之征。

治则：养阴清热调经。

方药：加减一阴煎（《景岳全书》）加当归、玄参。

生地、麦冬、熟地、知母、地骨皮、炙甘草、当归、玄参。

方中生地、麦冬滋阴润燥，熟地滋阴养血，知母、地骨皮清热滋阴润燥，甘草调和诸药。

5. 气滞血瘀

主要证候：既往月经正常，突然停闭不行，情志抑郁或易怒，胸胁或少腹胀痛拒按，舌质正常或黯，或有瘀点，苔薄白或薄黄，脉沉弦。

证候分析：情志不遂，肝气郁结，或突受刺激，气机骤结，冲任瘀滞，故月经突然停闭不行；肝经不畅，故胸胁、少腹胀痛拒按；短期舌质可正常，久则黯，苔薄白或薄黄，脉沉弦为气滞血瘀之征。

治则：疏肝理气，活血调经。

方药：血府逐瘀汤（《医林改错》）。

柴胡、桃仁、红花、当归、川芎、生地、赤芍、牛膝、桔梗、枳壳、甘草。

方中桃红四物汤（当归、川芎、生地、赤芍、桃仁、红花）活血化瘀；四逆散（柴胡、枳壳、赤芍、甘草）疏肝理气，牛膝祛瘀通血脉，引瘀血下行，桔梗开宣肺气，载药上行。

6. 寒凝血瘀

主要证候：月经骤停，小腹胀痛拒按，得热痛减，四肢不温，带下量多、色白清稀，舌黯，或有瘀点、瘀斑，脉沉涩。

证候分析：临经感寒、或涉水冲凉、或过食生冷，而致寒凝血瘀，冲任不通，故月经骤停；寒凝胞脉，故小腹胀痛拒按，得热痛减；寒伤带脉，故带下量多、色白清稀；四肢不温，舌黯，或有瘀点、瘀斑，脉沉涩，为寒凝血瘀之征。

治则：温经散寒，活血化瘀。

方药：温经汤（《金贵要略》）。

吴茱萸、当归、芍药、川芎、党参、桂枝、阿胶、生姜、半夏、丹皮、麦冬、甘草。

方中吴茱萸散寒止痛，桂枝温经通脉；当归、川芎、芍药养血调经，活血祛瘀，丹皮活血祛瘀、退虚热；阿胶养血止血润燥；麦冬养阴润燥，党参、甘草益气补中，半夏健脾和胃，生姜温中和胃，甘草调和诸药。

7. 痰湿阻滞

主要证候：月经延后，渐至闭经，形体肥胖，胸脘满闷，或呕恶痰多，倦怠乏力，或面浮足肿，或带下量多、色白、质粘，舌淡苔白腻，脉滑。

证候分析：肥胖妇女，膏脂满溢，壅塞胞宫，故月经延后，甚至闭经；痰湿中阻，故胸脘满闷，或呕恶痰多；湿困脾阳，故倦怠乏力；水湿泛溢，故面浮肢肿；湿浊下注，故带下量多、色白、质粘。舌淡，苔白腻，脉滑，为痰湿阻滞之征。

治则：祛痰除湿，活血通经。

方药：苍附导痰丸（《叶天士女科诊治秘方》）合佛手散（《普济本事方》）。

茯苓、半夏、陈皮、苍术、香附、天南星、枳壳、生姜、神曲、当归、川芎、甘草。

方中茯苓、苍术健脾燥湿，半夏、陈皮、天南星燥湿化痰、健脾和胃，生姜降逆化痰，枳壳、香附理气，神曲消食和胃，当归、川芎补血活血通经，甘草调和诸药。

（二）针灸治疗

主穴：天枢、气海、三阴交。

配穴：肾气不足型加关元、肾俞、水泉；肝肾亏损型加肝俞、肾俞、照海；气血虚弱，加脾俞、膈俞、足三里；气滞血瘀型加地机、太冲；寒凝血瘀型加神阙、中极；痰湿阻滞型加丰隆、阴陵泉。

（三） 饮食治疗

1. 鸡血藤炖肉方（《常见病验方研究参考资料》）

鸡血藤干品 10～15 g，猪瘦肉 150 g。二味共炖，食肉及汤，1 次/日，5 日为 1 疗程。适用于虚实错杂型闭经。

2. 丹参鸡（《百病饮食自疗》）

丹参 30 g，鸡蛋 2 个。两药共煮 2 小时，吃蛋饮汤，可连续服用。适用于血虚型闭经。

3. 杞子兔肉汤（《食疗大全》）

枸杞子 30 g，兔肉 250 g。枸杞子洗净，二味同入砂锅，文火煮烂，加适量盐即可。2 次/日，宜常服。适用于肝肾不足型闭经。

4. 王不留行炖猪蹄（《常见病验方》）

王不留行 30 g，茜草 15 g，红牛膝 15 g，猪蹄 250 g。上述药物清晰干净，用纱布包好，与猪蹄同入砂锅，炖至猪蹄烂熟，去药包，服汤食肉，2 次/日，5 料为 1 疗程。适用于气滞血瘀型闭经。

5. 苡仁根老丝瓜汤（《百病饮食自疗》）

薏苡仁根 30 g，老丝瓜 30 g。二味水煎取汁，加红糖少许调味，1 次/日，连服 5 日。适用于痰湿阻滞型闭经。

（四） 西医治疗

1. 一般治疗

闭经的发生与神经内分泌的调控密切相关，治疗闭经必须首先整体调整身心。适当锻炼身体，合理安排工作、生活，注意营养均衡，改善环境，避免精神压力，解除思想顾虑等。

2. 病因治疗

闭经若由器质性病变引起，应针对病因治疗。如处女膜闭锁、阴道横隔或阴道闭锁，均可手术切开或行成形术，使经血畅流。宫颈、宫腔黏连者（Asherman综合征），可手术分解宫颈及宫腔黏连，并放置宫内节育环或小儿Foley 导尿管，连续 7 天，保持通畅，手术分解黏连的方法既往采用宫颈扩张器和刮宫术，现采用宫腔镜下直视的机械性切割或激光切割年连带；需生育者还应服用大剂量雌、孕激素序贯治疗，即妊马雌酮 2.5 mg/日，共 21 日，甲羟孕酮 10 mg/日，共 7 日，可重复人工周期 3～6 个月，以重建子宫内膜，直至撤退性流血量接近或达到既往月经量。生殖道结核患者，予抗结核治疗；卵巢或垂体肿瘤在诊断明确后，应根据肿瘤的部位、大小和性质等情况确定方案，选择手术、放疗、化疗等。

3. 药物治疗

（1）高促性腺激素性闭经

1）雌激素替代疗法：适用于无子宫者。妊马雌酮 0.625 ~ 1，25 mg/日（自小剂量开始），连服 21 日，停药 1 周后重复用药。

2）雌孕激素序贯治疗：妊马雌酮 0.625 mg/日，自出血第 5 日起，连服 21 日，后 10 日加用甲羟孕酮 8 ~ 10 mg/日。

（2）低促性腺激素性闭经

1）无生育要求者：采用周期性孕激素疗法，即甲羟孕酮 10 mg/日，连服 5 日，每 8 周 1 次。

2）有生育要求者：以下各种排卵药物可单独或联合应用。治疗期间监测卵泡，避免卵巢过度刺激综合征的发生。①氯米芬（CC）：50 ~ 200 mg/日，自撤退性出血第 5 日起，连服 5 日。用药从小剂量开始，若无效，下一周期可逐步加量。②尿促性素（HMG）：自撤退性出血第 5 日起，肌内注射 HMG1 支/日，连用 7 日，若无反应，可加至 2 支；超声监测卵泡直径≥18 mm 时，停用 HMG，加用 HCG10 000 U，肌内注射，以诱发排卵。③促性腺激素释放激素激动剂（Gn-RHα）：自撤退性出血第 5 日起，皮下注射 50 ~ 100 μg，连续7 ~ 10 日，待卵泡近成熟时改为 3 次/日，连续 2 日，也可加用 HCG 诱发排卵。

（3）其他治疗

1）溴隐亭：适用于高泌乳素血症或垂体微腺瘤者。根据血 PRL 水平，每日口服溴隐亭 2.5 ~ 7.5 mg，从小剂量开始，宜与餐同服。

2）甲状腺素：适用于甲状腺功能低下引起的闭经。30 ~ 40 mg，口服，1 ~ 3 次/日，根据患者症状及基础代谢率调整剂量。

3）肾上腺皮质激素：适用于先天性肾上腺皮质功能亢进所致闭经，一般用泼尼松龙或地塞米松。

4. 手术治疗

适用于中枢神经系统肿瘤患者。

五、古代文献精选

《太平圣惠方·治妇人月水久不通诸方》：夫妇人月水久不通者，由脏腑虚损，气血劳伤，风冷客于胞内伤于冲、任之脉，并手少阴、太阳之经故也。

夫手少阴心经也，手太阳小肠经也，二经以为表里，其经血上为乳汁，下为月水也。凡血得温则流通，得冷则壅结。凡风冷留于经络，搏于血，气血枯竭，胞络闭结，故令久不通也。

《万病回春·经闭》：妇人壮盛经闭者，此血实气滞，宜专攻也；妇人虚弱经闭者，此血脉枯竭，宜补，经自通也；妇人半虚半实经闭者，宜攻补兼施也；妇人经闭有积块者，宜养血破积也；妇人经通之后，宜调理之剂也。

第六节　黄体功能不全

黄体功能不足是指排卵后卵泡形成的黄体，其合成和分泌孕激素不足，从而影响孕卵着床或导致早期流产。黄体功能不足在不孕症中占 3%～22%。

本病属中医"月经先期"范畴，主要指月经周期提前七天以上，甚至半月一潮。

一、病因病理

（一）中医病因病机

1. 脾气虚弱

素体虚弱，或饮食失节，或思虑劳倦，均可损伤脾气，中气虚弱，不能摄血归源，使冲任不固，经血失于统摄而妄溢而致月经先期。

2. 肾气不固

青春期或绝经期肾气不足，或房劳多产，肾气不固，冲任失约，经血下溢而致月经先期。

3. 阳盛血热

素体阳盛，过食辛辣，或外感邪热，致热搏血分，冲任不固，月经先期而至。

4. 肝瘀血热

情志不畅，肝气郁滞，肝郁化火，扰及冲任，月经先期而至。

5. 阴虚血热

素体阴虚，或久病失养，阴液亏损，虚热内生，扰及冲任，致月经先期而下。

6. 瘀血内停

经期产后，余血未净，或六淫所伤，或七情过极，邪与血搏，瘀阻冲任，新血不安而妄行。

（二） 西医病因病理

1. 卵泡期失调

卵泡发育过程中，某些内分泌功能的失调可导致以后的黄体功能不足。如排卵期 FSH 和 LH 峰分泌失常或 FSH/LH 降低也是导致黄体功能不足的因素。PRL 过高或过低以及甲状腺功能减退均可引起黄体功能不足。

2. 黄体期功能失调

黄体的形成和黄体合成、分泌孕酮的功能和排卵前的 LH 峰及黄体期的 LH 持续分泌有关。早中期黄体期孕酮分泌不足，主要影响子宫内膜腺体；晚期黄体期孕酮分泌不足，主要影响子宫内膜的间质。

3. 子宫内膜因素

因子宫内膜的性激素受体缺陷，可致孕激素在子宫内膜中不能起相应的生物效应。

二、诊断

目前并无明确诊断标准，主要表现为月经周期缩短，有时月经周期虽在正常范围内，但卵泡期延长、黄体期缩短，患者常伴不孕或早期流产史。妇科检查无异常，基础体温呈双相型，但上升期短，可能 9～10 天。子宫内膜呈分泌不良反应。

三、治疗

（一） 中医辨证论治

1. 脾气虚证

主要证候：月经先期，量多，色淡质稀，神疲肢倦，气短懒言，小腹空坠，食少纳呆，舌淡，脉细弱无力。

治法：健脾益气，固冲调经。

方药：补中益气汤（《脾胃论》）加茜草、乌贼骨。

人参、黄芪、当归、陈皮、升麻、柴胡、白术、甘草、茜草、乌贼骨。

方中黄芪补中益气，人参、白术、炙甘草补气健脾，当归养血合营，陈皮理气和胃，升麻、柴胡升阳举陷，诸药合用，补气升提，固冲调经。

2. 肾气虚证

主要症候：月经先期，量少，色淡质稀，伴腰膝酸软，夜尿频，舌淡黯，态薄白，脉陈无力。

治法：补肾调冲。

方药：归肾丸（《景岳全书》）加桑寄生、续断。

熟地、山药、山茱萸、茯苓、当归、枸杞子、杜仲、菟丝子、桑寄生、续断。

方中用菟丝子、杜仲、补骨脂补益肾气，山茱萸、熟地、枸杞、首乌滋肾养肝，白术、茯苓、炙甘草健脾补中。

3. 阳盛血热

主要症候：月经先期，量多，色鲜红或深红，质黏稠，面红颧赤，口渴欲饮，小便干结，舌红苔黄，脉滑数有力。

治法：清热凉血，固冲调经。

方药：清经散（《傅青主女科》）加知母、仙鹤草。

丹皮、地骨皮、白芍、熟地、青蒿、茯苓、黄柏、知母、仙鹤草。

方中丹皮、青蒿、黄柏清热凉血泻火，地骨皮、熟地清虚热而生水，白芍敛阴，茯苓渗水宁心，总使火泻而水不伤。

4. 肝瘀血热

主要症候：月经先期，量或多或少，经行不畅，经色鲜红，烦躁易怒，小腹胀痛，口苦咽干，舌红，苔薄黄，脉弦数。

治法：丹栀逍遥散去煨姜，加仙鹤草、茜草。

丹皮、栀子、当归、白芍、柴胡、白术、茯苓、炙甘草、薄荷、仙鹤草、茜草。

方中柴胡疏肝解郁，使肝气得以条达为君；白芍养血敛阴，柔肝缓急，当归养血和血，且可理气，归、甘草健脾益气，芍与柴胡同用，补肝体而助肝用，使血和则肝和，血充则肝柔，共为臣药；白术、茯苓、甘草健脾益气，实土以抑木，且使营血生化有源，共为佐药；诸药合用，使肝郁得疏，血虚得养，脾弱得复。

5. 阴虚血热

主要症候：月经先期，量少，色红，五心烦热，潮热盗汗，心烦失眠，咽干口燥，舌红苔少，脉细数。

治法：滋阴清热，凉血固冲。

方药：两地汤（《傅青主女科》）加二至丸。

生地、玄参、白芍、麦冬、阿胶、地骨皮、女贞子、旱莲草。

方中生地、地骨皮养阴清热，麦冬滋阴润燥，玄参咸寒润下，阿胶、白芍育阴，共奏育阴清热降火之功；女贞子、旱莲草补益肝肾，滋阴止血。

6. 血瘀

主要症候：月经先期，色黯，有血块，小腹疼痛拒按，块下痛减，舌暗红，脉弦或涩。

治法：活血化瘀，止血固冲。

方药：桃红四物汤（《医宗金鉴》）加失笑散、三七粉、香附。

桃仁、红花、当归、川芎、白芍、熟地、蒲黄、五灵脂、三七粉、香附。

方中桃仁、红花、当归、川芎、白芍、熟地活血化瘀，蒲黄、五灵脂化瘀止痛。

（二） 西医治疗

1. 促卵泡发育

促使卵泡发育和排卵，以利于黄体形成。首选克罗米芬，必要时考虑用HMG-HCG 疗法。

2. 黄体功能刺激法

基础体温上升后，隔日肌注 HCG1 000 ~ 2 000 U，共 5 次，可使血浆黄体酮明显上升，延长黄体期。

3. 黄体功能替代法

一般用天然黄体酮制剂。自排卵后开始肌内注射，10 mg/日，持续 10 ~ 14 天，以补充黄体分泌黄体酮的不足。

第七节　卵巢早衰

卵巢早衰（Premature Ovarian Failure，POF）是指妇女 40 岁之前发生卵巢功能衰竭，以促性腺激素升高和雌激素水平降低为特征的疾病，临床多表现为原发性或继发性闭经、不孕、围绝经期综合征等一系列症状，其卵巢组织学呈围绝经期或老年妇女绝经后改变。卵巢早衰发病率在全部妇女中约为 1% ~ 3%，多为散发性，也有家族性，治疗困难，其确切病因尚不清楚。

一、病因病理

（一） 中医病因病机

中医对该病病机的认识以肾虚为主导。肾为天癸之源，冲任之本，主月经、生殖、系胞。肾气的盛衰主宰着天癸的至与竭、冲任二脉的盛衰以及月经的行与止。肾虚冲任虚衰，血海空虚，无血而下是本病的主要病机。

除肾虚外，肝之疏泄、脾之运化与其也有密切的关系。肝肾同源，肝藏血，主升发、疏泄、性喜条达而恶抑郁，具有排泄月经功能，对月经有重要调节作用。现代社会生活节奏的加快，随之而来的压力也越来越大，如长期处于焦虑、忧郁、悲伤、愤怒、恐惧等不良情绪下，不仅可以在下丘脑水平影响垂体—卵巢轴，还可以直接影响卵巢功能，从而导致 POF。

脾为后天之本，主运化，为气血生化之源，为月经提供物质基础。脾胃久虚，形羸气血俱衰，经血难聚。

（二） 西医病因病理

POF 的发病与很多因素相关，如遗传学因素、自身免疫因素（多种自身免疫抗体）、先天性酶缺乏、放化疗及手术损伤、感染及环境因素、心理精神因素及特发性。

1. 特发性卵巢早衰

为卵巢早衰的最常见类型，约占 POF 的 80%，无明确诱因，染色体核型正常，检测不到自身免疫性抗体。

2. 遗传因学

同家系内 2 个以上个体发生 POF，提示存在家族遗传因素。据报道，家族遗传性 POF 发生率占 POF 例数的 12.7%。与 POF 相关的遗传因素包括 X 染色体畸变及 X 染色体和常染色体的基因突变。

3. 免疫因素

POF 患者卵巢的淋巴细胞浆细胞浸润和 T 细胞亚群改变、针对卵巢抗原的循环自身抗体出现、伴发于其它自身免疫病及随自身免疫状态的缓解而卵巢功能恢复，提示 POF 与免疫有关。有人认为，卵巢早衰是由于针对卵泡壁细胞的自身免疫。但临床上只能采用外周血标本进行免疫相关的检查。

自身免疫性卵巢早衰可由多种自身免疫性疾病引起，较常见的是自身免疫性甲状腺炎，少见的有重症肌无力、特发性血小板减少性紫癜、类风湿关节炎、白斑及自身免疫性溶血性贫血等。

4. 酶缺陷

17-羟化酶缺陷则不能合成雄激素，FSH反馈性升高，染色体核型正常。表现为原发性闭经，有子宫发育，卵巢内有始基卵泡，但无第二性征发育，外生殖器呈女性型。

5. 卵巢的破坏性因素

放、化疗对卵母细胞有损害作用，卵母细胞受损后，卵泡结构消失，纤维化导致卵巢功能衰退；儿童期腮腺炎并发病毒性卵巢炎可引起早期严重的卵巢破坏。

二、诊断

（一）病史

包括月经史、发病年龄及伴随症状，如有无烘热、潮红等，询问其他内分泌腺体病史，卵巢手术、化疗、盆腔放射治疗及儿童期腮腺炎病史等。

（二）症状及体征

主要是体内雌激素水平低下的表现。

1. 继发性闭经

年龄40周岁以下，原有月经，后出现继发性闭经。

2. 更年期综合症

可表现为面部潮红、潮热出汗，性情烦躁，失眠，阴道干涩，性交困难等。

3. 体格检查

可见内外生殖器及第二性征逐渐萎缩。

（三）辅助检查

1. 性激素检查

血 $FSH > U/L$，$E2 < 100\ pmol/L$。

2. 染色体核型

可为46XX，45XO/46XX、47XXX等。

3. 自身免疫性抗体检测

可测到抗卵泡膜抗体、抗核抗体、抗肾上腺类固醇激素细胞抗体或抗甲状腺抗体等。

三、治疗

（一） 中医辨证论治

1. 肾气虚弱

主要证候：婚久不孕，月经先后不定期或停闭，经量或多成少，色黯；腰酸腿软，精神疲倦，头晕耳鸣，小便清长；舌淡，苔薄，脉沉细或细弱，两尺尤甚。

证候分析：肾气不足，冲任虚衰，不能摄精成孕，故婚久不孕：肾气虚衰，冲任失调，血海失司，故月经不调；腰为肾之府，肾主骨，肾虚腰府失养，故腰酸腿软：肾虚血海不足则精神疲倦，头晕耳鸣；肾虚气化失常则小便清长；舌、脉均为肾气虚之象。

治法：补肾益气，温养冲任。

方药：毓麟珠（《景岳全书·妇人规》）。

人参、白术、茯苓、炙甘草、当归、川芎、白芍、熟地黄、菟丝子、杜仲、鹿角霜、川椒。

方中四物汤补血；四君子汤健脾益气；菟丝子、杜仲、鹿角霜温养肝肾，调补冲任，补阴益精；川椒温肾助阳。全方既温养先天肾气以生精，又培补后天脾胃以生血，使精血充足，冲任得养，胎孕易成。

若子宫发育不良，应积极早治，加入血肉有情之品如紫河车，鹿角片（或鹿茸）及丹参、茺蔚子补肾活血，通补奇经以助子宫发育；若性欲淡漠者，选加淫羊藿、肉苁蓉以温肾填精。

2. 肾阴虚

主要证候：婚久不孕，月经先期、量少或月经后期、量少，甚或闭经，色鲜红，或经期延长，甚则崩中或漏下不止；形体消瘦，腰酸膝软，头晕耳鸣，五心烦热，心悸失眠，舌红，少苔，脉细或细数。

证候分析：肾阴不足，精血亏少或阴虚火旺，则月经先期、量少或后期、量少，色鲜红：精血不足，冲任血海匮乏，则致闭经，阴液不足，肢体失荣，则形体消瘦。肾阴不足，腰府失养，脑髓失充则腰酸膝软，头晕耳鸣；虚火上扰、神明不安则五心烦热，心悸失眠；舌、脉均为肾阴不足之象。综上所述，肾阴不足，冲任失滋，或阴虚火旺，冲任胞宫蕴热，不能摄精成孕。

治法：滋肾益阴，调补冲任。

方药：养精种玉汤（《傅青主女科》）。

当归、白芍、熟地黄、山萸肉。

方中当归、白芍滋养肝血，熟地黄、山萸肉补益肾精。全方共奏滋阴养血，养精神玉之功。若阴虚火旺，心悸失眠，五心烦热明显者，加女贞子、知母、首乌藤以滋阴清热安神，若月经量少甚或闭经，加制首乌，枸杞子以滋肾养血填精。

最少，经色淡暗，或见月经稀发基则饼主要证候：奶久不孕，月经后期、

3. 肾阳虚

主要证候：婚久不孕，月经后期、量少，经色淡暗，或见月经稀发甚则闭经；面色晦暗，头晕耳鸣，腰酸腿软，性欲淡漠，大便不实，小便清长，夜尿多，舌淡黯，苔薄白，脉沉细尺弱。

血海不充故见月经后期，量少，色锁证候分析：特用虚弱，冲任失于温养，月始精整，用，服为背府。背用不足，命门火囊，故面色账题，便酸是软，推漠。肾阳虚弱，火不暖土或不能温化膀胱，则大便不实，小便清长，夜现多。清，均为特用不足之象。惊上所见为肾阳虚弱，冲任不足，故官寒不能摄精成车。

本证型在临床常表现为排卵功能不良，或排卵后黄体功能不足，基础体温可见高温相不稳定，妇科检查，有的可见生殖器官发育不佳。

治法：温肾养血暖宫，调补冲任。

方药：温肾丸（《妇科玉尺》）。

熟地黄、萸肉、巴戟天、当归、菟丝子、鹿茸、益智仁、生地黄、杜仲、茯神、山药、远志、续断、蛇床子。

方中生熟地黄、萸肉、山药、当归滋补肝肾，养血调经，以益阴摄阳，使"阳得阴助而生化无穷"；鹿茸、巴戟天、菟丝子、蛇床子温肾壮阳，填精补髓，使"阴得阳生而泉源不竭"；杜仲、续断补肝肾强腰膝；益智仁补肾涩精；茯神、远志健脾安神，以后天补先天。全方共成温肾助阳、益精养血种子之功。

4. 肝郁

主要证候：婚久不孕，月经先后不定期，经量时多时少，经行小腹胀痛，经前烦躁易怒，胸胁乳房胀痛，情志抑郁，善太息；舌质黯红，苔薄白，脉弦细。

证候分析：肝气郁结，气血不和，冲任失调，故周期先后不定期；肝郁气滞，气血失调，血行不畅，故经行小腹胀痛，经前乳房胀痛；肝郁气滞，或郁

而化火，故情志抑郁，烦躁易怒。舌、脉均为肝郁之征。综上所见为肝郁气滞，气血失和，冲任失调，胞宫不能摄精成孕。

治法：疏肝解郁，养血理脾。

方药：开郁种玉汤（《傅青主女科》）。

当归、白芍、白术、茯苓、牡丹皮、香附、天花粉。

方中当归、白芍养血柔肝；白术、茯苓健脾养血；牡丹皮凉血活血；香附理气解郁；天花粉清热生津。全方共成疏肝健脾，养血种子之功。

若见乳胀有结块者。加王不留行、橘核活血行滞；如梦多寐差，加炒枣仁、夜交藤宁心安神。

5. 血虚

主要证候：婚后无子，月经后期，量少色淡，面色萎黄，皮肤不润，形体瘦弱，头晕目眩，舌淡苔薄，脉细弱。

证候分析：素体虚弱或久病失血，以致冲任血虚，胞失血养，不能摄精，故不能成孕；营血不足，血海空虚，则经行后期，量少色淡；血虚不能上荣于面以濡养头目。故见面色萎黄，头昏目眩；全身失于营养则形体瘦弱，皮肤不润；舌脉亦为血虚之象。

治法：养血滋肾调经。

方药：加味四物汤（《济阴纲目》）。

当归、川芎、白芍、生地黄、阿胶、白术、茯苓、橘红、甘草、续断、香附。

方中四物加阿胶养血调经，白术、茯苓、甘草、橘红健脾生血，续断补肾，香附调气。

若气血两虚时加党参、山药，益气健脾，以助化源；血虚未复，进而导致营阴不足当合两地汤（《傅青主女科》），药如玄参、麦冬、阿胶、地骨皮、龟甲、枸杞子滋阴养血，固摄阴精，自能摄精成孕。

（二）西医治疗

1. 雌激素疗法

用以缓解因雌激素减少而引起的血管舒缩不稳定症状，预防性器官萎缩、骨质疏松及心血管疾病；并可通过对 FSH、LH 的负反馈抑制，消除高 FSH 水平对残留卵泡的消耗作用，有助于受孕。

（1）雌、孕激素序贯法：适用于年轻女性。无生育要求的，可予炔雌醇 0.025～0.05 mg/日，于出血第 5 天开始服用，连服 221 天，后 10 天加用黄体酮 20 mg/日。有生育要求的，可炔雌醇 0.05 mg/日，连用 21 天，后 10 天加用黄体酮，至少连用 3 个周期，监测血 FSH 水平，下降到 10 U/L 可停药，停药后监测排卵，指导受孕。

（2）妊马雌酮（倍美力）：适用于无月经要求的患者，可控制更年期症状，预防骨质疏松、心血管疾病等，予倍美力 0.375~0.625 mg/日，连服 21 天，后 10 天加用黄体酮 20 mg/日。

2. 病因治疗

对自身免疫性疾病患者采用糖皮质激素抑制免疫的短期疗法，有恢复排卵及妊娠的报道，但疗效不肯定，不宜长期服用。

3. IVF-ET

寻找适合的卵子供者，患者进行激素替代治疗，促使内膜同步发育，用 IVF-ET 技术使患者妊娠、生育。

第八节　卵泡黄素化不破裂综合征

未破裂卵泡黄素化综合征（Luteinized Unruptured Follide Syndrome，LUFS）是指卵泡成熟但不破裂，卵细胞未排出而原位黄素化，形成黄体并分泌孕激素，体效应器官发生一系列类似排卵周期的改变。临床以月经周期正常，有类似排卵表现但持续不孕为主要特征。为无排卵性月经的一种特殊类型，也是引起不孕的重要原因之一。

LUFS 的发病原因尚不明了，多数认为与中枢调节紊乱、局部障碍及精神，细腻等因素有关。其发病率各家报道不一，多数认为自然月经周期约 5%~10%，药物促排卵周期约为 30%~40%。根据超声动态监测，可分为小卵泡型、卵泡滞留型及持续增大型三种类型。

中医尚无相应病名，多归属为"不孕症"范畴。

未破裂卵泡黄素化综合征是 1975 年 Jewelewicz 首先提出有卵泡不破裂而黄体化的情况，并命名为 LUFS。1978 年 Marik 等用腹腔镜直接观察卵巢表面，发现有些早期黄体确无排卵裂孔而进一步证实。因患者临床表现隐匿、月经周期正常，故易被忽视而误诊为"原因不明"的不孕症，而其发病原因复杂，腹腔镜等观察方式有创伤性不易被接受，临床相关报道及研究少，尚缺乏统一诊断标准，给诊治带来相应困难，故被列为妇科生殖内分泌临床研究的难题。

一、病因病理

（一） 中医病因病机

中医学认为本综合征的发生与肾、肝、血气机冲任失调密切相关。肾藏精，主生殖发育，肝藏血，主疏泄调节，为"女子先天"，任通冲盛，男女两"精"适时相搏，则胎气乃成。若肝肾疏泄闭藏有度，血海蓄溢正常，开合有节，冲任调和则月经、妊娠正常；若肾气（精）亏虚，肝失疏泄，血瘀气滞，冲任胞脉失和，则即使经水按期而至，亦不能摄"精"成孕。

（二） 西医病因病理

LUFS 发生机制不明，目前较多的设想是中枢内分泌紊乱；局部障碍；高泌乳素血症；酶或激酶不足或缺陷导致卵泡液凝集；其他如药物因素及心因性因素等。

1. 中枢内分泌紊乱

排卵是一个复杂的由多种激素协同作用完成的过程，中枢内分泌紊乱时可直接影响卵泡的生长发育及排卵的发生，有研究表明，排卵过程由 LH/FSH 的峰状分泌所激发，主要由 LH 所激发。当各种原因所致中枢内分泌紊乱，LH 峰状分泌水平不够，LH 的分泌量达不到阈值时，无法激发导致卵泡壁被消化和破裂的生物化学和组织学变化，但却可导致减数分裂的再启动和卵泡细胞黄素化、分泌孕酮而出现卵泡未排出而孕酮升高的"伪排卵"现象。

但也有研究报道，LUFS 与 LH 水平无关。也有报道称 LUFS 时 LH 的作用是 LH 受体量下降所致。

2. 局部障碍

子宫内膜异位症、盆腔炎等可造成盆腔黏连，而导致卵泡不破裂无排卵，但内源性 LH 可促使卵泡细胞黄素化。有研究表明，卵巢手术后发生 LUFS 主要与卵巢表面稀疏的摸样黏连有关。此外，卵巢炎甚至亚临床的卵巢炎也是造成卵巢被皮增厚而导致 LUFS 发生的局部因素。

3. 酶或激酶不足或缺陷或前列腺素缺乏

酶的产生也是 LH 与 FSH 作用的结果，LH 不足影响 CAMP 增加，从而使卵巢内纤维蛋白和纤溶酶原激活剂活性低下，可使排卵前卵泡细胞上的纤溶酶原活性降低，影响纤维蛋白的溶解和滤泡壁的自身作用。蛋白溶解酶也对卵泡破裂起作用，当这些酶缺乏即抑制卵泡排卵。

4. 高 PRL 血症

PRL 影响促性腺激素释放激素（GnRH）的释放，使血 LH 下降。PRL 可改变 E2 对 LH 的正反馈调节作用。此外，PRL 还可抑制卵巢分泌 E2、P，并降低卵巢对 GnRH 的反应，使排卵不能发生。

5. 药物等外部因素作用

药物促排卵或超促排卵周期中，该综合征的发生率明显高过自然周期，表明在促排卵过程中卵泡的发育和成熟程度与自然周期不完全相同。如克罗米芬（CC）可使本综合征明显增加，据认为是 CC 等药物可导致卵巢基质及卵泡黄体化所致。

6. 精神心理因素

亦有人认为与精神心理因素有关，长期不孕妇女处于紧张和不断的应激状态中，造成血中催乳素水平反复出现小峰值而影响排卵。

二、诊断

（一）诊断要点

1. 临床表现

不孕为常见的临床症状，且常误认为是"原因不明"的不孕症。可合并有盆腔子宫内膜异位症或慢性盆腔炎黏连的表现。月经周期和月经量常无异常。偶有黄体期稍短或孕酮水平较低等表现，但无特异性。临床一般常用的监测排卵方法，如基础体温（BBT）、宫颈黏液（CMS）、孕酮测定、子宫内膜活检等均提示为"排卵性"月经。

2. 特殊检查

（1）B 超连续监测：于围排卵期（月经周期第 8～9 天起），每日用阴道 B 超连续观察，了解卵泡发育动态情况，若有优势卵泡形成，达成熟卵泡标准（卵泡最大直径≥18 mm，清晰透亮，边界清楚等），而无排卵表现，即卵泡持续不消失或无明显缩小（卵泡滞留型）或持续增大（30～45 mm，卵泡持续长大型），子宫直肠陷凹无游离液出现，即可考虑为未破裂卵泡黄素化（LUF）周期。在 B 超监测周期中，应由专人专机检查，以统一标准，避免将排卵后的囊性黄体误认为 LUF。

（2）腹腔镜检查：对疑有未破裂卵泡黄素化时，行腹腔镜检查科进一步确诊。一般认为在排卵后 1.5 天内排卵征依然存在，此后会逐渐封闭，于 4～5 天完全上皮化，排卵孔封闭。故于黄体早期（月经周期第 20 天前，BBT 上升2～4天）用腹腔镜直接观察卵巢表面，见有黄体但无排卵孔裂。

（3）后穹窿穿刺液甾体激素测定：成熟卵泡中含有大量雌、孕激素，卵泡破裂时释放入盆腔，使腹腔液中雌、孕激素浓度明显高于血液中浓度，通常孕激素可高达3倍以上。因此，于黄体早期行后穹窿穿刺，抽取腹腔液，测定其雌、孕激素浓度，与血中浓度比较，可推断卵泡曾否破裂。

（4）内分泌检查：血 LH 峰值测定较正常低下或过早出现。

（二）诊断标准

连续 B 超检查，卵泡增大至直径 18～24 mm，已达成熟标准，72 h 内仍不缩小，或继续增大，而 BBT 出现高温相，宫颈黏液显示黄体期改变，血清孕酮水平 >3 ng/mL，可诊断为 LUFS。若卵泡未达成熟标准，而出现孕激素作用改变，可诊断为多发性未成熟卵泡黄素化（MILF）。较之前述成熟型 LUF，此则为早熟型 LUF。也可用腹腔镜检查结合其他临床特征做出诊断，但因为腹腔镜操作较复杂，且有创伤性，故临床一般较少采用。

三、鉴别诊断

主要与正常排卵周期鉴别。并要注意鉴别有否盆腔内膜异位症、慢性盆腔炎（黏连）等合并症存在。

四、治疗

（一）中医辨证论治

主要证候：婚久不孕，腰膝酸软，经行腹痛或色黯有块，月经周期尚正常，基础体温双相爬坡，高温相波动幅度大或温差 <0.3℃，排卵前血 LH 低于正常值，B 超检查月经中期卵泡未破裂，微循环检查表现轻至中度障碍，脉细沉或带涩，舌黯红，或有瘀点。

治法：补肾活血，调冲助孕。

方药：益肾活血排卵汤（程泾临床经验方）。

熟地、当归、赤芍、白芍、菟丝子、枸杞子、制香附、丹参、仙灵脾、肉苁蓉、女贞子、鹿角片、泽兰、红花、川断、茺蔚子。

方中熟地、当归、赤芍、白芍、丹参养血活血，川断、菟丝子、仙灵脾、肉苁蓉、鹿角霜、茺蔚子温肾助阳，枸杞子、女贞子滋养肝肾，泽兰、红花活血调经。

（二） 中医外治

神灯：于月经干净后或月经第 11 日起，隔日或每日照射 1 次，每次 15 ~ 20 分钟，至排卵后。

（三） 针灸治疗

取穴：关元、肾俞、三阴交、肝俞、太冲、内关。关元、肾俞、三阴交用补法，余穴用泻法。功效：益肾疏肝，活血调冲。

（四） 饮食治疗

1. 牛肾膏

补肾扶阳，适用于肾阳虚型。牛肾（去筋）1 个，阳起石（布包）120 g，粳米 60 g。阳起石加水 1 000 mL，先煮 30 分钟，煎汤代水，加牛肾及粳米，入葱少许煮成粥，空腹食之，每日 1 次。

2. 桃仁墨鱼

活血化瘀，适用于血瘀型。桃仁 6 g，墨鱼肉 15 g，葱、姜、盐适量。墨鱼肉洗净，与桃仁同入锅内，加水炖熟即可，食墨鱼饮汤，每日 1 次。

（五） 西医治疗

1. 促排卵治疗

（1）HCG：正确恰当地应用 HCG 是能否成功治疗 LUFS 的关键，当卵泡发育成熟，直径达 18 ~ 24 mm，子宫内膜出现三线反应，厚度达 0.8 cm，宫颈评分在 8 分以上，尿 LH 峰尚未出现，BBT 下降或有下降趋势时，肌注 HCG10 000 ~ 15 000 U，以提高排卵前 LH 峰值。过早肌注会出现 LH 峰提前出现而抑制排卵，肌注过晚也会造成人为"双低峰"而不能达到促排卵目的。

（2）HMG-HCG 周期疗法：其机制是完全代替垂体促性腺功能。于月经周期（或药物撤退性出血）第 5 日起，每日给 HMG75U，至卵泡直径达 18 ~ 24 mm时，给 HCG10 000 ~ 15 000 U。

（3）对早熟型 LUF 亦可用较大量雌激素或 GnRH-α、HMG（或 FSH）、HCG 促排卵，即在辅助生育技术中的控制超排卵，此法抑制了体内的内源性下丘脑—垂体性腺激素水平，完全应用外源性激素替代，模拟排卵前 LH/FSH 高峰诱发排卵，疗效满意，但需注意剂量的个体化。

（4）溴隐亭：从小剂量开始，每日 1.25 mg，晚餐中服，若无不良反应，可逐渐加量至 5 ~ 7.5 mg/日，分 2 ~ 3 次服用。PRL 降至正常后，予促排卵治疗，发现妊娠停药。

2. 手术治疗

卵泡穿刺术：对难治性 LUF 可于肌注 HCG36 ~ 48 小时左右，行阴道 B 超下卵泡刺破"人工排卵"，然后行 IUI。

第九节　异常子宫出血

异常子宫出血（abnormal uterine bleeding，AUB），原被称为功能失调性子宫出血（dysfunctional uterine bleeding，DUB）。非妊娠妇女 AUB 病因分类系统：PALM-COEIN 系统。涉及非妊娠育龄妇女 AUB，不包括青春发育前和绝经后妇女 AUB。共分为 9 个类型，宫腔息肉（AUB-P），子宫腺肌病（AUB-A），子宫平滑肌瘤（AUB-L），恶性肿瘤和不典型增生（AUB-M）；凝血异常的全身性疾病（AUB-C），排卵障碍（AUB-O），子宫内膜原因（AUB-E），医源性（AUB-I），未分类（AUB-N）。PALM 部分存在结构改变，可采取影像学技术和/或组织病理学方法检查；而 COEIN 部分无结构性改变，不能采用影像学技术和/或组织病理学方法确认。

中医早有类似本病的记载，如宋代《圣济总录·妇人血气门》云："经水无定"，《景岳全书·妇人规》中有记"崩漏不止，经乱之甚者也"。本病可归属于中医崩漏、月经先后无定期、经间期出血等范畴。

一、病因病理

（一）中医病因病机

1. 肾虚

先天不足，肾气稚弱，或房劳多产或邻近绝经，肾气渐衰，以致肾气虚，封藏失司，不能约制经血。

2. 脾虚

脾胃素虚，中气不足，或忧思过度，饮食劳倦，以致脾气受损，脾虚气陷，统摄无权，冲任失固。

3. 实热

素体阳盛或过食辛辣，热扰冲任，迫血妄行；或肝郁血热，木火妄动，下扰血海，迫血下行；或外感邪热，火热趁势破血妄行。

4. 瘀阻冲任，血不归经

感受寒邪，寒凝经脉或气滞血瘀，或经产之后，瘀血留滞，冲任瘀阻，新血不得归经。

（二）西医病因病理

1. 无排卵型功血

主要发生在青春期和更年期妇女。

（1）下丘脑—垂体—卵巢轴功能失调：青春期功血，促性腺激素分泌 FSH 比 LH 高，FSH 和 LH 虽呈脉冲分泌，但卵巢分泌足量 E2 时，由于下丘脑—垂体系统对卵巢分泌的 E2 正反馈的缺乏，月经周期无 LH 峰形成，导致无排卵，而 E2 对中枢的负反馈正常；围绝经期无排卵型功血，主要是卵巢功能减退，在促性腺激素正常分泌时，剩余卵泡对垂体促性腺激素的反应下降，雌激素水平锐减，导致促性腺激素水平升高而卵泡仍不能规律地成熟而排卵。

（2）卵巢和子宫内膜无周期性变化：在 FSH、LH 作用下，卵泡虽生长，但持续处于卵泡期，无排卵。卵巢中有不同生长期的卵泡，无黄体，在卵泡分泌的 E2 作用下，子宫内膜呈周期性变化。随雌激素水平的波动而变化，可表现为增生不足，增生期改变。反复无排卵周期可发生子宫内膜增殖症。子宫内膜增殖症是由于大量的雌激素刺激所致，临床表现为不规则的多量的异常子宫出血，患者可在长时间闭经后出现持续出血，临床可疑为流产，也可表现为周期缩短，经期延长。

（3）子宫内膜止血机制异常：体内雌激素水平随卵泡的发育与闭锁而波动。在雌激素作用下，子宫内膜增生，卵泡生长受 FSH 为主的调节，FSH 波动，卵泡产生的雌激素也相应波动。当雌激素降到一定水平，不足以支持子宫内膜增生时，则子宫内膜脱离出血，为"雌激素撤退性出血"。在持续雌激素作用下，子宫内膜组织中腺体、间质和血管增生不同步，缺乏支架，组织变脆；增生的同时，高尔基—溶酶体复合物含大量水解酶，因缺乏孕激素，且雌激素波动，溶酶体不稳定，易释放出水解酶，致子宫内膜出血。

（4）前列腺素变化：子宫内膜中的前列腺素与子宫内膜中的血管舒缩有关，分泌期内膜中 PGF2α 比 PGE2 多，无排卵功血时，PGE2 比 PGF2α 多，PPGE2 的舒血管作用超过 PGF2α 的缩血管作用，失去月经期的生理止血作用，而致出血量增加。

2. 有排卵型功血

子宫内膜的维持与雌激素的波动间存在半量关系，若排卵期雌激素的下降速度过快，则可引起子宫内膜脱落出血，即为排卵期出血。

二、诊断

排除全身性因素、内外生殖器的器质性因素、流产及激素使用不当所致的出血。

（一）病史

应注意患者的年龄、月经史、婚产史及避孕措施，有无肝病、血液病、高血压及代谢性疾病等，了解有无精神紧张、情绪打击等。了解发病经过，目前情况及治疗经过等。

（二）症状

本病的临床症状主要是月经周期和量的异常。其特点是月经周期紊乱，经期长短不一，经量时多时少，甚至大量出血。出血时多无腹痛或其他不适。出血时间长或量多者，可伴有贫血，而见头晕、眼花、心悸、乏力等。

（三）全身检查

应注意患者的精神、营养、发育情况，第二性征、乳房发育及毛发分布，有无溢乳等。

（四）盆腔检查

排除生殖器官器质性病变或妊娠出血。本病妇科检查多正常，部分患者可有乳房及外生殖器发育欠佳，或外阴及肛门多毛，甚至呈男性分布。

（五）辅助检查

1. 基础体温测定

单相型基础体温为无排卵型功血；双相型为排卵型功血，且出血多发生在高低体温交替时。

2. 诊断性刮宫

主要在于来了解子宫内膜病变及卵巢有无排卵，对出血量较多者可起止血作用。刮宫时间可选在月经来潮前 1～2 日或来潮 6 小时内，对长期子宫出血者也可随时进行。刮宫时应遍及整个宫腔，特别注意子宫角。刮出物送检病理。无排卵型功血病理结果为子宫内膜呈增殖期改变或子宫内膜增生过长（单纯型增生过长、囊腺型增生过长、腺瘤型增生过长及不典型增生过长）。

3. 宫颈黏液检查

在子宫出血时，甚至出血期，宫颈黏液出血羊齿状结晶时提示有雌激素作用，而无排卵功能。

4. 阴道脱落细胞涂片检查

可表现为中、高度雌激素影响。

5. 激素水平测定

确定有无排卵，可测定血清孕酮；若睾酮升高，或 LH/FSH ＞ 2，可考虑多囊卵巢综合征。

6.B 超检查

有助于了解子宫、卵巢的器质性病变及卵泡发育、排卵情况，利于鉴别诊断。

三、鉴别诊断

（一） 全身性疾病

如血液病、肝病、甲状腺功能亢进或低下等。

（二） 异常妊娠或妊娠并发症

如流产、异位妊娠、滋养叶细胞疾病、产后子宫复旧不全、胎盘残留等。

（三） 生殖道感染

如急性或慢性子宫内膜炎、子宫肌炎等。

（四） 生殖道肿瘤

如子宫内膜癌、子宫肌瘤、卵巢肿瘤等。

四、治疗

（一） 中医辨证论治

1. 出血期的辨证治疗

（1） 阴虚血热

主要证候：经血非时而下，或经来先期，量多势急，或量少淋漓，血色鲜红而稠，两颧潮红，五心烦热，或小便量少，或大便干结。舌红，苔薄黄，脉细数。

治法：滋阴清热，止血调经。

方药：保阴煎（《景岳全书》）合二至丸（《医方集解》）加益母草、阿胶。

生地、熟地、白芍、山药、续断、黄芩、黄柏、女贞子、旱莲草、沙参、麦冬、五味子、益母草、阿胶（烊化）、甘草。

方中生地、黄芩、黄柏清热凉血，熟地养血滋阴，白芍养血敛阴，山药补脾肾，续断益肾止血，女贞子、墨旱莲滋补肝肾，沙参、麦冬清热养阴，五味子收敛止血。甘草调和诸药。

（2）气阴两虚

主要证候：经血非时而下，或经来先期，先量多势急，后淋漓日久，色红或淡，质稠或清，或神疲乏力，倦怠嗜睡，或失眠多梦，或潮热汗多，或小便黄少，或大便干结，舌红或淡，苔薄黄或苔薄白，脉细数无力。

治法：益气养阴，清热止血。

方药：保阴煎（《景岳全书》）合生脉饮（《医学启源》）加黄芪。

黄芪、太子参、黄芩、黄柏、生地、熟地、山药、续断、白芍、麦冬、五味子、甘草。

方中生地、黄芩、黄柏清热凉血，熟地养血滋阴，白芍养血敛阴，山药补脾肾，续断益肾止血，女贞子、墨旱莲滋补肝肾，太子参、麦冬、五味子益气生津敛阴。甘草调和诸药。

（3）肝肾阴虚

主要证候：经血非时而下，或经来先期，或经期延长，经血鲜红，质稍稠，出血淋漓不尽或量多，头晕耳鸣，咽干颧红，心烦潮热，腰膝酸软，舌红，太少，脉细数。

治法：滋肝补肾，止血调经。

方药：左归丸（《左归丸》）去牛膝加二至丸（《医方集解》）。

熟地、山药、枸杞子、山萸肉、菟丝子、鹿角胶、女贞子、墨旱莲。

方中熟地滋肾益精，山茱萸养肝滋肾，山药补脾益阴，枸杞子补肾益精，鹿角胶补阳，女贞子、墨旱莲滋养肝肾。

（4）肾阳虚

主要证候：经血非时而下，或月经先期，出血量多或淋漓不尽，色淡质稀，畏寒肢冷，小腹寒，腰腿酸软，小便清长，夜尿频多，舌质淡，舌体胖有齿痕，脉沉细。

治法：温肾固冲，止血调经。

方药：右归丸（《景岳全书》）去肉桂、当归，加黄芪、覆盆子、赤石脂。

制附子、熟地、山药、山茱萸、枸杞子、菟丝子、鹿角胶、龟角胶。

方中附子、鹿角胶培补肾中元阳，熟地、山茱萸、枸杞子山药滋阴益肾，养肝补脾，菟丝子、杜仲补肝肾。

（5）气虚

主要证侯：经血非时而下，或经来先期，出血量多，色淡，质清，神疲肢倦，面色㿠白，或面浮肢肿，手足不温，或小腹空坠，纳少便溏，舌淡，脉细弱。

治法：补气摄血，养血调经。

方药：固本止崩汤（《傅青主女科》）去当归，加升麻、山药、乌贼骨、补骨脂。

人参、黄芪、白术、熟地、升麻、山药、乌贼骨。

方中人参、黄芪补气健脾，白术健脾益气，熟地、山药滋补肝肾，升麻升提下陷之气，乌贼骨收敛固涩。

（6）阳盛血热

主要证侯：经血非时而下，后经来先期，量多如注，或淋漓日久不净，色深红质稠，口渴烦热，或有发热，大便黄或大便干结，舌红，苔黄或黄腻，脉洪数。

治法：清热凉血，止血调经。

方药：清热固经汤（《简明中医妇科学》）加沙参。

黄芩、焦栀子、生地、地骨皮、地榆、阿胶（烊化）、生藕节、陈棕炭、炙龟甲、牡蛎粉、沙参、生甘草。

方中黄芩、炒栀、生地、地骨皮、地榆清热凉血；龟板、牡蛎育阴；阿胶养血止血；藕节、棕榈炭凉血止血，甘草调和诸药。

（7）肝郁血热

主要证侯：经血非时而下，或经来先期，量或多或少，色黯红有块，或少腹胀痛，或胸闷胁胀乳房胀痛，或心烦易怒，或口苦咽干，舌红，苔薄黄，脉弦数。

治法：清肝解郁，止血调经。

方药：丹栀逍遥散（《女科撮要》）加夏枯草、郁金。

丹皮、当归、白芍、柴胡、白术、茯苓、夏枯草、郁金、炙甘草、黑山栀。

方中柴胡疏肝解郁，使肝气得以条达为君；白芍养血敛阴，柔肝缓急，当归养血和血，且可理气，甘草健脾益气，芍与柴胡同用，补肝体而助肝用，使血和则肝和，血充则肝柔，共为臣药；白术、茯苓、甘草健脾益气，实土以抑木，且使营血生化有源，共为佐药；诸药合用，使肝郁得疏，血虚得养，脾弱得复。

（8）湿热

主要证侯：经血非时而下，或经来先期，量多或淋漓日久，血色紫黯秽臭，或有块或夹黏液，少腹胀痛，甚则拒按，或有发热，或困倦肢重，或口渴不欲饮，舌红，苔黄腻，脉濡数。

治法：清热除湿，止血调经。

方药：五味消毒饮（《医宗金鉴》）。

金银花、野菊花、蒲公英、紫花地丁、紫背天葵、仙鹤草、茵陈蒿、夏枯草、枳壳、制香附、益母草。

方中金银花清热解毒、消散痈肿；紫花地丁、紫背天葵、蒲公英、野菊花清热解毒、消散痈肿，均为辅佐药。

（9）脾虚

主要证侯：出血量多或淋漓不尽，血色淡薄，面色无华，气短懒言，食欲不振，便溏。舌淡，苔薄白湿润，脉细弱。

治法：补脾摄血，引血归经。

方药：归脾汤（《济生方》）去当归、茯苓、远志，加党参、茜草、乌贼骨、仙鹤草。

黄芪、党参、酸枣仁、木香、白术、龙眼肉、仙鹤草、白芍、茜草、乌贼骨、甘草。

方中黄芪补脾益气，龙眼肉补脾养心，党参、白术补脾益气，当归滋养营血，酸枣仁宁心安神，木香理气。

（10）脾肾阳虚

主要证侯：经血非时而下，或月经先期，或经期延长，量多色淡，神疲乏力，腰膝酸软，畏寒肢冷，纳呆便溏，舌淡胖，或有齿痕，脉沉迟。

治法：温补脾肾，止血固冲。

方药：右归饮（《景岳全书》）合举元煎（《景岳全书》）加仙鹤草。

黄芪、党参、白术、熟地、山茱萸、山药、杜仲、枸杞子、煅牡蛎、升麻、鹿角胶（烊化）、仙鹤草。

方中鹿角霜培补肾中之元阳，温里祛寒，为君药；熟地、山萸肉、枸杞子、山药滋阴养肾，养肝补脾，添精补髓，取"阴中求阳"之义；杜仲补肝肾，健腰膝，党参、白术、黄芪、甘草补气健脾摄血，升麻升阳举陷。

2. 非出血期的辨证治疗

（1）肾虚

主要证候：青春期肾气未充，或围绝经期肾气衰少，出血量多，后头晕耳鸣，腰膝酸软。舌淡或红，苔白或少，脉沉细或细数。

治法：补肾固冲，调经。

方药：杞菊地黄汤（《医极》）加紫河车。

枸杞子、熟地、生地、茯苓、山茱萸、丹皮、泽泻、山药、菊花、紫河车粉（冲服）。

方中熟地滋阴补肾，山萸肉、山药补养肝肾，泽泻利湿泄浊，丹皮清泄相火，茯苓淡渗脾湿；枸杞子滋阴补肾，菊花清肝明目。

（2）脾虚

主要证候：出血量多，日久而止，神疲肢倦，面色㿠白，或面浮肢肿，手足不温，或饮食不佳，大便溏，舌淡，苔薄白，脉沉细。

治法：健脾补气，养血调经。

方药：固本止崩汤（《傅青主女科》）加升麻、山药、大枣、乌贼骨。

人参、黄芪、白术、熟地、当归、黑姜、升麻、山药、乌贼骨、大枣。

方中人参、黄芪补气健脾，白术健脾益气，当归养血，熟地滋补肝肾。

（3）肝郁

主要证候：素性抑郁，或性急易怒，经血非时而下，出血量多或少，而血之后伴有少腹胀痛，或胁胀或乳胀，舌淡红，苔薄白或黄，脉弦数。

治法：疏肝解郁，调冲。

方药：滋水清肝饮（《医宗己任编》）。

柴胡、当归、白芍、栀子、生地、丹皮、山茱萸、茯苓、泽泻、山药、大枣。

方中柴胡疏肝解郁，当归、白芍养血调经，栀子、生地、丹皮养阴清热凉血，山茱萸、山药补益肝肾，茯苓、大枣健脾益气，泽泻淡渗利湿。

（二）针灸治疗

取穴：断红穴（位于二、三掌骨之间，指端下一寸）、大敦、隐白。

针法：断红穴，先针后灸，留针20分钟。悬灸大敦、隐白，20分钟。

灸法：十七椎（位于腰部，当后正中线上，第五腰椎棘突下），悬灸20分钟。

（三） 西医治疗

应根据功血类型，体内激素水平，去除病因，迅速止血，调整周期，恢复功能，避免复发。

1. 青春期、育龄期无排卵型功血

（1）止血

1）雌激素：使用大量雌激素使创面修复。①出血量多者，用苯甲雌二醇 2 mg，肌注，6~8 小时一次，3 天内止血后，按 3 天减 1/3 量逐渐递减，减到 2 mg/日即可改为口服乙烯雌酚 1 mg/日。若出血无明显减少，可改为肌注 2 mg，3 小时/次，2~3 次后改为 2 mg，8 小时/次。减量同前。用药两周后应加用孕激素，醋酸甲羟孕酮 10 mg，口服，或黄体酮 10~20 mg，肌注，1 次/日，停药后发生撤退性出血。②出血量不多者，可直接口服乙烯雌酚，服用 20 天，停药前 5 天，加用孕激素，方法同前。

2）孕激素：适用于有一定雌激素水平者，使增生的子宫内膜发生分泌期改变而完全脱落，称为药物性刮宫。①出血量多者，口服炔诺酮，5~10 mg，或安宫黄体酮 6~10 mg，4~6 小时一次。3~4 次后血止，改为 8 小时一次，后每 3 天减量一次，递减幅度不大于 1/3，炔诺酮减至 2.5~5 mg/日，安宫黄体酮减至 4~6 mg/日，服用至止血后 20 天，再撤退性出血，为防突破性出血，可加用小量雌激素。②血量小者，用黄体酮肌注，20 mg/日，3~5 日，停药后 3~5 日发生撤退性出血。

3）止血剂：①抗前列腺药物：使子宫内膜剥落时出血减少，出血期间服用前列腺素合成酶抑制剂，如氟灭酸 200 mg，3 次/日；止血环酸 250~500 mg，静脉滴注或口服，2~4 次/日。②抗纤溶制剂：常用的有氨甲环酸、羧基苄胺等。

（2）调整周期：经期第 5 天，口服乙烯雌酚 0.5~1 mg/日，连服 20~22 日，服药第 11~13 天，每日加用安宫黄体酮 6~10 mg，二药同服 20 天停药，停药 3~7 天出血。出血第 5 天重复用药，连用 3 个周期。一般用药 2~3 个周期，即可恢复周期排卵。

（3）促排卵

1）首选克罗米芬诱导排卵，从周期第 5 天开始，口服克罗米芬 50 mg/日，连服 5 天，同时监测基础体温或用 B 超监测卵泡发育，如无效可在下个周期加量至 100~150 mg/日。

2）绒毛膜促性腺激素，有类似 LH 作用可诱导排卵，B 超监测卵泡发育到一定大小，加用 HCG 5 000~10 000 U 肌注，多于用药后 32 小时发生排卵。

3）三苯氧胺，非类固醇抗激素药物，与克罗米芬交替使用，促排卵效果较好，月经第 5 天起，每次 10~30 mg 口服，2 次/日，连续 5 天。

4）其他内分泌治疗：可分别补充甲状腺激素或肾上腺激素。

2. 围绝经期无排卵功血治疗

（1）止血

1）手术止血：①诊断性刮宫：既能诊断又可治疗，能够快速止血，并提供子宫内膜组织学检查材料，为首选方法。②宫腔镜：可在指示下检查和选择性活检。诊断准确，同时亦可起到治疗作用。③子宫内膜破坏性手术：适用于药物治疗无效，无生育要求或年龄大不能耐受子宫全切或施行子宫全切术有禁忌证者，选用微波、冷冻、电凝、激光，也可选用连续贯流式前列腺切割镜切除子宫内膜。④子宫切除术：适用于年龄超过 40 岁，疑有器质性合并症时，或病理诊断为子宫内膜腺囊性增生过长，不典型增生者。

2）孕激素：短期使用造成"药物性刮宫"，周期性使用可调整周期，减少经量。

（2）调整周期：雌孕激素联合使用。

（3）减少经量

1）雄激素：对抗雌激素作用，减少盆腔脏器充血，减少出血量，丙酸睾酮 50 mg/日，肌注 3~5 天。

2）GnRHα：加快绝经的过程。

2. 排卵性月经失调的治疗

较无排卵型功血少见，常发生于育龄期妇女，分为排卵期出血、黄体功能不全、黄体萎缩不全、排卵性月经过多四类。

（1）排卵期出血：部分患者可自愈，治疗补充雌激素，乙烯雌酚 0.25 mg，每日 1 次，月经第 10 天开始服用，服用 3 周期，可促卵泡发育而达到治疗目的。

（2）黄体功能不足：小剂量乙烯雌酚周期治疗，月经前 8~12 天加用孕激素，黄体酮 20 mg/日，肌注 5 天，或安宫黄体酮 2~4 mg/日，口服 8~10 天，也可补充 HCG、CC，均可改善黄体功能。

（3）黄体萎缩不全：经前一周加用孕激素，黄体酮 20 mg 肌注，每日 1 次，或安宫黄体酮 10~12 mg/日，连用 5 天，需用 3 个周期。

（4）排卵性月经过多：选用雄激素，于经前第 10 天服用，连用 10 天，也可用前列腺素合成酶抑制剂，止血药物于经前服用，可减少月经量。

五、验案选粹

胡某，34 岁，已婚。

主诉：经来腹痛，经乱无期，淋漓 20 余日。

患者月经 17 岁初潮，即伴有痛经。婚后经期偏早，而连绵日久方净，逐渐形成崩漏，有时经水超前半月，又淋漓半月而无净期，兼有黄带连绵，曾行刮宫，术后量不见减。某医院又曾建议子宫切除，本人不愿而要求服用中药。就诊时，经淋已经 29 余日未停，头眩心虚，腰酸肢楚，内热口燥，望其面色，颧红目肿，切脉芤而带数，舌苔黄腻。询其傍晚是否怕冷，彼谓"平时素来怕冷，而午后出现潮热"。辨证：阴虚火旺型。治法：壮水制火。方药：潞党参 9 g，蒲黄炭 9 g，生地 9 g，白芍 9 g，山茱萸 9 g，女贞子 9 g，焦白术 6 g，青蒿 6 g，盐水炒黄柏 9 g，当归身 6 g，大黄炭 3 g，陈皮 6 g。4 剂，每日 1 次。上方服 4 剂后，淋漓已停，黄带连绵，乃用健脾束带法。服用带下亦减，先后调理一年，经水已趋正常，隔三年后随访，三年来经水已准，痛经亦减，未有崩漏现象。

按：本例患者罹崩漏十余年，阴虚血少，身体虚弱，有头眩心虚等征象，但又不能忽视其热象，如内热口燥，颧红潮热，脉象虽芤而数，苔黄腻。所以用党参、白术、陈皮补气健脾，当归、生地补血，白芍、山茱萸滋养肾阴外，服用青蒿、黄柏清余热，蒲黄、大黄炭清热祛瘀，攻补兼施，崩渐停。侯内部已无余邪，始用补养之品调理，巩固疗效并恢复健康。（朱南孙，朱荣达整理. 朱南孙妇科经验选. 北京：人民卫生出版社，1981.19～21）

六、古代文献精选

《灵枢·百病始生篇》："阳络伤则血外溢，阴络伤则血内溢"。

《素问·五脏别论》："阴虚阳搏谓之崩。"

《丹溪心法附余》："初用止血以塞其流，中用清热凉血以清其源，末用补血以还其旧。"

第十节 席汉综合征

席汉综合征（Sheehan's Syndrome），垂体前叶功能减退症，是由于垂体不同性质的病变，导致多种垂体前叶激素分泌不足，继发地引起甲状腺、肾上腺皮质及性腺等内分泌腺功能减退。产后垂体花丝引起者，成为席汉氏综合症，常见的是在产后大出血或产褥感染伴休克或昏厥，随之出现垂体功能减退等一系列症候群。国外有报道，该病是垂体疾病中最常见的病症，发病率约为0.9%，临床表现为体力衰竭、产后无乳、贫血、渐进出现性征退化、闭经、毛发及牙齿脱落，性欲减退、胃寒、皮肤干燥等，严重者每有晕厥，甚至无明显诱因突然死亡。

中医无相应病名，根据临床表现，可归属于"产后虚劳"、"闭经"、"产后血晕"、劳瘠"等范畴。

一、病因病理

（一） 中医病因病机

1. 脾肾阳虚，冲任不盛

肾藏精，精化血，为先天之本；脾统血，主运化，为后天之本。脾肾阳气互相资助，分娩大出血，脾虚血少，运化失权，化源不足，精亏血虚，冲任失养，而致虚劳、血枯经闭。

2. 气血虚弱，血海无余

产后失血伤津，损及脏腑，冲任不盛，血海空虚，发为虚劳、经闭。

3. 肝肾虚损，津亏血少

肝藏血，肾藏精，肝肾同源，为冲任之本。产后大出血，精亏血虚，损伤冲任，冲脉不盛，任脉不通，遂成虚劳、经闭。

4. 肾阳不足，命门火衰

分娩大出血，气随血脱，阳气衰微，命火不足，温煦无能，肾精亏耗，冲任失养，而发虚劳、血枯经闭。

总之，其病机主要为气血虚损，脾肾阳虚，肝肾亏损，尤以肾虚为发病关键。

（二） 西医病因病理

1. 病因

可引起垂体前叶功能减退的原因有以下几方面：

（1）垂体前叶缺血性坏死：多发生于产后大出血后，特别是有休克者，产褥感染伴昏厥是仅次于产后大出血而致本病的另一个主要原因。糖尿病血管病变也可发生垂体缺血性坏死。

（2）垂体及下丘脑肿瘤。

（3）垂体浸润性疾病、白血病、结节病等。

（4）自身免疫性垂体炎。

（5）其他：放射治疗及化疗；垂体切除；垂体的脓肿、结节、脑炎、颅底脑膜炎等感染性疾病；空蝶鞍综合征。

（6）特发性：多为单一激素缺乏。

2. 病理

由于妊娠后垂体功能旺盛，血供丰富，其体积比妊娠前大2倍，需氧量增加，至分娩期约增加3倍，故垂体对缺氧很敏感。分娩后垂体迅速复旧，血流量减少，此时若发生休克，腺垂体血流量更少，更易发生缺血性坏死，若时间较长，则必然引起垂体功能低落，导致所分泌的各种促激素，如促性腺激素、促甲状腺激素、促肾上腺激素等亦因此而减少，并引起相应靶器官功能减退，受影响最深的是性腺，其次是甲状腺、肾上腺等。

二、诊断

（一） 病史

有产后大出血、休克病史，当时补充血容量不足或较慢。

（二） 症状及体征

临床表现依腺垂体组织坏死和功能损害的程度，而有轻重不等的症状和体征。

腺垂体组织丧失 <50%，一般不出现明显的临床症状，腺垂体有较强的功能代偿能力；丧失 >50% 方出现临床症状；垂体组织丧失 ≥60%，表现为轻度临床症状；垂体组织丧失 ≥75%，可出现中等程度症状；垂体组织丧失 ≥90%，病情严重，属重度。

临床表现可以是单一的垂体激素功能缺陷，大多为促性腺激素（Gn）和催乳素（PRL），也可以是两种或多种垂体激素的功能缺陷。激素功能缺陷出现的先后顺序和频率依次为促性腺激素（Gn）和催乳素（PRL）、生长激素（GH）、促甲状腺素（TSH）、促肾上腺皮质激素（ACTH）。

主要症状有哺乳期乳汁减少或缺乳、渐致食欲不振、乏力、性欲减退，以及继发性闭经，面色㿠白，畏寒、神情淡漠等，甚则出现无明显诱因的晕厥、休克。主要体征可见，副性征萎缩、乳房萎缩，阴毛、腋毛脱落，消瘦，皮肤干且粗糙，面色苍白，肢冷及心动过缓、血压低下、反应迟钝等。

（三） 辅助检查

1. 性激素

血 FSH、LH 水平明显降低，E2 值极低，P 测不出或微量，性激素无周期变化，PRL 也降低。提示性腺功能减退。

2. 甲状腺功能减退

TSH 值极低，T3 及 T4 值亦低。

3. 肾上腺皮质功能减退

ACTH 值降低，尿 17 - 羟类固醇排泄明显低于正常值。

三、治疗

（一） 中医辨证论治

1. 脾肾阳虚

主要证候：面色㿠白，形寒肢冷，腰膝冷痛，便溏，小便不利，经闭，毛发脱落，性欲淡漠，舌淡嫩，脉微细而弱。

治法：温补脾肾，填精益血。

方药：右归饮（《景岳全书》）。

熟地、党参、当归、杜仲、首乌、巴戟肉、山萸肉、肉苁蓉、肉桂、鹿角霜、龟甲、紫河车。

方中肉桂、鹿角霜、肉苁蓉培补肾中之元阳，温里祛寒；熟地、山萸肉、首乌滋阴养肾，养肝补脾，添精补髓，取"阴中求阳"之义；杜仲补肝肾，健腰膝，当归养血和血。

2. 气血虚衰

主要证候：经闭，毛发脱落，性欲淡漠，面色㿠白或萎黄，头晕，少气懒言，神疲乏力，自汗心悸，手足发麻，舌淡，脉细弱。

治法：益气补血，生精充髓。

方药：十全大补汤（《太平惠民和剂局方》）加减。

熟地、当归、白术、茯苓、炙黄芪、枸杞子、远志、鹿角霜、紫河车、仙灵脾、甘草。

方中熟地、当归养血活血，白术、茯苓、黄芪益气健脾，枸杞子益阴，仙灵脾、鹿角霜壮阳，远志宁心安神。甘草调和诸药。

3. 肝肾阴亏

主要证候：头晕目眩，健忘失眠，耳鸣如蝉，腰膝酸软，咽干口燥，便干溲赤，皮肤干燥，经闭乏力，舌瘦，少苔，脉细数。

治法：大补肝肾，养血调冲。

方药：集灵膏（《张氏医通》）加减。

熟地、枸杞子、天冬、麦冬、党参、仙灵脾、菟丝子、覆盆子、五味子、鹿角霜、海螵蛸、茜草、牛膝。

方中熟地添精补髓，枸杞子、天冬、麦冬滋阴补肾，仙灵脾、菟丝子、覆盆子、五味子温肾益气，鹿角霜温肾壮阳，党参健脾益气。

4. 肾阳不足

主要证候：经闭，毛发脱落，性欲淡漠，伴有面色㿠白，形寒肢冷，精神萎靡，小便清长，渴喜热饮，舌淡苔白，脉沉细无力。

治法：温补肾阳，调养冲任。

方药：金贵肾气丸（《金贵要略》）加减。

附子、肉桂、熟地、山药、山茱萸、丹皮、茯苓、泽泻、仙灵脾、仙茅、黄芪。

方中熟地滋阴补肾，山茱萸、山药补肝脾，附子、肉桂温阳化气，泽泻淡渗利湿，丹皮清泄肝火，茯苓利水渗湿。

（二）西医治疗

1. 激素替代治疗

积极通过代偿再生，恢复腺体的功能，减轻症状，维持累及靶腺的功能，预防危象。

（1）性腺功能不足：应补充雌、孕激素或雄激素。常用乙烯雌酚 0.25 ~ 0.5 mg/日，或用补佳乐 1 mg/日，或倍美力 0.625 ~ 1.25 mg/日，连用 21 天，定期以黄体酮撤退。也可用小量雄激素，如丙酸睾酮 12.5 ~ 25 mg/日，肌注，每周 1 ~ 2 次。

（2）甲状腺功能不足：补充甲状腺素，开始用量 15 ~ 30 mg/日，以后数周内增加至 60 ~ 120 mg/日。

（3）肾上腺功能不足：补充泼尼松龙，5～10 mg/日，若有发热、感染、手术等应激情况应加量，病情恢复后，再逐渐恢复至原用量。

2. 对垂体性昏迷的抢救

（1）纠正低血糖：先予50%葡萄糖液40～60 mL静脉注射，再以10%葡萄糖液静脉滴注。

（2）氢化可的松：第1日100～300 mg，以后逐渐减至维持量。

（3）补液：如有失水及低血容量者，应补充平衡盐，5%葡萄糖氯化钠溶液，有利于纠正低渗状态及防止低血糖，较宜选用。用量视病情而定。

（4）抗感染与抗休克：感染史危象最常见诱因，故务必控制感染。应根据药敏合理选择抗生素，并且剂量及疗程要足够。

（5）禁用或慎用镇静剂与麻醉剂，以防诱发昏迷。

四、预防与调摄

应重视对本病的预防，及时发现可能引起出血的各种因素（如前置胎盘、胎盘早剥、妊娠合并血液病等），加以纠正；产时、产后严密观察出血情况，注意可能引起产后大出血的情况，准备好充足血源，如有大出血，立即抢救。

第十一节　输卵管阻塞性不孕症

输卵管炎（淋菌、结核菌、沙衣原体等）引起伞端闭锁或输卵管黏膜破坏时输卵管闭塞，导致不孕。另外先天性输卵管发育不全（输卵管内膜纤毛运动及管壁蠕动功能丧失等）、输卵管畸形、盆腔粘连也可导致不孕。输卵管疾病导致的不孕约占女性不孕的25%～40%。在盆腔生殖器官炎症中，输卵管炎最为多见。细菌由子宫内膜通过淋巴管和血管进入子宫旁结缔组织，导致输卵管周围炎和输卵管炎。可能起病即为慢性，也可能是由急性炎症未经治愈或治疗不彻底，或由于病菌毒性较低，机体抵抗力强，急性症状不明显，延误治疗而形成慢性输卵管炎。中医没有输卵管阻塞的类似记载，大致与痛经、带下、症瘕、不孕等有关。

一、病因病理

（一） 中医病因病机

中医认为，输卵管炎的发生主要由于湿热、湿毒、寒湿之邪内侵所致。若不及时治疗或未彻底治愈，湿热留连，冲任损伤，与胞脉气血搏结成瘀。或病程迁延日久，正气受损，脏腑功能失调，主要为脾、肾二脏虚损。脾气不足，水湿不化，痰湿内生；肾阳虚损，冲任胞宫失于温煦，胞脉气血凝滞。瘀血、痰湿聚积日久，而生癥瘕。胞脉闭塞不能摄精着床，导致不孕。

（二） 西医病因病理

输卵管疾病与阻塞按照部位分为两大类：①近端（间质部和峡部）输卵管疾病及阻塞：原因包括盆腔炎、输卵管内膜的碎片和黏液栓、先天性畸形、子宫内膜异位症、结节性输卵管峡部炎。②远端（壶腹部和伞部）输卵管疾病及阻塞：原因包括输卵管炎、输卵管结扎史、既往外科手术史、子宫内膜异位症。

二、诊断

（一） 体格检查

妇科检查下腹部可有轻度压痛。双合诊：子宫后倾、活动性差，甚至完全固定，移动宫颈或宫体时有疼痛，宫旁可扪到增粗的输卵管或输卵管与卵巢炎形成的包块，有压痛。如合并盆腔结缔组织炎，则子宫骶韧带及主韧带均有增厚感。如输卵管积水，可扪及壁薄的囊性肿物，可活动，无压痛。

（二） 输卵管通畅试验

常用的检查方法有：输卵管通液术、子宫输卵管碘油造影、B超下子宫输卵管造影、腹腔镜下输卵管通液术。

输卵管通液术简便价廉，但准确性不高。腹腔镜下输卵管通液术是输卵管检查的金标准，同时可行粘连分离术、造口术等。子宫输卵管造影还可以明确输卵管阻塞的部位，子宫有无畸形、粘连、黏膜下肌瘤以及子宫内膜息肉、输卵管结核等，是目前最常用的方法，与腹腔镜的符合率约70%。

腹腔镜检查输卵管通畅试验提示输卵管病变或盆腔粘连，或上述各项检查正常而仍未怀孕者，可作腹腔镜检查进一步了解盆腔情况。可直接观察输卵管、卵巢有无病变或粘连；并可结合输卵管通液术，在液体内加以染料（如亚甲蓝），于直视下确定输卵管是否通畅；盆腔、输卵管周围粘可行粘连分离术；输卵管伞部阻塞可行造口术或成形术；输卵管病变严重者可行输卵管切除术；此外，对卵巢子宫内膜异位囊肿行囊肿剔除术，卵巢表面、盆腔腹膜等处的子宫内膜异位结节可以作电凝，必要时在病变处取活检。

三、鉴别诊断

（一）急性阑尾炎

腹痛多从上腹部开始，或脐周痛，渐转移并局限于右下腹，伴恶心呕吐，发热，体检腹肌紧张，麦氏点有压痛及反跳痛，腰大肌试验及肠充气试验阳性。妇科检查多无异常。

（二）异位妊娠破裂

多有停经史。尿 HCG 阳性，不规则阴道流血，下腹一侧疼痛剧烈，双合诊可触及一侧附件区触痛及包块，后穹窿饱满触痛，穿刺可抽出暗红色不凝血。

（三）卵巢囊肿蒂扭转

发病突然，常与体位改变有关，下腹一侧绞痛，伴恶心呕吐，无发热及阴道出血。妇检一侧附件区可触及囊性包块，表面光滑，触痛明显。

（四）子宫内膜异位症

表现为继发性痛经，进行性加重，不孕，月经过多，性交痛，较难鉴别，常需借助腹腔镜协助诊断。

四、治疗

（一）中医辨证论治

1. 热毒壅盛

主要证候：高热寒战，头痛身痛，下腹剧痛，坠胀，带下量多，色黄或夹血，质黏稠，有臭味，大便秘结或溏薄，小便黄赤，尿痛不畅，口干欲饮。舌红苔黄腻，脉滑数有力。

治法：清热解毒，化瘀止痛。

方药：红藤败酱汤（《经验方》）加减。

红藤、败酱草、紫花地丁、蒲公英、大黄、牡丹皮、金银花、连翘、黄芩、黄柏、赤芍、桃仁。

方中红藤、败酱草清热解毒，化瘀消痈；紫花地丁、蒲公英清热解毒；金银花、连翘、黄芩、黄柏清三焦之火，并燥湿解毒；大黄、牡丹皮、赤芍、桃仁清热泻火，活血化瘀。诸药合用，共奏清热解毒，化瘀利湿之功。高热甚加人工牛黄、六神丸；热甚寒战加荆芥、防风、薄荷；大便秘结加玄明粉（冲服）、全瓜蒌；大便溏薄加葛根、黄连；腹部胀气加木香、槟榔。

2. 湿热蕴结

主要证候：婚后不孕，下腹疼痛，腰骶酸痛，带下量多，色黄或黄赤，月经先期量多，色红。神疲乏力，胃纳不佳，口干不欲饮，时有低热。舌苔厚腻或黄腻，脉濡数或滑数。

治法：清热利湿，化瘀止痛。

方药：银甲煎（《经验方》）加减。

金银花、连翘、蒲公英30 g、生鳖甲（先煎）、生蒲黄各、大青叶、琥珀粉、红藤、茵陈、升麻。

方中金银花、连翘、蒲公英、大青叶清热解毒；茵陈清利湿热；红藤、生蒲黄、琥珀粉清热凉血，活血止血；生鳖甲滋阴清热；升麻益气升提。全方共奏清热利湿，化瘀止痛之功。

3. 寒湿凝滞

主要证候：婚后不孕，下腹冷痛，得热则舒，腰骶酸痛。月经后期，色紫黯夹血块。带下增多，质稀。舌淡有瘀点，苔白腻，脉细迟。

治法：温经化瘀，散寒利湿。

方药：少腹逐瘀汤（《医林改错》）加减。

当归、桂枝、小茴香、五灵脂、蒲黄、赤芍、没药、川芎、吴茱萸、干姜、延胡索。

方中桂枝、小茴香、干姜温经散寒除湿；当归、赤芍、川芎养血，活血，行瘀；延胡索、五灵脂、蒲黄、没药化瘀止痛。全方温经散寒，活血祛瘀止痛。下腹冷痛加紫石英、胡芦巴；腰骶酸痛加菟丝子、狗脊；带多加乌贼骨、芡实。

（二）中医外治

1. 外敷法

（1）妇炎散：大黄、姜黄、败酱草、丹参、赤芍、乳香、延胡索、羌活、独活、千年健、透骨草等，用温水加酒调成糊状，敷下腹部，每日2次。适用于湿热郁结型输卵管炎。

（2）甘遂末120 g、麝香0.1 g，细面粉加蜜调成糊，分4份，每日1份，涂敷下腹部的积水对应处。适用于输卵管积水。

（3）消癥膏：炒干姜30 g，草红花24 g，肉桂15 g，白芥子、胆南星各18 g，麻黄、生半夏、生附子、红娘子各21 g，红芽大戟3 g，香油2.5 kg。上药用香油炸枯去渣，然后按每500 g油兑入樟丹240 g，再按750 g油兑入麝香4 g，藤黄面30 g，摊成膏药，膏药每张重6 g，贴两侧下腹部。

（4）公英外敷方：皂角刺15 g，蒲公英30 g，路路通15 g，威灵仙、乳香、没药各20 g，红花12 g，透骨草、赤芍各15 g。装入布袋，蒸40分钟，外敷两侧下腹部，每次30分钟，每日2次，每剂用2天，疗程不限。适用于输卵管阻塞性不孕。

（5）热敷方：千年健、羌活各200 g，当归300 g，乳香、没药、白芷各200 g，赤芍、五加皮、追地风各300 g，桂枝、血竭、红花各200 g，透骨草、艾叶、香附各300 g，紫苏200 g。共研细末，装放布袋，每袋250 g，蒸透后热敷少腹两侧，每日1次，以冷却为度。每袋可连续使用10天。适用于输卵管阻塞。

2. *灌肠法*

（1）红藤灌肠方：红藤12 g，丹参15 g，赤芍、黄柏各12 g，败酱草15 g，夏枯草12 g，路路通15 g，王不留行12 g，三棱、莪术各9 g。每日1剂，浓煎取药液100 mL，保留灌肠，经期停灌。适用于输卵管不通畅引起不孕。

（2）透骨草15 g，威灵仙12 g，皂角刺15 g，制没药、制乳香各9 g，土茯苓15 g，三棱、苦参各9 g。浓煎取药液100mt，排便后保留灌肠，经期停用，隔日1剂。

（3）公英灌肠方：皂角刺15 g，蒲公英30 g，川厚朴15 g，大黄10 g，金银花藤30 g。浓煎取药液100 mL，保留灌肠，经期停用。适用于输卵管不通。

（4）赤芍10 g，蒲公英15 g，败酱草20 g，三棱、莪术各15 g，乳香、没药、肉桂各10 g。加以浓煎，取药液100 mL，保留灌肠，每日1次。适用于慢性输卵管炎及输卵管不通。

（5）丹参30 g，赤芍20 g，乳香、没药、川楝子、桃仁各15 g，地鳖虫、莪术各10 g浓煎，取药液100 mL，保留灌肠。经期暂停。每日1次。适用于慢性输卵管炎输卵管不通。

（6）丹参、赤芍各30 g，三棱、莪术、枳实、皂刺、当归各15 g，乳香、没药各10 g，透骨草15 g。加水浓煎，取药液100 mL，保留灌肠，经期停用。适用于输卵管不通性不孕。

3. 敷脐法

（1）消通敷脐方：虎杖、石菖蒲、王不留行各 60 g，当归、山慈菇、穿山甲、肉苁蓉各 30 g，生半夏、细辛、生附子各 15 g，生马钱子 10 g。上药煎 3 次，浓缩成稀膏，加入乳香、没药、琥珀粉各 30 g，肉桂、蟾蜍各 15 g，烘干研末。用时取药粉 5 g，加白酒、蜂蜜适量，麝香少许，风油精 3～4 滴调匀成膏。用肥皂水洗净脐眼，酒精消毒后，将药膏放脐中摊开，再用消毒纱布外敷，胶布固定，用红外线灯（250 A）照射 20 分钟，灯距为 30～40 cm，每日用热水袋外敷肚脐部，以增强药物的吸收。适用于寒湿型输卵管阻塞。

（2）温通敷脐方：山慈菇 30 g，王不留行 60 g，穿山甲 30 g，生附片 15 g，生马钱子、皂角刺各 10 g，怀牛膝 30 g。将上药共研为细末，以桂氮酮作赋形剂制成膏药备用。将脐部洗净消毒后，将膏药敷于脐，用双层纱布固定，每隔 3 天换 1 次药，辅以神灯每天照射 30 分钟，20 日为 1 疗程。适用于寒凝瘀滞型输卵管阻塞性不孕。

4. 溻浴法

蒲公英、败酱草各 30 g，大黄 20 g，三棱、莪术、赤芍各 15 g，吴茱萸、肉桂、蛇床子各 10 g，苏木、枳壳各 15 g。加水煎取药液 1 000 mL，温度在 38℃左右。令患者取截石位，抬高臀部，将药液倒入阴道冲洗器，把阴灌管插入阴道内，使药液缓缓流入。灌洗 20 分钟，灌洗后抬高臀部仰卧 15 分钟，每日 1 次，经净后 3 日开始，20 日为 1 疗程。适用于慢性盆腔炎，输卵管阻塞性不孕。

5. 纳药法

苦参、紫花地丁、紫草、乳香、没药、蛇床子、附子、三棱。制成栓剂，每日 1 枚，用助推器纳入直肠 10 cm 处，7 日为一疗程。适用于慢性盆腔炎、输卵管阻塞性不孕。

6. 离子透入法

（1）黄芪 30 g，丹参 20 g，益母草、续断各 15 g，三棱、赤芍、香附、桂枝各 10 g，车前子 20 g。加水浓煎至 200 ral，去药渣，用离子导入治疗机，将电极衬垫浸泡于 50℃的中药液中，拧干（以不流水为宜），并分别置于左右下腹部及腰骶部。电量 10～20 mA，每次 30 分钟，每日 1 次，12 日为一疗程。适用于慢性盆腔炎、输卵管阻塞积水。

（2）败酱草、紫花地丁、丹参、赤芍各 15 g，三棱、莪术各 10 g，路路通 15 g，穿山甲、橘核、延胡索各 10 g。加水浓煎，取药液 250 mL，分 4 次使用。将药液吸附垫浸入 50℃ 药液中直至饱和状态，置少腹两侧部附件对应处，将离子导入治疗机导板阴极、阳极分别固定于药液吸附垫上，即可开机治疗。适用于急性感染型输卵管不通。

（3）地龙、桃仁各 10 g，蒲公英 15 g，三七末 6 g，橘核、山甲、莪术、三棱、丹参各 10 g，赤芍、路路通各 15 g。加水浓煎，取药液 200 mL。将药液吸附垫浸入 50℃ 药液中直至饱和状态，置少腹两侧附件对应部位，将离子导入治疗机导板的阴极、阳极分别固定于药液吸附垫上。治疗电量为 10 ~ 20 mA，每日 1 次，每次 35 分钟，12 日为 1 疗程，疗程间隔 3 日。适用于慢性输卵管不通性不孕。

（4）穿山甲 12 g，蝼蛄 5 条，皂角刺 15 g，三棱、莪术各 30 g，细辛 6 g，丹参 30 g，血竭 3 g，地龙 10 g。输卵管积水加茯苓 50 g，加水浓煎，取药液 250 mL，分 4 次使离子导入，用离子导入治疗机治疗时，用 9 层纱布蘸药液紧贴少腹输卵管部位，药物离子导入仪正极板紧压其上，负极板包裹 9 层湿纱布置相应腰部，接通电源，电流量以患者可耐受为限，一般 10 ~ 20 mA，每侧 15 ~ 30 分钟，每日 1 次，10 次为一疗程。

（三）针灸治疗

1. 毫针

（1）关元、中极、气冲、三阴交。配穴：湿热内蕴，加上髎、阴陵泉、蠡沟；肝肾阴虚，加肾俞、肝俞；气血不足，加足三里、公孙。操作：直刺，肝俞、肾俞、足三里用补法，其余穴位用平补平泻法，留针 20 分钟，每日 1 次，15 日为一疗程，经前 10 日左右开始治疗，经期不停。

（2）子宫、气海、血海、太冲；内关。操作：用泻法，留针 20 分钟，隔日 1 次，10 次为一疗程。适用于慢性输卵管炎输卵管阻塞。

（3）中极、关元、归来、子宫、三阴交等。操作：进针时大幅度捻转，边捻边进。腹部诸穴，针刺时针尖稍向下倾斜，进针后不提捻，留针 10 ~ 30 分钟，深度 2 ~ 4 寸。隔日 1 次，10 次为一疗程。适用于输卵管阻塞。

2. 芒针

（1）子宫、维道、气海、足三里、三阴交。操作：取仰卧位，双腿屈起，针维道穴进针后沿腹股沟向耻骨联合方向透刺，针子宫穴可平行腹股沟向耻骨联合方向透刺，深度在肌层和脂肪层之间，双侧同时进行，刺激由小到大，由慢到快，当会阴部或小腹部有明显抽动感后出针。维道和子宫穴交替使用，隔日 1 次，7 ~ 10 次为一疗程。

（2）志室透肾俞，气海透中极，昆仑透太溪，血海、八露。操作：隔日1次，每次留针20~30分钟，7~10次一疗程。疗程间隔5日。适用于慢性输卵管炎输卵管阻塞。

3. 耳针

（1）子宫、卵巢、内分泌、肺、外生殖器。操作：毫针直刺，两耳交替使用。适用于慢性输卵管炎。

（2）子宫、卵巢、内分泌、盆腔。操作：毫针直刺，留针20分钟，两耳交替使用。适用于慢性输卵管炎。

（3）子宫、卵巢、脑点、肾。配穴：肝、皮质下。操作：先用酒精消毒各耳穴，用毫针刺激，留针20~30分钟，每日1次，10次为一疗程。也可在耳穴埋针或埋豆耳压。适用于输卵管不通性不孕。

4. 皮肉针

（1）关元配肾俞，志室配中极，气海配血海，三阴交配足三里。操作：每次取1组穴，用皮肉针平刺入皮肤0.5~1.2 cm，用小块胶布固定针柄，埋针时间为2~3天，7次为1疗程，疗程间隔5~7日。注意点：局部常规消毒，严格无菌操作。适用于输卵管阻塞性不孕。

（2）关元、归来、肾俞、三阴交、阴陵泉。操作：用皮肉针沿皮刺入0.5~1寸，针柄贴在皮肤上用胶布固定，埋针约2日，每日用手指按压局部数次，以增强刺激，每次只选2个穴，上穴轮流施用，3日1次，7次为一疗程。

5. 梅花针

取穴：配脊柱两侧、下腹部、腹股沟，重点叩击腰骶部、三阴交、期门、带脉区，阳性反应物，腹部胀痛甚者重点叩击下腹部。操作：中、重度刺激，叩刺顺序应从上到下，由外向里，反复叩刺3~4遍，隔日1次，10次为一疗程，疗程间隔5~6日。

6. 温针灸

取穴：关元、气海、中极、子宫、大肠俞、肾。操作：先用毫针刺入穴位，中度刺激，得气后，在针柄上插上艾卷点燃，使热量从针柄传到穴位，患者感到针刺部温热酸胀舒适时效果较好。留针20分钟，每次选用3~4个穴，隔日1次，10次为一疗程。

7. 姜酊灸

用肉桂、木香、干姜、赤白芍、苏叶各10 g，红花、艾叶、丹参各15 g，共为粗末。先将一块 5 层纱布垫置于腹部疼痛处，均匀地撒上药末，约 2 ~ 3 分厚，姜酊倒入药中，以姜酊不外流为度。点燃药物，形成大面积热灸，待患者感到明显发热时，再将浸湿的另一块 5 层纱布垫盖药物上，使药力内传，片刻后，再将上层纱布垫拿掉，倒入少量姜酊于药末中，再点燃、再扑灭。20 分钟为 1 次治疗，隔日 1 次，7 次为一疗程。月经期停止治疗。用于气滞血瘀型或阴寒内盛的慢性输卵管炎。

8. 隔姜灸

取穴：气海、中极、归来、大肠俞、次髎。将直径 1.5 cm、高 1.8 cm 的艾炷置于 0.4 cm 厚的鲜姜片上点燃，每穴 3 片，每片 6 ~ 7 分钟，每日 1 次，7 次为一疗程。

9. 李枝灿推拿法

主要使用摩、一指禅、推、揉、按、点、击、抓、分推、震颤、搓等法。每日 1 次，30 次为一疗程，疗程间隔 2 ~ 3 日。患者取仰卧位，用手掌平放于患者上腹部自上而下做摩法（轻揉）约 2 分钟。用二指禅手法，在任脉上从上脘穴至曲骨穴作直线往返推动 15 分钟，每分钟 120 次左右，以局部产生温热感为佳。用揉、摩法，自上而下揉按整个腹部约 5 分钟，再自下而上做揉法约 1 分钟，再用右掌平放于丹田部（气海、关元、中极等穴处）快频率作震颤法约 1 分钟，然后用双手拇指按右侧足三里、三阴交，逐渐用力，深压捻动，按而留之，以局部产生酸、麻、胀痛感为度，然后点按对侧，共约 2 分钟。患者取俯卧位，取点揉法，以双手拇指先后点揉背部的肝俞、脾俞、胃俞、膀胱俞、肾俞穴，逐渐用力，同时做盘旋揉动，每穴 1 分钟。用推法，以右手掌平放在大椎穴处，掌根用力，顺督脉经由上而下推至阳关穴为止，做直线往返连续动作 1 分钟，120 次左右。轻击法，右手半握空拳，连续不断地轻击八髎穴 2 分钟，200 次左右。患者取坐位，在双侧肩井部位做揉法 2 分钟，然后做头面和躯干部的三组常规手法，再用双掌夹住患者二胁肋部做搓法结束。全过程约需 40 分钟左右。适用于慢性输卵管炎输卵管不通性不孕。

10. 手足穴按摩

掐点手掌两侧面盆腔点、子宫点，背侧全息穴下腹点。点揉足底涌泉穴、足背八风穴。按揉手足反应区、生殖区、卵巢区、输卵管、子宫、肝区、肾区。

11. 耳穴按摩

选内生殖器、盆腔、肾上腺、内分泌、交感、神门等穴，施按、捻、摩手法，弱刺激 10 分钟。每日 3 ~ 5 次。

（四）饮食治疗

1. 通管种子酒

组成：王不留行 150 g，皂角刺 100 g，丹参、仙灵脾各 250 g，生地 120 g，枸杞子 160 g，胡桃肉 160 g，五加皮 100 g，白酒 5 000 mL。

制作方法：上药制成粗末，浸酒中，密封隔水加热至药片蒸透，取出置凉，浸泡 7 日，即可启用。

服法：早晚各饮 1 次，每次 20 mL。

适应证：适用于输卵管阻塞性不孕。

2. 仙传种子酒

组成：人参、白术、黄芪 20 g，五味子 6 g，当归、川芎、白芍、生地、小茴香、枸杞子、覆盆子、陈皮、沉香、木香、肉桂、砂仁、甘草各 15 g，乳香、没药各 10 g，茯苓 480 g，大枣 240 g，胡桃肉 180 g，白蜜 2 880 g，白酒 9 600 mL，糯米酒 4 800 mL。

制作方法：白蜜入锅熬液，再加入茯苓、大枣、胡桃肉，搅匀，用微火熬滚，倾入瓷罐．加入白酒、米酒。其他 20 味为细末，并入蜜罐和匀，笋叶封口，再外固。入锅大火煮两炷香，取出埋入土中 3 日去火毒。

服法：每日早、中、晚饮数杯。

适应证：适用于输卵管阻塞性不孕。

（五）西医治疗

1. 药物疗法

症状及体征明显的可先试用抗生素治疗。因输卵管内尚可残留少量致病菌，抗生素可将其杀灭，并可防止复发。常为两种或多种细菌的混合性感染，治疗时宜选用广谱有效的抗生素。常两种或多种抗生素联合治疗。

（1）青霉素 80 万 U ~ 120 万 U，每日 2 次肌注。皮试阴性后使用。灭滴灵每次 0.4 g，每日 3 次。

（2）庆大霉素，每次 8 万 U，每日 2 次，肌注。

（3）罗红霉素，每次 0.15 ~ 0.3 g，每日 2 次，连服 7 日。

（4）美满霉素，每次 0.1 g，每日 2 次，口服，连用 10 日，适用于衣原体感染。

（5）氯林可霉素盐酸盐，每次 0.3 g，每日 4 次。

（6）氧哌嗪青霉素，每日 4 ~ 12 g，每日 3 ~ 4 次，静滴。

2. 宫腔灌注疗法

在疏通输卵管的药液内加抗感染的抗生素，清除坏死组织的蛋白水解酶，抑制炎性纤维素渗出和肉芽增生的肾上腺皮质激素等。适用于输卵管周围粘连、输卵管伞部粘连和封闭、输卵管间质部狭窄或输卵管积水的患者。治疗方法同输卵管通液术，时间从月经净后 3 ~ 5 天开始，每周 1 次。庆大霉素 8 ~ 16 万 U，加糜蛋白酶 1 000 U，加地塞米松 5 mg，加 20% 普鲁卡因 4 mL，生理盐水（或蒸馏水）加至 20 mL。

3. 手术治疗

剖腹手术是输卵管阻塞的首选治疗。用放大镜或手术显微镜放大后进行手术，疗效较通常的肉眼观察下手术要好得多。有急性、亚急性盆腔炎和急性、亚急性输卵管腹膜炎、输卵管脓肿者禁忌手术。手术应在 35 岁以下，术后成功率较高。结核所造成的阻塞，一般不再作整形手术。双侧输卵管积水直径在 3 cm 以上者，输卵管黏膜长期受积水挤压，黏膜皱襞已被压成扁平或消失；纤毛细胞功能受阻，常已失去输送能力，术后即使管道通畅，受孕机会极少。以下是常用的手术方法：

（1）输卵管近端阻塞，采用输卵管子宫植入法。

（2）输卵管中段阻塞，采用端端吻合术。

（3）输卵管远端阻塞，采用输卵管造口术，此法虽然术后输卵管能保持通畅，但由于失去了伞端或新形成的伞端缺乏灵活的捡卵功能，不易受孕，是输卵管整形术中效果最差的一种手术类型。

（4）输卵管粘连松解术过去曾行盆腔或下腹部手术，如异位妊娠或阑尾切除，常引起输卵管和卵巢周围的粘连，也可由于子宫内膜异位症有周期性出血所造成的粘连，这时输卵管伞端虽仍保持通畅，但可黏连于骨盆漏斗韧带或阔韧带底部。远离卵巢而无法捡卵；或因输卵管外周粘连，妨碍了输卵管蠕动，无法接近卵巢。可在腹腔镜直视下用单极微电针切断粘连，游离整段输卵管，并使卵巢恢复正常位置。

（5）输卵管伞端固定术输卵管伞端与卵巢间距太远，可用缝合法缩短，使输卵管伞端接近卵巢，以利捡卵。

五、验案选粹

（一）气滞血瘀案

张某，31 岁。患者结婚 7 年未孕，曾于 1990 年自然流产 1 次，治疗 4 年未孕，于 1994 年 8 月 2 日就诊。

自觉心悸，气短，神疲，乏力，月经前头痛，乳房及腰腹部胀痛，烦躁易怒，痛经，白带中等，色黄黏稠，无异味，睡眠可，胃纳正常。末次月经1994 年 7 月 5 日，量多，色黯红，质稠，多血块。舌淡红嫩、边有齿痕，苔白脉数。中医辨证为气滞血瘀，湿热阻络，伴气虚，拟行气活血，化湿清热为主，辅以补气。

处方：柴胡、枳实、赤芍、素馨花、郁金、白术各 10 g，党参、茯苓各30 g，王不留行、穿破石、海藻各 20 g，黄柏 15 g，水煎服。双侧输卵管体表位置用双柏散合如意釜黄散加减外敷。随症加减，每月复诊 1 次，共服药 80余剂。

11 月 14 日输卵管碘油造影双侧输卵管通畅，继续结合调周，随症加减，处方 28 剂，后顺产下一女婴。

（二） 气虚血瘀案

肖某，31 岁，1994 年 10 月诊。

人流术后 4 年多未孕。诊见：两侧少腹胀痛，经期或劳累后尤甚，纳寐可，二便调，白带淡黄、无臭，量中等，月经量中等、色黯红、少量血块，舌淡红、苔薄白，脉细涩。妇科检查：外阴、阴道、宫颈、子宫均正常，双侧附件稍增厚、轻压痛。体温双相，性激素检查正常，男方精液检查正常。西医诊断：继发性不孕，双侧输卵管阻塞。中医辩证属血瘀型。治以益气活血，化瘀通络。用补阳还五汤加穿山甲、路路通、王不留行、乳香、没药、鸡血藤，水煎服，每日 1 剂，月经干净 2 天后，用自拟灌肠方保留灌肠治疗，1995 年 2 月诊断为"早孕"。并于 1995 年 11 月顺产一健康男婴。

（三） 寒湿瘀滞案

雷某，28 岁，1997 年 3 月 15 日初诊。

患者结婚已 5 年，婚后曾作 2 次人工流产手术，至今未孕。患者 16 岁月经初潮，月经周期为 30～35 天，行经 5～6 天，月经后期，量少色黯有块，带下清稀，少腹冷痛，得温则舒，小便清长，大便溏薄，舌质淡，苔白腻，脉沉细。妇科检查：外阴及阴道正常，双侧附件增厚，有压痛。子宫输卵管造影显示双侧输卵管阻塞。诊断为输卵管炎性阻塞不孕症。中医诊断为寒湿瘀滞型不孕症。治宜温经通络，活血化瘀。

处方：丹参 30 g，薏苡仁 30 g，败酱草 12 g，金银花 12 g，当归 15 g，川芎 15 g，赤芍 15 g，乌药 10 g，香附 10 g，厚朴 10 g，蒲公英 12 g，紫花地丁

12 g，鱼腥草 30 g，车前子 10 g，乳香、没药各 10 g，川续断 15 g，桑寄生 12 g，肉桂 6 g，小茴 6 g，蜈蚣 3 g。结合脉冲理疗，共治疗 3 个月。

6月27日患者再次做造影，提示双侧输卵管通畅，嘱其停止治疗。8月2日患者已停经1周，尿妊娠试验为阳性，证实已妊娠。

六、古代文献精选

《校注妇人良方·求嗣门》："妇人之不孕，亦有因六淫七情之邪，有伤冲任，或宿疾淹留，传遗脏腑，或子宫虚冷，或气旺血衰，或血中伏热，又有脾胃虚损，不能营养冲任。审此，更当察其男子之形气虚实何如，有肾虚精弱，不能融育成胎者；有禀赋微弱，气血虚损者；有嗜欲无度，阴精衰惫者，务当求其源而治之。"

《广嗣纪要·择偶篇》："五种不宜，一曰螺，阴户外纹如螺丝样，旋入内；二曰文，阴户小如箸头大，只可通，难交合，名曰石女；三曰鼓花头，崩急似无孔；四曰角花头，尖削似角；五曰脉，或经脉未及十四而先来，或十五、六始致，或不调，或全无。此五种无花之器，不能配合太阳，焉能结仙胎也哉。"

七、现代研究进展

王雪萍通过动物实验对照研究，活血化瘀、疏肝理气及清热解毒中药"输通灵"能促进炎症局部毛细血管的扩张，改善局部血液循环；降低毛细血管通透性，并能抑制炎细胞浸润和纤维细胞增生，提高吞噬细胞的作用，促进炎症吸收，消除炎症，起到治疗输卵管炎症阻塞的作用，从而改善和恢复生理功能。李祥云等用雌兔做实验，研究发现，"峻竣煎"（三棱、穿山甲、路路通、莪术、丹皮、丹参、当归、红藤、黄芪、香附等）能改善局部病灶血液循环，抑制炎症细胞浸润，恢复黏膜上皮细胞的功能，增强细胞分泌活动，促进炎症介质 PG 降解，从而疏通炎变阻塞之管腔，恢复输卵管平滑肌的功能，增加受孕机会。刘之椰等发现四逆散加味方具有对抗炎症的作用，其作用途径主要是通过改善组织细胞代谢，促进其再生，并抑制纤维组织增生，减少炎细胞浸润，以及改善输卵管局部微循环等实现的包括理论研究、临床研究、实验研究等。

第十二节　盆腔炎性疾病

盆腔炎性疾病（Pelvic inflammatory disease，PID）指女性内生殖道及其周围组织的炎症，主要包括子宫内膜炎（endometritis）、输卵管炎（salpingitis）、输卵管卵巢炎（tubo-ovarian abscess，TOA）、盆腔腹膜炎（peritonitis），其中最常见的是输卵管及输卵管卵巢炎。盆腔炎好发于生育期妇女，或者术后和产后，初潮前、绝经后很少发病，其发病有明显上升趋势。

盆腔炎分为急性和慢性两种，后者称为急性盆腔炎后遗症。PID 在急性期若未彻底治疗，日久不愈则形成盆腔炎性疾病后遗症，易导致不孕、输卵管妊娠、慢性盆腔痛及炎症反复发作，严重影响妇女的身心健康。

一、急性盆腔炎

女性内生殖器官及其周围结缔组织和腹膜的急性炎症称为"急性盆腔炎"。

（一）　中医病因病机

1. 病因

（1）热毒壅盛：经期或者产后，身体虚弱，摄生不洁，湿热毒邪侵入胞宫，蔓延全身，或者热邪化火成毒，与湿邪交结成湿毒。

（2）湿热瘀结：产后、经期、术后感染邪毒，直接进入胞宫，湿热之邪壅阻于下焦，损伤冲任而为病。

2. 发病机制

湿、热、瘀、毒交结。

（二）　西医病因病理

1. 病因

（1）产后或流产后感染：妇女在产后或流产后体质虚弱，如分娩致产道损伤，或流产造成裂伤，或流血过多，或有胎盘、胎膜组织残留等，病原体易侵入宫腔而引起感染。

（2）宫腔内手术操作后感染：如放置宫内节育器、刮宫术、输卵管通水术、造影术、宫腹腔镜检等生殖道手术，由于无菌操作不严或术前适应证选择不当，或生殖道原有慢性炎经手术干扰而引起感染并扩散。

（3）经期及产褥期卫生不良：经期及产褥期子宫内膜的剥脱面，其扩张的血窦及凝血块为细菌的良好滋生环境，加之抵抗力减弱，如不注意卫生，或经期性交等均可使病原体侵人体而引起炎症。

（4）周围器官的炎症直接蔓延：如阑尾炎、腹膜炎、膀胱炎等。

（5）急性盆腔炎未能彻底治疗或患者体质较差病程迁延可转为慢性盆腔炎；慢性盆炎可急性发作。

引起盆腔炎的病原体主要为葡萄球菌、链球菌、大肠杆菌等，部分患者可由淋病奈瑟菌、衣原体、支原体引起，厌氧菌如脆弱类杆菌、消化球菌、消化链球菌，也是导致盆腔炎常见的病原体。

2. 病理机制

主要是受累的局部组织充血水肿，有浆液性或者脓性渗出物，使子宫，输卵管和卵巢等发生粘连，形成盆腔包块。致病菌侵入宫腔或者输卵管和卵巢则导致子宫内膜炎、子宫肌炎或者输卵管卵巢脓肿。致病菌经淋巴扩散到子宫旁结缔组织则发生急性子宫周围炎和盆腔结缔组织炎，并可导致血栓静脉炎，化脓者可形成阔韧带脓肿。炎症蔓延至盆腔腹膜时可以导致急性盆腔腹膜炎或者盆腔脓肿，脓肿如穿破排出或者破入腹腔造成急性弥漫性腹膜炎。病情严重时可发展成败血症、脓毒血症，甚至感染性休克而导致患者死亡。

（三）临床表现

可因炎症轻重及范围大小有不同临床表现。轻者没有症状或者症状轻微。常见的症状有下腹痛、发热、阴道分泌物增多、腰骶疼痛。腹痛为持续性、活动或者性交后加重。病情严重时可出现寒战、高热、头痛、食欲不振。若有腹膜炎则会出现恶心、呕吐、腹胀、腹泻等。若有脓肿形成则会有下腹包块及局部压迫刺激症状。

患者体征差异很大，轻者没有明显异常表现。典型体征有急性病容，体温升高，可以达到39℃以上，心率加快，下腹压痛、反跳痛及肌紧张病情严重可出现腹胀，肠鸣音减弱或消失。妇科检查：阴道充血，可有大量脓性或者脓血性分泌物，宫颈举痛充血或者水肿，子宫稍大，有压痛，活动受限；附件区可扪及有触痛包块。

（四）诊断

根据病史、症状和体征可以做出初步诊断。由于临床表现差异较大，尚需做一些必要的辅助检查：血常规可见血 WBC 明显增多，中性粒细胞升高；血沉升高；C 反应蛋白升高。白带常规加细菌培养可以找到致病菌。B 超可以显示盆腔积液，肿块或者脓肿。后穹窿穿刺，脓液经培养可以找到致病菌。

1. 基本标准

宫体压痛、附近区压痛、宫颈触痛。

2. 附加标准

体温超过 38.3℃（口表）；宫颈或者阴道异常黏液脓性分泌物；阴道分泌物生理盐水涂片见到白细胞；实验室证实的宫颈淋病奈瑟菌或衣原体阳性；红细胞沉降率升高；C 反应蛋白升高。

3. 特异标准

子宫内膜活检证实子宫内膜炎；阴超或者 MRI 检查显示充满液体的增粗输卵管，伴或不伴有盆腔积液，输卵管卵巢肿块；腹腔镜检查发现输卵管炎。

（五）鉴别诊断

1. 急性阑尾炎

发热，转移性右下腹痛、麦氏压痛点、反跳痛，血象高，B 超显示子宫及附件区无异常声像。

2. 宫外孕

停经、突然撕裂性疼痛，伴有肛门坠胀感，腹膜刺激征轻、破裂侧压痛、直肠陷凹波动感，血 HCG 升高，B 超发现液性暗区。

3. 卵巢囊肿蒂扭转或破裂

突发一侧下腹部疼痛，伴恶心呕吐，腹膜刺激征，B 超显示附件区包块，血象可升高。

（六）治疗

1. 中医治疗

（1）中医辨证治疗

1）热毒炽盛

主症：寒战高热，腹痛拒按，口苦咽干，带下量多，色黄或赤白如脓血，质粘稠，恶臭，月经量多或淋漓不净，大便秘结，小便短赤，舌红，苔黄腻，脉滑数。

治法：清热解毒，利湿排脓。

方药：五味消毒饮（金银花、野菊花、蒲公英、紫地丁、紫背天葵）合大黄牡丹皮汤（大黄、芒硝、丹皮、桃仁、冬瓜子）。

若恶寒者，加荆芥、防风；腹胀者，加川楝子、赤芍、乳香、没药、香附行气止痛；带下多色黄者，加黄柏、连翘、败酱草以清热利湿止带；若热毒传人营分，出现神昏谵语，大热汗出，口渴欲饮，烦躁不宁，舌红绛，苔黄燥，脉弦细而数等气营同病之证者，治宜清热解毒，凉血养阴。方用清营汤加减：玄参、生地、麦冬、金银花、连翘、丹参、黄连、犀角（用水牛角代）、竹叶心。神昏谵语者，可以本方送服安宫牛黄丸或紫雪丹以芳香开窍。

2）湿热瘀结

主症：下腹痛拒按，寒热往来，带下量多、黄稠，或月经量多，经期延长，淋漓不尽，大便稀溏或秘结，小便短赤，舌红，发暗有瘀点，苔黄腻，脉弦滑。

治法：清热利湿，活血止痛。

方药：仙方活命饮（银花、甘草、穿山甲、皂角刺、当归尾、赤芍、乳香、没药、天花粉、陈皮、防风、贝母、白芷）加薏苡仁、冬瓜仁。

若大便秘涩者，加大黄、芒硝以通腑泻热；带下多加黄柏、椿根白皮清热利湿止带；腹胀者，加柴胡、枳实疏肝理气。

（2）中医外治法

1）中药保留灌肠：紫花地丁、蒲公英、败酱草、白花蛇舌草、苦参各30 g，浓煎100 mL，保留灌肠，每日1次，10次为l疗程。

2）针灸疗法：取中极、关元、归来、三阴交、足三里、肾俞穴，每次任选2~3穴，中等刺激，隔日1次。

2. 西医治疗

急性盆腔炎以药物治疗为主，必要时手术治疗。药物治疗主要选用抗生素治疗，抗生素可以清除病原体，有效改善症状和体征，减少后遗症的发生。经过抗生素的积极治疗之后，绝大多数的盆腔炎可以彻底治愈，即使是输卵管卵巢脓肿形成，如果治疗及时，75%的脓肿都能得到控制。

抗感染治疗需要覆盖混合感染的病原体；初始治疗往往根据经验选择抗生素；及时应用抗生素治疗可以避免不良后遗症的产生；混合感染为主的往往采用联合用药。具体来说，轻度感染口服抗生素治疗；严重感染需要静脉用药和联合用药。

（1）门诊治疗：若患者症状轻，可以耐受口服抗生素可以在门诊接受口服抗生素治疗。常用方案有：氧氟沙星400 mg，口服，bid，或左氧氟沙星500 mg，口服，qd，配合甲硝唑400 mg，bid，连用14天。

（2）住院治疗：若患者病情严重，一般情况差，伴有发热、恶心、呕吐；或者输卵管卵巢脓肿；或者门诊治疗无效；或者不能耐受抗生素治疗；或者诊断不明确，均应该住院治疗。

1）支持疗法：患者应该卧床休息，保持半卧位，这有利于脓液积聚于直肠子宫陷凹而使炎症局限。补充液体，纠正电解质紊乱以及酸碱平衡。给予高热量、高蛋白、高维生素流食或者半流食。

2）抗生素药物治疗：主要选用青霉素或红霉素与氨基糖苷及甲硝唑联合方案或二代、三代头孢菌素。

青霉素每日 320 万 ~960 万 U，静脉滴注；红霉素每日 1 ~2 g，分 3 ~4 次静滴；庆大霉素 80 mg，每日 2 次，静滴或者肌注；阿卡米星每日 200 ~400 mg，分 2 次肌注，疗程一般不超过 10 日。甲硝唑 500 mg，静滴，每 8 小时一次，病情好转后改为口服，每次 400 mg，每 8 小时一次。头孢西丁钠 1 ~2 g，静滴，每 6 小时一次。

（3）手术治疗：如 48 ~72 h 体温仍不降，并且中毒症状明显则采用手术治疗。如感染控制后，形成脓肿，则要腹腔镜引流手术排脓。

（七）预防与调摄

注意经期、孕期、产褥期以及性生活卫生，减少性传播疾病；及时治疗下生殖道感染；加强公共卫生宣教；掌握妇科手术指征，严格无菌，术后做好护理，预防感染；及时联合治疗，预防后遗症发生。

二、盆腔炎性疾病后遗症

近几年，美国疾病控制和预防中心（CDC）认为慢性盆腔炎的术语并不恰当，从病灶的细菌培养结果显示，所谓的慢性盆腔炎再次发作，实际上是又一次盆腔炎的发作，常为急性盆腔炎治疗不彻底，或者患者体质虚弱、抵抗力差，病程长久迁延所致。主要病理改变为结缔组织增生，盆腔粘连。

（一）病理机制

1. 慢性输卵管炎和输卵管积水

慢性输卵管炎一般为双侧性。输卵管水肿，与周围组织粘连，伞端部分或完全闭锁；黏膜层因炎症破坏而粘连，使管腔狭窄或完全阻塞；肌层中结缔组织增生、纤维化，使输卵管增粗变硬，呈结节状；伞端和峡部闭锁，浆液性渗出物聚于管腔而形成输卵管积水，使输卵管明显增粗，外形呈腊肠状；输卵管积脓变为慢性，脓液渐渐被吸收，浆液性渗出物充满管腔亦可形成输卵管积水。

2. 输卵管卵巢炎及输卵管卵巢囊肿

输卵管炎常波及卵巢，输卵管卵巢相互粘连形成炎性肿块，或输卵管伞端与卵巢粘连贯通，液体渗出而形成输卵管卵巢囊肿，也可由输卵管卵巢脓肿的脓液被吸收后浆液性渗出物充满管腔形成。

3. 慢性盆腔结缔组织炎

炎症蔓延至宫旁结缔组织及宫骶韧带处，纤维组织增生、变硬。若蔓延范围广，可使子宫固定，宫颈旁组织也增厚变硬，呈扇形向外扩散至盆壁，形成所谓冰冻骨盆。

4. 慢性子宫内膜炎

慢性子宫内膜炎可发生于产后、流产后或剖宫产后，因胎盘残留或子宫复旧不良，极易感染；也见于绝经后雌激素低下的老年妇女，由于内膜很薄，易受细菌感染，严重者宫颈管粘连形成宫腔积脓。子宫内膜充血、水肿，间质大量浆细胞或淋巴细胞浸润。

（二）诊断

1. 病史

（1）传播疾病史：如淋病双球菌、沙眼衣原体和解脲支原体感染。

（2）盆腔炎症疾病史：有一次或多次急性盆腔炎史。

（3）使用宫内节育器：宫内节育器增加子宫内膜炎和输卵管炎的发生率。

（4）子宫内膜异位症：内膜异位病灶或囊肿破裂导致盆腔粘连。

（5）盆腔或下腹部疾病及手术史：输卵管周围器官或组织的炎症、脓肿和脏器穿孔等，如卵巢、输卵管手术、阑尾切除术和肠道手术等。

上述病史为输卵管性不孕的高危因素，但是约50%的盆腔输卵管性不孕妇女可无明确的急性盆腔炎病史，可能为亚临床感染所致。

2. 临床表现

盆腔炎性疾病后遗症常无特异性表现。患者的症状与体征不成比例，症状和体征的严重程度与腹腔镜和（或）HSG的检查或不一致。

（1）症状：①患者可有慢性、钝性、间歇性发作的下腹部隐痛，或伴腰骶酸痛，常于月经期、性交或劳累后加重。也可无任何不适。②月经异常：若炎症严重致卵巢储备功能低下，可出现月经周期缩短，或因盆腔脏器充血出现经量增多或不规则阴道流血。

（2）体征：多无明显体征。部分患者可有下腹部压痛、宫骶韧带处触痛。子宫体常呈后位或偏向患侧，活动度欠佳，可有触压痛。可出现附件区增厚、压痛。

3. 辅助检查

（1）超声检查：偶可见积水的输卵管和盆腔粘连所致的包裹性积液。输卵管积水一般在排卵期前后较明显。

（2）输卵管通液检查：用于年轻、原发性不孕患者和基层医疗机构的粗筛检查，输卵管复通术后的检查。常用生理盐水 20 ~ 30 mL 加抗生素（庆大霉素 8 万 U 或丁胺卡那 0.2 mg 加地塞米松 4 ~ 5 mg 注入宫腔，根据推注液量、阻力大小、有无反流及患者感觉做出判断。可对轻度粘连起疏通作用，但不能判断输卵管阻塞的部位。不应重复进行。

（3）子宫输卵管造影（HSG）：根据造影剂在宫腔、输卵管及盆腔显影情况判断输卵管阻塞的部位、有无输卵管积水和宫腔病变，根据造影剂在盆腔的散程度可间接推测有无盆腔粘连。是目前输卵管检查的最常用和最重要方法。

（4）腹腔镜检查及染色通液：能观察输卵管有无扭曲、是否柔软和僵硬、子宫卵巢的形态外观、有无粘连、腹膜表面情况、有无子宫内膜异位病灶。一般认为腹腔镜检查结合亚甲蓝液进行输卵管通畅性测试为输卵管通畅性的金标准。

（5）超声下输卵管通畅性检查：①超声下输卵管通畅试验：超声下进行输卵管通液试验，观察注入的液体在子宫、输卵管及子宫直肠陷凹的影像。②超声下子宫输卵管造影，又称超声下子宫输卵管声学造影。造影剂在子宫输卵管内的流动情况来评价阻塞的部位。对超声技术要求高，结果与造影剂种类关系较大，不能观察输卵管黏膜情况。

（6）宫腔镜下输卵管插管检查：适用于疑有宫腔病变、HSG 提示输卵管有近端阻塞的患者。宫腔镜下输卵管插管行输卵管通液，以及选择性输卵管插管造影（在 X 线下或在超声下），能降低输卵管近端阻塞的假阳性率，且具有疏通作用，但是不能判断腹腔有无粘连及输卵管病变的程度。

（7）输卵管镜检查：适用于因输卵管因素不孕的输卵管探查和治疗，包括输卵管显微外科吻合术前评价输卵管情况。有两种方法：①经腹输卵管镜，因仅能观察输卵管伞部和壶腹部，需在腹腔镜下进行；②经阴道输卵管镜，能检查输卵管整个管腔内部的状况，可在宫腔镜下或直接经宫颈插管进行。

4. 输卵管通畅性的判断标准

（1）通畅：推注液体时无阻力或有轻微阻力，在影像上或直视下能见到液体流出，或流至盆腔内，或无液体反流。

（2）通而不畅：推注液体时阻力较大，在影像上或直视下能见到液体从伞端流出或流至至盆腔内。

（3）阻塞：推注液体时阻力较大，若为输卵管近端阻塞，推注 5～10 mL 液体即不能再推人；若为输卵管伞端阻塞，可能推注 20～80 mL 液体（与双侧输卵管扩张程度有关）后不能再注入液体，或在影像上或直视下未见液体流入盆腔或液体反流明显。

判断为输卵管通而不畅或阻塞，提示可能有输卵管狭窄、痉挛、远端不全阻塞，也可能为输卵管内细胞碎片、黏液栓所致。

5. 输卵管疾病程度分类

目前尚无统一的标准。Hull&Rutherford 输卵管疾病程度分类法，是依据腹腔镜检查并结合 HSG 检查结果进行的。

（1）轻度/Ⅰ度：输卵管无纤维化，即使有输卵管阻塞（近端）。输卵管无扩张，即使有输卵管阻塞（远端）。输卵管黏膜尚正常。输卵管卵巢周围的膜状粘连。

（2）中度/Ⅱ度：一侧输卵管严重损坏（指以后手术时发现的输卵管病变）。无或伴有对侧输卵管轻度病变。输卵管或卵巢有局限性致密粘连。

（3）重度/Ⅲ度：双侧输卵管病变。广泛的输卵管纤维化。输卵管扩张 >1.5 cm。输卵管黏膜病变。双侧输卵管阻塞。广泛的致密粘连。

6. 输卵管通畅性检查的注意事项

（1）对所有不孕患者，应根据年龄、病史、不孕年限和社会经济状况等选输卵管通畅性的方法。

（2）输卵管通畅性检查于月经干净后 3～7 天进行。

（3）多数输卵管通畅性检查可在门诊进行。必要时予解痉剂。

（三）鉴别诊断

1. 盆腔炎性疾病后遗症

长期慢性疼痛，有反复急性发作，低热，经行、性交或者劳累后加重。

2. 输卵管积水或输卵管卵巢囊肿

肿块呈腊肠形，囊性，与周围粘连，不易活动。

3. 子宫内膜异位症

渐进性痛经，性交痛，经前肛门坠胀，非经期一般不痛，经期则腹痛难忍。

4. 盆腔触痛结节

一侧或两侧卵巢囊性包块腹腔镜检查可确诊。

5. 卵巢非赘生性囊肿

无盆腔炎病史，可无症状，圆形或椭圆形囊肿，周围无粘连，活动，B超检查有助于鉴别。

6. 卵巢癌

无盆腔炎病史，早期可无症状，实性包块，与周围常有粘连，B超检查、肿瘤标记物等检查有助于鉴别。

7. 盆腔静脉淤血综合征

有长期下腹疼痛，腰骶痛没有明显异常，通过盆腔静脉造影术和腹腔镜检查以鉴别。

（四） 治疗

1. 中医辨证论治

（1）湿热蕴结

主症：少腹部隐痛，或者疼痛拒按，痛连腰骶，低热起伏，经行或劳累时加重，带下量多，色黄，质粘稠；胸闷纳呆、口干不欲饮，大便溏或秘结，小便短赤；舌体胖大，舌边红，苔黄腻，脉弦数或滑数。

治法：清热利湿，化瘀止痛。

方药：银甲丸（金银花、连翘、升麻、红藤、蒲公英、生鳖甲、紫花地丁、生蒲黄、椿根皮、大青叶、茵陈、琥珀末、桔梗）或当归芍药散加丹参、毛冬青、忍冬藤、田七片。

（2）气滞血瘀

主症：少腹部胀痛或刺痛，经行腰腹疼痛加重，经血量多有块，瘀块排出则痛减，带下量多，婚久不孕，经前情志抑郁，乳房胀痛，舌质暗苔薄或有瘀点，脉弦涩。

治法：活血化瘀，理气止痛。

方药：膈下逐瘀汤（当归、川芎、赤芍、桃仁、红花、枳壳、甘草、丹皮、香附、乌药、延胡索、五灵脂）。

（3）寒湿凝滞

主症：小腹冷痛或坠胀，经行腹痛加重，喜热恶寒，得热痛缓，经行错后，经量少，色暗，带下淋漓，神疲乏力，腰骶冷痛，小便频数，婚久不孕；舌暗红，苔白腻，脉沉迟。

治法：祛寒除湿，活血化瘀。

方药：少腹逐瘀汤（小茴香、干姜、生蒲黄、五灵脂、延胡索、没药、当归、川芎、赤芍、肉桂）。

（4）气虚血瘀

主症：小腹疼痛，痛连腰骶，经行加重，或胞中结块，神疲乏力，食少纳呆，经量多，色淡暗有块，带下量多；舌暗，或有瘀点瘀斑，苔白、脉细弦。

治法：益气健脾，化瘀散结。

方药：理冲汤（党参、生黄芪、白术、山药、天花粉、知母、三棱、莪术、生鸡内金）。

2. 其他治疗

中药保留灌肠、中药离子导入、穴位注射。

3. 西医治疗

（1）子宫内膜炎：对产后和流产后有胎盘胎膜残留者应用抗生素后行刮宫术；对老年性子宫内膜炎患者采用全身抗生素治疗，必要时应用小剂量雌激素，如果有宫腔积脓则行扩宫术。

（2）输卵管炎或输卵管卵巢炎：

1）物理治疗：可以促进局部血液循环，改善组织营养状态，利于炎症消退和吸收。常用的有激光，超短波、微波和离子透入。

2）手术治疗：反复发作、严重盆腔痛、综合治疗无效者手术治疗。

（3）输卵管积水或囊肿

对年轻有生育要求的可以行输卵管造口和开窗。对没有生育要求的可以进行囊肿切除。

（五） 预防与调摄

1. 积极治疗生殖泌尿系感染。

2. 注意性生活卫生，减少性传播疾病。

3. 加强公共教育卫生，提高公众对生殖道感染的认识及预防感染的重要性。

三、生殖器结核

由结核分枝杆菌引起的女性生殖器炎症，又称结核性盆腔炎（genital tuberculosis）。生殖器结核是全身结核的表现之一，原发病灶大多是肺结核，其次是腹膜结核。潜伏期很长，可达 1～10 年，多数患者在发现生殖器结核时原发性病灶早已经痊愈。结核杆菌主要通过血行播散，其次是腹腔内直接传播，少数由男性泌尿系结核上行感染。多见于 20～40 岁妇女，因本病病程缓慢，常无自觉症状。古籍无此病名，根据其症状、体征属于"闭经"、"月经过少"、"不孕"、"癥瘕"等。

（一） 病因病理

1. 输卵管结核

占女性生殖器结核的 90%～100%；双侧居多，两侧病变程度可不同；输卵管增粗肥大，伞端外翻呈烟斗状；也可伞端封闭，内充满干酪样物质或结核结节；有的输卵管僵直变粗，峡部多个结节隆起；输卵管表面、盆腔、卵巢、肠管表面有类似结节。

2. 子宫内膜结核

占 50%～80%，常由输卵管结核蔓延而来，输卵管结核有半数同时有内膜结核。早期病变出现在宫腔两侧角，瘢痕形成宫腔粘连变形，缩小。

3. 卵巢结核

占 20%～30%，通常仅有卵巢周围炎；少部分结核由血行播散，结核可形成卵巢深部病灶。

4. 宫颈结核

占 10%～20%，宫颈乳头状增生或溃疡，宫颈癌鉴别。

（二） 诊断

1. 临床表现

（1）不孕：多数生殖器结核患者以不孕就诊。由于输卵管粘连或管腔阻塞，内膜结核妨碍受精卵着床。

（2）月经失调：早期内膜充血，经量过多，晚期因子宫内膜的不同程度破坏月经稀少或闭经。多数就诊患者已经为晚期。

（3）下腹坠痛：由于盆腔粘连和慢性炎症，可有不同程度的下腹坠痛，经期加重。

（4）全身症状：如果实在活动期，可有结核病的一般症状，如发热、盗汗、乏力、食欲不振、体重减轻等。

（5）体征：多数患者无明显体征，诊刮、HSG 时发现；检查发现子宫活动受限；附件呈条索状或形状不规则肿块，表面不平，呈结节状；合并腹膜结核，腹部有柔韧感或大量腹水。

多数患者缺乏明显症状和体征，诊断易被忽略。应该详细询问病史，尤其有无原发不孕、月经稀少或闭经；有无低热、盗汗、腹水；有无结核病接触史或本人曾患肺结核，肠结核等。

2. 常用的辅助诊断方法

（1）子宫内膜病理检查：诊断最可靠依据，结果阴性不能排除结核；经前1周或月经来潮6小时内诊刮，搔刮宫角内膜；术前后预防性抗结核治疗。

（2）X线检查：胸部X片，以便于发现原发病灶；盆腔X片，发现孤立钙化点，提示曾经有盆腔淋巴结结合病灶。子宫输卵管碘油造影可有见到以下征象：宫腔不同程度和不同形态的狭窄变形、边缘呈现锯齿状；输卵管腔呈串珠状，细小僵直；盆腔钙化灶；碘油进入子宫一侧或两侧静脉从。

（3）腹腔镜：可以直接观察有无粟粒结节，并可在可疑部位活检，腹腔液结核菌培养。

（4）结核菌检查：取经血、宫腔刮出物或者腹腔液做结核菌检查，常用方法：①涂片抗酸染色法找结核菌。②结核菌培养，此法准确，但是结核菌生长缓慢，通常1~2个月才能得到结果。③分子生物学方法，如PCR，快速简便，但可能出现假阳性。④动物接种方法复杂，需要的时间较长，难以推广。

（5）结核菌素试验：试验结果阳性说明曾有结合分歧杆菌感染，若为强阳性说明目前仍有活动性病灶，但不能说明病灶部位，若为阴性一般情况下表示未有过结核分歧杆菌感染。

（6）其他：白细胞计数不高、血沉增快，这些只能作为参考。

（三）治疗

1. 抗结核药物治疗

应该遵循早期、联合、规律、适量、全程的原则。常用的抗结核药物如下。

（1）异烟肼（isoniazid，或INH，H）300 mg，每日1次顿服，或每周2~3次，每次600~800 mg。

（2）利福平（rifampicin，R）每日450~600 mg，早饭前顿服，便于吸收，间歇疗法为每周2~3次，每次600~900 mg。

（3）链霉素（streptomycin，S）每日肌注0.75 g。

（4）乙胺丁醇（ethambutol，E）每日口服0.75~1 g，也可以开始时每日25 mg/kg，8周后改为15 mg/kg。间歇疗法为每周2~3次，每次1.5~2 g。

（5）吡嗪酰胺（pyrazinamide，Z）每日1.5~2 g，分3次口服。

目前推行两阶段（巩固、强化）短疗程方案，前2~3个月为强化期，后4~6个月为巩固期或者继续期。常用的治疗方案：①强化期2个月，每日链霉素、异烟肼、利福平、吡嗪酰胺四种药物联合应用，后4个月巩固期每日连续应用异烟肼、利福平（简称2SHRZ/4HR）；或巩固期每周3次间歇应用异烟肼、利福平。②巩固期每日应用异烟肼、利福平、乙酰丁胺连续6个月。以上方案可以根据病情调整。

2. 支持治疗

注意休息、加强营养。

3. 手术治疗

主要适用于盆腔包块缩小但不能消失者；药物治疗无效或复发者；盆腔形成较大包块或包裹性积液者；内膜结核严重，广泛破坏者。

（四） 预防与调摄

1. 增强体质，保持心情舒畅。

2. 做好卡介苗接种，积极防治肺结核、淋巴结结核和肠结核等。

第十三节　女性生殖器官发育异常

一、女性生殖器官的发生

女性生殖系统包括生殖腺、生殖管道和外生殖器，其发生过程如下。

（一） 生殖腺的发生

在胚胎第4~5周时，体腔背面肠系膜基底部两侧出现2个由体腔上皮增生所形成的隆起，叫泌尿生殖嵴（urogenital ridge），外侧的叫中肾，内侧的叫生殖嵴。胚胎第3~4周时，卵黄囊内胚层内，出现原始生殖细胞（primordial germ cell），并在胚胎第4~6周末，沿肠系膜迁移到生殖嵴形成原始生殖腺。原始生殖腺具有向睾丸或卵巢分化的双向潜能，其进一步分化取决于睾丸决定因子的存在。

（二） 生殖管道的发生

生殖嵴外侧的中肾有中肾管、副中肾管两对纵行管道，分别为男、女生殖管道的始基。生殖腺发育为睾丸后：间质细胞产生的睾酮，使同侧中肾管发育为副睾、输精管、精囊；支持细胞的副中肾管抑制因子抑制副中肾管发育，故向男性分化。生殖腺发育为卵巢后，中肾管退化，两侧副中肾管的头段形成输卵管；中、尾段构成子宫和阴道上段。中隔将子宫分为2个腔，12周末时成为单一内腔。副中肾管尾端与尿生殖窦（urogenital sinus）形成阴道板。其贯通后形成阴道腔。之间的薄膜为处女膜。

（三） 外生殖器的发生

生殖腺为睾丸时，初阴形成阴茎；两侧的尿生殖褶形成尿道海绵体部；左右阴唇阴囊隆起连接呈阴囊。

二、女性生殖器官发育异常

胚胎发育过程中，异常因素可导致发育异常。常见的生殖器官发育异常有：①正常管道形成受阻所致异常，如处女膜闭锁、阴道横隔、阴道纵隔、阴道闭锁；②副中肾管衍化物发育不全所致异常，如无子宫、无阴道、痕迹子宫、子宫发育不良、单角子宫、始基子宫；③副中肾管衍化物融合障碍所致异常，如双子宫、双角子宫、鞍状子宫、纵隔子宫

（一） 处女膜闭锁

处女膜闭锁（imperforate hymen）又称无孔处女膜，为尿生殖窦上皮未能贯穿前庭部所致。新生儿期多无症状。初潮时经血无法经阴道排出，多次月经来潮后，出现逐渐加剧的周期性腹痛，但无经血排出。妇科检查可发现处女膜向外凸，表面呈紫蓝色，无阴道开口。肛诊可以发现阴道内有球状包块向直肠突出。B超可见子宫及阴道内有积液。

确诊后应该手术治疗，骶管麻醉下行处女膜切开术。术后应用抗感染药物。

（二） 阴道发育异常

1. 先天性无阴道

为双侧副中肾管发育不全。故大多合并无子宫或仅有痕迹子宫，但卵巢大多正常。15％合并泌尿道畸形。临床表现为青春期后无月经来朝，或婚后性交困难。检查可以发现无阴道口或仅在阴道外口处有一浅凹。肛诊和B超未能发现子宫。

治疗：婚前行人工阴道成形术或机械扩张法。

2. 阴道闭锁

为尿生殖窦未形成阴道下段。症状与处女膜闭锁相似。检查：无阴道口，闭锁位于阴道下段，长2～3 cm，颜色正常，上方为正常阴道。肛诊：扪及自直肠凸向阴道的积血包块。

治疗：手术切开闭锁段的阴道，术后定期扩张阴道。

3. 阴道横隔

为两侧副中肾管会合后的尾端与尿生殖窦相接处未贯通或部分贯通所致。多位于中上段交界处。

治疗：将横隔切开、切除。

4. 阴道纵隔

为双侧副中肾管会合后，中隔未消失或未完全消失所致。完全纵隔形成双阴道，常合并双宫颈、双子宫。

（三） 子宫未发育或发育不全

1. 先天性无子宫

系两侧副中肾管中、尾段未发育和会合所致，常合并无阴道，但卵巢和第二性征正常。

2. 始基子宫

又叫痕迹子宫，系两侧副中肾管会合不久后又停止发育。多无阴道，子宫极小，无宫腔。

3. 子宫发育不良

又叫幼稚子宫。系两侧副中肾管会合短期内又停止发育。宫体与宫颈之比1:1 或 2:3，经量极少。无生育。可行雌—孕激素序贯疗法。

（四） 子宫发育异常

1. 双子宫

系两侧副中肾管完全未融合，各自形成子宫、宫颈和阴道。每侧子宫均有附件。临床无症状，多在人工流产、产前检查或分娩时发现。

2. 双角子宫和鞍状子宫

系宫底部融合不全而呈双角。轻者称鞍状子宫；临床多无症状，妊娠时易胎位异常。

3. 中隔子宫

两侧副中肾管融合不全。完全中隔：从宫底至宫颈内口完全形成中隔。不完全中隔：宫底至宫颈内口仅部分隔开者。诊断：子宫镜检查或输卵管碘油造影。

治疗：腹腔镜监视下行子宫镜手术切除纵隔。

4. 单角子宫

只有一侧副中肾管发育形成单角子宫。未发育侧的附件和肾多缺如。

5. 残角子宫

系一侧副中肾管发育正常，另一侧发育不全。常伴该侧泌尿道发育畸形。

三、两性畸形

某些患者的生殖器官同时具有男女两性特征，称为两性畸形。

（一）分类

1. 女性假两性畸形

患者染色体核型为 46，XX，生殖腺为卵巢，内生殖器有子宫、宫颈、阴道。但外生殖器出现部分男性化。

（1）先天性肾上腺皮质增生（congenital adrenal hyperplasia，CAH）为常染色体隐性性遗传病，基本病变为缺乏 21-羟化酶。

（2）妊娠早期服用雄激素药物：如孕激素、达那唑、甲睾酮等。

2. 男性假两性畸形

XY 生殖腺为睾丸，无子宫，无生育能力。系由于在宫内接触的雄激素过少。

3. 生殖腺发育异常

（1）真两性畸形：体内同时具有睾丸和卵巢两种生殖腺。染色体多为 46XX，或 46XX/46XY 嵌合型。

（2）混合型生殖腺发育不全：染色体多为 45，X/46，XY。

（3）单纯型生殖腺发育不全：染色体为 46，XY，但生殖腺为条索状，故无男性激素分泌。

四、诊断

（一）病史和体检

询问孕妇有无孕早期服用雄激素类药物史，家族中有无类似畸形史，注意检查生殖器。

（二）实验室检查

染色体核型为 46，XX，血雌激素呈低值，血雄激素呈高值，尿 17-酮以及 17a-羟孕酮均呈高值者为先天性肾上腺皮质增生。染色体核型为 46，XY，血 FSH 值正常，LH 值升高，血睾酮在正常男性值范围，雌激素高于正常男性，但低于正常女性值者为雄激素不敏感综合征。

（三） 生殖腺活检

通过腹腔镜检查或者剖腹探查取生殖腺活检，方能确诊。

五、治疗

诊断明确后根据患者原社会性别，本人意愿及畸形程度予以矫治。

（一） 先天性肾上腺皮质增生

终生服用可的松治疗。肥大的阴蒂应该部分切除，仅保留阴蒂头，使之接近正常女性的阴蒂大小；外阴部有融合畸形者应予以手术矫治，使尿道外口和阴道口同时显露在外。

（二） 雄激素不敏感综合症

无论完全性还是不完全型均以女性抚育为宜。完全性患者可以等到青春期发育成熟后切除双侧睾丸以防恶变，术后长期服用雌激素以维持女性第二性征。不完全患者有外生殖器男性化畸形应提前做整形术并切除双侧睾丸。凡阴道过短有碍性生活者可行阴道成形术。

（三） 其他男性假两性畸形

由于其生殖腺恶变的机率较高，并且发生的年龄可能很小，所以在确诊后应该尽早切除未分化的生殖腺。

（四） 真两性畸形

性别的确诊主要取决于外生殖器的功能状态，应该不需要的生殖腺切除，保留与性别相适应的生殖腺。一般除阴茎粗大、能勃起，且同时具有能推纳入阴囊内的睾丸可以按男性抚育外，仍以按女性养育为主。

第十四节　宫颈炎

宫颈炎是子宫颈的急慢性炎症病变，包括宫颈阴道部炎症及宫颈管炎症，为育龄期妇女的常见病。急性宫颈炎（acute cervicitis）多发生于产褥感染、感染性流产和宫颈损伤，或与尿道炎、膀胱炎、阴道炎、子宫内膜炎等并存。慢性宫颈炎（chronic cervicitis）多由急性期转变而来，或因经期、性生活不洁引起，临床最为多见，约占已婚妇女半数以上，部分患者有可能诱发宫颈癌。因此，积极预防和治疗宫颈炎，对维护妇女健康，预防宫颈癌均有重要意义。中医无本病名记载，因其以带下增多，色质气味异常改变为临床主要症状，故属"带下病"范畴。

一、病因病理

（一） 中医病因病机

本病属于"带下病"。中医学认为带下病多由湿邪蕴结，影响任带二脉，任脉不固，带脉失约而成。有外邪和内伤两类，其中内湿之邪，多由脾虚生湿，肾虚失固所致，外湿多为湿热之邪。

1. 脾虚生湿

平素饮食不节，或劳倦过度，思虑郁结伤脾，脾虚运化失职，水湿内停，湿邪下注，伤及任带二脉。

2. 肾虚失固

素体肾虚不足，或年老肾衰，或久病及肾，或多产等，均能损伤肾气，封藏失职，失其固摄之力。

3. 湿热下注

经行产后，胞脉空虚，如摄生不洁，或感染虫毒，或久居阴湿之地，或外邪损伤，以致湿毒之邪，乘虚而入，蕴而化热；亦有肝经湿热下注，热毒蕴蒸而致者。

（二） 西医病因病理

1. 主要致病因素

（1）机械性刺激或损伤：约半数以上已婚患者宫颈炎和性生活有一定关系；另外，分娩、流产、手术、不洁性交等致宫颈损伤亦是宫颈炎的主要原因。

（2）病原体感染：主要为葡萄球菌、链球菌、大肠杆菌、淋病奈瑟菌、沙眼衣原体和厌氧菌等，还可继发于滴虫性阴道炎、阴道假丝酵母菌病。

（3）化学物质刺激：如应用高浓度酸性或碱性溶液冲洗阴道，或放置腐蚀性较强的栓剂，亦可造成炎症。

2. 病理

（1）急性宫颈炎：宫颈红肿，宫颈管黏膜充血水肿，可见脓性分泌物从宫颈外口流出。

（2）慢性宫颈炎病理变化

1）宫颈糜烂：由于炎症刺激，宫颈被覆的正常复层鳞状上皮细胞逐渐脱落，为柱状上皮细胞所代替，因柱状上皮下的毛细血管显露，使炎症区呈鲜红色，故称宫颈糜烂，但并非真正的糜烂，又称假性糜烂。按炎症的深浅程度，宫颈糜烂在临床分三型：单纯型：即炎症初期，糜烂面平坦，实为单层柱状上皮；颗粒型：糜烂面凹凸不平，呈颗粒状，此因宫颈腺上皮和间质增生所致；乳头型：腺上皮和间质进一步增生，表面凹凸更显著，形成乳头状突起。

临床上为便于观察和处理，按糜烂面积占宫颈表面的比例，又把宫颈糜烂分成三度：Ⅰ度（轻度），糜烂面占宫颈表面的1/3以内；Ⅱ度（中度），占1/3~2/3；Ⅲ度（重度），占2/3以上。

2）宫颈肥大：由于慢性炎症长期刺激，宫颈充血水肿，腺体和间质增生，不同程度肥大、硬度增加，可为正常的2~4倍，表面多光滑或仍有糜烂。

3）宫颈息肉：慢性炎症刺激，宫颈管黏膜局部增生向宫颈外口突出，形成单个或多个带蒂的小肉芽样组织，质软脆，易出血，其恶变率约为0.2%~0.4%。

4）宫颈腺囊肿：在宫颈糜烂愈合过程中，新生的鳞状上皮覆盖宫颈腺管口，或深入腺管，将腺管口阻塞，腺体分泌物引流受阻、潴留形成囊肿，一般约米粒大小，略突出于宫颈表面，内含黄白色液体。

5）宫颈管炎：炎症局限于宫颈黏膜及其下面的组织，颈管口充血水肿，或有脓性分泌物堵塞。

二、诊断

（一）病史

常有分娩、流产、手术；或经期不卫生、不洁性生活史；或宫颈损伤；或化学物质刺激；或病原体感染等病史。

（二）症状

主要表现为阴道分泌物增多。急性宫颈炎阴道分泌物呈黏液脓性，可伴有外阴瘙痒及灼热感，或见经期出血、性交后出血等症状。此外，常有尿频、尿急、尿痛等下泌尿道症状。慢性宫颈炎分泌物呈乳白色黏液状，有时为淡黄色脓性或带血性。宫颈息肉、重度糜烂患者易有血性白带或性交后出血。

（三）体征

急性宫颈炎妇科检查可见宫颈充血、水肿、黏膜外翻，有脓性分泌物从宫颈外口流出，宫颈触痛，触之易出血。慢性宫颈炎可见宫颈有不同程度的糜烂、肥大、充血、水肿或质硬，或见息肉、裂伤、外翻及宫颈腺囊肿等病变。

（四） 常见并发症

1. 不孕

因黏稠的脓性白带不利于精子的穿透以及炎症改变了阴道内的 pH 值，不利于精子的存活而造成不孕。

2. 盆腔炎

宫颈炎严重时感染可沿着宫颈管上行，造成宫内膜炎及输卵管炎，甚者扩散造成盆腔结缔组织炎。

3. 宫颈癌

慢性宫颈炎经久不愈，长期炎症刺激，可诱发宫颈癌。

三、诊断

根据临床表现阴道分泌物增多，色、质、气味异常，妇科检查宫颈充血、水肿、黏膜外翻或糜烂、肥大、息肉、裂伤或宫颈腺囊肿。

四、鉴别诊断

宫颈糜烂与宫颈上皮内瘤样病变、早期宫颈癌从外观上很难区别，宫颈息肉与宫颈湿疣仅以肉眼有时亦难以鉴别，故应常规作宫颈刮片查癌细胞，必要时行阴道镜检查及宫颈活检以明确诊断。

五、治疗

（一） 中医辨证论治

子宫颈炎主要因湿毒内侵和湿热互结，流注下焦，伤及带脉所致，临床主要症状为带下，因而辨证应抓住带下的量、色、质的变化，并结合全身症状，舌脉进行综合分析。治疗以祛湿为主，同时应配合使用外治法。急性宫颈炎阶段以内服清热解毒药为主；慢性宫颈炎尤其是宫颈糜烂，以外治法疗效较好。

1. 湿热内蕴

证候：带下量多，色黄或黄白相兼，质稠有臭味，或伴少腹胀痛，胸胁胀痛，心烦易怒，口干口苦但不欲饮；舌红，苔黄腻，脉弦数。

治法：疏肝清热，利湿止带。

方药：龙胆泻肝汤（《医宗金鉴》）加减。

龙胆草、栀子、黄芩、车前子、泽泻、生地、当归、柴胡、甘草、白术。

方中以龙胆草泻肝胆实火，除下焦湿热为主药；黄芩、栀子苦寒泻火，协助龙胆草以清肝胆湿热；车前子、木通、泽泻清热利湿引火下行；生地养血益阴，以补肝热伤阴；当归活血；柴胡疏畅肝胆；土茯苓、椿根皮清热利湿止带；甘草调和诸药。药理研究表明，龙胆泻肝汤具有明显而缓慢的抗炎作用，且能增强和调整机体的免疫功能。若胸胁胀痛者，加八月札、路路通以疏肝理气；少腹胀痛者，加行气止痛之川楝、延胡索；带下腥臭者，加土茯苓、鸡冠花、薏苡仁、银花以清热利湿止带；外阴瘙痒者，加蛇床子、苦参、百部祛湿止痒。

2. 湿毒内侵

证候：带下量多，色黄或黄绿如脓，质稠，或夹血色，或浑浊如米泔，臭秽，小腹胀痛，腰骶酸楚，小便黄赤，或有阴部灼痛、瘙痒，宫颈重度糜烂，或有息肉，触及出血；舌红，苔黄，脉滑数。

治法：清热泄毒，燥湿止带。

方药：止带方（《世补斋不谢方》）合五味消毒饮（《医宗金鉴》）。

茯苓、猪苓、泽泻、赤芍、丹皮、茵陈、黄柏、栀子、牛膝、车前子、野菊花、紫花地丁、紫背天葵子、银花、蒲公英。

方中用银花、野菊花、蒲公英、紫花地丁、天葵子均为清热解毒之品；白花蛇舌草、败酱草既能清热解毒，又可利湿；白术、茯苓、泽泻健脾利湿；栀子泻火；紫草凉血止血；椿根皮清热利湿中兼有止血止带作用。加减：若脾胃虚弱，正气不足者，可加黄芪以扶正托毒。若小腹胀痛甚者，加红藤、败酱草、川楝等清热解毒；外阴灼热疼痛加龙胆草、木通清肝经湿热；带下秽臭者，加土茯苓、苦参、鸡冠花以燥湿止带；带下夹血者，加清热凉血止血之生地、紫草、大小蓟、椿根白皮等。

3. 脾虚

证候：白带增多，绵绵不断，色白或淡黄，质黏稠，无臭味，面色萎黄或淡白，神疲，倦怠，纳少便溏，腹胀足肿；舌质淡胖，苔白或腻，脉缓弱。

治法：健脾利湿。

方药：完带汤（《傅青主女科》）。

白术、苍术、陈皮、党参、白芍、柴胡、淮山药、荆芥穗、甘草。

方中重用白术、山药以健脾束带；人参、甘草补气扶中；苍术燥湿健脾；柴胡、白芍、陈皮疏肝解郁，理气升阳；车前子利水除湿；黑芥穗入血分祛风胜湿。全方脾、胃、肝三经同治。如带下日久不止，舌苔不腻者，可加金樱子、乌贼骨以固涩止带。

4. 肾虚

证候：白带清冷，质稀如水，久下不止，无臭味，面色苍白无华，腰脊酸楚，大便稀薄或五更泄泻，尿频清长，或夜尿增多；舌苔薄白或无苔，脉沉迟。

治法：补肾固涩。

方药：内补丸（《女科切要》）。

鹿茸、菟丝子、蒺藜、紫菀、黄芪、肉桂、桑螵蛸、肉苁蓉、制附子、茯苓。

如有阴虚之证，而见咽干口燥、阴道灼热者，加黄柏、知母、贯众以滋阴清热。

（二） 中医外治

1. 黄柏 64 g，轻粉 13 g，蜈蚣 7 g，冰片 3 g，麝香 0.7 g，雄黄 12 g。上述药物研粉末和匀，清洁阴道并拭去宫颈分泌物，取药 1 g 撒于带线棉球上，塞于阴道深部，于第 2 天取出棉球。每周 1～3 次。适用宫颈糜烂有核异质细胞。一般宫颈糜烂者去麝香。轻粉过敏者去轻粉。

2. 治糜灵

儿茶、苦参、黄柏各 25 g，枯矾 20 g，冰片 5 g。烘干共研成细末，过 200目筛。用时取适量香油调成糊状，用带线棉球蘸药糊敷贴在清洁后的宫颈糜烂面，24 小时后取出。隔 2 日上药 1 次，10 次为一疗程。适用于慢性宫颈炎。

3. 带必康

蛇床子、苦参、雄黄、枯矾、冰片、硼砂、血竭、滑石、乳香、没药、黄连、金银花、连翘、炒蒲黄、五倍子等。先将冰片、雄黄、枯矾、硼砂研为细末，余药粉碎后过 100 目筛，与前药混合拌匀。用虎杖液棉球（虎杖 500 g，加水 1 500 mL 浓煎，取汁 1 000 mL）蘸药贴于宫颈糜烂部位。每日上药 1 次，7 日为一疗程。用药前先用新洁尔灭或 0.9% 盐水棉球洗净阴道和宫颈处分泌物，糜烂面用 2.5% 碘酒及 75% 酒精消毒，干棉球擦干。

4. 苦楝根、百部、射干各 50 g，煎汤，趁热熏洗患处。适用于轻度慢性宫颈炎。

5. 野菊花、紫花地丁、半枝莲、丝瓜叶、蒲公英各 30 g。水煎汤，熏洗坐浴，每日 1 次，7 次为一疗程。适用于湿热型慢性宫颈炎。

6. 虎杖、千里光、忍冬藤、野菊花、蒲公英各 250 g，艾叶 60 g。上药加水煎汤，每次取 1/4，加温水 1 倍灌洗阴道，每日 2 次，10 次为一疗程。适用于轻度宫颈糜烂。

7. 刘寄奴60 g，败酱草、山慈菇各30 g，白花蛇舌草100 g，黄柏、苦参、金银花各30 g，蒲公英80 g。加水煎取药液1 000 mL，自觉温度适宜冲洗宫颈。每日1次，7次为一疗程。适用于湿热型宫颈炎。

8. 宫颈Ⅰ号粉

黄柏、大黄、黄芩、土茯苓、苦参、煅龙骨各60 g，紫草100 g，冰片60 g，黄连50 g，研末过200目筛备用。宫颈Ⅱ号粉：Ⅰ号粉加炉甘石100 g，乌贼骨50 g。外阴冲洗粉：苦参200 g，蛇床子150 g，黄柏、明矾、地肤子、五倍子、艾叶、土茯苓各120 g，黄连、花椒各40 g，研末过100目筛。先用外阴冲洗粉煎汁洗阴道，暴露宫颈，用煎汁再行冲洗宫颈，用消毒棉球拭干后将药粉扑撒于宫颈糜烂面。每日1次，10次为一疗程。宫颈Ⅰ号粉有清热燥湿，消炎解毒，活血生肌，杀虫止痒功能，适用于湿热型轻中度宫颈糜烂。宫颈Ⅱ号粉，有收涩敛疮作用，适用于湿热壅盛型重度宫颈糜烂。

9. 青黛20～30 g，滑石粉10～15 g，黄柏粉、蛇床子粉、元明粉、马鞭草粉各10～15 g，冰片、樟脑各1～2 g，磺胺粉，四环素粉各5～10 g。药粉合匀，月经干净后3天上药。清洁阴道及宫颈，将药粉撒于宫颈上，每次1 g，每日1次，5次为一疗程。适用于不同程度的宫颈糜烂。

10. 蛤粉30 g，樟丹、雄黄各15 g，乳香、没药各3 g，薄荷0.6 g，钟乳石30 g。研末，香油调匀后敷患处，每次1 g，每周2～3次。适用于颗粒状宫颈糜烂。

11. 蛤粉30 g，樟丹、雄黄各15 g，乳香、没药各10 g，儿茶10 g，硼砂15 g，硇砂、薄荷各0.6 g。研成细末，香油调匀后敷患处，每次1 g，每周2～3次。适用于乳头状宫颈糜烂。

（三） 针灸治疗

1. 毫针

（1）取穴：关元、带脉、肾俞、次髎、照海。加减：带下量多加大赫、气穴；腰骶酸痛加腰眼、小肠俞。操作：采用补法，留针30分钟，每日1次，10日为一疗程。适用于脾肾不足证。

（2）主穴：改良次髎穴（在腰骶部腰眼向内旁开一横指，用5寸长针速进针，进针后将针卧倒斜向骶尾次髎穴）；配穴：湿毒型加带脉、行间，用泻法。加减：湿热型加带脉、阴陵泉，平补平泻；脾虚型加足三里、三阴交，灸气海，用补法；肾虚型加肾俞、太溪，灸关元，补法。操作：针刺改良次髎穴时，使患者感觉极度酸麻，由腰骶向前扩散，从肛门直达会阴部，方可收效。配穴常规操作，留针 1 小时，中间行针 3 ~ 5 次。隔日 1 次，10 次为 1 疗程。适用于宫颈糜烂患者。

2. 耳针

取穴：肝、脾、盆腔、子宫、内分泌、内生殖器、三焦等耳穴。操作：每次取 3 ~ 4 穴，毫针针刺，或采用埋针，耳穴贴压均可。适用于湿热下注证。

3. 电针

取穴：关元、子宫、归来、中极、三阴交等穴。加减：脾虚加足三里；肾虚加肾俞。操作：每次选用 2 ~ 4 个穴位，上下相配接 G6805 电针机，疏密波，每次 15 分钟，隔日 1 次，10 次为一疗程。适用于宫颈糜烂。

4. 水针

取穴：关元、血海、三阴交等穴。操作：每穴注射 3% ~ 5% 当归注射液 0.5 mL，每日 1 次.10 日为一疗程。适用于脾肾不足证。

5. 穴位照射

取穴：关元、中极、三阴交、子宫等穴。操作：用 25 mw 的氦氖光针：每穴照射 5 分钟，每日 2 次，10 日为一疗程。

（四） 饮食治疗

1. 椿根皮汤

组成：椿根皮、红糖各 30 g。

制作方法：椿根皮加水煎成浓汤，去渣，加红糖。

服法：温热饮服，每日 1 剂，10 日为一疗程。

适应证：适用于湿热下注证。

2. 鲫鱼汤

组成：鲫鱼 1 尾，胡椒 20 粒。

制作方法：鲫鱼宰杀洗净，纳入胡椒煮浓汤。

眼法：食鱼饮汤。

适应证：适用于脾肾不足证。

3. 苡仁草薢饮

组成：苡仁 30 g，草薢 6 ~ 10 g，粳米 100 g。制作方法：草薢单煎取汁，与苡仁、粳米同煮为粥。

服法：温热服食，每日 1 剂，10 日为 1 疗程。

适应证：适用于湿热下注证。

4. 二仙饮

组成：鲜藕 120 g，鲜白茅根 120 g。

制作方法：将鲜藕洗净切片，鲜白茅根洗净切碎，同煮取汁。

服法：代茶频饮，1 日数次。

适应证：适用于宫颈糜烂见赤白带下者。

（五） 西医治疗

1. 急性宫颈炎

（1）抗生素治疗：针对病原体选用适当的抗生素。单纯急性淋病奈瑟菌性宫颈炎主张大剂量、单次给药。常用药物有第三代头孢菌素，如头孢曲松钠 250 mg，单次肌注。氨基糖苷类的大观霉素 4 g，单次肌注。治疗衣原体的药物有四环素类，如多西环素 100 mg，每日 2 次，连服 7 日；红霉素类如阿奇霉素 1 g，单次口服。

（2）针对病因治疗：禁止性生活，注意局部卫生，改善全身情况。

（3）局部治疗：用 1% 乳酸或醋酸作低压阴道冲洗，局部用磺胺粉涂撒在阴道内，每日 1 次，共 4 次。

2. 慢性宫颈炎

（1）宫颈糜烂

1）药物疗法：适用于糜烂面较小或炎症浸润较浅的病例。常用 10% ~ 20% 硝酸银或重铬酸钾溶液局部涂药。硝酸银每周 1 次，2 ~ 4 次为 1 疗程，重铬酸钾为 1 次性用药。必要时 1 ~ 2 月后重复 1 次。这两种药液腐蚀性极强，涂药时切勿触及阴道壁。应在月经干净后 3 ~ 5 日进行，治疗期间禁止性生活及盆浴。

2）物理疗法：为目前治疗宫颈糜烂疗效较好、疗程最短的方法，一般一次即可痊愈，适用于糜烂面较大、炎症浸润较深的病例。①电熨法：利用热能作用于糜烂面，使病变组织坏死形成痂皮，约 2 周，新生的鳞状上皮覆盖创面而愈合。操作自宫颈管内 0.5 cm 处开始，按由向内外，先上唇后下唇的顺序进行，术后创面涂 1% 甲紫。如有宫颈腺囊肿，应先刺破，擦去囊液后，再作电熨。②冷冻疗法：采用快速降温装置使病变组织冷冻、坏死、脱落，鳞状上皮覆盖而痊愈。此法具有无痛苦、无出血、无瘢痕、无感染等特点，但术后有多量水样白带。③激光治疗：临床多采用二氧化碳激光器，利用激光使糜烂组织炭化结痂，结痂脱落后，创面为新生的鳞状上皮覆盖。物理疗法术后将出现大量阴道黄水，故治疗后应保持外阴清洁，在创面愈合期间（4~8 周），应避免盆浴、性交及阴道冲洗。每月复查一次，注意创面愈合情况。

（2）宫颈息肉：行息肉摘除术。

（3）宫颈管黏膜炎：需全身治疗，根据宫颈管分泌物培养及药敏试验结果选用相应抗感染药物。

（六）预防与调摄

积极治疗急性宫颈炎；加强卫生宣传教育，注意阴部卫生，尤其是经期、产褥期及性生活卫生，避免多孕多产；避免分娩及妇科手术操作时宫颈损伤。

（七）验案选粹

1. 慢性宫颈炎

谢某，女，28岁，已婚。1992年6月9日初诊。带下频频，历时近1年。经妇科检查诊断为慢性宫颈炎，宫颈糜烂Ⅱ度以上。经西药抗宫炎加激光治疗后，病情好转。停药2周后带下增多，再以抗宫炎类药物治疗好转，但停药即发。近3月证情逐渐加剧，带下色黄，时呈脓性，质粘稠，有臭气。妇检宫颈糜烂Ⅱ度。宫颈刮片细胞学检查阴性。遂转中医治疗。刻诊：患者头昏乏力，精神不振，口干而苦，纳食味差，小便色黄，舌边尖稍红、苔白中黄腻，脉弦。1年前曾有人流史。证属带下病范畴。由脾虚肝郁，热毒蕴蒸所致。用抗宫炎汤加减治疗。处方：黄柏10 g，车前子10 g，泽泻10 g，蛇舌草15 g，蒲公英15 g，紫花地丁10 g，柴胡10 g，苍术、白术各10 g，茯苓15 g，太子参20 g，黄芪20 g，川牛膝10 g，甘草5 g。共3剂，每日1剂，2次水煎分服。另取黄柏10 g、蛇舌草15 g、苦参15 g、苍术10 g、蛇床子10 g。水煎，趁热先熏后坐浴，每日1次。药后诸症较前减轻，原方内服外洗7剂后，带下量大减，色以黄白相兼为主。腹痛已止，小便如常，口微干不苦，食欲增，精神振。再以原方内服外洗连用2周后，带下少许，色微黄，食欲尚佳，月经来潮，无特殊不适。经净后仍按原方出入服药2周（停止外洗），带下止，诸症平。妇科检查：宫颈表面光滑，糜烂已治愈。

2. 宫颈糜烂案

周某某，32岁，服务员。白带增多、色黄、臭三年余、伴腰痛、下腹坠胀感，带有血性白带，尤以同房后为著。几年来曾用抗菌素肌肉注射，并曾作一次冷冻治疗，但效果不佳。其人体瘦，面胱白，神疲。妇科检查：白带多，色黄呈脓性，腥臭味，双侧附件轻压痛，宫颈肥大，呈Ⅲ度糜烂。将其入本法治疗组，方法：取煅炉甘石、煅石膏、赤石脂各等分，共研细末过6号筛，取紫草50 g，研末入食用菜籽油浸泡一周，再取其上油液与药末适量调制成稀糊状，并于高压锅中高压灭菌即成三石紫草合剂。先以 0.1% 新洁尔灭液作外阴、阴道、宫颈清洗，再以自制三石紫草合剂敷布于糜烂面，每日 1 次，1 次为一疗程。治疗期间及治疗后 2 周禁止性生活。第一疗程后无脓性臭带，白带减少，宫颈糜烂面缩小，继续第二疗程，后见糜烂面愈合，宫颈光滑。半年后随访以上诸症皆无。妇科检查见白带色白、量不多、无异臭味、宫颈红润光滑。

3. 宫颈糜烂案

李某，女，36 岁，已婚，干部。宫颈糜烂 3 年。经多处诊治疗效不佳，于 1990 年 3 月 26 日就诊。伴小腹坠胀疼痛，白带增多，色黄而臭秽，腰痛，易怒。妇科检查，子宫颈Ⅲ度糜烂。用消糜散治疗，药物：石榴皮 20 g，代赭石 20 g，硼砂 20 g，海螵蛸 20 g，青黛 10 g，黄柏 20 g，复方新诺明 10 片，维生素 B_2 10 片，制霉菌素 10 片，灭滴灵 10 片，扑尔敏 10 片，诸药共研细末。先用生理盐水冲洗子宫颈，将消糜散少许敷于糜烂处，隔日一次，用药 6 次症状缓解。妇科检查，子宫颈光滑。随访半年未复发。

（八） 古代文献精选

《傅青主女科》："夫带下俱是湿症。而以带名者，因带脉不能约束而有此病，故以名之，盖带脉通于任督，任督病而带脉始病。"

《万氏妇人科》："带下之病，妇人多有之。赤者属热，兼虚兼火治之；白者属湿，兼虚兼痰治之。年久不止者，以和脾胃为主，兼升提。大抵瘦人多火，肥人多痰，要知此候。"

（九） 现代研究进展

1. 致病因素研究

正常妇女阴道和宫颈内存在大量细菌，由于宫颈阴道部的鳞状上皮层较厚，抵抗力强，一般不易引起感染。而宫颈管黏膜柱状上皮层较薄，抵抗力弱，当发生损伤时，病原体乘机侵入宫颈黏膜柱状上皮所覆盖的部分，加上宫颈黏膜皱襞多，病原体潜藏此处，感染不易彻底清除，往往形成慢性宫颈炎。慢性宫颈炎如果不进行治疗或治疗不彻底，当宫颈的防御功能不能阻挡炎症蔓延时，则上行引起子宫内膜炎、输卵管炎及卵巢炎等。严重时可发生盆腔腹膜炎、盆腔脓肿。目前研究表明，宫颈炎的感染不仅限于通常所知的细菌感染，且与沙眼衣原体（Uu）、支原体（cT）、巨细胞病毒（CMV）、人乳头瘤病毒（HPV）、疱疹病毒－2（HSV-2）等病毒感染有关。慢性宫颈炎患者 HPV、HSV 的检出率高达 74%，宫颈脓性分泌物 UU 的阳性率可达 34%～63%。李昭等研究报道，宫颈病变从慢性宫颈炎逐渐演变到宫颈上皮内瘤样变、宫颈癌，HPV 感染呈逐渐增强趋势。

2. 从微量元素角度的研究

袁允桂等认为锌是人体重要的必需微量元素之一，在体内具有重要的生理功能，尤其对皮肤、黏膜的正常代谢、创伤修复有重要作用。当机体组织细胞缺锌后，细胞的 RNA、DNA 合成减少，创伤处颗粒组织中胶原减少，肉芽组织易破坏，使创伤、溃疡难以愈合。因此研制了以含有锌元素的三石紫草合剂，方中煅炉甘石、煅石膏、赤石脂各等量，共研细末过 6 号筛．取紫草500 g，研末入食用菜籽油浸泡 1 周，再取其上油液与药末适量调制成稀糊状并置高压锅中高压灭菌即成。用法为将其合剂敷布于宫颈糜烂面，每日 1 次，10 次为 1 个疗程。治疗 48 例患者。有效率 100%。袁氏研究的指导思想是：炉甘石是一种很好的抑菌、收敛、防腐、保护创面的药物。以其成分看含有锌元素，将其应用于宫颈，可通过参与蛋白质合成促使糜烂面愈合。同时配煅石膏以降低血管通透性，消炎、收敛、减少分泌；赤石脂收敛止血，敛疮生肌；紫草抑菌、活血、凉血。上四药制成三石紫草合剂，大大增强了清热解毒、收敛生肌之效，同时，也为含锌中药外用拓展了更新的前景。

3. 从甲皱微循环改变的角度研究

沈宗意等对宫颈糜烂患者在应用活血化瘀治疗过程中，注意观察甲皱微循环的变化。收治了 44 例病例，治则：活血化瘀，带浊味臭者佐以清热解毒。治疗方法为内服外治并用，每周 2 次，疗程为 1～3 个月，对患者治疗前后及治疗过程中连续进行甲皱微循环观察。认为：①宫颈糜烂患者甲皱微循环的改变，主要表现在血液流态方面呈非线流（断线状、凝集型、混悬型）状态，血流速度缓慢。其次可能由于微血管壁通透性增高，组织液潴留引起管祥清晰欠佳。而管祥形态、数目、管祥长度和宽度、动静脉臂比例方面无明显改变。②通过活血化瘀治疗前后观察，甲皱微循环改变的主要表现为：血液流态由非线流状态恢复正常的线流状态，血流速度由缓慢恢复正常，管祥清晰度也得到改善。

4. 从细胞学角度研究

李光荣等认为，有效地治疗宫颈非典型增生与重度糜烂，是阻断宫颈癌发生的重要手段，因此进行"10 味间糜栓"阻断宫颈癌发生的临床及实验研究。"10 味间糜栓"是集《外科正宗》"三品一条枪"、"子宫丸"两方的加减，具有祛腐生肌，托脓长肉作用。没有"三品一枪"药物作用猛烈，比"子宫丸"

祛腐力强，保存了其生肌、腐而不臭的特点。经过实验，证实了该药除有很强的抑菌作用外，还有明显的抗癌作用。实验进行了四个内容的观察：①整体观察两种鼠 U14 腹水宫颈癌珠的抑制作用，结果显示明显提高其生命延长率，与西药环磷酰胺阳性对照组相比有同等效应。②组织培养和细胞培养研究结果显示，对人宫颈癌 hela 细胞，人胃腺 MGC80-3 细胞及正常细胞人胚囊成纤维细胞，无选择地直接杀伤细胞，似西药丝裂霉素样作用。③细胞化学研究，用荧光显微观察 DNA、RNA 的变化，结果具有直接破坏细胞 DNA、RNA 的作用，损坏正在分裂中期染色体。④抗肿瘤作用的定量细胞化学分析，经流式细胞术测量 U14 腹水宫颈癌细胞的 DNA 相对含量，观察各时期细胞增殖周期的移行变化。观察结果与临床非典型增生患者宫颈细胞 DNA 含量测定一致。具有抑制癌细胞 DNA 的合成，阻断细胞分裂周期，有明显的抗癌作用。

5. 从抑菌和抗病毒方面的研究

山西医学院在"黄蜈散"的临床研究中，从对宫颈糜烂的修复、愈复、预后三方面着手，探讨了宫颈糜烂可能与以下原因有关：①金黄色葡萄球菌、乙型链球菌、大肠杆菌、粪产碱杆菌、变形杆菌、乳酸杆菌、丁酸棱形厌氧芽孢杆菌及白色念珠菌等病原感染。而当宫糜存在时，宫颈碱性分泌物增多，易引起或加重阴道正常菌群失调及致病性微生物的感染，从而影响宫颈糜烂区鳞状上皮再生。②宫颈糜烂与人型疱疹病毒（HSV-2）可能有关。通过实验证实了黄蜈散浸剂有抑制、杀灭阴道内常见细菌的作用，对体外 HSV-2 颗粒有直接灭活作用，还能降低 HSV-2 诱发小鼠阴道疱疹的死亡率，提示黄蜈散对 HSV-2 感染有预防和治疗作用。

郭玉莲通过探讨认为宫颈炎的病因与大肠杆菌发酵和病毒的感染有密切的关系，自制了对痢疾杆菌和大肠杆菌有抑制作用的不带糖衣的黄连素片，加等量乌贼骨（性味咸涩微温，归肝肾经，有收敛止血、固精止带、制酸止痛、燥湿敛疮之功效）研成细粉，用一般过中药的细箩筛过。二者合用，作用于宫颈黏膜，通过核糖、核酸对大肠杆菌和病毒的抑制作用，使细胞产生了抗菌和抗病毒的蛋白而治疗宫颈糜烂。

第十五节　阴道炎

病原体侵入阴道，使阴道黏膜产生炎症，白带出现量、色、质的异常，称阴道炎。临床常见的有滴虫阴道炎、阴道假丝酵母菌病、老年性阴道炎及细菌性阴道病。阴道炎各年龄层均可发生，为妇科生殖器炎症中最常见的疾病。单纯阴道炎虽不是引起不孕的主要原因，但如合并宫颈炎可使宫颈黏液的性状发生改变，影响精子活力而导致不孕。

中医妇科无阴道炎之病名，因以带下增多，阴部瘙痒为主症，故属"带下病"、"阴痒"之范畴。

一、病因病理

（一） 中医病因病机

中医认为引起本病的病因主要有内伤和外邪两类。内伤由脾虚肾亏，气化失司，水湿运化无权，蕴而化湿化浊，流注带脉，带脉失约而成；或因肝经郁热，肝旺侮土，脾虚失摄，水湿内聚，蕴而化热，湿热下注所致；或经期摄生不慎、性生活不洁，湿毒之邪内侵，直伤带脉而致。

（二） 西医病因病理

正常健康妇女，虽然外阴及阴道中可存在各种病原体，但由于生殖系统组织解剖学及生理特点，对病原体的侵入有着自然防御功能。例如：阴道前后壁紧贴，宫颈管内口紧闭，对病原体的侵入及上行可起一定程度的机械性阻挡作用。而且阴道内的阴道乳杆菌，能使阴道上皮细胞内的糖原分解成乳酸，使阴道的 pH 值保持在 4.5 以下，多在 3.8 ~ 4.4 之间，可抑制病原体的生长。子宫内膜周期性的剥脱，也有利于病原体的清除。若不注意卫生、或分娩、流产、阴道手术、性交不洁、长期子宫出血、盆腔炎性白带的刺激以及腐蚀性药物等改变阴道的酸碱度，破坏妇女阴道的自然防御功能，潜在的致病菌迅速繁殖，外界病原体如滴虫、假丝酵母菌等相继侵入而引起阴道炎症。可引起阴道炎的病原体种类繁多，临床常见的病原体有大肠杆菌、葡萄球菌、链球菌、淋病双球菌及阴道毛滴虫、假丝酵母菌、阿米巴原虫等。阴道炎症时分泌物过多，可稀释射入精液的浓度，亦不利于精子穿透宫颈黏液上行。

二、诊断

（一） 临床症状

阴道分泌物增多，呈脓性或浆液性或血性；外阴瘙痒，阴道灼热坠胀，性交痛；分泌物刺激尿道口出现尿频、尿痛，小腹部不适，或全身乏力。

（二）体格检查

妇科检查可见阴道黏膜充血，阴道及宫颈肿胀、潮红，分泌物量多，其性状或为脓性，或为米泔水样，或乳酪状，外阴时见抓痕。

（三）阴道分泌物检查

可见病原菌、滴虫、霉菌等。

三、鉴别诊断

（一）白淫

《素问·痿论》云："思想无穷，所愿不得。意淫于外，入房太甚，宗筋弛纵，发为筋痿，及为白淫"。女子骤然从阴道流出白色液体，古称白淫，与带下病之阴中绵绵而下白物，无有休止的症状不同。

（二）白浊

指由尿窍流出的秽浊如米泔的一种疾病，夹有血者为赤白浊，全血者称红浊。多随溲而下，小便时或淋涩作痛。白带出于阴户，白浊出于尿窍，所以不难鉴别。

（三）漏下

为月经紊乱的出血，下血淋漓不断。质不黏滑。赤带则黏滑而带血色，与月经周期、经期无关。不过，若赤带与漏下并病则较难鉴别，应详问病史及根据各病特点进行观察，结合有关检查以明确诊断。

四、治疗

（一）中医辨证论治

1. 湿热下注

主要证候：带下量多，色黄或黄白相兼，质黏稠如脓或质稀如米泔水或如乳酪状，有臭气，外阴瘙痒。心烦易怒，胸胁胀痛，口干口苦不欲饮。舌红，苔黄腻，脉弦数。

治法：清热利湿，杀虫止痒。

方药：萆薢渗湿汤（《疡科心得集》）加减。

萆薢、苡仁、黄柏、赤茯苓、丹皮、泽泻、通草、滑石、苍术、苦参、白鲜皮、鹤虱。

方中萆薢、黄柏清利湿热，苍术、苡仁健脾化湿，泽泻、通草、赤茯苓、滑石、利湿通淋，丹皮清热凉血，苦参、白鲜皮、鹤虱杀虫止痒。

2. 脾虚湿盛

主要证候：带下色白或淡黄，质黏稠。绵绵不断状（滴虫性）或呈糊状（霉菌性）无秽气，面色萎黄，四肢不温，精神疲倦，纳少便溏。舌淡红，苔薄腻，脉缓。

治法：健脾益气，升阳除湿。

方药：完带汤（《傅青主女科》）加减。

白术、党参、山药、苍术、白芍、陈皮、柴胡、黑芥穗、车前子、芡实、甘草。

方中重用白术、山药以健脾束带；党参、甘草补气扶中；苍术燥湿健脾；白芍、陈皮、柴胡疏肝解郁，理气升阳；车前子利水除湿；黑芥穗祛风胜湿；芡实健脾止带；柴胡与芥穗还有升阳之效。

3. 肾阳虚衰

主要证候：白带清冷量多，质稀薄，终日淋漓不断。腰酸如折，小腹冷感，小便清长，大便溏薄。舌淡苔薄白，脉沉迟。

治法：温肾培元，固涩止带。

方药：内补丸（《女科切要》）加减。

菟丝子、补骨脂、桑螵蛸、黄芪、鹿茸、熟附子、肉豆蔻、白术、淫羊藿、山药、甘草。

方中鹿茸、补骨脂温肾阳，生精髓，益血脉；菟丝子补肝肾，固血脉；黄芪、白术、山药、甘草健脾益气；熟附子、淫羊藿温补肾阳；桑螵蛸、肉豆蔻收涩固精。

4. 肾阴不足

主要证候：带下量少，质稍黏无臭，阴部干涩，灼热瘙痒。头昏目眩或面部烘热，五心烦热，失眠多梦，便艰尿黄。舌红少苔，脉细数。

治法：益肾滋阴，清热止带。

方药：知柏地黄汤（《症因脉治》）加味。

知母、黄柏、生地、山药、山萸肉、丹皮、茯苓、泽泻、芡实、金樱子、当归、白鲜皮、制首乌。

方中知柏地黄汤为滋肾清利的代表方，加芡实、金樱子补肾固涩止带，当归、制首乌养血祛风，白鲜皮止痒。

（二）中医外治

1. 苦参、百部、蛇床子、地肤子、白鲜皮各 20 g，石榴皮、黄柏、紫槿皮、明矾各 15 g。水煎，滤去渣，熏洗阴道。每日 1 剂，每日 1 ~ 2 次，每次 20 分钟，7 日为一疗程。

2. 黄柏、土茯苓、苦参、蛇床子、乌梅、苦楝根皮、百部、地肤子各等份。共为粗末。每次取粗末 40 g 置盆内，开水冲，纱布滤渣，趁热坐盆上熏洗。

3. 鸦胆子仁 40 粒，打碎加水浓煎取液 40 mL，灌洗阴道，每日 1 次。

4. 蛤粉、冰片、雄黄各 5 g，研细末，用莱油调匀，涂抹阴道，每日 1 次。

5. 黄柏、青黛、蒲黄、甘草、雄黄、龙胆草、薄荷各 3 g，石膏，30 g，冰片 12 g。共研细末，清洁阴道后喷撒药粉少许于阴道及外阴。隔日 1 次，3 次为一疗程。

6. 蛇床子 60 g，苦芩、桃仁、雄黄各 30 g，枯矾 15 g。桃仁捣如泥，余药研末，共和做成橄榄形栓剂。每晚洗净后纳入阴道，连用 7 日为一疗程。

7. 苦参蛇床洗方

组成：外洗基本方：苦参 30 g，川椒、白鲜皮各 10 g，黄柏 15 g，百部、蛇床子各 20 g。

加减：滴虫性阴道炎，加苦楝皮、仙鹤草各 15 g，石榴皮、五倍子各 10 g，猪胆汁 10 mL 或食醋 20 mL（另兑）；霉菌性阴道炎，加白头翁、鹤虱各 15 g，皂角 30 g，土槿皮 20 g，艾叶 5 g；淋菌性阴道炎，加大枫子 10 ~ 20 g，鸦胆子、土茯苓各 20 g，金钱草 15 g，轻粉 2 g（冲用），大蒜汁 5 ~ 10 mL 另兑；细菌性阴道炎，加天葵子 20 g，蒲公英、野菊花、夏枯草各 10 g，青黛 30 g（另冲）；外阴溃疡，熏洗后用冰硼散或六神丸研末撒于溃疡面。

用法：上药加水适量，煎 30 分钟，取药液 500 ral，趁热先熏后洗，已婚者用带尾棉球或纱布浸汁塞入阴道，未婚者可用特制棉签浸药液人阴道，抬高臀部，30 分钟后取出。若外阴有溃疡者，熏洗后用冰硼散或六神丸研末撒于溃疡面。病重者每日早晚各 1 次，轻者睡前 1 次。全身症状明显者加辨证治疗：心脾两虚用完带汤加减，湿热下注用止带丸加减，肝郁脾虚用逍遥散加减，肝肾阴虚用麦味地黄丸加减，湿毒蕴结用龙胆泻肝汤加减。全身症状不明显，单一用局部治疗。7 ~ 10 日为 1 疗程，一般用 1 ~ 3 个疗程。

8. 三黄药膜

组成：黄芩、黄连、黄柏各等量。

用法：上药研细末，取 3 g，羧甲基纤维素钠 4.5 g，甘油 5 mL，蒸馏水

250 mL，制成面积为 30 cm×35 cm 的药膜 2 块。每次取 1 块，塞入阴道深处，每日 1 次。月经期停用。

9. 麦饭石

组成：麦饭石。

用法：将颗粒状麦饭石洗净，按 1:10 比例，加清水煮沸 5～7 分钟，冷至 30℃左右．擦洗阴道，每日 1 次或 2 次。症状严重者，擦洗后阴道放置该药液浸泡带尾棉球，6 小时取出。

10. 中药煎剂冲洗

组成：生半夏 30 g，白矾 10 g，生南星、苏叶、菖蒲、苦参、花椒各 20 g。用法：上药加水 1 500 mL，煎取药液 1 000 mL，每次 500 mL 用灌肠器作阴道冲洗，冲洗时间 30 分钟，每日 2 次，1 周为 1 个疗程。

（三）针灸治疗

1. 毫针

（1）取穴：气海，曲骨，归来，风市，太冲。操作：前 3 穴向下斜刺或直刺 1.0 寸捻转法，使针感向外阴传导。后 2 穴均直刺 0.5～1 寸，平补平泻。适用于湿热型阴道炎。

（2）取穴：气海．归来，复溜，太溪，阴陵泉。操作：气海，归来直刺 1～1.5 寸，捻转泻法，使针感向外阴放射。适用于湿热下注型阴道炎。

2. 耳针

（1）取穴：外生殖器，肝，肾，肾上腺，三焦，耳背静脉。操作：急性期用毫针中等刺激，耳背静脉放血，每日 1 次。慢性期用埋豆法，每周 2～3 次。

（2）取穴：子宫，内分泌，三焦，肾，膀胱。操作：毫针直刺，中等刺激，留针约 15 分钟，留针期捻针 2 次。每日 1 次，10 次为一疗程。

（3）取穴：神门，内分泌，肝胆，皮质下，外生殖器，三焦。操作：毫针中等刺激。每次选 4～5 穴，每日 1 次。耳穴埋针法，每次选 3～4 穴，隔日 1 次。适用于湿热型阴道炎。

3. 电针

取穴：①曲骨，太冲；②归来，阴陵泉；③气海，阳陵泉。操作：每次选用 1 组密波．中等度刺激，通电 20 分钟。每日 1 次。适用于阴道炎。

4. 皮肤针

取穴：下腹部，腹股沟，期门，三阴交，隐白。操作：中度刺激，反复叩刺 5 遍。每日 1 次，7 日为一疗程。适用于慢性阴道炎。

5. 穴位注射

取穴：曲骨、中极，关元，足三里，三阴交。操作：每次取 2 个穴位，每穴注射 5% 当归注射液。隔日 1 次，7 次为一疗程。适用于慢性阴道炎。

（四） 饮食治疗

1. 椿根白皮汤

椿根白皮 30 g。煎取药汁，加入红糖适量，烊化饮服。每日 2 次，每日 1 剂，5 日为一疗程。适用于湿热下注型阴道炎。

2. 木棉花粥

木棉花 30 g，粳米 50 g。先将木棉花加水浓煎取汁，再人粳米煮成粥。当餐服食，每日 1 剂，7 日为一疗程。适用于湿热下注型阴道炎。

3. 乌皮汤

乌梅 30 g，秦皮 10 g，百部 15 g。水煎，去渣取汁，加白糖适量烊化。每日 1 剂，分次饮服，5 日为一疗程。适用于湿热下注型滴虫性阴道炎。

4. 苦贯汤

苦参 30 g，贯仲、百部各 15 g。加水浓煎，去渣取汁。加白糖适量烊化。每日 1 剂，分次饮服，5 目为一疗程。适用于阴道炎。

5. 白果薏苡仁猪肚汤

白果（去壳）10 个，生薏仁 30 g，猪肚 3 个。同煮汤至猪肚熟烂为度。每日服食 2~3 次，每次 1 小碗，3 日食完。适用于脾虚型阴道炎。

6. 莲子仙茅炖乌鸡

莲子肉 50 g，仙茅 10 g，乌鸡肉 100 g。隔水炖 3 小时。每日 1~2 次，食肉喝汤，3 日食完。适用于脾肾两虚型阴道炎。

7. 龟苓汤

乌龟 1 只，瘦猪肉 100 g，鲜土茯苓 500 g。加水文火煎 3 小时。每日服食 1~2 次，3 日食完。适用于阴虚夹湿型阴道炎。

（五） 西医治疗

1. 药物治疗

（1）细菌性阴道病：首选甲硝唑（灭滴灵），每次 200 mg，口服，每日 3 次；局部用药，每次 400 mg，置入阴道，7 日为一疗程；妊娠 3 个月内慎用。克林霉素 300 mg，口服，每日 2 次，局部用 2% 克林霉素膏剂，每晚 1 次，连用 7 日。此外，可用双氧水阴道冲洗，改善阴道内环境，以提高疗效。

（2）滴虫性阴道炎：灭滴灵，每次 400 mg，口服，每日 3 次，局部用药，灭滴灵 200 mg，每晚 1 片，纳入阴道深处，10 日为 1 疗程。

（3）霉菌性阴道炎：以碱性溶液（多用 2%～4% 苏打液）冲洗后，选用克霉唑栓、达克宁栓剂、制霉菌素栓（片）剂、米可定阴道泡腾片中的一种，每晚 1 片（粒），塞入阴道，连用 7～10 天。亦可用 1% 龙胆紫水溶液涂擦阴道，每周 3～4 次，连用 2 周。

五、验案选粹

（一）霉菌性阴道炎案

张某，女，34 岁。1997 年 5 月 8 日初诊，自诉外阴瘙痒 3 年余，白带多，色黄腥臭，每日需换内裤 1～2 次，曾多次用西药治疗，见患者面容憔悴，情志不舒，消瘦，外阴及小阴唇散在红肿溃疡，痂斑，阴道内有片状淡黄色分泌物堆积，阴道壁充血，病理检查白带找到白色念珠菌，诊断为"霉菌性阴道炎"。证属：湿热下注，虫淫作痒。处方：外洗方：苦参 30 g，川椒、白鲜皮各 10 g，百部、土槿皮、蛇床子各 20 g，黄柏、白头翁、鹤虱各 15 g，皂角刺 30 g，艾叶 5 g。取药取汁，趁热熏洗，每日 2 次。并用带尾棉球浸汁塞入阴道。内服逍遥散加减方。用药 3 日后外阴瘙痒明显减轻，7 天（1 个疗程）后瘙痒消失，间歇 1 周后开始第 2 疗程，连用 4 个疗程（月经期停用）症状皆除，病检霉菌阴性，随访 1 年未复发。

（二）滴虫性阴道炎案

武某，女，45 岁，农民。主诉 2 年来外阴部、阴道痒，时伴有灼热感，流多量黄自相杂色分泌物，有腥臭味，偶有下腹疼痛。曾有 4 次阴道不规则出血，量不多。病后曾 3 次在镇卫生院以灭滴灵口服及研末阴道内上药 1 个疗程，每次均有效果，但不出 1 个月，即再次复发。检查外阴部前庭充血，阴道黏膜发赤，子宫颈充血，有多数散在性出血点和多量黄白色分泌物，触痛明显。白带镜检，阴道滴虫（＋＋）。证属：湿热虫毒，浸注阴部。处方：滴虫洗剂：黄柏、苦参各 15 g，鹤虱、川椒、百部各 10 g。煎汤取汁，熏洗，坐浴每日 1 剂。3 天后症状明显减轻，带下减少，6 天后复查，阴道前庭及阴道壁均转为正常粉红色，出血点消失，阴道滴虫镜检阴性。1 个月及 3 个月后追踪观察，疗效巩固，阴道滴虫镜检为阴性。

（三）滴虫性阴道炎案

宋某，女，46 岁，农民。诉近半月来，白带量多，质稀、色黄，有异味，外阴及阴道瘙痒有时难以忍受。小便黄,大便正常。妇科检查:外阴色红阴道黏膜及宫颈明显充血,有泡沫样脓性白带。白带涂片检查:阴道滴虫(＋＋)。诊为滴虫性阴道炎。予以狼毒汤水煎外洗,药用:狼毒、蛇床子、地肤子、金银花、黄柏各30 g,冰片、枯矾各3 g。每日1剂,水煎两遍,分早晚两次坐浴,每次30分钟,用药7剂患者来诊述白带减少,瘙痒症状消失。检查外阴及阴道宫颈黏膜恢复正常,涂片检查阴道滴虫阴性。继续用3剂以巩固疗效,后追踪随访半年,多以涂片查阴道滴虫均阴性,痊愈。

(四) 霉菌性阴道炎案

林某,34岁,1994年7月20日初诊。主诉外阴痒10余天伴白带量多如豆腐渣。妇科检查:外阴及小阴唇内侧及阴道内白带量多如豆渣样,擦去分泌物,见黏膜红肿,阴道口有散在浅溃疡。诊断:霉菌性阴道炎。用"洁霉阴"外洗方:苦参20 g,射干、白头翁各12 g,白鲜皮、地肤子、蒲蓄各15 g,大黄、川楝子各10 g。煎汤熏洗,每日2次,夫妇同治,女方每晚用纱布浸药液纳入阴道。7日后复诊,自述用药后4天阴痒止。妇科检查:外阴、阴道正常,白带正常。

(五) 白色念珠菌性阴道炎案

刘某,52岁,工人。有糖尿病病史10年余,因反复外阴瘙痒灼痛,白带增多,腰酸痛6年余加重1周,于1996年5月1日来诊。曾多次在医院检查阴道分泌物示有白色念珠菌生长,以西药治疗症状多次复发,1周前又出现上述症状,查阴道分泌物示有白色念珠菌生长。以完带汤为主治疗。处方:红参15 g,山药(炒)20 g,白术、白芍(酒炒)各30 g,制苍术、车前子、柴胡、黑荆芥、续断、杜仲、白鲜皮、山栀各10 g,陈皮9 g,甘草6 g。水煎服,每日1剂,治疗24天症状消失,阴道分泌物培养无念珠菌生长,追访8个月无复发。

(六) 淋菌性阴道炎案

李某,女性,19岁。酒店服务员。自述1周前经行未净行房事,近几天来出现白带增多,呈脓性,腥臭味,阴部辣痛,瘙痒感,曾在个体诊所静脉注射抗生素(药名不详),和肤阴洁液阴道冲洗7天,症状无明显好转,近日来阴部肿胀不舒,并尿频辣痛,白带量多,质脓,臭味。口干喜饮,大便秘结难解,而来就诊。诊见痛苦面容,舌质红、苔黄干,脉濡数。妇检:阴唇肿胀、黏膜充血,阴道内脓性分泌物较多,宫颈及阴道穹隆部充血明显,前位子宫,正常大小,双附件区压痛阴性,取阴道分泌物涂片检查,找见革兰阴性双球菌，诊为淋菌性阴道炎。证属热毒炽盛，湿热下注。治宜清热解毒，利湿止痒。予五味消毒饮加味：金银花、野菊花各 15 g，蒲公英、紫花地丁、青天葵、泽泻、黄柏、石斛、郁金各 10 g，土茯苓 40 g。每日 1 剂，煎水分早晚服，同时取本方药渣煎水 500 mL 阴道冲洗，每日 1 次，在治疗期间避免房事。用药 10 剂后，白带减少，诸症消失。共用药 2 疗程，取阴道分泌物涂片检查为阴性。随访未复发。

六、古代文献精选

《素问·骨空论》："任脉为病，男子内结七疝，女子带下瘕聚。"《诸病源候论·妇人杂病诸候》："五脏俱虚损者，故其色随秽液而下，为带五色俱下……阴阳过度则伤胞络，风邪乘虚而入于胞，损冲任之经……致令胞络之间，秽液与血相兼，连带而下。冷则多白，热则多赤，故名带下。"

《妇人大全良方·调经门·带下方论》："带下之病，妇人多有之。赤者属热，兼虚兼火治之。白者属湿，兼虚兼痰治之。年久不止者，以补脾胃为主兼升提。大抵瘦人多火，肥人多痰。"

《儒门事亲·妇人带下不得错分寒热辨解六》："治泻痢与带下，皆不可聚用峻热之药燥之，燥之则内水涸则必烦渴，烦渴则小便不利；小便不利则足肿而浮，渐至不治。"

《证治要诀·妇人门·赤白带》："有带疾愈后一二日或再发，半年一发……此多漏带，最难治。"

《女科撮要·带下》："脾胃亏损，阳气下陷，或痰湿下注，蕴积而成。"

《景岳全书·妇人规·带浊梦遗类》："凡妇人淋带，虽分甚微，而实为同类……总由命门不固。而不固之病，其因有三：盖一乃心旌之摇也……；一乃多欲之滑也……；一乃房室之逆也……"《万氏妇人科·白浊·白淫·白带辨证》："妇人常有白浊、白淫、白带之疾，症虽不同，治亦有别。白带者，时常流出，清冷稠黏，此下元虚损症也……白浊者，浊随小便而来，浑浊如泔，此胃中浊气渗入膀胱也……白淫者，常在小便之后而来，亦不多，此男精不摄，滑而自出。"

七、现代研究进展

本病属于中医"阴痒"、"带下"的范畴。罗元恺等认为该病是由于外内因两种因素所致，外因是寒湿外袭，阻滞带脉，带脉失约，流注下焦所致；内因是脾肾两虚，运化失职，湿浊内留，蕴而生菌所致。王惠珍等则认为其常因脾虚不运，湿浊内生，下注会阴，湿蕴化热；或外感湿热之邪，循经下注，侵蚀阴中所致。湿浊下注为病机关键。程运文认为，湿邪久留，必凝聚成痰，痰浊下注而成带疾。蒲永芬指出，带下病无论寒热虚实，皆有血瘀郁于其中，其瘀来源，一为脏腑失调致瘀，二是邪气阻滞致瘀，三是寒热为患成瘀。在治疗上，何子淮有治带四法，即脾虚湿停宜鼓脾摄带，肾气虚弱宜固肾束带，余邪下迫宜清渗止带，湿毒内炽宜荡涤祛带。黄绳武则提出了治带之要点，治脾重要，不可忘肾；日久伤津，不妄刚燥；湿热为患，不过清利。

第十六节　免疫性不孕症

由生殖系统抗原的自身免疫或同种免疫引起的不孕症称为免疫性不孕。不孕夫妇中 20% 以上不明原因，但其中大多数可以归结为免疫因素。免疫性不孕可分为精子免疫引起不孕和卵透明带免疫引起不孕。自身免疫表现为女方血清中存在抗子宫内膜抗体、抗卵细胞透明带抗体；前者使子宫内膜着床环境发生变化而抗孕卵种植，后者与透明带起反应使透明带坚硬而阻碍精子穿透。同种免疫主要是精子、精浆或受精卵作为抗原物质，被女方生殖道吸收后，产生抗精子抗体，使精子失去活力，不能与卵子相结合或受精卵不能着床。

中医没有免疫性不孕的明确记载。中医强调天人合一，中医药可在不同的环节发挥不同的作用，既可提高低下的免疫功能，又可消除有害的超效反应与自身免疫反应，因此，中医药治疗免疫性不孕症有着独特的优势。

一、病因病理

（一）　中医病因病机

免疫性疾病是因为免疫缺陷、紊乱所至，这与中医的"邪之所凑，其气必虚"的观点相吻合。中医认为产生免疫性不孕的原因首先是机体正气虚弱，其中尤以肝肾阴虚或脾肾阳虚为主，因肾主生殖而藏精，为孕育之本，肝藏血，肝肾同源，肝阴（血）与肾阴关系密切，精血充盛，故肝肾两虚是导致本病的主要病机。部分患者亦有湿热、瘀血、痰浊等病机，往往与肝肾两虚并见，成为虚实夹杂证。

1. 肾阳不足

先天禀赋不足或后天早婚房劳,耗伤肾气,或素体阳虚。命门火衰,或五劳七伤,久病及肾,终致肾阳不足,影响机体的正常免疫功能,从而发生免疫性不孕。

2. 肝肾阴虚

房劳内伤,久病及肾,或温病后期热极伤阴,以致肝肾阴虚。肾阴亏损,精血不足,阴虚日久生内热,虚火妄动,扰动胞宫,以致免疫功能失常。

3. 湿热内蕴

肝郁化火或湿热内蕴,湿热之邪浸淫胞宫,或胞脉瘀滞,机体免疫系统功能亢进,或网状内皮系统功能减退,造成免疫功能失常。

(二) 西医病因病理

宫颈和精子之间的相容关系是不孕的重要因素。受到机械性、免疫性、以及内分泌各种因素的影响。从宫颈来说:①机体雌激素分泌不足;②宫颈腺体损伤、或受体缺陷;③宫颈黏液中抗精子抗体(anti_ sperm ant, ibody, AS-AB)可以破坏精子穿透宫颈黏液的能力;抗体与精子结合可以发生补体介导的细胞溶解,ASAB 还可以激活巨噬细胞吞噬精子。高效价的 ASAB 可以完全阻断精子穿透宫颈黏液进入女性生殖道内。虽然在不孕人群中 ASAB 呈现较高的比例,但是 ASAB 还不能作为独立病因解释不孕问题。因为在正常人群中约有 10% ~20% 的 ASAB 阳性率。除非排除其他原因或血液、宫颈管或精液中存在很高的 ASAB 的滴度,目前还很难评估 ASAB 在不孕症发病中的价值。自身免疫系统的平衡失调,如抗磷脂综合征,因抗磷脂抗体造成免疫性的血小板凝集,形成血管内栓塞,子宫和胎盘供血不足,可造成流产、早产、死胎和胎盘功能低下的不良产科结局;自身免疫保护机制的缺陷,如封闭抗体缺乏,胚胎无法刺激机体免疫系统产生胚胎保护性抗体,造成反复和习惯性流产。

人类生殖系统中的很多蛋白质都具有免疫原性,在发育早期阶段的配子和受精后的合子均带有特异性抗原。很多免疫反应可阻断生殖过程而导致不孕。免疫性不孕的机制十分复杂,包括精子的制动和死亡,运输精子过程中受干扰,精子和卵子接触障碍及早期胚胎的死亡等。其中研究最多的是女性对精子的免疫。

1. 抗精子免疫

精子都具有抗原性,能够引起抗精子抗体的产生。大约有 80% 的原因不明的不孕妇女血清具凝集精子的能力。精子抗原相当复杂,目前已知有精子特异性抗原、血型抗原、组织相容性抗原、精子膜抗原等。

（1）精子特异性抗原：据目前有关资料分析，人类精液中有 16 种抗原，精子有 7 种抗原，3 种特异性抗原，另有 4 种抗原与精浆共有等。人类精子具有特异乳酸脱氢酶（LDH-X），此酶是精子特有的，其他细胞中无此活性，能使卵子受精的精子数量减少，而且阻碍着床。

（2）精子膜抗原：人类精浆十分复杂，其中较重要的是精子膜抗原，此抗原牢固地蓄定在精子表面，其免疫特异性和泳动度与乳酸铁蛋白相似。在不孕妇女的血清中自然固定精子抗体可能是抗精子膜抗原的抗体。

（3）精子 ABO 血型抗原：关于 ABO 血型系统的抗原与不孕的关系，长期以来一直是人们关注的问题焦点。早已研究证实，在人类精子中存在 ABO 血型系统的抗原并在以后的研究中均得到证实。妇女宫颈黏液中存在有血型抗体，这种抗体可以制动配偶的精子。如果妇女宫颈黏液中的 ABO 血型抗原与丈夫精子中含有的 ABO 血型抗原不合，就会使精子失去活力或死亡而引起不孕。

（4）精子组织相容性抗原（HLA）：1970 年 Fellous 应用细胞毒性方法对人类精子上的 HLA 抗原进行了研究，证明人类精子确实存在 HLA 抗原，主要在精子头和中段，HLA 抗原分布不均匀。至于精子上的 HLA 抗原与不孕的关系尚未完全清楚。

精子抗原进入女性生殖道，会使其发生局部和全身的免疫反应，产生抗精子抗体，引起精子的制动或死亡而造成不孕。抗精子抗体的产生，一般认为由于性交，精子抗原进入女性生殖道，女性生殖道的黏膜下有丰富的淋巴细胞、巨噬细胞和淋巴管，在生殖道中的精子抗原可引起巨噬细胞、多形核粒细胞和淋巴细胞进入子宫腔。精子抗原被巨噬细胞吞噬后，集中的抗原决定簇便被传递给抗原反应淋巴细胞，然后借助于膜表面特异受体来识别外来的决定簇．并使抗原反应性淋巴细胞进一步分裂和分化，成为致敏淋巴细胞或浆细胞，前者产生淋巴因子，后者产生抗体。这就是传人性免疫反射弧。一旦产生细胞和体液的介质，免疫作用就通过免疫孤来完成。当精子再次进入生殖道时，致敏淋巴细胞或其产物以及抗体就会与精子中的抗原相互作用，使精子破坏并灭活。因此，对精子抗原的免疫应答，可能既属于细胞免疫又属体液免疫。在人类观察中发现，患有子宫内膜炎和在月经期性交时，可产生抗精子抗体。可见生殖器正常时性交，精子不易产生一次性致敏。而当生殖器有某种损伤时性交致敏则会发生，而一旦致敏，即使生殖道正常，性交精子亦引起免疫应答。精子抗原使女性产生免疫反应后，女性器官并不产生病理变化，性交后，抗体攻击的靶子是进入生殖道中的精子。并且每次性交进入生殖道的精子可以成为一种自然免疫增强刺激剂，能够使抗体效价维持在高水平上。近年研究证明，女性生殖道黏膜局部具有产生抗精子抗体的能力。阴道中存在抗精子抗体的妇女，血清中不能检出该抗体，说明女性生殖道局部可产生抗精子抗体。女性生殖道局部可产生抗体的依据有：女性生殖道具有丰富的巨噬细胞及其他免疫功能细胞，这些细胞可识别并吞噬具有抗原特性的精子。子宫颈上皮和一些腺腔内含有能够产生免疫球蛋白的浆细胞。宫颈局部可产生 IgA 和少量 IgG、IgM，宫颈黏膜的 IgA 与 IgG 的比例为 1∶1～1∶2；而血清中 IgA 与 IgG 的比例为 1∶5；两者有明显差异。阴道的某些自然感染，如大肠杆菌、滴虫等可在宫颈局部引起浆细胞反应，在黏膜上可检出 IgA 抗体。女性生殖道局部产生的抗精子抗体及血清中的抗精子抗体均可干扰生殖过程。抗精子抗体能促进巨噬细胞的吞噬功能，以便从生殖道清除精子。在适应补体存在的情况下，抗体对精子具有细胞毒性。局部抗体能干扰精子在生殖道内的活动能力。局部抗体能与卵母细胞的成分发生交叉反应，抑制其发育。正常情况下，局部抗体在选择精子中起重要作用。

2. 抗卵子免疫

早在 50 年代起就有人提出女性不孕亦与卵巢免疫有关。近年来研究证实了卵巢的特异性抗原，卵巢产生的自身抗体可导致不孕。日本学者曾应用荧光抗体法检查 30 例无排卵症患者，其中 16 例见到抗体，比对照组明显增多，说明卵巢具有特异性抗原。可见无排卵症的发生和自身免疫有关。Sacco 等通过异种免疫方法发现卵细胞透明带、卵泡膜细胞和闭锁卵泡中均存在特异性抗原。卵巢的全部抗原中，以透明带的免疫原性最强。透明带是卵子表面被覆的糖蛋白，含有数种抗原性物质，对精子具有种属识别的特异性，它不仅存在于卵泡内的卵细胞表面，亦存在于受精后的囊胚。透明带在受精过程中起着十分重要的作用，精子—卵子的种属特异性识别及结合必须发生在透明带表面的受体上。如果这些受体一旦被遮盖或改变了性质，则精子—卵子的识别及结合便不能进行，受精就受阻。透明带上的特异抗原所产生的抗体与卵子在培养液中一起培养，则卵子透明带发生沉淀，这用荧光免疫法可发现。用抗透明带抗体处理未受精的田鼠卵子，能有效地封闭对透明带的接触。在实验中发现，当精子已附着于透明带上时，再加入此抗体，则精子便不能穿透透明带。抗体沉积在透明带表面，可阻止蛋白分解酶对透明带的溶解，并阻止精子向透明带靠近或穿入。实验还表明卵子透明带表面形成的免疫沉淀物的多少与精子结合的抑制率有明显的相关性。抗透明带抗体还具有抗着床作用。已受精的卵子，在离体下加入抗透明带抗体，其透明带不能脱落，受精卵不能着床。

抗透明带抗体产生机制与一般自身抗体的产生过程相似。一般认为，具有生物学意义的自我识别是借助于免疫耐受机制而建立的，免疫耐受异常与自身抗体的产生有密切管关系。如果对透明带的免疫耐受尚未建立，月经周期中所失去的闭锁卵泡数量不少，其中的透明带物即使是微量，亦足以成为抗原刺激而产生抗透明带抗体。有人认为透明带与某些微生物之间可能具有共同抗原，当机体受到一种与透明带有交叉反应的抗原入侵，或由于感染因子致使透明带变性时，均可刺激机体产生抗透明带抗体，封闭透明带上的精子受体，干扰精子与透明带结合，阻碍受精，导致不孕。

此外，ABO 血型不合和 Rh 血型不合所引起的不孕，亦是免疫反应。

二、诊断

（一） 临床表现

婚久不孕或曾有多次人工流产史而继发不孕，月经推后或先后不定，相应伴随症状等。

（二） 理化检查

1. 血液中的抗精子抗体（ASAb）血清中的抗精子抗体

一般采用酶联免疫吸附试验（ELISA）方法测定 ASAB，为间接定量测定不孕患者血清中抗精子抗体的灵敏度高、特异性强的测定方法。EILSA 测定法是使欲测血清与相应的固相抗原形成免疫复合物，由二抗检测出来。为了使后一反应定量，将二抗标记上酶，这种结合的酶可使基质转化为色素原，出现的颜色反应由分光光度计测溶液的 OD 值，做出定量结果。近年来在常规 ELISA 的基础上，发展了生物素—亲合素酶联免疫吸附法（BA-ELISA），其敏感性和特异性均超过常规的 ELISA 方法。

2. 宫颈黏液中的抗精子抗体

宫颈是女性生殖道中免疫反应最重要的部位，ASAB 检测较血清 ASAB 更有意义。主要以分泌型 IgA 最具有生物活性。

3. 宫颈黏液、精液相合试验

试验时间选在预测的排卵期，在玻璃片上先放一滴新鲜精液，然后取子宫颈黏液一滴放在精液的旁边，距离 2 ~ 3 mm，不要盖玻片加压，以手轻轻摇动玻片，使两滴液体互相接近，在显微镜下观察精子的穿透能力，如精子能穿过黏液并继续向前运行，表示精子活动力及宫颈黏液的性状都正常，黏液中无抗精子抗体。是一种比客观的体外性交后试验，比体内性交后试验更好地反映抗精子抗体对精子移动的影响。

4. 性交后试验

目的在于了解精子对子宫颈黏液的穿透性能，同时还可以了解黏液性状、精液质量及性交是否成功等有关情况。选择在预测的排卵期（通过基础体温或通常的月经周期长度、宫颈黏液变化、超声排卵监测来推算），试验前至少2天避免性交，在性交后9～24小时内检查，取阴道后穹窿液检查有无活动精子，如有精子证明性交成功，然后取宫颈黏液，如每每高倍镜视野有20个活动精子即为正常；如果初试结果阴性或不正常，应重复进行性交后实验，同时检查宫颈黏液，如拉丝长，形成典型羊齿结晶，可以认为试验时间选得合适；如宫颈有炎症，黏液变黏稠并有白细胞（WBC）时，不适于此试验，需治疗后再进行。

5. 精子—宫颈黏液穿透试验

该试验可以不受试验日期、性生活时的情绪、宫颈黏液的理化性质、取标本的方法和技术等因素的影响，能准确地反映免疫性因素对精子穿过宫颈黏液的影响。将排卵前夕的宫颈黏液吸入毛细管内，置于精液中，在37℃下放置1小时，低倍镜下观察，精子穿透的最远距离小于5 mm为无穿透力，6～19 mm为中等穿透力，超过20 mm为穿透力良好。

6. 精子—宫颈黏液接触实验

将精液在玻片两端各滴一小点，在一点上加等量自体宫颈黏液，另一点做对照，置37℃下15～20分钟，用显微镜观察精子活动力。如在加宫颈黏液的精液标本中出现纤维状或细丝样物，精子不能向前运动，仅在原地摆动者为阳性。此方法可作为免疫不孕的筛选诊断。是一种比客观的体外性交后试验，比体内性交后试验更好地反映抗精子抗体对精子移动的影响。

7. 精子凝集试验

精子凝集试验（SAT）是基于抗体和精子抗原之间相互发生凝集的原理。

（1）明胶凝集试验（GAT）：以生理盐水将正常人的精液稀释到每毫升含4千万精子，取此精子悬液与10%明胶于37℃下等量混合，然后再取0.3 mL的精子—明胶混合液与灭活补体的患者血清或稀释血清等量混合，并置于5 mm×45 mm小试管中，37℃下培育2小时后肉眼观察，如有明显的白色簇状物出现，则为阳性。本试验不能观察精子凝集部位，对于一般的妇女中发现的头对头的凝集不太敏感。

（2）盘凝集试验（TAT）：该试验优点是：所用精液量少，用一份可检测许多血清样品，操作迅速，同时可测定大量样品，可观察精子凝聚部位。其缺点是，可出现假阳性结果，还不能完全替代 GAT 试验。

（3）试管玻片凝集试验（TSTA）：本试验中精液质量选择要求同 GAT。通过实验观察凝集类型，最容易检出的是头对头凝集素。

8. 精子制动试验

精子制动试验（SIT）是一种较简易方法，可确定有无抗精子抗体的存在，价值较大。精子制动作用依赖于补体的存在。抗体分子和精子抗原相互作用，激活补体系统，损伤精子细胞通透性和完整性，导致精子活动力的丧失，或精子能被某些染料染上颜色（称细胞素作用）。亦即精子表面结合了能固定补体的精子抗体后，在补体协同作用下，精子制动或死亡，显微镜下表现为精子制动或染色阳性。本法仅能测出精子尾干的精子抗体，而抗精子头部的抗体仅能干扰精卵结合，并不影响精子活力。

9. 抗透明带抗体（antizona pelllcida，AZI：'Ab）等自身免疫抗体的测定

采用 BA-ELISA 测量，以判断体内自身免疫抗体阻断受精的能力。其他自身免疫性抗体包括抗磷脂抗体（anti phospholipid antibody，APA）、抗子宫内膜抗体（anti endometrial antibody，EmAB）、抗卵巢抗体（anti ovarian antibody，AOA）等。

10. 胚胎保护性抗体的测定

被胚胎释放的 HCG 诱导淋巴细胞分泌的细胞因子，可激活 II 型辅助 T 淋巴细胞系统产生白介素 10（IL-10），抑制自然杀伤细胞（nature kil-ler cells，NK）的功能，保护胚胎不受体内免疫系统的捧斥。以 CD3、CD4、CD8 测定为代表的封闭抗体数值，反映了免疫保护机制的功能。

三、鉴别诊断

必须测量基础体温，观察 BBT 的温相变化，作阴道脱落细胞检查，B 超检测排卵，尿 LH 峰值测定，黄体中期血尿孕酮水平测定，血 PRL 测定，宫腹腔镜检查．子宫输卵管造影检查等，以排除排卵功能障碍、子宫内膜异位症、子宫腺肌症、宫腔粘连等因素所导致的不孕。

四、治疗

（一）中医辨证论治

1. 肾阳不足

主要证候：婚久不孕，免疫试验阳性，畏寒肢冷，面色㿠白，头晕耳鸣，腰膝酸软，小便清长。舌质淡，苔薄白，脉沉细。

治法：温补肾阳，抗免疫消凝。

方药：温凝汤（《经验方》）。

仙灵脾，巴戟天，菟丝子，附子，肉桂，党参，当归，黄芪，白芍，徐长卿，生甘草。

方中仙灵脾、巴戟天、菟丝子温补肾阳；附子、肉桂温阳暖宫；党参、黄芪、当归、白芍益气养血，扶助正气；徐长卿、生甘草解毒。

2. 肝肾阴虚

主要证候：婚久不孕，免疫试验阳性，头晕耳鸣，五心烦热，腰膝酸软，口干溲黄，舌红苔少，脉细数。滋补肝肾，抗免疫消凝。

治法：滋补肝肾，抗免疫消凝。

方药：消凝汤（《经验方》）。

生地 12 g，麦冬、玄参、白芍各 9 g，女贞子、旱莲草各 12 g，龟甲、鳖甲各 15 g，赤芍、牡丹皮各 9 g，丹参 30 g，徐长卿 9 g，生甘草 6 g。

方中生地、麦冬、玄参养阴生津；白芍、女贞子、旱莲草滋补肝肾；龟板、鳖甲滋阴；赤芍、牡丹皮、丹参养血凉血活血；徐长卿、甘草解毒。

3. 湿热蕴结

主要证候：婚久不孕，免疫试验阳性，胸闷心悸，头晕而胀，口中干黏，渴不欲饮，溲黄少。舌质红，苔黄腻，脉滑数。

治法：清热化湿，抗免疫消凝。

方药：除凝汤（《经验方》）。

龙胆草 9 g，制大黄、黄连、黄芩各 3 g，生地 12 g，牡丹皮 9 g，当归 15 g，双花 24 g，连翘 12 g，蒲公英 18 g，白花蛇舌草 15 g，生甘草 6 g。

方中龙胆草、大黄、黄连、黄芩、银花、连翘、蒲公英、白花蛇舌草解毒利湿；生地，牡丹皮，当归凉血活血，生甘草解毒。

（二） 中医外治

1. 抗免热熨方

组成：透骨草、败酱草各 20 g，赤芍 15 g，三棱、莪术、牡丹皮、水蛭、虻虫、海藻各 10 g，路路通 15 g，皂刺 10 g，白花蛇舌草 20 g。

用法：用湿水拌湿后装布袋内，淋洒白酒 30 mL，置锅内蒸 20 分钟，取出后热敷腹要．每日一次，4 日换药。

适应证：适用于免疫性不孕。

2. 抗免外敷方

组成：延胡索 12 g，菟丝子 22 g，五加皮 12 g，乳香、川芎各 10 g，白芍 12 g，青木香、蝉衣、地龙各 10 g。加减：肾虚加杜仲 20 g、女贞子 30 g；肝郁者加香附 20 g、郁金 10 g；痰湿阻滞加石菖蒲 30 g，苍术 12 g。

用法：将药物研成细末，无灰酒调拌成膏状，外敷贴关元；肾虚加敷肾俞、涌泉；肝郁加敷三阴交、期门；痰湿阻滞加敷委中。

适应证：适用于免疫性不孕症。

3. 三子外敷方

组成：女贞子 12 g，菟丝子 20 g，五味子 12 g，蝉衣 6 g，黄芪 30 g。上药研成细末，麻油调，外敷贴关元穴。

适应证：适用于肝肾虚损型免疫性不孕。

（三） 针灸治疗

1. 毫针

取穴：中脘、天枢、脾俞、足三里、阴陵泉、曲池。操作：中脘用灸法；天枢直刺 0.5 寸，捻转补泻，平补平泻；脾俞、足三里直刺 1.0 寸，提插补法；阴陵寝、曲池直刺 1 寸，提插泻法。适用于女性免疫性不孕。

2. 耳针

取穴：神门、交感、皮质下、内分泌、肝、肾、三焦、子宫等耳穴。操作：毫针刺、泻法。或用王不留行籽压穴位下，每次选穴 4~5 个为宜。适用于女性免疫性不孕。

3. 灸法

取穴：气海、关元、肾俞、腰阳关、足三里、太溪。各穴均可采用艾条温和灸或小艾炷直接灸。适用于肾虚型女性免疫性不孕。

4. 推拿按摩

取穴：命门、肾俞、脾俞、肝俞、心俞、足三里、三阴交、阴陵泉、关元、气海等。操作：先俯卧，推背部俞穴至发热，采用点压，按揉法或用一指弹法。再仰卧，用同样手法推拿腹部和下肢穴位。

（四）饮食治疗

1. 糯米阿胶粥

组成：阿胶、糯米、红糖各 30 g。

制作方法：阿胶捣碎，置锅内炒至嫩黄，再研成细末。糯米淘净加水煮成粥，当煮至七成熟时，加入阿胶、红糖，再熬至粥熟。

服法：早晚各 1 次，当餐服食。

适应证：适用于气血亏虚型免疫性不孕。

2. 归脾麦片粥

组成：党参、黄芪各 15 g，当归、枣仁各 10 g，丹参 12 g，桂枝 6 g，熟地 30 g，麦片 60 g，桂圆肉 20 g，大枣 10 g。

制作方法：将前 7 味加水浓煎取汁，加入麦片、大枣、桂圆肉共煮成粥。

服法：当餐服食，每日 1 剂

适应证：适用于气血亏虚型免疫性不孕。

（五）西医治疗

目前治疗免疫性不孕尚无满意的效果。

1. 性交时使用阴茎套疗法

其目的在于阻断抗原的接触，减少抗精子抗体的重新产生，持续一定时间以后，抗精子抗体滴度下降后，再停止使用阴茎套，在女方排卵期进行性交数次，可望得到受孕。一般主张持续使用阴茎套半年至一年，并定期测定抗体滴度。如持续使用一年，抗体滴度明显下降者，说明该方法无效，应停止使用。据报道，该疗法受孕成功率可达40% ~60%。

2. 治疗生殖器官感染

女性生殖道炎症增加了精液中抗原进入血循环的机会，使精子抗体滴度增加。局部炎症使吞噬细胞、淋巴细胞增加，局部产生精子抗体的机会增加，因此积极治疗女性生殖器炎症对治疗免疫性不孕是十分必要的。

3. 精子洗涤与宫腔内人工受精

将精液采用改良的 Biggers、Whitten 和 whittingham 溶液进行洗涤，获得没有精浆的高浓度精子悬液，进行宫腔内人工授精。适用于女性宫颈黏液中存在抗体及男性存在自身抗体的免疫性不孕，常可取得成功。

4. 免疫治疗

（1）自身免疫型：主要是抗磷脂综合征的治疗，目前采用的方法以抗栓塞，抗凝（阿斯匹林、肝素）和免疫抑制剂（肾上腺皮质激素），以及近年来采用的免疫球蛋白白为主的治疗。

1）阿斯匹林（aspirin）：阿斯匹林为花生四烯酸代谢产物环氧酶的抑制剂，抑制前列腺素和血栓素 A2 的合成，阻断抗磷脂抗体调节的高凝反应，防止血栓形成．国内常用小剂量阿斯匹林治疗，即 25 mg 每日口服至妊娠结束，控制血小板凝集而不发生严重出血倾向。

2）肝素（heparin）：主要是低分子量肝素，半衰期较长，与肝素抑制因子 Xa 的效果一样，而对血小板数量和部分凝血酶时间无影响，剂量 40 mg/天，皮下注射，整个妊娠期间使用。注意部分凝血活酶时间不超过正常 1.2 ~ 5 倍，如发现有与肝素有关的出血，或 B 超检查胎盘后血肿时注意停药。

3）肾上腺皮质激素：以强的松为代表，可以抑制 APA 活性。国内采用小剂量 5 mg/天口服，效果较好，并无明显副反应。

4）免疫球蛋白：静脉用免疫球蛋白可以降低血小板的凝集，增加 APA 清除率。剂量 400 mg/（kg·d），连续 5 天，每月治疗 1 次，或 1 g/（kg·d），连续 2 天，每月治疗 1 次。

（2）同种免疫型

1）适应证：≥3 次早期流产，排除染色体异常，生殖道畸形，感染，内分泌等其他致病因素；患者血清中封闭抗体缺乏呈阴性结果，且无自身抗体；无输异体淋巴结细胞禁忌证。

2）免疫原选择：反复性流产免疫治疗的免疫原有多种，丈夫或无关个体的淋巴细胞、白细胞，单核细胞以及分离的滋养叶细胞，均可做免疫原。但在丈夫有感染、肿瘤等禁忌证时，可采用无关个体的淋巴细胞做为免疫原，其疗效与丈夫淋巴细胞免疫无差异。

3）方法：治疗从孕前开始，每次分离丈夫或供者淋巴细胞数为 $20 \times 10^6 \sim 30 \times 10^6/mL$，给女方前臂皮内或皮下注射，每隔 3 周一次，每 4 次为一免疫疗程，末次治疗后 2 周复查封闭抗体，若正常可考虑妊娠，妊娠后宜再巩固 2 个疗程，直至妊娠 16 周。

五、验案选粹

（一）湿热蕴结案

潘某，女，28 岁。结婚 2 年未孕。平素月经正常。带下较多色黄有臭味，大便秘结。子宫输卵管碘油造影未见异常。既往曾患滴虫性阴道炎，经治痊愈，一直未复发。苔薄微黄，脉细小弦。妇科检查：宫颈轻糜，附件左侧轻度增厚，伴压痛。血抗精子抗体阳性。基础体温双相，高温相上升迟缓。诊断：免疫性不孕。治则：清热利湿，调冲助孕。方用化湿消抗体汤加减。

处方：红藤 30 g，赤芍 9 g，牡丹皮、丹参、萆薢各 12 g，忍冬藤 15 g，生甘草 9 g，薏苡仁 12 g，当归 9 g，生大黄 6 g（后下），仙灵脾 15 g，莪术 9 g，椿根皮 15 g。排卵期加用枳壳、苁蓉各 9 g。嘱平时用阴茎套避孕，治疗 3 个月，检查抗精子抗体已转为阴性。嘱仅在排卵期行房事。2 个月后患者妊娠，孕期正常。

按：患者曾患滴虫性阴道炎，由于生殖道黏膜渗透性改变，增强了对精子抗原的吸收而产生抗精子抗体。左侧附件增厚表示尚有炎症存在，故方中用红藤、赤芍、牡丹皮、萆薢、薏苡仁等清热解毒利湿；当归、丹参活血调经；莪术配赤芍、红藤活血化瘀，有益于治疗慢性附件炎；生大黄疏通肠道，推陈致新，泻热解毒利于炎症的消散。仙灵脾、肉苁蓉益肾温阳，有促排卵之功；枳壳行气除痰，药理研究有兴奋卵巢及子宫的作用；忍冬藤能清热解毒，除湿通络，是消除抗精子抗体之要药。平时配合阴茎套消除抗体。抗精子抗体很快消除后，在排卵期房事，迅速妊娠。

（二）肝肾阴虚案

李某某，女，36 岁，初诊日期：1991 年 3 月 7 日。结婚七载未孕，月经周期常先期而行，月经量有时偏少，腰酸，五心烦热，舌红少津、苔薄，脉细数。BBT 双相，黄体期偏短，呈梯形上升与下降。检查：妇科 B 超检查无异常，输卵管碘油造影示通畅，男方精液检查无异常，血抗精子抗体及抗透明带抗体阳性。证属肝肾阴虚，治拟补益肝肾，滋阴降火，方用知柏地黄丸加减。

处方：知母 12 g，黄柏 9 g，生熟地各 15 g，山萸肉 12 g，怀山药 12 g，炙龟甲 12 g，菟丝子 20 g，麦冬 12 g。

中药治疗 3 个月。BBT 双相典型，月经正常，嘱其中药续服，共治疗 7 个月余，症状缓解，获麟麟之喜，生一女孩，母子健康。

按：此型以形瘦心烦，腰酸，舌红少津，脉细数，示其肝肾不足、阴虚火旺，治拟补益肝肾，滋阴降火，方中六味地黄丸加减以补益肝肾，实验研究提示六味地黄丸具有一定的免疫调节作用，可使 FSH 下降和 E2 明显升高，提示本药可能是通过下丘脑—垂体—性腺轴的兴奋发挥作用。《景岳全书·本草正》云："古书言知母佐黄柏滋阴降火，有金水相生之义，盖谓黄柏能制膀胱、命门阴中之火，知母能清肺金利肾水化源之火，去火可以保阴，是即所谓滋阴也。"药理上知母配黄柏能降低性神经兴奋（所谓泻肾火）、方中佐以地骨皮、麦冬以加强滋阴降火之力，标本兼顾，诸药共奏补益肝肾、滋阴降火之功。

六、古代文献精选

《校注妇人良方·求嗣门》："窃谓妇人之不孕，亦有因六淫七情之邪，有伤冲任，或宿疾淹留，传遗脏腑，或子宫虚冷，或气旺血衰，或血中伏热，又有脾胃虚损，不能营养冲任"。景岳全书·妇人规》："妇人所重在血，血能构精，胎孕乃成，欲察其病，惟于经候见之，欲治其病，惟于阴分调之。……凡此皆其阴之病也。真阴既病，则阴血不足不能育胎，阴气不足者不能摄胎，凡此摄育之权，总在命门，正以命门为冲任之血海，而胎以血为主，血不自生而又以气为主，此皆真阴之谓也。……而补阴之法即培根固本之道也。是以调经种子之法，亦惟以填补命门，而精血之源又在二阳心脾之间，……亦无非补阴之源也。使不知本末先后而妄为之，治则又乌足以言调经种子之法？"《济阴纲目·求子门》"丹溪曰妇人无子者，多由血少不能摄精。俗医悉谓子宫虚冷，投以辛热之药，煎熬脏腑，血气沸腾，祸不旋踵。或有服艾者，不知艾性至热，入火灸则下行，人药服则上行，多服则致毒，咎将莫挽。……若是瘦怯性急之人，经水不调，不能成胎，谓之子宫干涩，无血不能摄受精气，宜凉血降火，或四物汤加香附、黄芩、柴胡、养血养阴等药。"《辨证录·求嗣》："妇人有腰酸背楚，胸中胀闷，腹内生瘕，日日思寝，朝朝欲卧，百计求子，不能如愿，人以腰肾之虚，谁知任、督之困乎。夫任脉行于前，督脉行于后，然皆从带脉上下而行也。故任督脉虚，而带脉坠于前后，虽受男子之精，必多小产。况任督之间有疝瘕之症，则外多障碍，胞胎缩入于疝瘕之内，往往精不能施。"《沈氏女科辑要笺正·求子》："沈尧封曰，求子全赖气血充足，虚衰即无子。故薛立斋曰，至要处在审男女尺脉。若右尺脉细，或虚大无力，用八味丸。左尺洪大，按之无力，用六味丸。两尺俱微细或浮大，用十补丸。此遵内经而察脉用方，可谓善矣。此特言本体虚而不受胎者也。若本体不虚而不受胎者，必有他病。缪仲淳主风冷乘袭子宫，朱丹溪主冲任伏热，张子和主胞中实痰。丹溪于肥盛妇人，主脂膜塞胞。陈良甫谓二三十年全不产育者，胞中必有积血，主以荡胞汤。诸贤所论不同，要皆理之所有，宜察脉辨证施治。"

七、现代研究进展

有统计表明，在不孕症中，有 20% ~ 40% 由免疫因素引起。其免疫因素有组织相溶抗体（HLA）、抗精子抗体（AsAb）、抗子宫内膜抗体（EmAb）、抗卵巢抗体 AoAb）、抗透明带抗体、ABO 型 Rn 型血型抗原、抗心磷脂抗体、封闭因子、T 细胞亚群、精浆免疫抑制物（HSPIM）等。在诸多的免疫因素中，约有 50% 的不孕患者血清或宫颈黏液中存在抗精子抗体。

国外有学者提出免疫不孕可能与感染因素、肠道因素及遗传因素有关。亦有人认为与经行、房事不洁、产后感染有关。现代动物实验和临床研究证实，中药大多具有多方位的调节免疫系统功能的作用，表现为在一定条件下对免疫功能的双向调节，起到免疫自稳作用。中药对妇女免疫性不孕的治疗，不仅对细胞免疫，而且对体液免疫也都有调理作用，既可增强机体的免疫力，又可抵制不良的免疫反应，还能调节机体的内分泌水平，具有多重功效。夏桂成对226 例 AsAb 阳性的患者进行分析，属于肾阴不足者 162 例，约占 72%，故提出"酸甘化阴，养阴清火熄风乃调节免疫、治疗女子不孕的主要法则"。

莫蕙等对 78 例 AsAb 阳性患者进行分析，肾阴不足者 8 例，瘀血者 8 例，湿热者 3 例，肾阴不足夹有瘀血或湿热者 47 例，肾阴阳不足者 2 例。经用自拟抑清汤治疗，AsAb 的转阴率为 100%，宫颈黏液抗体（ASA）。转阴率为79%，受孕率为 76.6%。周文隆等用还精煎治疗免疫性不孕，从精子制动试验对照 258 例阳性者转阴性 245 例，占 95%。单纯性免疫性不孕 60 对，治疗后受孕 39 人，占 65%，认为还精煎有调节机体免疫功能，调节神经内分泌的作用。夏桂成认为免疫性不孕较为复杂，在方药的使用中，根据药物的作用方式和部位不同，可分为免疫抑制剂、免疫促进剂、免疫调节剂、抗过敏介质剂等。免疫抑制剂针对免疫亢进而用；免疫促进剂针对免疫功能低下或免疫功能缺陷而用；免疫功能低下，又分细胞免疫、体液免疫、单核吞噬细胞系统免疫等各方面低下；免疫调节剂针对免疫功能失调、亢进与低下的不协调而用；抗过敏介质针对过敏者而用。免疫功能亢进或免疫反应过强者，分阴虚火旺、湿热、血瘀三方面，免疫功能低下之单核吞噬细胞系统以补气治疗为主；体液免疫功能低下以益气健脾，补肾助阳为主；细胞免疫功能低下，以健脾益气，滋阴养血为主，免疫功能紊乱需滋阴补肾，结合调肝。据张氏多年临床观察、随访发现，女子免疫性不孕症患者血清中抗精子抗体经药物积极治疗抗体转阴率与抗体滴度呈反比，妊娠率与抗体的滴度也呈反比，即抗体滴度越高，则治疗后抗体转阴率越低，妊娠愈难，疗程亦长，甚至无效；抗体滴度越低，治疗后抗体转阴率越高，妊娠越容易，疗程也较短。对于宫颈黏液抗精子抗体阳性的患者在上述口服药物治疗的同时，还可配合阴道局部冲洗法治疗以提高疗效：常用药物：丹参 20 g，穿心莲、鱼腥草各 15 g。红花、夏枯草、大黄各 10 g。浓煎至 100 mL，药物温度在 33～39℃，在门诊行阴道冲洗（行经期停用）。

第十七节　复发性自然流产

自然流产是指妊娠于 28 周以前终止，胎儿体重在 1 000 g 以下者。经典的概念认为连续自然流产三次或三次以上者称为习惯性流产。因习惯性流产易被误解为流产是不可避免的，故目前国际已经常用复发性自然流产（recurrent spontaneous abortion，RSA）替代原有的名称。定义为连续两次或两次以上自然流产者。早期流产常见的原因为胚胎染色体异常、免疫因素异常、黄体功能不足、甲状腺功能低下等。晚期流产常见原因为子宫畸形或者发育不良、宫颈内口松弛、子宫肌瘤等。本病属中医"滑胎"范畴。

一、病因病理

（一）中医病因病机

习惯性流产中医称为滑胎。中医认为本病的发生有胎元及母体两方面的因素。

1. 胎元方面

因"胎病"而使"胎不牢固"，多因父母先天之精气不足，两精虽能结合成胎，但胎元不固；或因胎元有缺陷而胎不成实。

2. 母体方面

其发病主要机制是冲任不固，不能摄气血以载胎养胎，以致胎元不固而发病。冲为血海，任主胞胎，冲任之气血充足，则胎元得气载摄，得血滋养，胎儿才能正常发育。如冲任不固，不能摄血以养胎，摄气以系胎、载胎，胎元不固，就会发生胎动不安。引起冲任不固的原因有肾虚、气血虚弱、血热、血瘀、外伤、毒物等。肾为封藏之本，子宫系于肾，肾虚不能司封藏之职，且不能助子宫之藏，故屡孕屡堕则肾愈虚，愈虚则愈不能系胎，所以滑胎。肾为肝之母，与心相交济。心肝气火偏旺，必然耗损肾阴与肾气，且滑胎患者，孕后心情紧张，思虑过多，心肾不能交合，肾虚不得恢复，更不能系胞固胎。

（二）西医病因病理

1. 子宫因素

（1）子宫畸形：由副中肾管发育异常所致。这种患者发生妊娠合并症的机会增加。有报道双子宫妇女中，25%发生习惯性流产或早产。

（2）子宫内膜类固醇受体缺乏：有人发现习惯性流产妇女分泌期子宫内膜雌二醇及孕酮受体明显少于正常生育能力的妇女，从而使雌激素、孕激素对受精卵着床及生长发育不能发挥正常生理效应而易致流产。

（3）子宫血液供应不佳：正常子宫动脉进入宫颈分为上、下两支，若子宫动脉上支在分出后又分为两支上行，则怀孕后发生流产的几率则明显增加。异常的子宫动脉分支直接影响胎盘的血流和发育。有报道，单侧子宫动脉有异常分支，自然流产率将超45%，双侧子宫动脉有异常分支，自然流产率可达60%。

（4）宫颈内口功能不全：此类患者大多是在前次难产、刮宫或宫颈手术时造成宫颈内口撕裂或宫颈严重裂伤。但亦有原发性病例，这是由于宫颈内口先天性发育缺陷，即器质性宫颈内口功能不全，这类患者常有家族遗传因素。

（5）子宫肌瘤：宫腔粘连或黏膜下肌瘤都可导致习惯性流产。宫腔粘连使宫腔体积减少你，子宫内膜血运不足，影响受精卵的着床和发育。子宫肌瘤，特别是黏膜下肌瘤可影响胎盘的附着，作为子宫内异物亦易导致流产。

2. 遗传因素

胚胎染色体异常是自然流产的重要原因。胎儿异常染色体不一定全来自双亲遗传，常由于受精卵在发育过程中受到某些因素影响所致；或由于在形成配子的减数分裂中，某一同源染色体未能进行正常分裂，形成的配子染色体可能有一个过剩，另一个缺如，这样形成的配子一旦和正常的配子结合，形成三体性个体或单体性个体，导致胚胎发育异常而流产。影响染色体不分离的因素，常与母亲的年龄有关，年龄愈大，愈易发生染色体不分离现象。

平衡易位所致习惯性流产亦不少见，平衡易位染色体在生殖细胞的减数分裂过程中产生不同程度的染色体重复和缺失的异常配子，其中仅有部分正常配子。如与异常配子组合，大部分将在妊娠早期流产。

引起流产的遗传因素不仅是染色体异常，某些基因突变亦可使胎儿死亡，引起流产、死胎或畸胎。

3. 内分泌因素

维持正常妊娠，一方面需要有足量的绒毛膜促性腺激素，使黄体继续发育成妊娠黄体。妊娠黄体分泌维持正常妊娠所需的激素，如雌二醇和孕酮。另一方面，需要发育良好的蜕膜组织，为受精卵着床及生长发育提供良好的营养环境。如果内分泌失调，常导致流产。常见有黄体功能不全，孕酮分泌不足，蜕膜发育不良，影响受精卵种植及胎盘形成。原发性 HCG 分泌不足，妊娠黄体得不到足够的 HCG 营养而提前萎缩，引起继发性孕酮分泌不足，蜕膜发育不良，胚胎得不到丰富的营养而死亡。甲状腺、肾上腺皮质、胰腺等内分泌器官功能发生障碍皆可影响卵巢及黄体形成而影响正常妊娠，导致流产。此外，精神因素通过影响下丘脑—垂体系统致激素分泌紊乱，亦造成流产。

4. 免疫因素

妇女妊娠以后，血浆中存在一种封锁因子，这种封锁因子活性局限于滋养细胞膜中，能防止母亲白细胞对胚胎细胞的攻击，所以胚胎虽然具有与母体不同的抗原却能在母体中安然无恙。如果缺少这种 IgG 封锁因子就会发生习惯性流产。这种因子的缺乏与夫妇间组织相容性有关。

另外，慢性胎盘功能不全可引起晚期流产、死胎、死产和围产儿死亡。

二、诊断

复发性流产的病因十分复杂，诊断时务求全面、彻底。强调夫妇双方的参与，共同诊断。

（一）病史及临床表现

1. 应详细询问患者的月经、婚育史

按时间顺序描述记录既往妊娠情况。

2. 夫妇双方的既往病史

包括心脏病、肾病、血液系统疾病、自身免疫性疾病以及内分泌疾病等。

3. 家族史

父母健康史，兄妹有无子女等。

4. 个人史

有无接触有毒、有害物质及射线，有无烟酒等不良嗜好。

（二）体征

1. 系统体格检查

着重注意有无代谢性疾病表现，如多毛、肥胖、泌乳等。

2. 妇科检查

注意有无炎症表现；有无宫颈松弛；子宫大小形态是否正常，一有无先天畸形；有无附件包块等。疑有宫颈功能不全者，应在非孕期月经后半周期（黄体期）行宫颈扩张试验，宫颈内口可畅通无阻地通过 8 号扩张器即可诊断。

（三）辅助检查

1. 内分泌检查

2. 遗传学检查

应进行家谱分析、夫妇及流产物染色体核型分析，判断有无遗传性疾病，有无染色体异常，推断复发概率。

3. 解剖因素的检查

（1）超声检查：在诊断宫腔异常方面不如 HSG 与宫腔镜，但在诊断子宫外部形态异常中意义较大。根据子宫外部形态就可明确诊断纵隔子宫和双角子宫。超声波检查还可明确子宫肌瘤的数目、大小及部位。

（2）子宫输卵管造影（HSG）：是诊断子宫畸形敏感而特异的方法，根据宫腔形态，是否有充盈缺损、龛影以及子宫峡部漏斗区是否呈管状扩张，判断有无子宫畸形、宫腔粘连及宫颈功能不全。但与外界无交通的残角子宫，HSG 则不能作出诊断。

（3）腹腔镜、宫腔镜：可明确诊断子宫畸形及其类型。宫腔镜可诊断并治疗宫腔粘连、纵隔、黏膜下肌瘤、息肉等；腹腔镜可诊断盆腔病变，观察子宫外观，同时对盆腔粘连、子宫内膜异位症进行治疗。两者可结合使用。

4. 免疫因素的检查

原因不明的复发性流产患者，尤其有多次自然流产史、流产的胚胎核型正常者，免疫因素导致流产的可能性大。

（1）自身免疫型：主要检测抗磷脂抗体。IgG 阳性有临床意义，目前多数认为 IgM 或 IgA 阳性与复发性流产关系不大，鉴于抗磷脂抗体可以在感染情况下出现，所以临床确诊要求是两次试验结果均是阳性，且间隔时间为 3 个月。

（2）同种免疫型：实验室检查 HLA 配型及阻断抗体对于确定同种免疫介导的流产价值不大，抗父方细胞毒抗体可作为评估异体免疫相关复发性流产的标志。但事实上目前尚无特异性试验确定同种免疫相关复发性流产。

（3）抗精子抗体检测：行精子包被抗体实验。如抗精子抗体阳性，提示生育力低。抗精子抗体滴度高和宫颈黏液中有抗精子抗体对生育影响大。

（4）其他检查：包括血型及抗血型抗体测定、抗核抗体及抗甲状腺抗体测定、自然杀伤细胞活性测定等。

5. 感染因素检查

病史、临床表现及体征提示有慢性感染者，行 TORCH 检测；宫颈分泌物支原体、衣原体等病原微生物的检测。

6. 孕期监测

有复发性流产史的妇女一旦妊娠，应进行严密监测。①动态监测 pHCG、雌孕激素水平：有助于评估妊娠结局；②B 超观测胚胎发育：妊娠早期 B 超有助于评价预后；③孕妇血清 AFP 测定：AFP 值过高或过低均提示可能为不良妊娠，如开放性神经管畸形 AFP 升高，胎儿染色体异常 AFP 偏低。胎儿畸形及染色体异常易发生流产。一旦发生流产，应对流产的胚胎组织进行细胞遗传学、形态学及组织学检查，以寻找此次流产的原因及预测今后妊娠的结局。

三、治疗

（一） 中医辨证论治

1. 脾肾气虚

主要证候：连续堕胎、小产 3 次以上，头晕耳鸣，腰酸腿软，气短懒言，神疲肢倦，或纳少便溏，夜尿频多，眼眶黯黑，或面部黑斑，月经或多或少，或前或后，或堕胎后不久受孕。舌淡嫩，苔薄，脉沉细或沉弱。

治法：补肾健脾，填精养血。

方药：补肾固冲丸（《中医学新编》）加减。

菟丝子、续断、巴戟、杜仲、当归、熟地、鹿角霜、枸杞子、阿胶（烊化）、党参、白术、大枣、砂仁。

方中菟丝子、续断、巴戟、杜仲、鹿角霜补肾固冲；当归、熟地、枸杞子、阿胶养肝滋血；党参、白术、大枣补气益脾；砂仁理气调中。全方肾、肝、脾、气血同治，以益冲任之本。

2. 气血虚弱

主要证候：屡孕屡堕，面色萎黄，头晕目眩，心悸气短，神疲肢软，月经或多或少，经色淡，质清稀。舌淡，苔薄白，脉细无力。

治法：补益气血，固肾安胎。

方药：安胎饮（《徐志华方》）。

太子参、黄芪、当归、白芍、生地、白术、杜仲、川断、桑寄生、菟丝子、苎麻根。

方中以太子参、黄芪、白术益气健脾；当归、白芍、生地养血滋阴；杜仲、川断、桑寄生、菟丝子固肾安胎，苎麻根凉血止血安胎。

3. 阴虚血热

主要证候：连续堕胎、小产 3 次以上，手足心热，口干咽燥，两颧潮红，心烦不宁，形体消瘦，月经量少，色红质稠，或月经提前。舌红少苔，脉细数。

治法：滋阴清热，养血安胎。

方药：保阴煎（《景岳全书》）加味。

生地、熟地、白芍、山药、川续断、黄芩、黄柏、生甘草、苎麻根。

方中生地凉血止血，熟地滋水养阴，白芍配地黄养血敛阴，山药益肾固经，续断补肾固冲，且有助阳之效，乃张氏阳中求阴之意，黄柏治肾中之相火以退虚热，黄芩清心肺之热，泻火以止血，生甘草调和诸药。全方壮水滋阴，凉血止血。下血较多者加阿胶、旱莲草；腰酸者加菟丝子、桑寄生。

4. 瘀血阻滞

主要证候：连续堕胎、小产 3 次以上，小腹刺痛，皮肤粗糙，口干不欲饮，或漱水不欲咽，或小腹扪及包块，经量偏多夹块，经期偏长，经色黯红。舌质黯，尖边有瘀点，苔白，脉沉涩。

治法：活血化瘀，消癥散结。

方药：桂枝茯苓丸（《金匮要略》）加减。

桂枝、茯苓、牡丹皮、桃仁、赤芍、三棱、莪术各、鳖甲、牡蛎。

方中桂枝辛热散寒，温经通络，助下焦以司气化，调气血以助运行；赤芍行血中之滞；牡丹皮消瘀血，凉血清热；桃仁破血结；茯苓渗湿健脾，合桂枝通阳以化痰湿，再合桃仁、赤芍逐瘀散结，消癥祛瘕；三棱、莪术活血化瘀；鳖甲、牡蛎消瘕软坚。全方合用共奏活血化瘀，消癥散结之功。若月经过多，崩漏不止者，加失笑散、血余炭等；带下多者加薏苡仁，白芷；疼痛剧烈者加延胡索、乳香、没药；月经过少，闭经者加牛膝、泽兰。

（二） 中医外治

1. 保胎散

益母草炭、莲蓬炭、艾叶各 15 g。共研细末，食醋调如泥状，取 30 g，敷脐上，纱布覆盖，每日换 1 次。治疗寒瘀型习惯性流产。

2. 神效膏

当归、酒炒条芩、益母草各 50 g，生地黄 40 g，白术、续断各 30 g，甘草 15 g，酒炒白芍、黄芪、肉苁蓉各 25 g。用麻油 1 000 g 浸泡 7 日，煎熬成膏，加白蜡 50 g，再熬 3 ~ 4 沸，加黄丹 225 g，再熬，再加飞过龙骨 50 g 搅匀，以缎摊如碗口大。贴丹田上，14 日一换，贴 8 个月为妙。适用于虚热型习惯性流产。

3. 安胎神膏

党参、当归各 64 g，熟地 96 g，酒炒条芩、怀山药、白术各 48 g，酒川芎、酒白芍、陈皮、香附、杜仲、续断、贝母各 15 g。上药用麻油浸 7 日后煎熬成膏，黄丹收膏，贴肾俞穴。3 日换药 1 次，一个月为一疗程，连续 4 ~ 5 疗程。适用于脾肾虚损型习惯性流产。

（三） 针灸治疗

1. 毫针

（1）取穴：脾俞、肾俞、足三里、气海、关元。操作：直刺 0.5 ~ 1.5 寸，捻转行补法，并用灸，孕后只灸不针。适用于脾肾气虚型习惯性流产。

（2）取穴：肝俞、脾俞、肾俞、气海、关元、足三里。操作：直刺 0.5 ~ 1.5 寸，捻转行补法，孕后改用灸法。适用于气血亏虚型习惯性流产。

（3）取穴：肾俞、太溪、神门、血海。操作：直刺 0.5 ~ 1.0 寸，捻转行平补平泻。孕后慎用。适用于阴虚血热型习惯性流产。

（4）取穴：中脘、足三里、脾俞、肾俞、内关。加减：血热加曲池，太冲；血虚加血海、膈俞；肾虚加太溪、复溜。操作：毫针直刺平补平泻；虚证配合灸法。适用于习惯性流产。

2. 隔药灸

取穴：神阙。药物：菟丝子末。操作：将菟丝子末填神阙，高出腹部 1 ~ 2 cm，取艾炷置药末上灸，按年龄每岁 1 壮，每日灸 1 ~ 2 次，灸足壮数为止。适用于肾虚型习惯性流产。

3. 常规推拿

取穴：隐白、复溜、章门、太渊、膻中、百会。操作：每穴平揉、压放各

100 次，均用补法。点穴顺序同前。每周 2 ~ 3 次直至超过 6 个月。适用于习惯性流产。

（四） 饮食治疗

1. 仙茅炖鸡

组成：乌骨鸡 1 只，仙茅 15 g，党参 12 g，肉苁蓉、枸杞子、菟丝子各 15 g，川续断、杜仲各 12 g。

制作方法：将鸡宰杀去毛及内脏，上药洗净装入布袋置沙锅和鸡同炖，用小火炖至鸡肉熟烂。

服法：饮汤食鸡，每周 1 ~ 2 只，1 个月为一疗程。

适应证：适用于肾虚型习惯性流产。

2. 杜仲炖龟肉

组成：龟肉 100 g，杜仲、菟丝子、党参各 15 g，枸杞子 12 g，川续断 15 g。

制作方法：将药物装布袋同龟肉置沙锅中，用小火炖至肉熟烂，加佐料调味。服法：喝汤食肉。

适应证：适用于肾虚血亏型习惯性流产。

3. 地骨母鸡汤

组成：老母鸡 1 只，地骨皮 250 g，红参 10 g，黄芪、当归各 30 g。

制作方法：先将老母鸡宰杀去毛及内脏，将药物纳鸡腹中，置沙锅中用小火炖至肉熟烂，加佐料调味。

服法：喝汤食肉。

适应证：适用于气血不足，血热型习惯性流产。

4. 莲子粥

组成：糯米 60 g，苎麻根、干莲子各 30 g。

制作方法：苎麻根浓煎取汁代水，加糯米、莲子煮粥。

服法：当餐服食，每周 1 剂，服至足月。

适应证：适用于血热型习惯性流产。

5. 苏梗莲子汤

组成：苏梗 10 g，陈皮 5 g，莲子 60 g。

制作方法：莲子加水煮至将熟时投入苏梗、陈皮，煮熟后去苏梗、陈皮。

服法：吃莲子喝汤。

适应证：适用于气滞型习惯性流产。

6. 红枣糯米粥

组成：红枣 20 枚，糯米 100 g。

制作方法：米淘净加入红枣同煮成粥，临食时加入冰糖少许。

服法：日服 2 次，每日 1 剂。连服 10 剂为 1 疗程。

适应证：适用于母儿血型不合习惯性流产。

7. 茵陈赤豆乳

组成：茵陈 30 g，赤小豆 20 g，牛乳 100 mL。

制作方法：茵陈、赤小豆同煮至豆化，去渣取汁，加入牛乳煮沸，调入白糖适量。

服法：每日 1 剂，分 2 次饮服，15 日为一疗程。

适应证：适用于湿热型母儿血型不合习惯性流产。

8. 茵陈乳

组成：茵陈 20 g，山栀 10 g，牛乳 100 mL。

制作方法：茵陈、山栀加水浓煎，去渣取汁，加牛乳煮沸，加白糖适量。

服法：分 2 次饮服，每日 1 剂，连服 15 日为一疗程。

适应证：适用于湿热型母儿血型不合习惯性流产。

（五） 西医治疗

复发性流产的治疗原则是针对病因治疗。

1. 染色体异常

染色体异常携带者导致的流产尚无有效治疗方法，其措施主要是遗传咨询，估计胎儿染色体异常的复发概率。就部分遗传性疾病而言，胚胎种植前遗传学诊断（PGD）可对植入母体宫腔前的胚胎进行遗传学的分析，选择无遗传缺陷的胚胎进行移植。

2. 生殖道解剖异常

（1）子宫畸形：可行整形手术。

（2）宫腔粘连：可在宫腔镜下行粘连分离术，治疗过程主要包括 4 个内容：分离粘连；预防再粘连；促进子宫内膜增殖；明确子宫腔已恢复正常。

（3）宫颈功能不全：手术时机的选择：较前次流产时间提前 1~2 周为宜，最佳时间是孕 16~22 周，此时基本可除外因胎儿异常及内分泌因素所致的流产。过早手术易致流产，过晚宫颈口已开始扩张，手术效果差。

3. 内分泌治疗

（1）黄体功能不全：治疗方法包括 CC 或 HMG 诱导排卵，于预期排卵日注射 HCG，黄体期及孕 10 周内行黄体支持。如果黄体功能不全继发于高泌乳素血症，应给予溴隐亭治疗。

（2）高泌乳素血症：溴隐亭每天 2.5～10 mg，分 2～3 次口服，定期检测血泌乳素水平，调整剂量，连用 3～6 个月。治疗中应监测 PRL 水平，调整为最低有效剂量。

4. 免疫治疗

经病因筛查，排除遗传、解剖、感染、内分泌因素后，多数不明原因的复发性流产是免疫因素导致。虽然缺乏特异性试验确定同种免疫相关复发性流产，但已研究出两种不同的同种免疫治疗方法，即应用同种血单核细胞（免疫活化）免疫治疗和注射免疫球蛋白（被动免疫）治疗。

（1）主动免疫治疗：经免疫学检查，有封闭因子缺乏者可进行主动免疫治疗，即以丈夫或第三者的淋巴细胞或滋养叶合体细胞膜为免疫原，通过同种致敏反应，促使患者产生个体特异因子或封闭因子，抑制 T 细胞识别胎儿抗原，避免母体对胚胎的免疫排斥。

（2）被动免疫治疗：免疫球蛋白含有抗胎盘滋养层抗原的独特型抗体及抗独特型抗体，有利于自身抗独特型抗体产生不足的复发性流产患者。

免疫治疗的主要副作用包括它可能促进母体对胎儿的免疫反应，发生胎儿宫内发育迟缓的概率增高，且有输入病毒造成感染，恶化母体潜在的自身免疫疾病的危险。

（3）抗磷脂抗体综合征的治疗：目前无公认的治疗方案。主要采用肾上腺皮质激素和抗凝剂治疗。

5. 其他治疗

对于有感染的患者，应针对不同病原体，选择最敏感的药物治疗。衣原体、支原体、弓形虫可用多西环素、红霉素和青霉素治疗，但因多西环素对胚胎有不良影响，妊娠期间不可应用。非孕期弓形虫病可用乙胺嘧啶（息疟定）。

四、验案选粹

（一）脾肾两虚案

张某，女，32 岁，干部。自诉婚后 7 年，自然流产 6 次。阴道少许流血，色黯、伴腰困疼，小腹下坠，口干，大便干，精神紧张，心烦失眠，舌淡胖，边尖红，苔薄白，脉沉细。基础体温持续上升。证属脾肾两虚，胎元不固，治以补肾健脾，养血安胎。予安胎饮加味：菟丝子、太子参、生黄芪、煅牡蛎（先煎）各 30 g，生地 20 g，续断、杜仲、桑寄生、炒白术、焦地榆、棕榈炭各 15 g，阿胶 10 g（烊化），黄芩 9 g，升麻、炙甘草各 6 g，每日 1 剂，水煎分 2 次温服。1 周后查尿 HCG 阳性，服药 2 周后做 B 超示宫内孕。继续守方调治至孕 10 周。后产 1 男婴。

按：胞脉系于肾，肾虚则冲任不固，不能维系胎元，可致胎不成实，甚至屡孕屡堕。脾为后天之本，若脾虚化源不足，气血乏源，则气虚不能载胎，血虚不能养胎，胎失所养，导致流产。故以补脾肾，益气血，固冲任为要。临床应用时还需注意患者体质之寒热，临证之兼夹，灵活加减。并告诫患者忌房事，卧床休息，保持心情舒畅，避免焦虑紧张，忌食辛辣燥热之品。

（二） 母儿血型不合案

牛某，女，27 岁。患者第一次妊娠期因患黄疸性肝炎而行人流术，嗣后第二次妊娠足月产后，婴儿因患溶血性黄疸而夭折。现妊娠 5 月余，胎动已明。免疫学检查，拟诊：母儿血型不合，测抗体效价（IgG 抗 A）1∶512，四区，男方血型为 A，女方为 O，Rh 阴性。腰脊酸楚。苔薄糙，质偏绛，脉弦滑。

证属肾气亏虚，湿热熏蒸。治宜益气补肾，清热利湿。

处方：生黄芪、女贞子各 15 g，生甘草 3 g，制大黄 9 g，绵茵陈 30 g，焦山栀 9 g，炒子芩 6 g，大青叶 12 g，白花蛇舌草 20 g，炒杜仲 15 g，桑寄生 10 g，败酱草 9 g。

嘱患者此方先连服 5 剂，后隔日服。晨起，空腹饮淡盐水 250 mL，多吃水果。服至分娩前夕，分娩 1 女婴。复查产妇 IgG 抗 A 抗体效价 1∶32，婴儿血型 A 型，抗体效价 1∶2。

按：ABO 血型不合的孕妇就诊时表现最为突出的就是习惯性流产。治疗该病的焦点在于一要使患过 ABO 溶血史的患者正常怀孕，不发生"滑胎"。二要降低母体内的免疫抗体，使胎儿出生后不发生溶血性黄疸。故宜清肝解郁，化湿解毒以治标实，预防胎儿发生溶血性黄疸；加用大青叶、白花蛇舌草、败酱草，加强清热解毒作用，降低母体产生相应的免疫抗体；重用黄芪、女贞子、甘草益气扶正，提高胎儿与孕妇的免疫力。

五、古代文献精选

《女科经纶·女科集略》："女之肾脉系于胎，是母之真气，子之所赖也，若肾气亏损，便不能固摄胎气。"

《傅青主女科》："胎动不安如有下坠之状，人只知带脉无力也，谁知是脾肾之亏乎？……脾肾亏损则带脉无力，胞胎即无以胜任矣。"

《医林改错》："孕妇体壮气足，饮食不减，并无损伤，三个月前后，无故小产。常有连伤数胎者，……不知子宫内，先有瘀血占其地。……血不能入胞胎从旁流而下，故先见血。血既不入胞胎，胎无血养，故小产。"

六、现代研究进展

夏桂成在防范滑胎发生时注意到"3、5、7"数的时期，即妊娠第 50 天、70 天，以及 3 个月、5 个月、7 个月的时期，这些时期为易流产期，必须加强补肾安胎，绝对卧床休息，同时予以心理疏导，以安度危险期。

山西中医学院观察了补肾方剂左归丸对小鼠早期胚胎的影响，结果表明，对早期胚胎发育有促进作用。首都医学院用活血化瘀补肾的促排卵汤给生育期雌性小鼠灌胃，实验结果表明，该方能提高小鼠的生殖机能。

上海医大妇产医院观察了补肾中药对雌激素致无排卵小鼠垂体及卵巢的影响，表明该方有明显类雌激素样作用。

江西中医学院通过动物实验表明，助阳补肾中药可增强下丘脑—垂体—卵巢促黄体功能，增强垂体及卵巢的反应性，从而使下丘脑—垂体—卵巢得调节功能得到改善。并且中药补肾的重要意义在于改善机体内的调节机制，通过机体本身内在功能恢复而起积极的治疗作用。

第十八节　TORCH 综合症

TORCH 综合症是一类可导致孕期感染并且引起围产儿畸形的特殊病原体，T 指弓形虫（Toxoplasma），O 是其他微生物（Others），主要指梅毒螺旋体。R 是风疹病毒（Rubella ViruS），C 是巨细胞病毒（Cytomegalo ViruS），H 指单纯疱疹病毒（HerpesStmplex Virus），它们英文第一个字母组合起来，简称为 TORCH。

一、病因病理

（一）病原体及流行病学特点

1. 弓形虫病的病原体是刚地弓形虫，是人畜共患传染病，如猫、犬、羊、鸡均可成为传染源，其中猫、犬等动物唾液中弓形虫可通过人的伤口进入体内，食用未煮熟的肉类或污制品、饮用污染的水或吸入病畜排泄物飞沫而被感染。滋养体对温度和一般消毒剂敏感；包囊的抵抗力较强。

2. 风疹病毒呈不规则球形，在体外生活力较弱，不耐热，耐寒和干燥易被紫外线、脂溶剂灭活传染源仅为风疹患者，可通过呼吸道飞沫传播。

风疹是一种呼吸道传染病，一般 6～9 年流行 1 次，人类对风疹病毒普遍易感，得过风疹后将终身免疫。风疹病毒孕妇感染后能直接通过胎盘屏障，传播给胎儿的感染率随孕期的进展而降低。在孕 8 周内感染，先天性风疹综合征的发病率为 85%，9～12 周为 52%，而 20 周以后就很罕见。因此妊娠期确定风疹感染时间很重要。

3. 人巨细胞病毒（HCMV）属疱疹病毒属，是目前公认的宫内感染最常见的病毒。人类对巨细胞病毒有广泛的易感性，多数人一生中都感染过 CMV，多为潜伏感染，可因妊娠而被激活传染源主要为患者及无症状隐性感染者或携带者其传播方式为接触感染与性传播。

4. 单纯疱疹病毒有 I、II 型两种血清型：I 型常为口腔黏膜、上身皮肤或器官疱疹、淋巴结肿大，占 10%～30%；II 型称生殖器型，占 70%～90%，直接由性接触传播占绝大多数，孕妇单纯疱疹病毒 II 型感染率为 7%～8%，其传播途径主要经产道感染，而经胎盘感染导致先天异常的情况极其少见。母婴传播在 20 周以前 <1%，而主要发生于分娩期生殖道有原发 HSV 感染及病灶者，其传播率为 30%～50%。孕早、中期感染对胎儿的损害大于妊娠晚期。对孕早期最主要的影响是致胎儿流产、先天畸形、低体重儿、早产等。

5. 梅毒的病原体为梅毒螺旋体，在人体可以长期生存，在体外则很脆弱，不易存活，主要通过性生活传播，亦可通过接吻、输血器械传染梅毒的母婴传播率取决于孕妇感染的孕周，平均为 50%。早孕期母婴传播率虽低（16%），但对胎儿损害较严重，而中晚孕期传播率虽高（46% 以上），但对胎儿损害相对较轻。

（二） 官内感染途径

1. 经胎盘感染

2. 上行感染宫腔

3. 病原体上行

（三） 对母婴的影响

1. 对孕妇的影响

（1）弓形虫：孕妇感染后多无症状或症状轻微，约90%发生淋巴结炎。若虫体侵犯多个脏器，可患全身弓形虫病，出现相应症状。

（2）风疹：潜伏期2~3周，感染后症状比较轻。孕妇感染后可出现低热、咳嗽、咽痛等上呼吸道感染症状，随即面颊部及全身相继出现浅红色斑丘疹，耳后及枕部淋巴结肿大，数日后消退，在临床上容易被忽视。育龄妇女75%~85%已经感染，产生终生免疫。

（3）巨细胞病毒：病程温和，通常无症状，妊娠期多为隐性感染，无明显症状和体征，少数出现低热、无力、头痛、肌肉关节酸痛、白带增多、颈部淋巴结肿大等。原发感染后数月或数年仍会有病毒排出，可长时间成带病毒状态，可经唾液、尿液、乳汁、宫颈分泌物排出巨细胞病毒，病毒再活动及再感染较常见。50%妇女易感，2%孕期感染，隐性感染比较普遍。

（4）单纯疱疹病毒：感染后外阴出现多发性、左右对称的表浅溃疡，周围表皮形成疱疹，初次感染的急性型病情重。

（5）梅毒：早期主要是皮肤黏膜受损，晚期可侵犯骨骼、心血管、神经系统等重要脏器。

2. 对胚胎的影响

（1）弓形虫：孕妇患弓形虫病对胚胎或胎儿的影响程度与孕妇感染弓形虫的时期密切相关。妊娠早、中期感染可引起流产和胎儿多发性畸形，如脑积水、小眼、无眼症、先天性白内障、唇腭裂等，以及先天性心脏病、肛门闭锁和肢体畸形。晚期感染可导致早产、围生儿死亡、先天性急性弓形虫病患儿或分娩先天性急性弓形虫病处于静止期的新生儿。

围生儿弓形虫感染可表现为隐性感染和显性感染，隐性感染为出生时正常，少数出生后数周、数月、数年甚至数十年病灶活化开始出现感染症状，如慢性淋巴结炎、视网膜脉络膜炎、多发性神经炎、听力障碍、智力发育不全。显性感染表现全身型和中枢神经症状型两型，全身型为发热、淋巴结炎、呕吐、腹泻和肝脾肿大等全身感染症状，严重者遗留有视网膜脉络膜炎、脑内钙化和脑积水、神经发育迟缓等后遗症。中枢神经系统症状型表现为脑炎和脑膜炎等感染症状，典型的先天性弓形虫病有视网膜脉络膜炎、脑内钙化和脑积水三大临床表现。

（2）风疹：胎儿感染有发生先天风疹综合征的危险。先天风疹综合征的发生率：孕4周内50%；5～8周22%；9～12周10%；20周6%。孕中期发生严重畸形的危险逐渐下降。先天风疹综合征：白内障、耳聋、心血管畸形。

（3）巨细胞病毒：孕期初次感染可通过胎盘侵袭胎儿神经系统、心血管系统、肝、脾等脏器，引起流产、死胎等。

（4）单纯疱疹病毒：经胎盘传播机会较少，一旦发生后果严重阴道分娩时垂直传播是最为常见的途径，原发感染的传播率为40%，再发感染的传播率为1%～2%感染后新生儿的死亡率为50%无症状者也可以传播病毒。

（5）梅毒：妊娠期梅毒螺旋体宫内感染，患一、二期梅毒孕妇的传染性最强，梅毒螺旋体在胚胎或胎儿体内大量繁殖导致流产、死胎、死产。未经治疗的一、二期梅毒孕妇几乎100%感染胎儿早期潜伏期梅毒胎儿被感染率达80%。

二、诊断

（一）病史及体征

1. 曾有 TORCH 感染史，反复流产死胎、死产史及无法解释的新生儿畸形。

2. 有接触史，孕期有接触猫、未熟肉、蛋和不干净蔬菜、水果史。

3. 孕期有淋巴结肿大（弓形虫）；出现耳后或枕部淋巴结肿大（风疹病毒）。

4. 孕妇曾患单核细胞增多症，曾行器官移植或多次输血史（巨细胞病毒）。

5. 孕期出现生殖器、肛门及腰部以下皮肤疱疹（单纯疱疹）。

6. 新生儿出生后3周出现皮疹、鼻炎、肝脾肿大等（梅毒）。

（二）实验室检查

1. T

（1）病原学检查：直接镜检、动物接种及组织培养等找到弓形虫。

（2）血清学检查：染色实验、间接血凝实验、间接荧光抗体试验、酶联免疫吸附试验检测特异 IgM。

2. O

（1）检测梅毒螺旋体：暗视野下镜检螺旋体。

（2）血清学检查：非特异的抗心脂质抗体和抗梅毒螺旋体特异抗体。

3. R

（1）分离风疹病毒。

（2）血清特异性抗体检查风疹血凝抑制试验、酶联免疫试验、放射免疫法及检测血清风疹特异 IgG、IgM 抗体。

（3）快速检测风疹病毒抗原：检测孕妇咽拭子涂片中脱落细胞内的风疹病毒抗原。

（4）确定胎儿风疹感染，可通过绒毛活检、抽取羊水、脐带血、胎儿血，通过病毒分离或检测血清风疹特异 IgG、IgM 抗体。

4. C

（1）分离巨细胞病毒。

（2）细胞学检查：查出巨细胞病毒包涵体是最常用的方法之一。

（3）血清学检查：酶联免疫吸附试验检测特异 IgG、IgM 抗体或间接免疫荧光法检测。

（4）采用 PCR 和核酸杂交技术检测病毒。

5. H

（1）病毒培养：从破损皮肤处取标本，进行培养、分离、鉴定及分型是诊断单纯疱疹病毒的金标准。

（2）病毒抗原检测：从破损皮肤处取标本，用单克隆抗体直接免疫荧光法或酶联免疫吸附试验检测特异单纯疱疹病毒抗原是临床常用的快速诊断方法。

（3）核酸杂交技术及 PCR。

三、治疗

（一）弓形虫

胎儿弓形虫病的严重程度可通过孕期对母亲的抗弓形虫治疗得到改善。一旦孕妇弓形体病被确诊，应及时治疗，目前首选药物是乙酰螺旋霉素，我们的用法是每日 4 次，每次 1 g，连服 2 周，间隔 2 周后可重复使用。该药在早孕期使用认为对胎儿是安全的，胎儿对这项治疗有很好的耐受性。

乙胺嘧啶为二氢叶酸还原酶抑制剂，由于认为该药可能有潜在的致畸性，并对骨髓有抑制作用，在孕早期不宜服用。被诊断为先天性弓形体感染的新生儿可应用乙胺嘧啶、磺胺嘧啶（和亚叶酸）治疗，两者合用是目前常用的治疗方法，而在乙胺嘧啶用药期间应定期观察血象，补充叶酸 5 mg，每日 3 次。

（二） 风疹病毒

对于风疹病毒感染的治疗，目前无特效治疗，在妊娠早期，孕妇首次感染病毒者，应告知孕妇有畸胎风险，使其在知情基础上决定继续妊娠观察或终止妊娠。

患者在感染急性期需卧床休息，多饮水、出现发热、咳嗽、头痛等症状对症给予解热阵痛、镇咳祛痰等治疗。

（三） 巨细胞病毒

CMV 的治疗：目前临床使用广泛的抗病毒药物更昔洛韦，因为有毒副反应，不适合孕妇使用。常用药物为丙氧鸟苷，用法：5 ~ 15 mg/（kg·d），分 2 ~ 3 天静脉滴注，10 ~ 14 天为一疗程。阿糖腺苷 8 ~ 10 mg/（kg·d）静脉滴注。

（四） 生殖器疱疹

局部治疗可用 5% 阿昔洛韦软膏涂于患处。全身常用阿昔洛韦每次 200 mg，每日 5 次口服，7 ~ 10 日为一疗程复发性疱疹可 200 mg，每日 3 次口服，5 ~ 7 日为一疗程。严重感染可用阿昔洛韦 5 ~ 10 mg/kg，静脉滴注，Q8 h，5 ~ 7 天为一疗程。孕妇疱疹病毒感染时，应给予阿昔洛韦或其同类药物抗病毒外用。在孕中、晚期应用这类药物是安全的，所以不必因为胎儿因素延迟或不敢用药，但在孕早期使用的安全性还有待研究

（五） 梅毒

1. 早期梅毒

首选青霉素，普鲁卡因青霉素 G，80 万 U/d，Qd，肌内注射，10 天一疗程。苄星青霉素 240 万 U/d，Qw，肌内注射，连用 3 次。妊娠初三个月及妊娠末三个月各用 1 疗程。青霉素过敏者，可用红霉素。

2. 晚期梅毒

首选青霉素，普鲁卡因青霉素 G，80 万 U/d，Qd，肌内注射，连用 20 日，2 周后重复一疗程。苄星青霉素 240 万 U/d，Qw，肌内注射，连用 3 次。妊娠初三个月及妊娠末三个月各用 1 疗程。青霉素过敏者，可用红霉素。

四、预防与调摄

1. 孕前 TORCH 筛查

可了解待孕妇女免疫情况，以及时发现急性感染者。对于具有高危因素的妇女，如有宠物接触史、TORCH 感染史、不良生育史（畸形胎儿，流产，新生儿窒息，死产，早产等）、不孕症的妇女，应在孕前做 IgM、IgG 检查，发现 IgM 阳性，孕前先进行抗感染治疗。

2. 孕期筛查

孕妇主诉有"感冒"，如低热，乏力、头痛、咽痛、肌肉关节酸痛症状，有皮疹、水疱、皮肤溃疡，有宠物接触史等，需进行 TORCH-IgM、IgG 检查及病原体 DNA/RNA 检查。

男性不育篇

NANXINGBUYUPIAN

夫妻婚后同居 1 年以上，未采取任何避孕措施，由男方因素引起的不育称为男性不育症。目前统计，大约有 10% 的育龄夫妇患有不育症，其中 20% 完全由男方因素造成，约 30% 与夫妻双方有关。男性不育症的分类有多种。

1. 按病因分类：性交和（或）射精功能障碍；免疫学病因；原因不明；单纯性精浆异常；医源性病因；全身性病因；先天性异常；后天获得性睾丸损伤；精索静脉曲张；男性附属性腺感染；内分泌病因；特发性的少精子症；特发性的弱精子症；特发性的畸形精子症；梗阻性无精子症；特发性的无精子症。

2. 按病史分类：育龄夫妇婚后从未怀孕者称为原发性不育症；曾有妊娠，近 1 年未避孕而未怀孕者称为继发性不育症。

第八章 男性不育症的病因病机

第一节 中医病因病机

中医对本病的病因认识非常之早，《素问·上古天真论》云："丈夫八岁，肾气实，发长齿更。二八，肾气盛，天癸至，精气溢泻，阴阳和，故能有子……七八，肝气衰，筋不能动，天癸绝，精少……八八，则齿发去……天癸尽矣，故发鬓白，身体重，行步不正，而无子耳。"肾藏精，主发育和生殖，为先天之本。肾精的盛衰直接决定人体的生长、发育及衰老，影响性功能和生殖机能。唐代孙思邈《千金要方·求子论》中指出"五劳七伤，虚羸百病则不能有子。"王冰《玄珠妙语》中的五不男（天、漏、犍、怯、变）学说，其中"天"是指男子先天发育不全；"漏"是指肾精不固，梦遗、滑泻；"犍"即阴茎和睾丸切除者；"怯"即阳痿不举；"变"即两性畸形，俗称阴阳人。而明代万全《广嗣纪要·择配篇》中亦有五不男（生、纵、变、半、妒）的论述。清代陈士铎《石室秘录·子嗣论》说：男子不生子，有六因……一精寒也，一气衰也，一痰多也，一相火盛也，一精少也，一气郁也。根据历代医家论述，男性不育症的病因病机可简要归纳如下。

一、肾精亏虚

肾藏精，为先天之本，其禀受父母先天之精，又集后天脏腑之精以养之。精是人体繁衍生育的基本物质，肾气提供精生成的内环境，从而维持人体正常的生长、发育和生殖功能。若禀赋不足，肾气虚弱，可导致生殖病变而不育。临床可见于其父母体弱或早婚多育或近亲婚配者。恣情纵欲，房室过度或频繁手淫，而致后天精室空虚而不育。

二、痰浊瘀血，精道阻塞

若素体肥胖，嗜饮酒浆，膏粱厚味，损伤脾胃，脾不运化，水谷不能化生精微而生痰浊，痰浊内蕴精室，精道不通。久病入络或跌仆损伤，瘀血留滞，阻塞精道，泄精不利皆成不育。或素体阳盛，饮食不节，嗜食醇酒厚味，偏食辛辣之品，酿湿生热，蕴痰化火，湿热痰火，流注如下，可致不育。

三、情志不遂，肝经郁滞

七情所伤，情志不遂，肝气郁结，气血不和，脏腑功能失调，精道瘀滞而不育；若私情留恋，思想无穷，欲望不遂，损伤元气，可致性欲淡漠、阳痿而不育。

四、久病劳倦，气血两虚

久病劳倦，气虚不复；或素体脾虚，后天不足；或五劳七伤，损伤脾胃；或思虑过度，心脾两伤等，导致气血亏虚。因气血相生，精由血化，气血不足可致精亏而不育。

第二节　西医病因

一、生殖系统感染

（一）睾丸炎

1. 急性非特异性睾丸炎

睾丸本身发生的感染很少见，睾丸炎多继发于生殖系其他器官炎症的逆行感染。如尿道炎、膀胱炎、前列腺炎、前列腺增生切除术后及长期留置导尿管等。非特异性睾丸炎时睾丸可有不同程度的睾丸增大、充血、紧张。睾丸亦可出现脓肿，严重者可形成睾丸脓肿及梗死。

2. 病毒性睾丸炎

病毒性睾丸炎多由病毒性腮腺炎引起，青春期后发病率高达 15% ~ 25%。单侧睾丸损害时有可能还具有生精能力；双侧睾丸轻微或局限性损害在病后几年中，由于进行性纤维性变将降低生育能力；双侧睾丸萎缩者，一般造成严重的少精或无精症，丧失生育能力。

（二） 附睾炎

1. 急性附睾炎

是由大肠杆菌或变形杆菌、葡萄球菌、沙眼衣原体或淋球菌等引起的附睾急性炎症，一侧常见，也可发生在双侧。通过性接触传播的附睾炎还会伴有尿道炎。急性附睾炎时附睾管上皮水肿、脱屑、管腔内出现脓性分泌物，晚期瘢痕组织形成，附睾管腔闭塞，故双侧附睾炎常造成不育。

2. 慢性附睾炎

急性炎症迁延不愈可以进展为慢性附睾炎。慢性附睾炎附睾形成瘢痕，导致附睾管闭塞，也可由纤维性增生使整个附睾硬化。

3. 结核性附睾炎

结核杆菌侵袭附睾使附睾形成肉芽肿、干酪样坏死和纤维化，甚至于侵犯输精管使输精管增厚、变硬度粗呈串珠状。

（三） 精囊炎

精液中90%为精囊分泌物，其中果糖是精子活动的重要动力来源。精囊发炎时这些分泌物减少，一方面可以影响精子的活力、另一方面使精液量不足，不能充盈阴道后穹窿的精液池而引起不育。精囊腺在解剖上与前列腺、尿道膀胱、输精管等邻，因而精囊炎往往继发于泌尿系统其他器官感染。根据病程可分为急性和慢性精囊炎两大类。

（四） 前列腺炎

前列腺作为人体重要的附属性腺器官，其分泌物前列腺液构成精液的主要成分，与精液的质量和精子的活力密切相关。前列腺疾病尤其是前列腺炎，常造成精液质量的改变，降低男性生育能力，是造成男性不育的常见病因。

目前认为，前列腺炎不是一个病，而是具有各自独特形式的综合症。常见的前列腺炎可根据病因可分为急性细菌性前列腺炎、慢性细菌性前列腺炎、和慢性非细菌性前列腺炎和前列腺痛四类。

1. 急性细菌性前列腺炎

急性细菌性前列腺炎是由细菌或其毒素所导致的前列腺体和腺管的急性炎症，革兰阴性菌最为常见。病理变化为腺体充血、水肿及浆液纤维素血性或脓性渗出，腺管和周围间质组织炎性细胞侵润，严重者可形成局限性的或多发的前列腺脓肿。临床特征为突发寒战、发热、后背及会阴痛，伴有尿频、尿急、尿道灼痛及排尿困难，夜尿增多，全身不适并有关节痛和肌肉痛。急性细菌性前列腺炎还往往伴有不同程度的膀胱炎。

2. 慢性细菌性前列腺炎

慢性细菌性前列腺炎少数由急性转变而来，但大多数没有急性病史，常伴有精囊炎，也称前列腺精囊炎。病理变化呈非特异性，炎症反应比急性者局限和不明显。前列腺腺泡内及其周围有不同程度的浆细胞和巨噬细胞侵润及区域性淋巴细胞聚集、腺叶中纤维组织明显增生。部分患者因腺管被脓性物及脱落的上皮细胞阻塞，引流不畅，小泡扩张，直肠指诊可触及前列腺纤体呈柔韧感。如前列腺纤维化较重，腺体可萎缩，且可延至后尿道，使膀胱颈硬化。精囊及输精管壶腹可同时有慢性炎症改变。慢性细菌性前列腺炎的临床表现差异较大，多数患者可无急性病史，有些患者仅偶尔发现无症状性菌尿而诊断。大多数患者有不同程度的尿路刺激症状，有些患者会有下腹部不适或会阴部不适。偶有射精后痛、血精、性功能障碍等。

3. 慢性非细菌性前列腺炎

慢性非细菌性前列腺炎的病因尚不明确，是一种不明原因的炎症改变，故又称无菌性前列腺炎。慢性非细菌性前列腺炎的发病率是细菌性前列腺炎的 8 倍。解脲支原体和沙眼衣原体是非细菌性前列腺炎的致病原因，但证据不充分。非细菌性前列腺炎与慢性细菌性前列腺炎的表现相似，只是各种检查均为发现致病菌。前列腺导管和腺体及其周围有多量淋巴细胞、单核细胞、浆细胞侵润，多为局灶性，腺上皮可有局灶性破坏，也可又增生。

4. 前列腺痛

前列腺痛病因尚不明确，盆底肌肉及习惯性痉挛性和挛缩导致盆底肌肉痛，精神因素也有一定作用，前列腺内尿液反流引起化学性膀胱炎也可引起症状；另有学者认为，是因为盆底交感神经系统发育异常造成不完全的膀胱颈松弛和外括约肌部尿道功能性狭窄。典型前列腺痛均无尿路感染病史，前列腺液中没有大量炎症细胞，前列腺 5 培养无细菌生长。

二、免疫学因素

精液中精浆和精子有多种抗原，然而正常男性生殖系统存在血睾屏障和免疫抑制物质，精子抗原一般不能与自身的免疫系统接触。当睾九、附睾和附属性腺在外伤、手术、感染、梗阻等情况下，血睾屏障受到破坏，精子抗原被机体的免疫系统识别，激活机体的体液和细胞免疫功能，导致免疫件不育。

在成年男性，有四种原因可能形成抗精子抗体（AsAb）：①抑制性 T 细胞的数量减少或活性减弱；②精液中招募 T 细胞的因子减少；③精子抗原活性改变导致免疫反应不适当的减弱；④血睾屏障破坏使精子抗原进入血液循环。

不育男子中精子制动抗体的发生率比凝集抗体为低，且通常伴凝集抗体产生而产生。抗精子抗体对精子的作用有凝集、制动和结合 3 种。抗精子抗体的存在会使精液质量降低，表现为能活动的精子数少，活动力降低，畸形精子率增高，液化时间延长。结合于精子头部的 AsAb 对生育力损伤较大，而结合于尾部的 AsAb 与生育力关系不大。AsAb 可以阻止精子穿过宫颈黏液。精液或宫颈黏液中存在 AsAb 使精子产生"颤动现象"。随 AsAb 滴度升高，精子穿透性下降，输卵管含免疫物质增多，并在此发生局部免疫作用，阻止精子的进入。AsAb 还可抑制精子的顶体反应，使体外受精及透明带下显微授精的成功率显著下降。

三、内分泌因素

成年男性的正常性功能和生育能力有赖于机体的正常激素水平。而正常的激素水平则依赖于具有正常反应的下丘脑、垂体、睾丸和附属腺体的解剖结构正常，并受促性腺激素释放激素、促性腺激素、睾酮及其代谢产物等激素的协同控制。下丘脑、垂体、睾丸构成男性生殖内分泌系统的主要部分，称之为男性的性腺轴。各组成部分之间相互作用、相互依赖、相互调节形成一个统一的整体，其中任何一个环节发生障碍，都可能造成男性不育。其他一些内分泌腺轴，如肾上腺，也可能通过影响下丘脑—垂体—睾丸轴的功能而引起不育。

（一） 下丘脑功能障碍

下丘脑是机体内分泌系统的最高中枢，是下丘脑—垂体—睾丸轴的控制中心，下丘脑功能障碍的原因如下。

1. 中枢系统感染，如脑炎、脑膜炎。

2. 肿瘤，如黑色细胞瘤、浆细胞瘤、碱性细胞瘤。

3. 先天或遗传因素，如 KallMann 综合征。

4. 血管病变，如脑动脉瘤、脑动脉硬化。

5. 其他，如脑外伤、颅内手术、放射治疗造成下丘脑损伤，药物如氯丙嗪、利血平的影响。

这些可导致下丘脑功能紊乱，不能正常分泌促性腺激素释放激素（GnRH）、卵泡刺激素（FSH）、黄体生成素（LH），睾酮水平降低，性欲减退，甚至勃起功能障碍，先天性疾病可有第二性征发育异常，睾丸发育不良，精子数量减少或无精子。

（二） 垂体病变

垂体是下丘脑—垂体—睾丸轴的重要组成部分，其分泌的 FSH 和 LH 直接作用于睾丸，与其他内分泌疾病相比，垂体病变与生育的关系更为密切。垂体病变引起的男性不育主要有以下几种情况：

1. 外伤、放射治疗、肿瘤浸润或感染性疾病破坏了垂体结构，导致垂体前叶功能减退。

2. 垂体性侏儒症即垂体前叶分泌生长激素（GH）的功能部分或完全缺乏所致的生长发育障碍性疾病，该症可以合并促性腺激素缺乏，对生殖系统、男性第二性征及性功能有明显影响。

3. 肢端肥大症和巨人症：是由于生长激素持久分泌过多所致。该病患者在早期性欲可增强，但以后性功能逐渐减退，外生殖器萎缩，勃起功能障碍以致不育。

（三） 高泌乳素血症

是内分泌性男性不育的重要原因，过高的泌乳素会干扰下丘脑—垂体—睾丸轴。导致男性性功能障碍和男性不育。泌乳素瘤、假泌乳素瘤、特发性高泌乳素血症即垂体无功能瘤压迫垂体柄，使下丘脑垂体联系受损引起高泌乳素血症，颅内肿瘤或炎症使泌乳素抑制水平降低，甲状腺功能减退、肝功能不全、服用吗丁林或冬眠灵等药物也可造成泌乳素水平升高。

（四） 甲状腺疾病

甲状腺的主要功能是在神经与体液调解下合成与分泌甲状腺素，甲状腺素是调节人体组织细胞氧化过程的重要物质。甲状腺的合成、分泌受大脑皮质、下丘脑、垂体的调节。同时甲状腺对下丘脑、垂体有反馈抑制作用。甲状腺疾病如甲状腺功能亢进、甲状腺减退等，可致人体组织氧化作用加速或减退，引起机体糖、蛋白质、脂肪和水电解质、维生素代谢紊乱，造成人体多脏器功能或解剖改变。在男性生殖系统方面表现有性欲减退、勃起功能障碍、睾丸生精障碍，精子生成受到抑制而发生少精子症、精子活力低，部分患者可伴有男性乳房发育，这些异常可随甲状腺疾病的好转而得到改善。

（五） 肾上腺疾病

主要是增生或肿瘤引起肾上腺激素过多而造成的皮质醇增多症（何兴综合征）和结核、特发性肾上腺萎缩所引起的肾上腺皮质激素减少而造成的阿狄森病。这两种情况都将出现性欲减退、勃起功能障碍，患者血睾酮水平可降低，睾丸组织萎缩，间质细胞退化，生精小管纤维化，从而精子生成障碍，最终导致不育。

（六）糖尿病

血糖是生精细胞的主要能源，葡萄糖对生精过程的进行起着十分重要的作用。当糖代谢紊乱严重时，蛋白质、脂肪、电解质、水、维生素等代谢相继紊乱，可引起严重失水、酮症酸中毒及电解质紊乱，引起下丘脑—垂体—睾丸轴的功能失调，以致精液质量低下，引起不育。糖尿病引起的神经及血管病变还可致阳痿和逆行射精，导致不育。

四、遗传学因素

（一）克氏综合征（Klinefelter 综合征，XXY 精曲小管发育不全综合症）

克氏综合征是男性性功能减退症中最常见的一种遗传性疾病，发病率为0.1%。患者比正常男性多一条染色体，为 47，XXY。其变异核型有：48XXXY，49XXXXY，48XXYY 或嵌合体型 46XY/47XXXY。患者身材多较高大，阴毛及胡须稀少，阴茎短小，睾丸小而硬，呈类阉体型，部分患者有男性乳房发育症，精液中无精子存在。在克氏综合征的某些变异患者中，染色体核型有 3 条或 3 条以上的 X 染色体的患者均表现为严重的智力低下。具有多余 1条 Y 染色体的患者可表现为具有攻击型的反社会行为。

（二）46，XX 男性综合征

发病率约 1/15 万，患者核型同正常女性的 46，XX，X 小体阳性，Y 小体阴性，表现除身材较克氏征患者矮小外其余多同克氏征患者，尤其是性机能减退，有些患者睾丸中具有玻璃性病变，生精小管、生精细胞数量极少。

（三）Noonan 综合症（男性 Tuner 综合症）

Noonan 综合症是 Tuner 综合症（45X0）在男性的表现，其发病原因及发病率目前尚不清楚，可呈散发性，也有家族性。呈常染色体显性遗传，有多种表型。该综合症有多种病理改变，包括：精曲小管体积减少，可伴有精曲小管硬化，生精细胞减少或消失，Leyding 细胞增生。主要临床表现为，身材矮小、蹼颈、肘外翻，常伴有其他异常表现：如心血管系统异常，右位心脏发生率增高。隐睾是该综合症的另一临床表现。尽管该综合症患者睾丸大小正常甚至有生育能力，但大多数患者睾丸体积小，有轻中度的性功能低下。

（四）常染色体异常所致不育

如双重三体综合征，Ford 于 1959 年先发现一例，患者不但具有 21 三体型综合征症状，而且性功能障碍和不育。患者核型为 48，XXY，+21。

（五） 脆性 X 染色体综合征

脆性 X 染色体综合征患者 X 染色体上具有"脆弱"部位，该部位能在某种特殊条件下发生非随机性染色体断裂或裂隙，患者表现为智力低下，特殊面容，睾丸大但无生育能力。

（六） 核型正常的遗传性不育

如 Kallmann 综合征．又称促性腺激素低下伴有嗅觉减退综合征；先天性无睾丸；家族性男性生殖腺功能减退症。

五、先天性异常

（一） 无睾症

极罕见，无睾症可分为 3 类：单纯睾丸缺如；睾丸、附睾和输精管的一部分缺如；睾丸、附睾和输精管全部缺如。

该症病因尚不清楚。可能是在胚胎发育期睾丸被毒素破坏或继发于血管的闭塞。单侧无睾多发于右侧，同时多伴左侧隐睾。双侧无睾由于缺乏男性激素，常导致性别异常及合并症。该病要与隐睾区别开，尤其是双例无睾。双侧无睾一般性功能缺乏，而隐睾仍可保持男性性功能。血睾酮水平的测定可协助两者鉴别。方法为单侧注射绒毛膜促性腺激素 5 000 U 后，隐睾患者血中睾酮水平明显上升，而无睾症者则无明显上升。无睾症患者丧失性功能和精子生成能力。

（二） 男性假两性畸形

性别畸形的分类目前主要依据遗传学检测、类固醇生物合成、生殖腺发育及染色体、染色质的检查等因素。男性假两性畸形指患者本身是男性，体内生殖腺只有睾丸，外生殖器可以女性化，患者核型为 46，XY。导致该畸形的病因有雄激素不敏感综合征、睾酮合成障碍等。该病应与重度尿道下裂区别。该病因无法进行性生活而导致不育。

（三） 隐匿阴茎

该病容易被误认为阴茎缺如，实际上发育不良的阴茎藏匿在阴囊、会阴、下腹部或腹股沟增厚的皮下脂肪内。该畸形在婴幼儿由于尿道卷曲成角、尿流不畅，可引起尿潴留。在成人则不能性交。

（四） 尿道下裂

尿道下裂是男性外生殖器常见的先天性畸形，妊娠期性激素的使用可增加其发病率。该畸形是由于胚胎期尿道沟两侧的尿道皱劈未能完全融合，使尿道远端出现缺损，在缺损部分常为结缔组织或纤维条索所代替，表现为阴茎下曲、阴茎背部包皮堆积较多，所谓帽式包皮堆积。根据尿道开口的位置有阴茎头型、冠状沟型、阴茎型、阴囊型、会阴型之分。尿道下裂者勃起时阴茎下曲明显，常难以进行正常的性生活；又由于尿道部分缺损，性生活时难以将精液射入阴道内，从而导致不育。此外，其他先天性外生殖器异常如包茎、重复阴茎、尿道上裂、尿道憩室、尿道瓣膜等也能造成不育。

六、环境因素

近年来，由于环境污染的日益加重，人类生存环境中各种理化因素导致的不育也已引起人们高度重视。

环境因素对生育力的影响主要通过两条途径：①作用于下丘脑—垂体—睾丸性腺轴，导致对性腺刺激减弱，影响精子的发生和性激素的产生，从而引起男子不育和男子性功能障碍；②直接作用于睾丸，影响睾丸的支持细胞和精子的发生过程，造成可恢复性或永久性生育障碍；③引起生殖细胞染色体的损害或突变，产生致畸效应或流产；④作用于附睾，影响附睾的功能，从而干扰精子在通过附睾时的精子成熟过程，造成精子成熟障碍，也可直接作用于附睾精子；⑤通过血流将某些物质转运至精浆，造成精子微环境的改变，从而引起精子功能或结构的改变，导致不育；⑥通过毒性作用，影响胎儿的生长发育，导致流产、死产或先天性畸形。环境因素对生育力的影响分为两种情况。

（一）化学因素

化学因素引起的男性不育在现实生活中比较常见，尤其在发展中国家，生产和生活中产生大量的各种污染源都会对人的生育力带来潜在的影响。主要包括各种农药，工业化学制品，食物添加剂及各种微量元素等。

1. 农药

农药在农业生产中用于防治病虫害的农药种类很多，其毒性大小和毒性特点各不相同。多数农药为低毒或中等毒性，少数有高毒或剧毒。接触农药者的范围多是工厂生产工人和农业作业农民。但近年来由于间接通过污染粮食、蔬菜或水源而蓄积中毒的情况也不断出现，并引起人们的重视。在一般生产接触剂量下，大多数 & 种不表现为生殖毒性，但少数品种因含有杂质而显示有明显的生殖毒性。

（1）有机磷农药：有机磷农药属磷酸酯或硫代磷酸酯化合物。这两种药物可影响动物睾丸组织中的精母细胞、间质细胞、支持细胞和八级精母细胞，从而使睾酮合成及分泌减少，精子正常发育受损。

（2）苯氧羧酸类农药：苯氧羧酸类农药是一类除草剂，常用的有 2，4 二氯苯氧乙酸 2，4，5 三氯苯氧乙酸现已证实该类药物具有生殖毒性，胚胎发育毒性和致畸性等。

（3）有机汞农药：有机汞农药是一类杀虫剂，由于其对人及子代的危害大，目前已禁止生产和使用。

（4）其他农药：其他报道对生殖系统有损害的农药还有有机氯类农药和氨基甲酸酯类农药等。它们可引起睾丸发育受损、精子生成减少和精子活动度降低。

2. 工业化学制品

（1）苯乙烯：是现代化工工业中常用的原材料，广泛用于合成橡胶、塑料等许多方面。有报道苯乙烯存在着严重的生殖毒性，可引起生精细胞受损。

（2）丁乙烯：丁乙烯是一种间接致突变剂，其体内环氧化代谢产物则为直接致突变剂。它可使染色体畸变、姊妹染色单体交换等频数增加。丁乙烯对雄性小鼠的生殖细胞具有致死毒性。

（3）环氧乙烷（氧化乙烯）：是工业上用于合成乙二醇、聚乙酯树脂、聚丙烯腈塑料的中间体，目前广泛用于医疗上消毒剂和熏蒸剂。环氧乙烷对细胞和哺乳动物均有诱变作用，可导致体细胞突变及生殖细胞的可遗传性损伤，使体细胞和生殖细胞的血红蛋白基因损伤。对肝、肾和睾丸均有毒性作用，其中睾丸的组织损伤最严重。

（4）丙烯酰胺：是一种无色透明片状晶体，工业上常用作粘合剂、涂料、絮凝剂和纤维改性剂等。有报道雄性小鼠染毒本品后可引起生精小管上皮变性和精母细胞染色体畸变。另外，丙烯酰胺可导致血浆催乳素和睾酮浓度的降低。

（5）环氧氯丙烷：是一种无色油状液体，有刺激气味，是合成环氧树脂的原料。对生殖系统损害表现为精子数降低，精子头部异常率升高。

（6）2－乙氧基乙醇：2－乙氧基乙醇，属醇醚类化合物，易与水、乙醇、乙醚和液态酯等多种溶剂混溶。一定量的 2－乙氧基乙醇染毒可引起动物睾丸肿大、生精小管萎缩和精子数量减少。病理检查可见睾丸间质水肿及成熟精子数下降。当睾丸严重萎缩时，生精上皮层仅剩支持细难和精原细胞。对睾丸的损伤呈剂量一反应关系。

（7）硝酸甘油：有资料表明，硝酸甘油对动物慢性毒性作用除引起体重、食欲和行为方面的非特异性反应外，靶器官主要有血液系统、肝脏和睾丸组织。

3. 各种微量元素

目前已发现至少有21种金属具有不同程度的生殖系统毒性。其中对男性生殖系统有损害的金属有铅、汞、铝、铜、镉、锰、镍、铬、钒、砷等。

（1）铅：铅对生殖系统的损害是通过两个途径进行的，一是对睾丸的直接作用；二是通过下丘脑—垂体—睾丸生殖轴的间接作用。

（2）镉及其化合物：在生殖系统中，镉可抑制含锌和巯基的与生殖有关的酶，如碱性磷酸酶、乳酸脱氢酶、酮戊二酸脱氢酶和作为精子特异标志的乳酸脱氢酶同工酶等的活性。在睾丸组织受损的同时，血中雄性激素和促性腺激素的水平也发生改变。睾丸内分泌功能的损害影响了精子生成，使精子数目和精子活力均降低；并使精子中乙酰胆碱活性受到抑制，从而影响精子的受精能力，造成生育率低下。以上这些变化通过直接作用和性激素的紊乱，将最终影响精子的生成和发育成熟，降低精子的活力。在镉作业男工中可出现精子成熟障碍，精子数目减少或缺乏。

（3）汞及其无机化合物：虽然无机汞和有机汞均可影响雄性动物的生殖能力，但性它们对睾丸的损害程度和损害类型有所不同。有机汞对睾丸损害较重，影响早期生精不细胞，并可导致不育；无机汞则主要影响精原细胞和精母细胞，使生育能力降低，但其对睾丸的损伤是可逆的。

（4）铝及其化合物：铝是人们日常生活接触较多的金属物质。正常人体内含有一定量的铝，但大量的铝蓄积在体内则会产生毒性作用。近年来，国内外对铝的毒性研究较多，但其对生殖系统的毒性研究则较少。铝对雄性动物的睾丸生精功能和精子质量有明显的影响，可使睾丸生精小管的精原细胞明显受损。低剂量时，即可使睾丸有关组织化学和新陈代谢酶的活性受到抑制，从而影响睾丸的正常功能。有报道硫酸铝可使雄性小鼠的精子发生畸形。此外，铝可导致动物染色体畸变，死胎率升高。

（二） 物理因素

物理因素大多通过直接作用于生精细胞或间质细胞的方式导致生育功能的降低，少数可以通过其他途径发挥作用，如噪音可以引起人体的一些反应，可以使肾上腺素释放激素的分泌增加，从而引起下丘脑—垂体—性腺轴的反应，影响精子的发生，导致生育功能下降。常见的有两类，即电离辐射和非电离辐射。

1. 电离辐射

主要包括 X 射线、射线等。各种射线可以通过对染色体的作用，导致基因突变，从而出现不育、畸胎或流产；它也可以作用于间质细胞，使性激素产生成少，性功能降低以及影响精子的发生和精液质量。电离辐射的损伤程度与射线照射的剂量、持续时间、照射的方式、年龄、生理因素及环境因素等有关。适当采用睾丸激素及促性腺激素治疗可能有一定的促进恢复作用。

2. 非电离辐射

主要包括射频辐射（无线电波）、微波、红外线、紫外线、超声、激光。非电离辐射的生物学效应主要为热效应，即机体把吸收的非电离辐射能转换为热能从而引起损伤。另外，非电离辐射的生物学效应还表现为非热效应，通过改变细胞膜的一系列生物学功能而造成细胞损害。两种效应协同，可加重组织损害。睾丸受热造成的生精细胞损害的类型及后果取决于热的程度及量。小剂量的热主要损害精母细胞，而大剂量则同时还损害精子细胞。长期坐位工作的人（如司机、办公室工作人员）由于阴囊散热不佳，可以导致生相功能障碍。日常生活中，热水浴、紧身裤等也因为影响阴囊散热，对生育力产生不良影响。有些人群，如锅炉工、炼钢工人等因长期在高温下工作，受热辐射作用，其生育力低于正常人。

七、精索静脉曲张

精索静脉曲张是精索静脉回流受阻或静脉瓣膜失去功能，血液返流引起血液淤滞.精索蔓状静脉丛迂曲扩张。发病率在男性人群中为 10% ~ 15%，多见于青壮年，在男性不育人群中发病率达 40%。由于受人的直立行走姿势影响，加上左侧精索静脉行程长并呈直角进入肾静脉，且受乙状结肠、主动脉、肠系膜上动脉的压迫而形成近端嵌夹现象，使左侧精索静脉曲张的发病率较高，大约为 90%，双侧精索静脉曲张少于 20%，仅右侧精索静脉曲张极少见。

但是，精索静脉曲张导致男性不育的机制迄今尚未阐明，公认的有以下几种：

（一）睾丸温度升高

精索静脉曲张时，由于睾丸缺乏良好的静脉回流，造成睾丸温度升高。而精子的发生和成长，都需要特定的环境温度，过高的温度影响了精子正常的发生和成长。

（二） 精索静脉的压力升高

精索静脉曲张时，睾丸周围的静脉丛血流瘀滞，静脉内压力升高，妨碍睾丸的新陈代谢。尤其在直立位时，这种力升高更为显著。在高静脉压的影响下，睾丸新陈代谢的废物不易排出并大量堆积，从而影响了精子的发生和成长。

（三） 睾丸局部缺氧与 PH 改变

精索静脉曲张时，睾丸的静脉回流障碍，导致睾丸内二氧化碳聚集，进而改变了睾丸局部的 PH，干扰了睾丸的新陈代谢，影响了精子的发生和成长。

（四） 肾上腺和肾静脉内物质反流

精索静脉曲张时，左肾静脉的血液向左精索静脉逆流，肾上腺的代谢产物，如皮质醇、儿茶酚胺、前列腺素及 5 - 羟色胺等都会逆流入睾丸，从而影响睾丸血运及正常新陈代谢，导致不成熟精子过早脱落或不利于精子在附睾内成熟。

（五） 对内分泌功能的影响

精索静脉曲张会造成睾丸间质细胞损伤，影响睾酮分泌。

（六） 病理学改变

精索静脉曲张时，血管内皮生长因子细胞变性、中膜增生、中膜和瓣膜平滑肌增生肥厚、瓣膜严重机化。造成血液瘀滞，从而影响了睾丸和附睾的血运，干扰了精子在睾丸及附睾内的发生及成熟。

（七） 睾丸微循环障碍

精索静脉曲张导致睾丸小动脉管腔狭窄、小静脉扩张、官腔增大、血管壁玻璃样变、血管内皮肿胀，引起睾丸血液循环障碍、血液动力学改变、细胞的微环境改变乃至睾丸的病理损害，从而干扰精曲小管正常的物质交换，影响精曲小管微环境，促使生精上皮变性或脱落。

（八） 免疫反应与不育

近年研究发现精索静脉曲张不育与免疫因素有关。据报导精索静脉曲张不育患者外周血存在 AsAb，AsAb 进入睾丸或附睾，可干扰生精及精子的成熟，导致精子数目减少，或者黏附在精子膜上引起精子的形态和功能异常。

八、性功能障碍

男性正常性功能是一系列的反射活动，是在健康的神经系统、血管循环系统、内分泌系统和生殖系统基础上进行的复杂生理过程，同时需要夫妻双方密切配合，才能达到和谐。如果其中任何一个环节出现问题，都会影响到性生活的正常完成，导致男性不育。临床上常见的有阴茎勃起功能障碍，亦称阳痿，以及射精功能障碍，包括早泄、不射精和逆行射精。

（一）　病因

1. 心因性阴茎勃起功能障碍

心因性 ED 是因精神因素导致阴茎不能勃起，完成满意的性交。心因性 ED 占到 50% ~ 70%。主要有精神紧张、抑郁症、性犯罪感、配偶有慢性病等。经验行为因素，如缺乏性知识等也可导致 ED。

2. 器质性阴茎勃起功能障碍

（1）血管性阴茎勃起障碍

1）动脉性勃起功能障碍：最常见的阴茎动脉病变是动脉粥样硬化，它是 40 岁以上男性继发性阴茎勃起功能障碍的主要原因之一。大多数动脉性阴茎勃起障碍是全身性动脉粥样硬化的表现之一，但有时也可表现为区域性节段性病变。动脉粥样硬化的危险因素有高胆固醇血症、吸烟、高血压、糖尿病等。另外，各种外伤引起的阴茎动脉损伤也可导致阴茎勃起障碍。

2）静脉性勃起功能障碍：先天性静脉发育不全、海绵体白膜缺陷、尿道海绵体与阴茎海绵体间静脉窦形成异常的静脉交通支。

（2）神经性阴茎勃起功能障碍：中枢及周围神经的病变可引起阴茎勃起的神经反射障碍，包括颅内疾病、脊髓损伤、脊髓病变、周围神经病变等。

（3）内分泌性阴茎勃起功能障碍：原发性及继发性生殖腺功能低下、高泌乳素血症、糖尿病、甲状腺功能亢进、甲状腺功能低下、皮质类固醇增多等。

（4）药物性阴茎勃起功能障碍：抗高血压药、利尿剂、抗精神病药物、抗组胺药等均有可能导致阴茎勃起功能障碍。

（二）　射精功能异常

一般将射精功能异常分为早泄、不射精、逆行射精三类。

1. 早泄

早泄是射精功能障碍的一种类型，是男性性功能障碍的常见病之一。早泄一般不会导致不育，只有在阴茎尚未插入阴道就于体外射精者，可影响生育。造成早泄的原因有以下几个方面。

（1）精神因素：焦虑、紧张、恐惧、自卑等精神因素往往可影响高级性神经中枢兴奋与抑制，造成不能随意射精。

（2）婚前性行为或境遇性行为：由于多在紧张、恐惧或过于激动的情况下进行性行为，多不能随意控制射精而早泄。

（3）性生活技巧缺乏。

（4）器质性因素：较少见，有神经病变、癫痫或脑血管意外等。

2. 不射精

不射精是指性交时阴茎能坚硬勃起进入阴道内，但不能达到性高潮和射精。根据病因分类如下。

（1）功能性不射精：多有遗精史或非性交状态下射精史。其神经系统、内分泌系统、生殖系统检查和生化指标均在正常范围内，可以诊断。

（2）器质性不射精：多有神经、内分泌疾病或手术创伤史，长期服用某些药物如镇静剂、安眠药、抗雄激素药等。

3. 逆行射精

逆行射精是指患者性交时有性欲高潮及射精感觉，但无精液从尿道口射出，精液随射精动作从后尿道逆行进入膀胱。原因有：

（1）先天性因素：先天性宽膀胱颈、先天性尿道瓣膜或尿道憩室、先天性脊柱裂。这些先天性疾病使得膀胱颈关闭不全及尿道膜部阻力增加，造成逆行射精。

（2）医源性因素：主要包括各种膀胱颈部和前列腺手术、胸腰部交感神经切除术、腹膜后广泛淋巴结清除术及其他的盆腔手术，导致了神经根切除或损伤，使膀胱颈部关闭不全，发生逆行射精。

（3）机械性因素：外伤性及炎症性尿道狭窄使尿道阻力增加，导致射精时精液受阻。另外，长期排尿困难亦可使膀胱颈部张力下降，导致关闭无力。

（4）疾病因素：糖尿病可并发逆行射精，脊髓损伤可使患者丧失排精能力或逆行射精，发病率较高。

（5）药物性因素：服用α肾上腺能受体阻滞剂，如利血平等都可引起平滑肌无力而出现逆行射精。

（6）特发的逆行射精：为原因不明的逆行性射精。

九、单纯性精液异常

精液由精浆和悬浮其中的精子组成。精浆的作用是提供输送精子和营养精子的基质，主要由三部分组成：①尿道腺和前列腺分泌物；②附睾、输精管分泌液；③精囊液。精浆的主要成分是水，约占90%以上，其他成分有脂肪、蛋白质颗粒、前列腺液卵磷脂小体、游离氨基酸、无机盐、酶类、果糖、胺类等。精浆异常主要有精液量异常、液化异常和酸碱度改变等。

（一） 精液量异常

1. 精液量过少

一般情况下，每次射精的精液量为 2~6 mL，如果少于 1 mL，称为精液量过少，但应除外频繁性交所致的暂时性精液量过少。造成精液量过少的原因大致有 3 类：

（1）性腺功能减退和内分泌功能紊乱，尤其是 FSH、LH 分泌量减少，睾酮水平下降。这些内分泌激素的缺乏最终必然导致附属性腺分泌功能的减退。

（2）附属性腺感染，如前列腺炎、精囊炎、附病变等。

（3）输精管道和尿道的狭窄、憩室等。

2. 精液量过多

一次射精精液量超过 6~8 mL，可以视为精液量过多。发生率较低，原因尚不清楚，可能与附属性腺的感染有关。在该类不育症患者射出的精液前半部分质量较好，精子数量集中，后半部分精液质量相对差些，精子数量少。

（二） 精液不液化

正常精液射出时呈凝胶状，因为精液中含有精囊腺分泌的凝固蛋白，它可以防止精液随性交动作逆流出女性生殖道。精液在女性生殖道内或体外约15~20分钟将液化成水状。这是受前列腺液中的一系列蛋白水解酶的作用所致。在液化后的精液中精子才能充分活动，当前列腺有感染或附属性腺功能不佳时。这些蛋白水解酶分泌量减少，导致长时间精液不液化现象，精子难以穿过女性生殖道，不能与卵子相遇而引起不育。

（三） 精液酸碱度异常

正常精液略偏碱性，酸碱度（PH）为 7.2~8.0。PH 值大于 8.0 多见于急性附属性腺炎症，如附睾炎患者。慢性附属性腺炎症、先天性精囊缺如或精囊功能下降、射精管阻塞都可以使精液 PH 偏酸，酸碱度异常可使精子活力降低甚至不能存活。

第九章 男性不育症的诊断

不孕症（infertility）是指夫妇同居两年以上，有正常性生活，未避孕而未受孕者。世界卫生组织 1995 年编印的《不育夫妇标准检查与诊断手册》中不孕症临床标准定为一年。大约每 10 对夫妇中就会有一对因为不能无生育就诊。其中，由于男方因素引起的不育称为男性不育（male infertility）症。根据世界卫生组织 1982—1985 年得多中心研究报告显示：不孕症女方原因占 38%，男方原因的占 20% ~25%，夫妇双方同时存在问题的占 27%，剩下的 15% 是不明原因的不育症。男性不育又可进一步分为绝对性不育和相对不育，绝对性不育指男性完全没有生育能力，而相对不育是指有一定的生育能力，但生育能力远低于女方怀孕所需的临界值。根据病史，又可分为原发性不育和继发性不育。前者指夫妇双方从未受孕，后者指女方曾有过妊娠而后未避孕连续两年未再受孕者。

男性不育症的诊断是根据患者的临床表现，特殊病史，结合相关检查和实验室辅助检查，得出中医病证与西医病名的诊断。

第一节　中医诊断

中医诊断疾病的方法，包括望、闻、问、切四种方法，这四种方法临床上须有机结合，做到"四诊合参"，方能全面系统地了解病情，在此基础上，结合八纲辨证、脏腑辩证和气血、阴阳辩证等中医辨证方法，才能在复杂的症状中正确找出病因、病位之所在，以求做出正确、完整、全面的治疗。对于男性不育症的诊断，应根据生殖系统局部的临床表现，小便、精液的量、色和气味的异常等特点，结合全身证侯表现和舌脉征象，运用脏腑、气血、阴阳结合八纲辩证的方法进行综合分析，以查明病证的病性、病势、病位、病因和病机，为进一步的辨证论治、选方用药提供有力的依据。

一、四诊

（一）望诊

主要是观察患者的神、色、形、态，患者局部的情况及患者的分泌物和排泄物色量质的异常变化，以期协助诊断。

1. 望神

神以精气为物质基础，故望神可以了解人体精气的盛衰与疾病的轻重。精气充足则体健神旺，精气亏虚则体弱神衰，易致疾病的发生。《灵枢·本神》篇："两精相搏谓之神。"《灵枢·平人绝谷》篇："神者，水谷之精气也。"神的变化可以通过形态动静、面目表情、语言气息等多方面表现出来。男子以精为本，精的盛衰对男性疾病关系重大，且直接影响着神的变化；而神的变化对男科疾病诊断又有一定的参考价值。不育症患者因精神创伤可引起和诱发性功能障碍，通过了解患者情绪的变化，如表情淡漠、寡言少语、闷闷不乐，或烦躁不宁、性情急躁、情绪紧张恐惧等，对于协助诊断和治疗不育症有很重要的意义。《灵枢·本神》篇："怵惕思虑则伤神，神伤则恐惧，流淫不止，恐惧而不解则伤精，精伤骨酸痿厥，精时自下。"

2. 望色

面部的色泽变化，可以反映脏腑气血的盛衰和病理变化，不同的色泽反映不同的病证。《灵枢·五色》篇指出："男子色在于面王，为小腹痛，下为卵痛，其圆直为茎痛。"一般说来，青色主风病，寒证、痛证，主瘀血，可见寒凝筋脉，使筋脉拘挛，气血运行不畅，阻滞筋络脉道，进而引起不育；赤色主热病，可见肝阳亢盛引起阳强、不射精等；黄色主湿病与血虚，可见脾气亏虚，运化失职，使水湿停聚，下注阴部，出现阴肿、遗精等；白色主虚证、寒证、失血证，可见气血亏虚，精寒不育，或阳痿、早泄等；黑色主肾虚、寒证、痛证及血瘀。《素问·玉真要大论》及《六元正纪大论》中"面尘"之称，是指面色灰暗蒙灰尘，且实证多燥，伏邪内郁，虚证多久病肝肾阴虚，伴头晕耳鸣，五心烦热甚者遗精等。

望形体、姿态对了解形体强壮及是否有先天畸形有一定作用。

3. 望局部

注意观察男性外生殖器的情况，男子 16 岁左右，身体逐渐发育成熟，四肢及躯干肌肉发达健壮，口唇开始出现胡须，阴茎勃起时平均长达 15 厘米，睾丸粗大，阴囊皮肤变暗黑色，阴毛亦长，精液量增加。20 岁左右基本可以完全成熟，如20多岁仍然身材矮小，肌肉瘦削，阴茎短细，睾丸小者为肾气未充，天癸迟至，肾精不足。古书中的"五不男"（天、漏、犍、怯、变），天指天宦，泛指男子先天性外生殖器或睾丸缺陷及第二性征发育不全；漏指精液不固，常自遗泄；犍指阴茎或睾丸切除缺乏者；怯指阳痿；变指两性畸形，俗称阴阳人。对阴茎的望诊，注意阴茎常态下的大小、方向等。若阴茎过分短细，伴睾丸小者，为外生殖器发育不良，系肾气未充，天癸迟至，肾精不足所致。有无尿道下裂、外伤瘢痕、疮斑、包茎、包皮过长等。若龟头青紫为瘀血征象，龟头色白可能是龟头白斑症，阴茎龟头包皮肿痛、溃烂是"下疳"。阴囊皮肤的色泽，急性感染时局部可见充血红肿，中医称为"囊痈"。若是急性坏疽性炎症，则皮肤肿胀呈黑色，破溃，流脓水，中医称为"脱囊"；阴囊潮红或红肿生赤栗样疙瘩或浸黄水者，为诊断"绣球风"的特征。阴囊皮肤松弛下垂，表面可见青筋暴露，状如蚯蚓，则为"筋疝"。阴囊肿大而不透明，不坚硬且时隐时现，为"狐疝"。阴囊肿大而有透明感为"水疝"。

还应注意患者第二性征表现，如乳房的发育、毛发的分布等。发稀易落，或发枯不荣多为肾的精血不足；齿干如枯骨，多为肾精枯竭；鼻柱溃烂塌陷，常见梅毒或麻风病。这些均可导致男性不育。

（1）望舌：脏腑精气上通于舌，望舌可以诊察内脏病理改变，望舌质望舌态及望舌苔三者互参。

（2）望舌质：舌质颜色的改变可以反映脏腑的虚实，气血的盛衰。舌色浅淡，主虚证、寒证、气血亏虚证。舌舌淡白湿润且舌体胖嫩为脾肾阳虚之寒证。舌质鲜红主热证，若舌色鲜红而起芒刺或兼黄厚苔者多属实热证，如心火亢盛，肝经实热，阳明热盛等。若鲜红少苔或有裂纹或光红无苔者属虚热证，多见于肾精亏虚，阴盛火旺者。较红舌更深者，为绛舌，为阴虚火旺或有血瘀。舌质色紫称紫舌，绛紫而干枯少津，属热盛伤津，气血壅滞。淡紫或青紫湿润者多为寒凝血瘀。若舌色如皮肤上暴露之青筋，缺少红色，称为青舌。全舌色青者，多为寒邪直中肝肾，阳郁不宣。舌质青紫而黯或见瘀斑者，为气血阻滞之证。

（3）望舌态：舌淡白而萎软，为为气血俱虚；舌红绛而萎软，为热盛伤津，或阴虚火旺；舌体紧缩不能伸长，舌色淡白而润为寒凝筋脉。舌短缩，色红而干，为热盛伤津。

（4）望舌苔：舌苔薄者，疾病轻浅，正气未伤，邪气不盛，主外感表证或内伤轻证；舌苔厚者为邪盛入里或有痰、饮、湿、食积滞；黄苔属热；白苔属寒；舌红少津，常见于热盛伤津，阴液亏耗；舌苔水滑，多见于阳虚气不化津；腐苔多因阳热有余；腻苔多是湿浊内蕴；苔薄白而燥，为病将伤津；白厚而燥者为湿郁化热，津液已伤；苔薄微黄，邪热尚浅；苔厚深黄，内热炽盛；黄厚而干为热盛伤津；苔灰黑润滑为阳虚有寒；苔灰黑干燥为热炽伤阴，热极津枯；苔灰而干多属热炽伤津；苔灰而润见于痰饮或寒湿内阻。

（5）望排泄物：这里的排泄物包括痰涎、二便、精液等。尤其是小便的颜色应仔细观察，是否有血尿、浊尿，是否清澈或黄赤；对精液的观察可结合精液常规的检查进一步明确。

（二）闻诊

听声音和嗅气味。主要听患者语言气息的高低、强弱、清浊、缓急等变化，以分辨病情寒热虚实。听患者的声音首先可以判断患者青春期发育是否正常，同时言为心声，患者情志改变也可以通过语声来了解。不育患者多有精神不快，闻诊就显得尤为重要。嗅气味以嗅小便、精液为主。恶臭者多属实热证，略有腥味者多属虚寒证；精液的气味，一般认为有一种特殊的腥味，如闻见血腥味大或臭秽者，提示患者患有精囊炎症。

（三）问诊

在男性不育患者四诊占有重要地位，男性不育因涉及婚育问题，患者难于启齿，需通过详细问诊方能洞察病情。

1. 问年龄

《素问·上古天真论》："丈夫二八肾气盛，天癸至，精气溢泻……五八肾气衰，发堕齿槁……七八肝气衰，筋不能动，天癸竭，精少，肾脏衰，形体皆极。"表明了男性生理和病理在不同的年龄有不同的特点，男性生殖器官随年龄的增长而发育、成熟和衰老。如各种性功能障碍疾病常发生在青壮年时期，而随着年龄的增长，生育能力也会逐渐下降。后一种是正常生理规律，男性的性成熟期在16岁左右，如在9岁之前出现第二性征，或14岁之后仍缺乏青春期征象均为发育异常。男性在不同的年龄阶段发生不同的疾病，如滑精、遗精多发生在青少年，中壮年体格健壮，精力充沛，生殖机能旺盛，但易操劳过度，致使阴精耗损，肾气大伤，可引起不育。初入老年，可因命门火衰或肾气虚弱致身体阴阳失调，出现更年期的一系列疾病。65岁左右，进入老年期，五脏皆衰，筋骨解堕，天癸尽矣。可能发生前列腺增生症和阴茎癌和睾丸肿瘤等。

2. 问病史

详细询问影响男子生育的各种因素和有关疾病的发病时间及诱因、治疗经过和效果，充分了解患者的婚育情况及妻子的健康与生育情况以及相关疾病的检查和治疗的情况等。个人既往史中应询问影响儿童时期的健康和患病情况，是否患过腮腺炎合并睾丸炎、结核病等，有无生殖器损伤或感染史，是否接触过放射线和有毒化学物质，是否经常使用棉籽油，有无烟酒嗜好，有无不良性生活史。家族史中，注意父母和近亲身体健康状况，有无先天性疾病或遗传性症状、疾病诊断和治疗情况。

3. 问精候

包括精液的色、量、质有无异常，有无遗精、滑精、早泄、不射精现象以及排精时是否有痛感，排精后是否有腰腹痛、头晕眩或情绪、精神异常等。其中，精液稀薄清冷量少为"冷精"，多属虚寒；精液粘稠、有絮状片块或团块为"精浊"，多属虚热。如精液夹血呈红色，茎中作痛为"血精"；在性交过程中没有精液排出为"不射精症"；如尿液中夹精液或排尿后精液流出为"小便夹精"；如未经性交而精自遗泄，有梦而遗者为梦精，无梦而遗者为滑精；同房时未交即泄，或乍交即泄者为"早泄"。一般正常的健康男性，一个月可以遗精 1 到 2 次不伴其他不适。但如果频繁遗精同时伴有全身不适则为病理情况。

（四）切诊

1. 脉诊

肾虚多见沉脉，尤其尺部明显；涩脉多提示精亏血少；虚弱脉为气血亏虚之象，可见阳痿、遗精、精少不育者；细小脉为虚劳之象；弦脉为肝郁气滞，可见于阳强、阳痿、不射精患者。《金匮·腹满寒疝宿食病脉证治第十》"腹痛，脉弦而紧，弦则卫气不行，即恶寒，紧则不欲食，邪正相搏，即为寒疝。"诊病过程中需要我们认真切脉，探查脉象，以了解病情，结合四诊系统分析以得出正确的判断。

2. 按诊

对患者肌肤、手足、脘腹等部位进行触摸按压，以测知其冷热、软硬、压痛、结块等异常变化，并以此推断疾病的部位和性质。如手足不温，多为寒湿凝滞或脾肾阳气不足；手足心热多为阴虚火旺；头面四肢浮肿，按之凹陷不起者为阳虚气化失常之水肿。男性不育症主要需要对患者两侧的腹股沟和阴囊、阴茎进行按诊。通过这些部位的按诊，了解睾丸的大小、位置、质地，有无挤压痛，附睾、输精管的发育情况，有无结节；是否有精索静脉曲张，是否有疝气，阴茎有无硬结等。

疾病的根本在于阴阳失调，疾病的性质具体表现为寒热的属性上。表里表示病位深浅及病情的轻重，虚实反映体内的正气强弱和病邪盛衰两个方面。因此八纲辨证是男性不育辨证的重要手段。同时，脏腑辨证也是男性不育症的重要诊断手段，因脏腑是气血生化之源。五脏之中，心主血，肝藏血，脾统血，肾藏精，精生血，血化精，精血同源。肾既藏先天之精，又藏后天之精，为生殖发育之根本。肾气包含着肾阴和肾阳，肾之阴阳既要充盛也要保持相对平衡，才能发挥正常的生育能力。肝藏血主疏泄，喜条达，具有贮藏、调节血液的功能，若肝气条达，水谷乃化，精血有源，则生精排精正常。肝经绕阴器，肝之病理可直接影响男子的生育功能。脾胃为后天之本，气血生化之源，脾胃健运则精有化源，冲脉之血亦盛，精血充盛精气溢泻。心主神明，精神活动和意识思维对生育功能均有一定的影响。因此，对于男性不育症的诊断，我们需要熟练掌握脏腑、气血和经络辨证，通过四诊收集临床表现和病因，结合实验室的化验和检查结果进行综合分析，运用辩证的方法，明辨病性，审证求因，认清特征，详审病位，以求处理得当。

第二节　西医诊断

一、病史采集

初诊时应详细询问与不育有关的病史。详细记录患者不育的时间、生育史、避孕方式和夫妻未避孕性生活的频率和时间等。

观察患者的体型、胡须是否异常。充分了解患者的阴茎勃起功能与射精功能，勃起频率尤其是自发性夜间和清晨勃起的频率是否降低，勃起的程度和持续时间、性欲和性幻想的多少直接反映了患者体内雄激素水平的高低，以此可鉴别雄激素不足和勃起功能障碍的患者。可参照国际勃起功能指数（IEF）评价勃起功能。

了解患者性生活情况，性交过程中夫妇双方有无性刺激，患者是否真正了解性刺激的意义。了解夫妇双方有无性交困难，患者阴茎勃起后能否插入阴道，射精的时间，有无早泄以及反复抽动阴茎能否有快感的产生或引起射精，射精时是否有不适感。应了解性交是否与排卵期同步。

　　仔细询问患者的发育史，应从青春期开始问起，包括嗓音何时变化以及胡须何时长出等以了解患者青春期有无延迟或缺失。了解患者有无乳房女性化的表现或者病史，询问患者的既往疾病史，有无泌尿生殖系感染、性传播疾病和腮腺炎并发睾丸炎病史，了解有无睾丸下降不良（隐睾）病史，是否用药物（hCG 或 GnRH）治疗，是否行睾丸下降固定术以及治疗时间。有无生殖系结核、附睾炎、前列腺炎以及生殖器损伤的病史。对合并会阴部疼痛或尿道症状，应详细询问与前列腺炎相关的会阴或骨盆部疼痛性质、特点、部位和排尿异常等症状，了解治疗过程及复发情况，评价患者的心理状态和患病后对生活质量的影响程度，推荐应用美国国立卫生研究院指定的慢性前列腺炎症状评分（NIH-CPSI）进行评估。患者如果有双侧睾丸炎病史且无精子，提示可能患有附睾管梗阻。并需要详细询问患者有无其他慢性病史，糖尿病以及肝肾疾病可能造成继性腺功能减退甚至引起不育，童年或成年后反复发作的支气管炎或鼻窦炎可能提示和不育相关的呼吸系统疾病（如 Kartagener 综合征、Young 综合征、囊性纤维化），若怀疑脑垂体肿瘤或者 Kallmann 综合征时还应询问相应的症状。

　　掌握患者准确的服药史，有些药物可能引起短暂或者持续的生精障碍或者勃起、射精功能障碍。如 Sulfasalazine、抗高血压药物、抗生素、细胞抑制剂和代谢类激素的副作用可以引起雄激素不足和不育。是否有损伤生精和睾丸产生睾酮的外源性毒素接触史。

　　准确了解患者的既往手术史。骨盆部位或腹膜后的手术有可能影响患者的勃起及射精功能，膀胱颈部的手术可能引起患者逆行射精，腹膜后的淋巴结清扫可能损伤交感神经，进而导致不射精或者逆行射精，疝的修补术可能会损伤输精管或者切断睾丸的血液供应，阴囊部位的所有手术，如鞘膜积液手术，都可能会引起输精管及附睾的损伤，睾丸损伤或睾丸扭转可以引起睾丸的萎缩。

　　了解患者的生活习惯、工作环境。职业性接触热和化学药品、放射线可引起不育，司机等久坐的职业可能引起精子质量下降，经常食用棉籽油和不良的生活习惯如嗜烟酒以及喜桑拿、熬夜等都会影响精子的质量。还应询问有无引起夫妻性生活不和谐的职业。

　　询问患者的婚姻史，了解患者的结婚年龄、时间以及避孕情况，患者是否有前婚史，如有，询问前妻是否有过妊娠史。了解患者近 3 个月来是否有过精液的检查，是否有异常。患者配偶的妊娠史，做过何种检查及检查结果，如基础体温的测定、超声检查、输卵管通液或者造影术。

了解患者的家族史。患者是否近亲婚配，有无遗传病史和母亲及其他亲戚的生育情况。

二、体格检查

男性患者在就诊时，需要做全身和局部的检查。

（一）全身检查

患者的体形、发育和营养情况，血压、胡须、腋毛和阴毛的分布和乳房的发育情况等。

患者如果臂展超过身体长度，腿长超过躯干，提示可能无睾症或类似无睾症的体态，而类似无睾症可能是由于青春期前就开始存在雄激素不足，因青春期延迟或缺如造成骨骺闭合延迟引起的。如果患者身材矮小，同时存在类似无睾症的体态，提示可能其他影响甲状腺功能或生长激素的中枢性疾病。而如果患者身体比例正常，但肌肉系统存在萎缩情况，提示可能因青春期后出现雄激素不足，因雄激素不足的时间和程度不同引起的。另外，如果患者存在骨质疏松甚至有严重的腰痛和脊柱、髋骨的病理性骨折，提示可能由于长期的雄激素不足造成的，雄激素不足虽然不会直接导致皮下脂肪沉积，但脂肪分布可能会呈现女子特性，出现髋部、臀部和下腹部等的变化，且除了脂肪增加外体重会下降。

患者如果是女子的嗓音，提示可能是在青春期前已经出现了性腺功能减退，因缺乏喉咙的生长引起的嗓音没有变化。如果患者是正常的嗓音，但是额部发际平直，没有胡须或者胡须稀疏，几乎不用刮胡子，阴毛上缘水平，继发性的阴毛和体毛非常稀疏，提示可能是由于青春期后的性腺功能减退。当然这种判断是有一定的限制的，Santner等认为将毛发的分布作为性腺功能减退的指标必须考虑人种的区别。口周和眼眶周围过早出现的细小皱褶是另一个典型的特征，另外 ImperatoMcGinley 认为缺乏皮脂腺刺激的皮肤会比较干燥、贫血及皮肤血液循环减少而使皮肤苍白。

如果患者出现视野缺损提示脑垂体肿瘤的可能，如出现嗅觉减退或缺失则提示 Kallmann 综合征，Kallmann 综合症的患者对芳香的物质，如香草属的味道没有嗅觉，但是可以嗅到氨气等刺激三叉神经的物质。

如果男子的乳腺发育增大称为男性乳房女性化（feminization of male breast），这种情况需通过触诊和超声检查与乳房脂肪瘤鉴别开，男性乳房女性化一般都是双侧性的，对那些乳房明显增大尤其是单侧增大的患者应仔细触诊和超声结合钼靶检查排除乳腺癌。另外，男性如果有女性化乳房，胸部可能会紧张，乳头对触觉紧张，有时候也可以没有症状。男性女性乳房化伴有小而坚硬的睾丸是 Klinefelter 综合征的典型表现，男性女性乳房化还可以因各种原发性性腺功能减退和雄激素靶器官疾病和高催乳素血症伴发性腺功能减退引起。同时也可由一般的慢性疾病像肝硬化、肾功能衰竭以及甲状腺功能亢进和服用某些药物引起。发展迅速的男性女性乳房化则提示可能存在内分泌活跃的睾丸肿瘤，男性女性化乳房、睾丸肿瘤和性欲丧失是特征性的三联征。据报道，睾丸肿瘤如 leydig 细胞瘤、胚胎癌、畸胎瘤、绒毛膜癌和复合癌可以直接或者通过升高的 hCG 使 Leydig 细胞分泌雌二醇增多。

（二） 局部检查

1. 外生殖器检查

（1）阴毛：检查患者的阴毛有无、多少和分布情况，一般男性青春期开始阴毛生长，阴毛上缘界限不明显，其正中逐渐延伸到脐。如果患者的阴毛分布异常提示患者可能存在内分泌紊乱。

（2）阴囊：患者外伤后，尤其是顿挫伤后阴囊血肿，局部呈黯紫色；急性感染时阴囊局部充血水肿，尤其是炎症的急性期，水肿更明显；急性坏疽性炎症时，阴囊处皮肤肿胀呈暗黑色，伴有破溃脓水等；阴囊体积增大、有波动感，触按不到睾丸，透光试验阳性，提示鞘膜积液，经超声检查可确诊；阴囊处的慢性皮肤病，有的角化后干裂、硬韧，有的糜烂渗出，有的阴囊皮肤白斑样改变，患者多伴奇痒；有的患者尿道下裂，尤其是严重会阴型尿道下裂时，类似女性外阴的外观，阴囊被分成两个部分；阴囊象皮样肿，皮肤粗糙增厚，睾丸的敏感性降低，提示丝虫病；阴囊外伤、会阴部损伤、尿道损伤后，尿液外浸，阴囊处可迅速出现高度肿胀，而且肿胀的程度与局部的损伤程度正相关。还应注意阴囊处的各种结节，肿块的位置、大小和硬度、边界是否清楚及其与睾丸、附睾的关系。注意阴囊的各层间有无肿胀及变化情况。

（3）睾丸：对阴囊内容物的检查应在温暖的房间中进行，检查者手法轻柔以使患者的阴囊能充分松弛。一般双手或单手触按检查，触诊以确定双侧睾丸体积、质地以及是否存在结节，明确是否存在睾丸外包快。正常睾丸卵圆形，硬韧，表面光滑，轻轻按压有酸痛感。正常睾丸位于阴囊内，若正常位置触按不到则提示隐睾症或无睾症。若睾丸肿块增长迅速，局部界限不清，睾丸沉重，压痛较轻，则应考虑肿瘤的可能；据报道健康的欧洲男子睾丸的平均体积为 18 mL，正常范围是 12～30 mL。睾丸过大称巨睾症，睾丸体积可使用睾丸模型（Prader 睾丸测量器）、测径器、睾丸测量板和超声检查进行测量，其中超声检查对于未下降睾丸和阴囊处于病理状态时非常重要。如果睾丸过小，质软，可能有先天发育不良的可能，也有可能是后天因素，比如腮腺炎、外伤或者内分泌紊乱使睾丸失去了正常的 LH 和 FSH 的刺激而引起的睾丸萎缩等。如果睾丸的体积正常，说明睾丸产生精子的数量正常，而精子数量少提示可能存在输精管堵塞。睾丸如果位置异常，可能有睾丸下降不良或无睾症。隐睾症患者的睾丸位于腹腔内或腹股沟管以上的腹膜后不能触及，固定于腹股沟内的睾丸称为腹股沟睾丸，位于腹股沟管口并能暂时移到阴囊内，或由于寒冷或性交自发地在阴囊和腹股沟之间移动的为回缩睾丸；位于正常的下降路径之外的为异位睾丸。

（4）附睾：附睾位于睾丸的后上方，分头、体、尾三部分。附睾的增大提示疾病的存在，急性附睾炎症时，附睾肿胀，皮肤有时红肿，压痛明显；附睾的慢性炎症时，附睾肿大呈结节状，柔软，压痛较轻，与睾丸的界限不清；附睾结核时，附睾尾部有肿块，质硬，无明显压痛，输精管有时伴有串珠样改变，严重时可与阴囊皮肤粘连或形成瘘管；输精管结扎后发生附睾瘀积着则附睾增大，光滑，硬度均匀，压痛明显。附睾检查应注意尾部是否发育，与输精管是否连接等。平滑的囊性扩张提示远端堵塞；精液囊肿为球状，主要发生在头部，与附睾堵塞无关。

（5）精索：检查患者有无精索静脉曲张、增粗、硬结及肿块，输精管是否光滑、连续，是否有粘连、增粗及结节。精索静脉曲张是蔓状静脉的扩张，通常发生在左侧，患者站立仔细触诊可以诊断，也可取坐位，通过局部望诊可以发现，原发性病位在平卧后曲张减轻或消失。Valsalva 手法检查时，由于腹压增高易诱导静脉扩张，按触诊的结果将精索静脉曲张分为 3 度，Ⅰ度精索静脉曲张：Valsalva 手法检查才能查到；Ⅱ度精索静脉曲张：不用 Valsalva 手法检查就能查到；Ⅲ度精索静脉曲张：直接可以看到曲张的精索静脉。如果患者有过手术史，阴囊积水或者睾丸下降不良会给触诊带来困难，应该辅以超声检查确诊。如果精索外伤后肿痛，皮肤青紫提示可能有精索血肿形成。如果在精索部位触到纺锤形肿物，表面光滑，边界清楚且有弹性感，提示有精索鞘膜积液。若肿块质地较硬，表面不光滑，生长迅速则应考虑肿瘤的可能性。

（6）输精管：患者直立时可在精索的血管中摸到输精管，输精管缺如会导致阻塞性精子缺乏。据报道，约占 2% 的不育患者存在由附睾和（或）输精管先天性发育不全造成的阻塞性精子缺乏。输精管部分闭塞或发育不全时不能触及，需要手术探查睾丸内容物。

（7）阴茎：检查时将包皮翻上，不能翻转者为包茎。也有包皮腔狭小，龟头不能显露，同时应注意阴茎常态下的大小、方向等。阴茎婴儿型提示青春期前的性腺功能不全，如果性腺功能不全发生于青春期后则阴茎大小没有变化。据报道，欧洲男子勃起后阴茎平均长度为 11 ~ 15 cm 龟头青紫为瘀血征象；龟头色白提示可能为龟头白斑症；龟头色红有隆起性肿物，提示可能有龟头海绵状血管瘤；龟头局限性隆起，考虑疣、阴茎角、乳头状瘤或癌；阴茎部的肿块可能是阴茎结核、阴茎癌、阴茎硬结症等疾病；阴茎异常弯曲时，警惕是否合并尿道下裂。还需注意阴茎头部的敏感反应，以及勃起时的大小变化和硬度等以明确其对性生活造成的影响。

2. 内生殖器检查

主要是检查前列腺和精囊。一般采用直肠指检法，检查前患者应排空膀胱，患者取膝胸位、右卧位、直立弯腰或仰卧位，检查者戴手套，外涂凡士林后进行肛门指检。检查时应注意肛门括约肌的紧张度。

（1）前列腺：正常的前列腺表面光滑、栗子大小，一般为同身大拇指大小，按其大小分别比做鸽卵大小（3 ~ 4 cm）、鸡蛋大小（4 ~ 5 cm）、鸭蛋大小（5 ~ 6 cm）、鹅蛋大小（7 ~ 9 cm）等，大小只是描述腺体增大的一个方面，与症状的严重程度不成比例。性腺体积较小，提示性腺功能不全；整体增大提示良性前列腺增生（benign prostate hyperplasia）正常的腺体弹性硬韧。如果有癌、结石、结核和炎症性肉芽肿时硬度增加，呈结节状。甚者质地坚硬如石，表面不光滑，有颗粒感，失去正常的表面光滑度，如果临近组织也有肿块，边界不清楚时，提示癌症晚期。变软伴压痛提示为前列腺炎。正常的前列腺两侧叶腺体间有沟称为中央沟，中叶腺体增生、肿瘤时，中央沟变浅。用轻柔的手法按摩前列腺，从两侧叶开始，每侧各 2 ~ 3 次，再从腺体两侧向中线各挤压 2 ~ 3 次，再由中线向肛门按压 2 ~ 3 次，最后挤压会阴部尿道，取出前列腺液进行检查。如果挤压后没有前列腺液漏出，可用手挤压后尿道，从尿道球腺部顺从尿道推移，也可少取些前列腺液涂片检查。

（2）精囊：正常的精囊硬度与周围组织相同，无法触及。如果精囊呈囊性扩张时才可触及到。如在精囊区触到表面不平的硬结节，考虑慢性炎症及结核。前列腺癌浸润到精囊时，精囊肥大，坚硬如石，固定不移；如触到大的圆形肿块，怀疑精囊结石及先天性精囊肥大症的存在。

此外，还应注意检查腹股沟及下段有无肿大的淋巴结。如果阴茎、尿道有炎症时，常有腹股沟淋巴结的肿大。阴茎的癌症也可能引起腹股沟淋巴结的肿大。会阴部的皮肤感觉功能，肛门括约肌的紧张度，球海绵体反射和提睾反射也应在检查范围。

三、精液学检查

首次分析精液时需要两份标本，两次采集一般间隔在 7 天 ~ 3 个月之间，如两次测定差异显著，则需重新测定。因为睾丸受损后的恢复可能需要 2.5 个月故间隔时间较长采集标本是合理的。采集精液时注意：检查前 5 ~ 7 天同房后禁止性生活，手淫法取精。手淫法无法取出的患者，可用将润滑剂洗净干燥后的避孕套采集，精液射出后应很快倒出，以防橡胶制品干扰精子活力，容器保温 25℃，精液于 1 小时内送检。精子需全部送检，不能用性交中断法采集，因为射精时前半部分的精子密度最高。

（一）量

用刻度试管测定精液量。正常每次排精量 2 ~ 6 mL，平均为 3 ~ 4 mL，精液量 ≤ 1 mL 精子很难接触到宫颈；而精液 ≥ 7 mL，精子稀释导致宫颈周围的精子数量减少也可能导致不育。前列腺、精囊有结核时，精液可明显减少，甚至无精液排出；而精液过多，往往影响精子密度。

（二）颜色

正常精液一般为灰白色，不透明，室温下 1 小时内液化，节欲时间长的精液为淡黄色。精液黄伴异常气味提示有感染；棕红色提示有血细胞，为血精症（hemospermia），提示精囊或前列腺病变。进一步检查精液后如果 pH 大于 8 怀疑感染，低于 7.2 且精子缺乏提示可能有输精管、精囊、射精管和附睾畸形或梗阻。

（三）粘稠度

一般刚排出的精液为液体状，随后立即形成胶冻状或者凝块，粘稠度较高，10 ~ 30 分钟内液化，变为稀薄的液体。液化时间指排精时起到精液混匀成流动液体的时间。若在室温下 1 小时不液化为异常，可抑制精子活动进而影响精子与卵子的结合，稠厚而不液化的精液常见于前列腺和精囊疾病的患者。

（四）精液酸碱度

正常时略呈碱性，pH 为 7.0 ~ 7.8，偏酸时精子的活动和代谢直线下降；大于 8.4 时同样会抑制精子活力。

（五） 密度和精子的总数

精子密度是指每毫升精液中含的精子数，精子总数指的是每次排出精液总所含的精子总数，计算公式为每毫升精子数×精液量。正常精液中，每毫升含 1~1.5 亿精子。低于 1 亿，则影响生育。

（六） 精子活力

精子活率与活动力标志着射精后精子体外的生活力。存活活时间长短、活动力的优劣反映了精子的质量。取排精后 1 h 内的精液 1 滴，滴在清洁的载玻片上，用显微镜检查精液活动力和活率情况。排精 1 h 内，正常存活的精子一般为 70% 以上，如果低于 50% 则影响受孕；精子应该在 6 h 内存活 20% 以上，若 6 h 内已无存活的精子，则很有可能引起不育。精子活动力可分为 4 级：精子活泼，直线游行为 A 级；精子活动尚可，但游动方向不定，不成直线，为 B 级；精子原地打转，动作迟钝为 C 级；毫无活力为 D 级。一般认为，精子活力需要 A > 25% 或者 A + B ≥ 50%。

一般精液常规需要结合精子的量、色、质和密度，精子的活力与活率联合诊断。WHO 的正常精液指标：射精量 ≥ 2.0 mL，精子浓度 ≥ 20×10^6 个/mL，总精子数 ≥ 40×10^6 个/mL，向前运动精子 A + B 级 ≥ 50%，或于射精后 60 分钟内 ≥ 25% 快速向前运动，正常形态 ≥ 30%，≥ 75% 活精，白细胞少于 1×10^6 个/mL，免疫结合试验黏附微粒的精子少于 20%，精子混合抗球蛋白反应黏附微粒的精子低于 10%。

（七） 精子形态学的检查

精子形态学检查是了解正常精子和生理病例分为内变异精子所占的比例，是了解男性生育能力的一项总要指标。染色是其主要手酸，常用的方法为涂片法，如苏木精—伊红染色法或者姬穆萨染色，巴氏染色可以观察和鉴别精子的特殊形态。正常精子分头、体、尾三部分，头部为卵圆形，头长 3~5 μm，体部和尾部均完整，中段 7~8 μm，尾部伸长 45 μm，整个外形如蝌蚪。显微镜下可见顶体，约占头部区域的 40%~70%。精子形态异常只要表现为：头部过大（头长超过 5 μm，宽度超过 3 μm）或过小（头长 4 μm，宽约 2.5 μm）、尖头（头部呈锥形，长大于 7 μm，宽仅 3 μm）、头部梨形（精子头在中段，上端呈泪珠状，似梨形，尾部和长度外形正常）、头部空泡（胞浆小滴是细胞的残余体，其胞浆小滴至少有头部一半大小）、无定形头（精子头部非常奇怪，难于归类，有哑铃状、子弹头状）头部呈球形无顶体或者有些精子为双头精子（精子有 2 个头，一个体部和尾部）。体部和尾部也有可能有多种缺陷，尾部可以有卷曲尾、半截尾或双尾畸形；体部也可肿大大于 2 μm，或折裂、弯曲不完整等。精液常规一般是人工操作检查，已造成偏差，所以应建立客观的精液检查方法，DNA 流式细胞技术可精确计数精子，精液中单倍体精子的 DNA 染色可以精确计数，这种方法可在极短的时间内大量计数，使偏差降到最小。而 CASA （Computer aided of semen analysis） 自动确定精子浓度，快速、准确、客观，可自动测定 16 项指标，还可以做单个精子运动轨迹的追踪。但计算机有时会将非精子颗粒（如圆形细胞）误认为精子，通过以下方法尽可能将 CASA 的可靠性提高：测量卵圆形头部的主轴和次轴及他们的比率作为额外的标准；尾部突出计数，除去无尾部突出的非精子颗粒；用 DNA 免疫染色识别精子。

（八） 精液的生化检查

精液中有多种化学物质，他们分别是由生殖系统特定的器官或腔室分泌，因此可作为反映相应器官或腔室功能的标志物。一般而言，某种物质的降低可以粗略提示相应部位的功能异常或远端的输出管道堵塞，但对于双侧器官而言，只有双侧器官均存在功能异常时，这个粗略的判断才成立。

反映前列腺的指标：柠檬酸、前列腺素 E 和锌。果糖和前列腺素 E 主要由精囊产生，果糖是精子能量代谢的主要来源，与精子活动有关。正常精液果糖含量为 1.2 ~4.5 mg/mL，不育患者精液果糖若低于 1.2 mg/mL 提示无精囊液存在，双侧精囊发育不全或严重的功能障碍、精囊炎、雄激素不足或老年人及射精管堵塞者的果糖含量降低。前列腺素 E （PGE） 正常含量为 33 ~70 μg/mL，不育患者较低，约有 41% 的患者低于 11μg/mL。用原子吸收光谱法测定锌的含量，正常为 130 ±5.6 μg/mL，比血浆中的锌含量高 100 多倍，一般认为锌的浓度与精液质量有关，锌不足时可影响到很多酶的功能，进而影响生殖功能，还可以造成性腺发育不良。镁用达旦黄比法测定，一般为 84 ±29 μg/mL，对精子有保护作用，一些精液质量低的患者和患前列腺炎时镁的含量降低。

反映附睾功能的指标：中性 α - 葡萄糖苷酶、L - 肉毒碱和甘油磷酸胆碱。其中，中性 α - 葡萄糖苷酶具有更高的特异性和敏感性，被认为是首选，如果 FSH 和睾丸体积均正常，而中性 α - 葡萄糖苷酶下降或几乎为零，说明精子缺乏是由于双侧附睾或输精管道堵塞造成的。

此外，铜是影响精子活动的重要指标。采用原子吸收光谱法测定铜的含量，正常值为 1.84 ±0.158 μg/mL，精液中铜的含量高，精子活力差；含量低，精子活力良好。

（九） 精子功能试验

尽管精液常规的主要指标都与不育症直接相关，但由于缺乏精确的相关性，人们一直在探索有关精子功能的试验，但现在的每种检查所测试的仅是精子多种功能中的某一方面，包括透明带的附贴、卵膜的穿透或酶的释放。因此，最近各个助孕中心有放弃功能检查的趋势，因为现在可以通过 ICSI 检查人卵细胞的最终受精点。

主要有精子穿透试验，试验中卵细胞来源于超排卵的金黄地鼠，经过酶的消化作用除去了透明带，然后将裸露的卵细胞与经过洗涤并在培养基中孵育了一夜的人类精子共同培育 2 到 3 个小时，穿透成功的标志是在卵子胞浆中出现肿胀的精子头部。一般报告被穿透卵子占卵子总数的百分比并将这个数值与已知能生育者的精子穿透百分比相比较，一般采取的正常标准为 1 个卵子被不少于 2 个精子穿透。

此外还有，人卵透明带结合试验、体外精子穿透黏液试验、低渗膨胀试验、ATP 测定、顶体反应的检测和顶体蛋白的测定等，但一般认为其没有明显的临床实用价值。

四、微生物学检查

微生物侵入可使精液感染，如常见的前列腺炎、精囊炎附睾炎和尿道感染等，将会引起精液质量改变及生育能力降低。现在沙眼衣原体（chlamydia trachomatis）、解脲支原体（mycoplasma urealytium）和革兰氏阴性杆菌感染被认为在男子不育的原因中占有重要的地位。从尿液、精液、前列腺排出物或尿道拭子中可以检查这些微生物。精液中白细胞浓度 $>1 \times 10^6$ 个/mL 或精液培养阳性说明输精管道感染；精液培养可确定多种微生物感染；衣原体需要聚合酶链式反应（PCR）检查。

五、内分泌学检查

男性内分泌的检查在男性不育中占有重要地位，其与男性下丘脑—垂体—睾丸轴的活动密切相关，睾丸曲细精管是精子生成的场所，由超支持和营养作用的 Sertoli 细胞与散在 Sertoli 细胞之间的各级生精细胞组成。

（一） 促性腺激素

男性的 FSH 主要作用于生精细胞与支持细胞，通过与 Sertoli 细胞上的特异 FSH 受体结合,进而通过 CAMP 系统产生雄激素结合蛋白(ABP),ABP 可与睾酮结合,通过睾丸淋巴系统,转运到曲细精管管腔内,使管腔内的雄激素浓度剧增从而大大促进和提高了曲细精管的生精过程。LH 主要作用于间质细胞,间质的主要细胞是 Leydig 细胞。细胞膜上存在 LH 受体,垂体分泌的 LH 与 LH 受体结合可激活腺苷酸环化酶,与 ATP 结合转变为 CAMP。在 CAMP 的催化作用下,使蛋白磷酸化过程加快,形成多种磷酸化蛋白,磷酸化蛋白有助于胆固醇进入线路体内,从而促进胆固醇的裂解,加速了睾酮的生物合成。在 LH 的作用下,睾丸 Leydig 细胞所产生的睾酮释放入血液,与性激素结合球蛋白(SHBG)和其他血浆蛋白结合,由血液运送到靶细胞,或直接与睾酮受体结合,或经 α-还原酶的作用转变为双氢睾酮;或经芳香化酶的作用转为雌二醇,发挥其作用。精子由精细胞经过 6 个发育阶段,需 74 天发育成熟,生精过程实际上受睾酮与 FSH 的控制。

测定脑垂体前叶分泌的促性腺激素 LH 和 FSH;测定 Leydig 细胞分泌的睾酮;测定 Sertoli 细胞分泌的抑制素 B。如怀疑下丘脑或脑垂体的疾病需做 GnRH 刺激实验;催乳素增高的患者要做 TRH 刺激实验;hCG 实验评价内分泌的储备能力。对于特殊的诊断,比如男性女性化乳房患者需测定催乳素和雌二醇;怀疑睾丸肿瘤需测定 hCG、AFP 和雌二醇。性别分化异常的患者要检测各种类固醇以确定酶缺陷的环节;还要测定雄激素受体水平或双氢睾酮以及靶器官雄激素代谢酶类如 5α 还原酶的水平。

测定睾酮 LH 和 FSH 的血清水平可以明确性腺机能减退的发生部位,这对治疗至关重要。血清促性腺激素水平增高而睾酮水平下降,提示睾丸功能异常引起的性腺功能减退(原发性性腺功能减退);血清促性腺激素水平降低为中枢性性腺功能减退(继发性性腺功能减退)。至于如何区分生理范围内的偏低和病理性降低,要借助于高敏感性的荧光免疫检测方法。

脑垂体分泌 LH 的生理性波动造成 LH 的血清基础值也会有变动。正常男子每人约有 8~20 次 LH 分泌脉冲。原发性性腺机能减退患者 LH 的血清浓度升高 LH 分泌脉冲增多。下丘脑不能分泌 GnRH 时只能测到少数 LH 分泌脉冲或根本测不到分泌脉冲。LH 和睾酮的血清浓度同时升高说明存在雄激素受体缺陷。FSH 的血清浓度变动小,所以测定一次就有代表性,在一定程度上 FSH 的血清浓度反映生精功能。FSH 的血清浓度增高、睾丸小(<6 mL)而坚硬并且精子减少是 Klinefelter 综合征的诊断指标;FSH 的血清浓度降低表明下丘脑或脑垂体缺陷。如同时出现以下情况:睾丸体积大于 6 mL、精子减少或严

重的精子缺乏，FSH 的血清浓度增高意味着原发性生精功能损害。FSH 的血清浓度增高的程度和干细胞缺乏生精管道的数目相关。FSH 的血清浓度正常、精子减少、睾丸体积正常、精液中葡萄糖苷酶降低说明输精管发育不全或梗阻。如不能明确诊断则须行双侧睾丸活检，如果双侧睾丸活检正常，要进行附睾或输精管的重建手术或采取其他的辅助生殖技术。

可以用来测定促性腺激素的血清浓度的方法有：竞争性方法如放射免疫法（RIA）；敏感的非竞争方法如：免疫放射测定法（IRMA）、免疫荧光测定法（IFMA）或酶联免疫吸附实验（ELISA）。另外，敏感的体外生物检测法也可以测定 LH 利 FSH 浓度。促性腺激素的免疫活性相关的生物活性是一致的。所以体外生物检测方法没有必要用于常规临床诊断。

如果 FSH、LH、T、E2 基础值均正常，可基本排除生殖内分泌疾病，但不能完全排除曲细精管及附性腺病变，结合精液分析如果伴有无精子或精浆果糖低或精浆无果糖可提示梗阻性无精子症或先天性输精管缺如；若 FSH、LH、T 均低，这种低促性腺激素型低性腺激素形成的原因一般认为可能是下丘脑、垂体功能减退，继发睾丸功能减低。常见的有特发性低促性腺激素型性功能减少（IHH），包括 Kallmann's 综合征和先天性垂体、下丘脑器质性病变或损伤；若 FSH、LH 升高而 T 和 T/LH 比值降低，这种高促性腺激素型性功能减低提示原发性睾丸功能衰竭，如 Klinefelter's 综合征、严重精索静脉曲张、放射线和药物损伤等引起的无精子症或高度少精子症；如 PRL 升高明显，FSH、LH 低或正常限低，并伴有性功能减低、阳痿、少精等，为高泌乳素血症，提示有垂体瘤或垂体微腺瘤的可能。

促性腺激素基因的突变很罕见。LH-p 亚单位基因失活可导致不育或缺少自发性青春期。据报道 FSH-8 亚单位基因失活可造成精子缺乏导致不育。促性腺激素受体基因的突变分为激活和失活性突变，LH 受体基因的激活性突变造成早熟，而失活性突变造成 Leydig 细胞发育不全和性腺功能减退。FSH 受体基因的失活性突变造成多种生精功能障碍，到目前为止，唯一 1 例 FSII 受体基因的失活性突变是 Simoni1997 年报道的一位脑垂体切除术后仍保持生精功能的患者。

（二） GnRH 检测、GnRH 受体

因为 GnRH 的血清浓度极低，所以用免疫方法在外周血中检测不到。GnRH检测是确定脑垂体的促性腺激素储备能力的力法。只有在区分 LH 和 FSH 浓度是生理性还是病理性降低时才用。注射 100 μgGnRH 30 至 45 分钟后

LH 的浓度至少要增高 3 倍，FSH 的浓度要增高 1.5 倍。但是化验结果要由经验丰富的医师来判定是否正常。怀疑下丘脑病变且首次 GnRH 实验未发现促性腺激素增高，则需要做 GnRH 泵实验。GnRH 脉冲治疗店（每隔 120 分钟注射 5 μgGnRH 持续 36 小时到 7 天）重复 GnRH 实验，7 天后促性腺激素增高说明为下丘脑病变；不增高说明为原发性脑垂体功能不全。36 小时后做 GnRH 实验可以区分体质性青春期延迟和原发性低促性腺激素性性腺功能不全。如需进一步区分可采用 MRI 等成像技术。促性腺激素基础水平高说明为睾丸功能异常，GnRH 实验不能提供其他的信息。据报道 GnRH 受体基因突变也是低促性腺激素性性腺功机能不全的原因之一。

（三） 催乳素、 促甲状腺素释放激素 （TRH） 刺激实验

测定男子不育患者的催乳素不如测定女子的催乳素重要。需要测定催乳素的情况有：原因不明的生育障碍、勃起功能陷碍、性欲丧失、男性女性化乳房、溢乳及其他表明脑垂体异常或脑垂体肿瘤可能的症状。测定催乳素的方法有竞争性和非竞争性免疫法。判断结果时要汁意多种药物（尤其是抗精神病类药物）和应激状态可以增加催乳素的分泌。多数情况下有内分泌活性的脑垂体腺瘤可产生催乳素。内分泌刺激实验可以将催乳素瘤和其他原因引起的高催乳素血症区分开来。催乳素瘤患者由于肿瘤自发性产生的催乳素经 TRH 刺激后增高幅度下降，非肿瘤性高催乳素血症患者反应正常。对男性患者来说促甲状腺素释放激素 TRH 刺激实验很适合。静脉注射 200 mgTRH 后催乳素上升幅度小于基础值的 30% 则说明有巨大催乳素瘤的可能。有专家认为正常人的测试结果很分散，所以无法给出针对小促催乳素瘤的边界值。

（四） 抗苗勒管激素 （AMH）

抗苗勒管激素（AMH）也称为苗勒管抑制性物质（MIS）。它由未成熟的 Sertoli 细胞分泌，可以使男性胎儿的苗勒管退化。测定 AMH 血清浓度是一种判定青春期前男孩体内有无睾丸组织敏感而特异的方法，浓度正常说明体内有睾丸组织，如检查不到说明体内无睾丸组织；和 hCG 检查一样，AMH 同样具有特异性，但是更敏感，因此它更适用于青春期男孩的诊断。睾丸功能正常的青春期前男孩 AMH 血清浓度明显高于异常的男孩。患有促性腺激素分泌不足性性腺功能减退的成年男子 AMH 浓度也异常增高。

（五） 睾酮、 游离睾酮、 唾液睾酮、 SHBG

睾酮的血清浓度是临床确定性腺功能减退和监测睾酮替代治疗的最重要的指标。判断结果时要注意昼间变化对睾酮的影响，它使早晨睾酮血清浓度比夜

间的高出 20%～40%，短时间剧烈运动睾酮血清浓度增高、但长时间剧烈运动使体力耗竭、睾酮浓度下降、几乎所有慢性疾病，特别是肝脏、肾脏和心血管系统疾病，以及衰老、应激、麻醉、毒品和药物都能降低睾酮水平。考虑到这些比素。成年男子上午睾酮的血清浓度正常值为 12～40 nmol/L，低于 10 nmol/L 肯定是病理性的；10 和 12 nmol/L 之间需要进一步检测。青春期前的男核和去势者的睾酮血清浓度低于 4 nmol/L。睾酮血清浓度检测方法有：放射免疫法、酶联免疫法、荧光免疫法或化学免疫法。血清反复冻融后睾酮依然稳定。晨血即可满足检测要求，不需要进行血清浓缩。血清中的睾酮大部分和蛋白质结合，主要是性激素结合蛋白（SHBG）。只有约 2% 的睾酮呈游离状态发挥生物活性，游离睾酮的测定方法有平衡透析法和硫酸铵沉淀法，但由于方法太复杂，又因为总睾酮和血清游离睾酮浓度相关性很好，所以只在特定条件下才单独测游离睾酮。极度肥胖的人 SHBG 和总睾酮浓度都降低，游离睾酮浓度依然正常。

唾液中也可测得睾酮，正常值为 200～500 pmol/L。唾液睾酮和血清游离睾酮浓度相关，因此可测定早晨唾液中睾酮的浓度作为检测睾酮替代治疗的指标。

（六） hCG

睾丸的内分泌储备功能可用人绒毛膜促性腺激素（hCG）来反映。hCG 有 LH 样活性，可刺激 Leydig 细胞产生睾酮。目前该检查用来区分隐睾症和无睾症。检查的第 1 天，8：00 和 10：00 取血作为基础样本，随后立即肌肉注射 5 000 IUhCG，48 或 72 小时后取血，睾酮浓度应增高 1.5～2.5 倍。增高值低说明为原发性性腺功能减退；过于增高说明为继发性性腺功能减退；睾酮浓度在去势范围且刺激后无增高，提示无睾症或睾丸组织完全萎缩，Leydig 细胞的储备能力下降是老年男子的一个特征。

（七） 抑制素 B （inhibin B）

抑制素 B 由睾丸的 Sertoli 细胞分泌，能调节脑垂体 FSH 的分泌。其中血清中抑制素 B 亚型对男子意义最大。抑制素 B 具有明显的昼夜节律性，早晨浓度最高，傍晚最低，其早晨的血清浓度和 FSH、精量和睾丸体积有关。近来有报道认为抑制素 B 比 FSH 对判断生精功能更敏感。对于 ICSI 治疗前接受睾丸取精（TESE）检查的患者来说，抑制素 B 或 FSH，即使两者联合也无法预测睾丸组织中有无精子。

另外，出现男性女性化乳房、怀疑睾丸肿瘤、睾酮生物合成过程中酶缺陷或靶器官雄激素抵抗等情况时，需进一步测定 17β 雌二醇，雄甾烷二酮或双氢睾酮（DHT）和皮肤成纤维细胞内 5α 还原酶活性。而怀疑靶器官雄激素抵抗时，需对雄激素受体基因和雄激素结合力进行分子检测。

六、免疫学检查

免疫不育占男性不育症的 2.7%～4%，利用混合抗球蛋白试验（MAR）和免疫珠试验，不但可以测出不育症夫妇血清和分泌物中是否存在抗精子抗体，还可测出这些抗体能否与精子结合以及区分出何种抗体与精子哪一区域结合。新鲜精液中精子凝集提示可能有特异的精子抗体存在，一些具有细胞毒性的抗体可以造成活动性异常。混合抗球蛋白反应（MAR）可明确是否存在 IgA、IgG 类抗体。检查时将新鲜精液标本、IgA 或 IgG 包被的乳胶颗粒或羊红细胞与含有抗体的抗血清混在一起，如果乳胶颗粒或羊红细胞结合到精子表面提示精子表面有抗体存在，可以进一步确定被结合的精子比例，如被结合的精子多于 75% 就有可能是免疫性不育。免疫珠试验是把表面包被有 IgA 或 IgG 抗体的微乳滴和样本精子混合培养，抗体就会和精子表面的 IgA 或 IgG 结合，前提是精子应该是能运动的，免疫珠如果和超过 50% 的活动精子结合就可以认为是结果阳性，在阳性结果中 75% 的精子常显示含有 IgA 或 IgG。MAR 试验可以使用未经处理的精液，而免疫小珠结合则要求使用经过洗涤的精子。本实验需重复 2 到 3 次或结合精子和黏液相互作用实验（性交后实验、Kremer 试验）才可下结论。

七、遗传学检查

对不育患者进行遗传学检查很重要。随着分子遗传学和细胞遗传学方法的改进，多达 10% 的不育患者中可发现染色体缺陷包括：严重的少精子症、无精子症、Klinefeter 综合征中性腺功能减退、SCO 综合征、生精功能阻滞或具有不育的家族史如兄弟患不育，但有研究者指出遗传学和生育能力异常的关系仍需进一步确定。

最常见的染色体异常包括：交互易位、robertson 易位和 pericentric 倒向，染色体异常的发病率随着精子质量的下降而上升，发病中最高的是无精子患者。据报道，接受 ICSI 诊治的夫妇染包体异常的发病率男子是 2%（9/432），女子为 5.5%（2/132）。用颊黏膜细胞涂片检查 Barr's 体（性染色体）是一种简单快速的筛选方法。但阴性结果也不能排除其他的染色体异常（如常染色体或 Y 染色体异常）。遗传学实验室利用外周血淋巴细胞进行染色体分析，可发现染色体数目和结构异常，因为 DNA 高度浓缩，成熟精子只有在仓鼠卵子穿透实验之后才能区分开常规的条带差异，这项技术对常规诊断来讲十分省时。

荧光原位杂交（FISH）的染色体分析技术变得越来越重要。这种方法是用荧光染料共价结合的特异性 cDNA 序列去识别单一染包体。DNA 探针和染色体的互补序列结合，经紫外线照射后会出现特征性的散射方式，细胞内的光信号可显示出被检测的染色体的拷贝数。因为精子小，所以只能同时检测 3 条染色体。许多研究最初集中于分辨健康志愿者的染色体异常，结果每条染色体的发病率是 0.1% ~ 0.4%，第 21 号染色体和 X、Y 染色体更易受累及。

因为 ICSI 的问世，对生精功能异常的患者的研究越来越重要。虽然不能检查用于显微注射的精子的染色体异常，但是 FISH 分析对于估计流产率和非整倍体性的发病率提供了重要依据，非整倍体性的发病率在患有不育男子的发生率比正常志愿者高 1.5 ~ 3 倍，由此推断流产的发生率、非整倍体性后代的发生率也会随之升高。

ICSI 之的进行染色体检查适用于那些具有结构性的染色体畸变和那些化疗后想做父亲的患者。有研究者用 FISH 法检查 Klinefelter 综合征（47；XXY）患者发现他们精液中非整倍体精子的比例增高。也有研究者认为这种男子多余的 Y 染色体由于减数分裂选择机制大部分被清除。目前前尚无化疗前、中、后患者精液的研究报告，但人们常发现化疗可永久性地破坏生精功能，一些接受化疗和化疗刚结束的患者精液中有双染色体精子的现象，化疗后两年消失。

将来随着新的分子诊断技术的发展．性腺功能减退和不育的诊断将会有所进步。人们发现 Y 染色体上单一基因的缺陷可以是性发育和生精功能受损的一种原因。欧洲男性学会已制定了有关指导原则，并启动了 Y 染色体微小缺失分子诊断的外部质量控制标准。

Y 染色体短臂上的睾丸决定基因 SRY 的突变或缺失使具有男子染色体核型的患者呈现女子特征（XY 女子），父方减数分裂过程中将 SRY 转移到染色体上可以使具有女子基因型的患者呈现男子表型（XX 男子）。先天性双侧输精管发育不全和囊性纤维化跨膜传导调节基因突变高度相关。目前正在集中地研究 FSH 受体基因的突变是否是男子不育的原因之一。雄激素水平正常的不育患者进行染色体分析的适应证有：无精子症或严重的少精子症（<5 × 10^6/mL）以及其他不能明确的原因（如梗阻、以前接受化疗等，有家族性不

育史,特别是兄弟不育;内分泌性不育临床表现决定是否进行染色体分析;怀疑 Klinefeter 综合征;既往有病理性妊娠史(流产和死产)的夫妇双方均应进行染色体分析。夫妇双方进行染色体分析的适应证为:非阻塞性无精子症或严重的少精子症($<5 \times 10^6/mL$);ICSI 之前。AZF 基因位点分子遗传学分析的临床价值尚未确定。它尚未成为不育患者的常规诊断方法。辅助生育治疗指导原则只指出检测 AZF 基因位点的适应证为非阻塞性无精子症或严重的少精子症,应建议先天性双侧输精管发育不全的患者进行遗传学检查,包括囊性纤维化跨膜传导调节基因突变分析,结果如为阳性应进行泌尿生殖道的超声检查,根据结果决定女方是否进行分子遗传学的检查。

约有 1% ~2% 的不育男子为先天性双侧输精管缺如,许多先天性双侧输精管缺如的男子至少有两处囊性纤维化跨膜转导调节因子突变,ICSI 治疗的双侧输精管缺如的男子均应进行囊性纤维化基因突变筛查,女方也需要同样的筛查因为无囊性纤维化基因突变的女性很少生育囊性纤维化的子女。

原发性纤毛运动障碍是一组由常染色体遗传障碍引起的精子纤毛结构异常或运动力障碍。Kartagener 综合征包括精子无活力、支气管扩张、鼻窦炎和内脏易位。无精子或严重少精子症而输精管道正常都有一组固定的染色体组核型,最常见于 Kartagener 综合征,发病率为 1/500。另外,引起 LHβ 亚单位异常的突变都可以导致无精症和性腺功能减退。FSH 受体基因失活性突变也可以引起不同程度的精子生成抑制。

八、细胞病理学和组织病理

近年来测定 FSH 和葡萄糖苷酶的方法已经取代了具有侵袭性的睾丸活检法看,但是当一般检查结果不能确定诊断时,睾丸活检可以将输精管阻塞和生精功能损伤区分开来。当精子密度小于 2 500 万/mL 时,应做睾丸活检,以鉴别于属于阻塞性无精子症,还是由于睾丸发育不良或睾丸萎缩而导致精子发生障碍的无精子症,无精子症时只有睾丸活检才能确定是否存产单倍体生殖细胞及能否用于 ICSI。因此 Schulze 等人主张活检后将睾丸组织冷冻保存。输精管道重建手术前应做双侧睾丸活检以明确生精功能是否正常以及生精上皮的损伤是否是不育的原因。睾丸活检还可以诊断和估计因内分泌功能紊乱所致睾丸精子发生不全的程度,为选择内分泌药物,或手术治疗,及激素治疗的疗效估计提供依据。还能确定是否是原发性还是继发性功能低下症。一般无精子患者应选择体验后认为质量较好的一侧睾丸活检。

睾丸活检第 2 个主要用处是发现睾丸原位癌（testicle carcinoma in situ）。睾丸活检具有高度的敏感性和特异性。超声检查发现任何睾丸组织回声不均一时都应做睾丸活检。如果一侧睾丸因肿瘤切除需做另侧的睾丸活检。这种情况下对侧睾丸肿瘤或原位癌的发病率明显升高（可达 5%）。患有隐睾症的成年患者在睾丸固定术后应做双侧睾丸活检以排除原位癌的可能。

睾丸活检可在局麻下取材。可选用 1% 利多卡因 10 mL 在腹股沟外环进行精索还端封闭麻醉，阴囊切开区域的皮肤也应局麻。切开阴囊皮肤暴露睾丸，于白膜切开约 5 mm 切口取出约一粒大米大小的组织即可。取材组织应能做 30 张包括睾丸管道的切片，随后缝合各层组织，要避免将皮肤和白膜缝合在一起，否则会产生术后并发症。还应注意不能将正常情况下分离的阴囊皮肤和睾丸的淋巴引流管道沟通。以免发生不可控制的淋巴液混流。

固定和进一步的组织处理：睾丸活检的最佳诊断方法是半薄组织切片学方法，这种检查方法是在溶液Ⅰ（5.5% 戊二醛，0.05 M 磷酸盐缓冲液）和溶液Ⅱ（1% OsO4 磷酸盐缓冲液－saccarose 液）中切片，包埋在环氧树脂或 glycid 中。1 μm 厚的半薄切片可用半薄切片机制成，再用甲苯胺蓝/派若宁染色。该法组织保存完整，可以检查生殖细胞的细微结构，还可判断精子细胞的发育阶段，进而确定是否适用于 TESE 和辅助生育方法。也可以选择准确性和显著性稍的差石蜡切片组织学方法，该法适用于免疫细胞化学法分析，要求将新鲜组织固定于 Bouin 液（15 mL 饱和含水苦味酸盐溶液，5 mL 96% 甲醛和 1 mL 冰醋酸）中，不用常用的福尔马林固定因为福尔马林保存睾丸组织效果差，不能正确评价生精功能和诊断原位癌，脱水固定后的组织移到石蜡中，通常用切片机制成 5 pm 厚的切片。用周期性酸和 Schiff's 试剂染色使得管壁结构变化并可看到顶体。通过顶体染色人们可以检查精子细胞的成熟阶段。

睾丸活检组织学检查：睾丸活检的主要目的是排除肿瘤和原位癌，诊断灶性或弥漫性唯支持细胞综合征以及判断是否生精功能障碍。完全性唯支持细胞综合征（SCO）时生精小管直径缩小，Sertoli 细胞旁无新生精子，灶性唯支持细胞综合征组织中尚可见比例不等的生殖细胞。一般 SCO 综合征患者都要测 FSH 浓度，FSH 浓度和生殖细胞发育不良的程度正相关。生精功能阻滞是指精原细胞发育为成熟精子的过程被阻滞在精原细胞、初级或次级精母或圆形精子细胞水平。每次活检要分析 100 张包括睾丸管道组织横切面的切片，每张切片都要检查生精功能情况，中位数代表评分数。评分低时必须明确生殖上皮、生殖细胞、睾丸管道和管道间组织的情况，有助于对生育能力障碍的本质和原因得出准确的结论。

九、影像学检查

（一） 阴囊超声检查

超声检查可显示阴囊内容物且无副作用。正常的睾丸和附睾同为软组织回声。阴囊积液、阴囊皮肤增厚、附睾纤维化，特别是隐睾时确诊很难确定睾丸的体积。超声检查可客观、重复、准确地测量睾丸的体积，Behre 认为这对睾丸的内分泌轴纵向治疗很重要。急性附睾炎时超声检查附睾表现为增大、低回声图像，通常伴发阴囊积液。慢性附睾炎因附睾纤维化而高回声。精液囊肿表现为附睾内无回声，甚至是圆形的病灶。慢性前列腺炎，显示前列腺大小、边界无明显异常，内部及大小不定、部位各异的斑状回声，不伴声影。前列腺增生症，前列腺形态增大，经腹壁途径常在内外腺分界线上发现结石；经直肠途径更易显示前列腺内的回声结节，形圆，界清。前列腺癌，前列腺增大凸出，程度不如增生症，内部回声不均匀，出现强回声斑或低回声区，前列腺失去常态，左右不对称或边界高低不平，侵近邻近组织，浸润膀胱颈部和三角区，使之增厚，高低不平，或向精囊侵犯或累及肠壁。鞘膜积液，正常时睾丸被膜在声像图中重合不分，当睾丸鞘膜积液时在睾丸周围的大部分有无回声的暗区围绕，透声良好。无回声暗区的大小与积液量呈正比，如为精索鞘膜积液其无回声区不围绕睾丸。肿瘤侵及睾丸一部分时，超声见到睾丸暗区的一部分增大，光点增多，侵及整个睾丸时，则正常睾丸图像消失，只见到光点增多的睾丸肿瘤图像，精原细胞瘤为极多的散在光点分布不均匀，出现斑状光团，胚胎癌的声像图像介于两者间，混合性肿瘤的回声光点增多。因为不育患者患睾丸肿瘤的可能性大，而超声检查具有很高的敏感性和准确性，对不育患者应常规进行超声检查。

（二） Doppler 超声检查

可以测量到蔓状静脉丛的血流。在 Valsalva 手法检查时将反流的血液转变为声音信号并可记录双向血流。Doppler 或双向超声检查很适于确定手术指征，并可作为精索静脉曲张术后复发的客观指标。

（三） 温度记录法

精索静脉曲张使得静脉血液淤滞造成患侧睾丸和阴囊的温度增高，故两侧的温度差异为精索静脉曲张产生的病理生理结果提供了重要信息，可用温度敏感的胶片测定或用可以动的测量表进行 24 h 测量，但尚未成为常规的诊断方法。

（四） 经直肠前列腺、精囊超声检查

对性腺功能减退和男子不育的诊断很有意义。经直肠超声检查可诊断前列腺炎、良性前列腺增生和前列腺肿瘤，可确定前列腺内射精管囊肿和扩张是造成梗阻的原因还是梗阻的结果。Behre 等人发现，前列腺体积减小是性腺功能减退患者的特征性表现，睾酮治疗数月后睾酮的体积增加到相应年龄的范围，但不会超过正常值范围。前列腺特异性抗原（PSA）和尿流率是检测 BPH 患者的重要指标。超过 45 岁的男性患者定期检测 PSA 对于早期发现肿瘤很重要，因为睾酮治疗可以促进前列腺肿瘤的生长。射精前或射精后经直肠超声检查可诊断精囊发育不全和功能障碍，但到何种程度才会发生不育尚不能确定。输精管先天畸形表现为：射精量减少、精子缺乏和血浆果糖浓度低。常见的畸形有输精管发育不全、增生或囊性扩张。早在 1993 年就有报道经直肠超声检查可诊断前列腺精囊炎。

（五） 进一步的显像技术

怀疑病变位于脑垂体或下丘脑时可考虑用磁共振显像技术，它优于常规的 X 线或计算机体层摄影技术鞍区显像。怀疑单侧或双侧隐睾或无睾症，当超声检查在阴囊和腹股沟未能发现睾丸组织时，可考虑应用磁共振或计算机断层摄影技术。对年轻的性腺功能不全的患者或青春期延迟的男孩可用 X 线检测左手骨骺的成熟程度以确定他们的骨龄，病变的晚期才能用传统的 X 线检测到因雄激素缺乏造成的骨质疏松引起的脊柱改变。骨质疏松在早期就可用面积或体积测定法诊断，准确和重复性都很好。面积测定法有：双向光子吸收测定法（DPA）和双向 X 线能量吸收测定法（DXA）；体积测定法有：腰椎定量计算机体层摄影术（QCT）和外周胫骨或桡骨定量计算机断层摄影术（PQCT）。定量超声检查不接触放射线、危险性小，已经用于筛选患者并可监测治疗，这些反映激素水平的辅助检查可用作长期接受雌激素替代治疗的检测方法。

（六） 输精管和精囊造影术

对于梗阻性无精子症患者可以判断其梗阻部位以及输精管和精囊有否发育不全。如睾丸活检证实睾丸曲细精管有正常生精功能时，应做输精管、精囊造影，射精管阻塞引起无精子症时，输精管精囊造影图像显示输精管壶腹部明显扩张，射精管不显影，造影剂未进入膀胱，当有先天性尿道异常，或有射精功能障碍，或持久性、复发性前列腺炎或尿道炎，或前列腺、精囊指诊异常时，考虑做尿道造影。

第十章 男性不育症的治疗原则

第一节　中医治疗

中医对男子不育症的认识已有数千年的历史。中医早在《金丹节要》中就首次记载了"五不男"，即"天、犍、漏、怯、变"，对男性不育的病因有了较深刻的认识。在我国，中医药在治疗男性不育症方面发挥了一定的优势，获得了较满意的疗效，是治疗男性不育的主要手段之一。中医药治疗男性不育症的特点是综合调治，以药物治疗为主，其他治疗方式为辅。综合各种治疗方法，不外乎内制法与外治法两种。

内治法主要以中草药为主，结合辨证论治，运用大量的专方专药，以期达到治疗疾病的目的。

外治法在我国有悠久的历史，早在《五十二病方》中就有用芥子捣拦外敷头顶的记载，《内经》中也记有用桂心演酒外擦治疗痹证。历代医家多有运用，清。吴师机著《理渝骄文》专论外治，经验独到，近代临床发挥使用亦每获良效。

一、内治法

中医学认为男性不育症与肾、心、肝、脾等脏有关，而其中与肾脏关系最为密切，故其治疗多从肾论治。根据中医脏腑、气血和八纲辨证，男性不育的临床特点，将临床上常用的治疗方法分述如下：

（一）温补肾阳法

肾为先天之本，胞脉系于肾，是人体生长、发育、生殖的根本。"益火之源，以消阴翳"是指寒证若属阳虚阴盛，那么，就应当温补肾阳，参以填精，使阳有所附，阴得温化，阴阳协调。这是治疗男性不育症的一种主要常用方法。肾阳衰弱，气化失常，可见婚久不育，性欲淡漠，阳痿早泄，精子稀少或死精子过多，射精无力；腰膝酸软，精神萎靡，面色苍白，小便清长，夜尿量多，畏寒喜温。舌质淡胖，苔白，脉沉细弱。肾阳不足，则上不能温煦脾阳，下不能温养胞脉，治宜温阳补肾。常用的代表方剂有右归丸、右归饮、温胞饮、温冲汤等。若肾阳衰微，不能温化水湿，气化不利，水湿停留，则应当在温阳的基础上适当配伍利水之品以消除水邪。

（二） 滋补肾阴法

肾主藏精，对天癸的成熟和冲任二脉的通盛，有着极为重要的作用。肾阴受损，阴不敛阳，导致阳失潜藏，出现阴虚阳亢者，治疗当以"壮水之主，以制阳光"。这是治疗男性不育症的一种主要治疗大法。肾阴亏损，精血不足，可见婚久不育，性欲强烈，性交过频，精液不液化或死精子过多，或精子过少，畸形精子过多；五心潮热，盗汗口干，腰膝酸软，头晕耳鸣。舌质红，苔少，脉细数。

治宜滋阴补肾。常用的代表方剂有左归丸、左归饮、六味地黄丸等。若阴虚内热，则宜滋阴清热为主，方选知柏地黄丸、大补阴丸，使相火得清，真阴得补。若肾中阴阳俱虚，则宜阴阳双补，正所谓"善补阳者，必于阴中求阳，则阳得阴助而生化无穷；善补阴者，必于阳中求阴，则阴得阳升而源泉不竭。"

（三） 温补脾肾法

脾肾久病，耗气伤阳，以致肾阳虚衰不能温养脾阳，或脾阳久虚不能充养肾阳，则最终导致脾肾阳气俱虚。脾肾阳虚可见婚久不育，性欲淡漠或阳痿，早泄，精清，精稀，精冷，精少；纳谷不香，腹胀便溏，五更腹泻，精神疲乏，气短懒言，腰膝酸软，头晕耳鸣，夜尿量多，畏寒肢冷。舌质淡，苔白润，脉细弱。

（四） 调理气血法

脾胃为后天之本，气血生化之源，人体五脏六腑、四肢百骸，皆赖脾胃。冲脉隶属于阳明，精气充足，气血充沛，则利于孕育。脾胃有益气、生血、统血、运化之功能。脾胃虚弱，无养胞脉，可见婚久无子，形体衰弱，面色萎黄，少气懒言，精液量少，心悸失眠，头晕目眩，纳呆便溏。舌质淡红，苔薄白，脉沉细无力。

（五） 泻肝清热祛湿法

肝藏血，主疏泄，性喜条达，全身血液的贮藏与调节以及筋脉、关节的濡养，皆有赖于肝。足厥阴肝经绕行阴器，肝胆湿热之邪，蕴结于肝及其经脉，并循经下注，导致婚久不育，胁肋胀痛，睾丸肿痛、灼热或红肿，射精疼痛或血精，死精过多；面红耳赤，小便短赤，大便秘结，口苦咽干。舌质红，苔黄腻，脉弦数。

（六） 活血化瘀法

气血的运行，保持着相互对立，相互依存的关系。气属阳，是动力；血属阴，是翻质。血液在经脉之中，之所以能周而不息地运行于全身，皆有赖于气的作用。气行则血行，气滞则血瘀，正所谓"气为血之帅"。但是，气又必须依赖营血，才能发挥作用。即血液营养组织器官而产生功能活动，而功能的正常活动又推动了血液的运行。气机不畅，瘀阻胞宫，可见婚久不育，胸闷不舒，善太息，胸胁胀痛，睾丸坠胀而痛，烦躁易怒，精索静脉曲张，睾丸或附睾有结节，阳痿或不射精。舌质暗，脉沉弦。

（七） 燥湿化痰法

湿为阴邪，重浊黏滞，阻碍气机，病情缠绵，病程较长。湿困脾胃，中阳不振，脾不健运，湿聚成痰。痰在体内，随气升降，无处不到，变生诸症。痰湿内蕴，冲任受阻，可见婚久不育形体肥胖，肢体困倦，精液稀薄，精子量少，性欲淡漠或不射精；面色苍白，神疲气短，头晕心悸。舌质淡红，苔白腻，脉沉细。

二、外治法

（一） 脐疗

所谓脐疗（Hilum therapy），就是把药物直接敷贴或用艾灸、热敷等方法施治于患者脐部，激发经络之气，疏通气血，调理脏腑，用以预防和治疗疾病的一种外治疗法。中医认为，脐为任脉要穴"神阙穴"所在，又为冲脉循环之处，为经络之总枢、经气之汇海。脐可通过经络沟通上下内外诸经和五脏六腑。药物敷脐后，一方面药物的气味被吸收，通过气血运行而达到病所；另一方面通过局部穴位的刺激，疏通经络、调理气血、调整脏腑功能，从而发挥其防病治病的特殊作用。

操作方法：人参30 g，淫阳藿30 g，菟丝子30 g，陈皮30 g。半夏30 g，云苓30 g，枳实30 g，车前子20 g，麝香1 g，生姜片10～20片，艾炷42壮，如黄豆大，食盐及麦面粉适量。先将食盐、麝香分别研细末分放待用，次将其余诸药混合，研成细末，另瓶装备用。嘱患者仰卧床上，首先以温开水调麦面粉成面条，将面条绕脐周围一圈（内径1.2～2寸），然后把食盐填满患者脐窝略高1～2 cm，接着取艾炷放于盐上点燃灸之，连续灸7壮之后，把脐中食盐去掉，再取麝香末 0.1 g 纳入患者脐中，再取上药末填满脐孔，上铺生姜，姜片上放艾炷点燃，频灸 14 壮，将姜片去掉，外盖纱布，胶布固定，3 d 灸 1 次，10 次为 1 疗程。

（二）穴位注射

又称"水针"，是选用中西药物注入有关穴位以治疗疾病的一种方法。

1. 操作方法

患者取正坐位，每次取 2～4 穴，皮肤常规消毒，取 5 mL 注射器抽取注射液 2 mL 左右，在穴位上斜刺约 10～15 mm，缓慢提插至有针感，抽吸针筒无回血后，注入药液（每穴注入药液 0.2～0.4 mL），隔日一次，3 次一疗程。

2. 常用穴位

肾俞、小肠俞、膀胱俞、气海、关元、中极。

3. 常用药物

胎盘注射液或维生素 B_{12} 注射液。

4. 注意事项

（1）严格遵守无菌操作规则，防止感染。

（2）使用穴位注射时，应该向患者说明本疗法的特点和注射后的正常反应。如注射局部出现酸胀感、4～8 小时内局部有轻度不适，或不适感持续较长时间，但是一般不超过 1 天。

（3）要注意药物的有效期，并检查药液有无沉淀变质等情况，防止过敏反应的发生。

（4）风池穴近延髓，故应严格掌握针刺角度和深度，针刺深穴应控制在颈围的 1/10 内，向鼻尖方向刺 0.5～0.8 寸，以免伤及延髓。脊髓两侧腧穴注射时，针尖斜向脊髓为宜，避免直刺引起气胸。

（5）药物不宜注入脊髓腔。误入脊髓腔，有损伤脊髓的可能，严重者可导致瘫痪。

（6）年老体弱及初次接受治疗者，最好取卧位，注射部位不宜过多，以免晕针。

（三）穴位外敷

穴位贴敷疗法，是以中医经络学说为理论依据，把药物研成细末，用水、醋、酒、蛋清、蜂蜜、植物油、清凉油、药液甚至唾液调成糊状，或用呈凝固状的油脂（如凡士林等）、黄醋、米饭、枣泥制成软膏、丸剂或饼剂，或将中药汤剂熬成膏，或将药末散于膏药上，再直接贴敷穴位、患处（阿是穴），用来治疗疾病的一种无创痛穴位疗法。其所用药物均来自中医辨证论治，常用穴位：曲骨、关元、神阙等。三天换一次，疗效显著。

（四）　熏洗疗法

熏洗疗法，是利用药物煎汤乘热在皮肤或患处进行熏蒸、淋洗的治疗方法（一般先用药汤蒸气熏，待药液温时再洗）。此疗法是借助药力和热力，通过皮肤、黏膜作用于肌体，促使腠理疏通、脉络调和、气血流畅，从而达到预防和治疗疾病的目的。本方法适用于阳痿、早泄等男性疾病。肖氏介绍用五倍子 20 g 文火煎熬半小时，再加入适量温开水，乘热熏洗阴茎龟头每晚 1 次，15 ～ 20 天为一疗程，一般 1～2 个疗程。

（五）　局部外敷

局部外敷适用于阴茎水肿、阴囊水肿、睾丸炎以及强中等男性疾病，其临床效果较为理想。以阴囊水肿为例，《医宗金鉴》记载以赤小豆、风化硝、赤芍、枳壳、商陆（俱不宜见火，晒干者良）各 15 g，研末，用侧柏叶煎汤候冷调敷肿处，效果极佳。

（六）　针灸

针灸治疗在辨证论治的基础上总以滋阴、助阳、益气、养血、疏肝、清热、利湿为治疗大法。其选穴以任督二脉以及足三阴经为主。

1. 肾阳虚衰

治法：补肾壮阳。

处方：关元、阴谷、三阴交、肾俞、命门。

刺灸方法：诸穴均用补法，命门、关元针后加灸。

2. 肾阴不足

治法：滋补肾阴，清泻相火。

处方：太溪、照海、关元、志室。

刺灸方法：诸穴均用补法。关元针感以向下传导为宜，其他穴位以局部酸胀为主。

3. 肝气郁结

治法：疏肝解郁，补肾壮阳。

处方：三阴交、曲骨、关元、腰俞、内关、太冲。

刺灸方法：关元、三阴交施补法；腰俞放血，曲骨、内关施平补平泻。太冲用泻法。

4. 湿热下注

治法：清利下焦，补益肾气。

处方：阴陵泉、三阴交、曲骨、中极、肾俞、次髎。

刺灸方法：阴陵泉、三阴交用相结合的泻法，以局部酸胀为主。曲骨、中极平补平泻法。肾俞用补法。

5. 气血两虚

治法：补益气血，益肾助阳。

处方：气海、关元、足三里、三阴交、肾俞。

刺灸方法：诸穴均用补法，肾俞、气海、关元针后加灸。

第二节 西医治疗

一、心理治疗

不育症往往给患者很大的心理负担，帮助患者缓解精神压力，树立治愈疾病的信心，对不孕不育症的治疗也很重要。

在 20 世纪 80 年代，人类为了更好地应对日益严峻的生存形势而在全球范围内提出了生殖健康的概念，其目的是保证人在生命各阶段，在身体、精神和社会适应等方面的完好状态。对男性而言，生殖健康的内涵主要包括能够进行负责、满意和安全的性生活，而不担心传染疾病和意外妊娠；能够生育并有权决定是否、何时生育和生育间隙；能够获得知情选择和获得安全、有效和可接受的节育方法等。这些目标的实施，有赖于男性个体早期受到的性健康教育、和谐的夫妻生活、宽松的人际关系和紧张而有序的工作学习状态等生活的各个方面。一旦某个环节出现不协调，就可能诱发一系列心理问题，并可以通过多种途径和方式对男性的心理和生理产生消极作用，既影响男性对自身健康的认识，又能构成对其身心健康尤其是生殖健康的直接危害。

适当的心理压力是维持正常心理和生理活动的前提，但这种压力是建立在个性心理与社会要求相适应基础之上的，当个体对压力的耐受能力下降或压力的强度和持续时间超出特定个体的耐受范围，就会造成心理和生理的损害。当代社会的变革，给人们带来日趋激烈的竞争，各种利益的冲突、经济状况的困饶、情感交流的溃乏、家庭关系的恶化等均可导致心理压力而通过心理应激对个体产生作用。由于男性特殊的社会属性、心理易感倾向和角色心理的负面影响，注定了男性在面对各种压力时，更容易产生不良的心理应激。1977 年国外学者提出的"神经内分泌免疫网络系统"学说，使不良心理应激状态造成人体多个系统生理病理反应的现象得到了科学的解释。其作用是引起神经系统单胺类、肽类等神经递质的代谢紊乱，进而造成下丘脑—垂体—性腺轴和下丘脑—垂体—肾上腺轴的功能失调，从而影响男性的生殖内分泌及生殖系统的免疫功能，导致生殖障碍。国外学者已通过研究证明了人的情绪变化对垂体泌乳素分泌水平的影响，而国内的资料报道，约有 5% 的男性不育症患者由精神心理因素所致。

心理因素在男性生殖健康中的重要地位决定了心理治疗在男科临床中有广范的应用前景。心理治疗的方法大体包括性与健康知识咨询、行为性心理治疗、感知性心理治疗及心理疏导治疗等多种手段，目前主要用于对性功能障碍的治疗。

Masters 和 Johnson 设计的性感集中训练法是行为性心理疗法的典范，其优点在于患者能够在没有任何不良心理因素的影响下，将注意力集中到自然的性反应各阶段的自我感受上，从而促使其建立起良好的勃起反射。在临床上，多种心理治疗手段的同时运用能起到事半功倍的效果，通过与患者的心理沟通，了解其对性知识掌握的程度和心理因素产生的根源；对患者进行有目的的性知识培训，纠正错误的性感知，改变其对自身性能力的看法；针对患者的情况，为其安排可行的性感集中训练项目或传授有关的性生活技巧；应用助勃药物，以发挥心理暗示和对心理治疗效果的加强作用等。

慢性前列腺炎患者所出现的紧张和焦虑等心理状态，已被公认为是造成其炎症发生或病情加重的重要因素之一；男性不育症患者面对传统习俗、社会舆论、男性尊严、治疗效果、经济损失等多方面的压力而产生的心理问题，不仅影响其治疗的效果，同时又反过来造成多个系统的功能失调，结果加重了原有病情；与性传播性疾病有关的心理障碍患者以及性偏离患者同样是男科经常面对的群体。临床上应采用心理疏导疗法，通过信息交流，正确引导，帮助患者重建与社会环境相适应的心理定位，以更积极的态度应对生理和心理的挑战。

二、抗感染治疗

对因生殖系感染所致不育，治疗时以消除病因为主，即以抗感染、消炎为主。生殖道感染又分为特异性感染和非特异性感染，均可影响精子的发生、精子活力和精子运输，抑制附属性腺分泌，大致感染性男性不育。性病引起的生殖系炎症性破坏和纤维性变是造成感染性男性不育的主要原因。国内一般以腮腺炎、结合病引起的生殖系炎症为男性不育的常见原因。睾丸炎多继发于生殖系其他器官炎症的逆行感染和全身系统感染性疾病，如腮腺炎、上呼吸道感染、波浪热、麻疹、水痘等。病毒性腮腺炎引起的病毒性睾丸炎是最常见的，因此在其急性期使用肾上腺皮质激素和腮腺炎疫苗治疗对保护生育能力是十分必要的。前列腺或将囊特异性好哦非特异性感染均可导致生精功能抑制和引起精囊特异性或非特异性感染均可导致生精功能抑制和引起精液分泌不足，后者又可使精液营养缺乏、酸碱度改变或液化因子不足，从而使精子死亡。性病在国外是引起不育的主要原因之一。

生殖系感染的治疗方法，可采用一般处理，包括卧床休息和物理疗法；对症处理包括运用手术疗法、适当使用抗生素、抗痨药等。总之，对生殖系统感染所致不育以消除病因为主，根据不同的感染方式和部位采用不同的治疗方法。

本文按照 WHO 指南将尿道炎、前列腺炎、睾丸炎和附睾炎都划为男性附属性腺感染。

（一）尿道炎

性接触感染的尿道炎病原体有多种，最常见的有衣原体、支原体和淋球菌。非感染性的尿道炎病因有过敏反应、外伤和各种操作刺激。尿道分泌物和排尿困难是急性尿道炎最主要的症状。

诊断主要靠尿道涂片和初始尿分析，若尿道涂片发现每高倍视野（1 000 倍）超过 4 个粒细胞，或 3 mL 初始尿沉渣涂片检查每高倍视野（400 倍）超过 15 个粒细胞即能确诊。尿道炎时，对患者生育力的检查是不准确的，因为前尿道内充满了炎性物质使得精液分析结果受到干扰。

由于来自尿道内炎性物质对精液的污染，使得尿道炎对精液质量和生育力的影响还不明确。

性传播微生物是否对精子功能有损害还有争论，但它可以引起尿道狭窄或后尿道精阜处病变导致梗阻，引起射精障碍，从而会损害男性生育力。

性传播疾病的治疗可按照美国亚特兰大疾病控制和预防中心制定的指南进行。大多数患者在诊断时病原体并不明确，治疗是凭经验性的。可先给予单剂量氟喹诺酮，然后给予 2 周的强力霉素，这些治疗对淋球菌和支原体/衣原体均有效。

（二） 前列腺炎

前列腺炎是 50 岁以下男性最常见的泌尿科疾病，以往将前列腺炎分为 4 大类：急性细菌性前列腺炎和前列腺脓肿；慢性细菌性前列腺炎；非细菌性前列腺炎；前列腺痛。

分类

为了更好地定义和理解前列腺炎，美国国家糖尿病、消化及肾病研究院（NIDDK）推出了一种新的前列腺炎分类方法（表 1）。

表 1　NIDDK 新前列腺炎分类标准

类别（新）	描述
Ⅰ 急性细菌性前列腺炎	急性前列腺感染
Ⅱ 慢性细菌性前列腺炎	前列腺的反复感染
Ⅲ 慢性非细菌性前列腺炎	无感染证据的盆腔疼痛综合征
Ⅲ A 炎性	精液、EPS、按摩后尿液有 WBC
Ⅲ B 非炎性	精液、EPS、按摩后尿液无 WBC
Ⅳ 无症状前列腺炎	无主观症状，因前列腺活检发现有炎症或在检查其它疾病时发现 EPS 或精液中有 WBC

（三） 睾丸炎

睾丸发炎时，曲细精管内外充满着白细胞及其分泌物，导致小管硬化。炎症会引起疼痛和肿胀。慢性的曲细精管炎症会导致精子生成损害，从而使得精子的数量和质量都会下降。

一般认为睾丸炎可能是引起生精阻滞的重要原因之一，但它是可逆性的。睾丸炎会导致睾丸萎缩。

1. 诊断

患有附睾睾丸炎的患者通常会有单侧的阴囊疼痛，诊断主要依靠病史和触诊。超声检查会发现睾丸肿胀、增大，它的超声特征可以排除其它疾病。精液分析包括白细胞分析会提示持续的炎症反应，大多数患者，尤其是急性附睾睾丸炎患者，精子计数和精子前向运动力会暂时下降，梗阻性无精子症是较罕见的并发症。腮腺炎并发的睾丸炎可能会引起双侧睾丸萎缩，从而导致睾丸性的无精子症。但发生肉芽肿性睾丸炎时，会出现精子结合自身抗体。

2. 治疗

目前只针对急性细菌性附睾睾丸炎和特异性肉芽肿性睾丸炎制定了标准化

的治疗方案（表2），有几种方案被认为可以改善炎症病变。遗憾的是目前还缺乏对皮质类固醇药物、非甾体止痛药如二氯芬酸、消炎痛和乙酰水杨酸等对男性生殖系统影响的评价。对于应用促性腺激素释放激素（GnRH）预防炎症对精子生成的损害还有待于进一步的临床实验证实。有报道证实，应用干扰素 α – 2b 可以预防腮腺炎并发睾丸炎所导致的睾丸萎缩和无精子症。在治疗特发性的肉芽肿性睾丸炎，可以选择手术切除患侧睾丸。

表2　附睾睾丸炎的治疗

状况	治疗
急性细菌性附睾睾丸炎	
淋球菌性	四环素类药物
沙眼衣原体	四环素类药物
大肠杆菌	氟喹诺酮
腮腺炎并发睾丸炎	干扰素 α – 2b
非特异性的慢性附睾睾丸炎	甾体和非甾体类止痛药
肉芽肿性（特发性）睾丸炎	切除患侧睾丸
特异性的睾丸炎	根据相应疾病治疗

（四）　附睾炎

附睾炎通常会引起单侧、起病急剧的疼痛和肿胀，在大多数病例会同时影响到睾丸，称为附睾睾丸炎。在性活动活跃的35岁以下年轻患者，引起附睾炎的最常见病菌为沙眼衣原体或淋球菌。通过性接触传播的附睾炎通常会伴有尿道炎。非性接触传播的附睾炎通常与尿路感染有关，这类附睾炎多发生在35岁以上患者，他们最近有过尿道器械操作或尿道手术，或者有尿道畸形。

1. 诊断

在急性附睾炎，炎症和肿胀通常开始于附睾尾部，然后向附睾其它部位和睾丸扩散。虽然通过性接触传播的附睾炎都会有冶游史，但它距离发病有的可能长达数月。附睾炎的致病菌可以通过尿道涂片和中段尿的革兰氏染色检查确定，淋病患者的尿道涂片会发现细胞内革兰氏阴性双球菌。尿道涂片中只有白细胞通常是非淋球菌尿道炎的表现，这些患者中约三分之二可分离出衣原体。

精液分析：精液分析包括白细胞分析可能会提示炎症的持续存在，大多数患者的精子数目和前向运动力会暂时下降，这可能与同侧并发的睾丸炎导致精子质量的损害有关。（表3）

表 3　急性附睾炎对精液参数的影响

作者	不良反应			
	密度	活力	形态	注释
Ludwig 和 Haselberger	+	+	+	22 例患者中有 19 例为脓精症
Berger 等		+		
Weidner 等	+	+	+	70 例患者中有 3 例为无精症
Haidl		+		慢性感染；巨噬细胞增多
Cooper 等				附睾标志物降低：α - 糖苷酶，左卡尼丁

双侧附睾炎处理不当会产生附睾管狭窄、精子数量减少、甚至无精子症，目前对于附睾炎所导致的无精子症有多少还不明确。

2. 治疗

在培养结果出来之前就可以应用抗生素，附睾炎的治疗可以达到以下结果：感染微生物的清除；症状和体征的改善；预防扩散；减少不育或慢性疼痛等并发症。明确或怀疑是由淋球菌或衣原体感染引起的附睾炎时，应建议其性伴侣检查和治疗。

尿道炎和前列腺炎并不总是会导致生育力降低或不育，在大多数患者，一般的精液分析并不反映附属性腺感染和精子质量下降有明确的联系。另外，抗生素治疗通常只能消灭微生物，而对炎症改变并无帮助，也不能逆转功能缺陷和解剖异常。

急性尿道炎的大多数患者在诊断时病因并不明确，这时可以根据经验用药，可先给予单剂量氟喹诺酮，然后给予 2 周的强力霉素。该治疗对淋球菌和支原体或衣原体均有效。

只有抗生素治疗慢性细菌性前列腺炎被证实是有效的，它可以改善症状，消除微生物，降低泌尿生殖道的分泌物中的细胞和体液的炎性参数。

虽然抗生素治疗男性附属性腺感染可以改善精子质量，但并不总是可以改善怀孕率。

明确或怀疑是由淋球菌或衣原体感染引起的附睾炎时，应建议其性伴侣检查和治疗。

三、激素疗法

当男性不育病因诊断明确，并且也有针对病因的治疗性措施，激素疗法的治疗效果将较为满意，如促性腺激素治疗；脉冲式 GnRH 治疗；促进内源性促性腺激素分泌；胰激肽释放酶治疗；睾酮反跳治疗（Teslosterone rebound therapy）；其他内分泌疾病治疗等。

当引起不育的病因比较明确，但这种病因引起不育机理尚未阐明的，治疗效果往往不够满意。目前临床上治疗男性不育常用的药物简介如下。

（一） 促性腺激素治疗

主要药物为人绒毛膜促性腺激素（hCG）和人绝经期促性腺激素（hMG），适用于：各种促性腺激素分泌不足性腺机能障碍（原发性、继发性）。促性腺激素替代治疗前应常规行性激素检测，排除高泌乳素血症，对于怀疑垂体肿瘤应行 MRI 检查，激素替代治疗可用外源性促性腺激素或 GnRH。自上世纪六十年代就开始应用 hCG 和 hMG 治疗特发性少精子症。但疗效不确切。

后天性促性腺激素分泌不足的治疗：hCG2 000 IU，皮下注射，2～3 次/周。原发性（先天性）促性腺激素分泌不足的治疗：上述基础上另加用 FSH，可用 hMG 或纯的重组人 FSH。FSH37.5～75 IU，肌注，3 次/周×3 月。当精子密度接受正常时停用 FSH。

单独 LH 缺乏 hCG 治疗可提高睾丸内和血清睾酮。

单独 FSH 缺乏，可用 hMG 或纯的重组人 FSH 治疗，也可用克罗米芬治疗。

（二） 甲状腺素

甲状腺机能减退者补充甲状腺素可能改善生育力。

（三） 糖皮质激素

继发于先天性肾上腺皮质增生的男性不育症可用糖皮质激素治疗。补充糖皮质激素可减少 ACTH 和雄激素水平、促进促性腺激素释放、睾丸内甾类物合成和精子生成。不推荐对抗精子抗体患者使用皮质类固醇治疗，因为可能会导致严重的副作用和其它未知后果。

（四） 多巴胺受体激动剂 （如溴隐亭）

泌乳素过高的排除垂休肿瘤后采用多巴胺受体激动剂溴隐亭（Bromocriptine）治疗。剂量范围：2.5～7.5 mg/d，2～4 次/天，要避免胃肠道副反应。约需 3 个月疗程，效果较好。较新的药物卡麦角林（Cabergoline）的疗效与溴隐亭相仿，但服药次数和副反应较少。

（五） 雄激素及睾酮反跳治疗法

雄激素可通过下丘—垂体—性腺轴抑制精子生成。临床治疗男性特发性不育存在诸多副作用，并且疗效不肯定。

（六） 促性腺激素释放激素 （GnRH）

GnRH 是增加垂体内源性促性腺激素来代替 hCG/hMG 的方法。基于与促腺激素同样的原因，目前也不推荐该类药物治疗特发性不育。

（七） 抗雌激素类药物 （如克罗米芬、 他莫西芬）

最常用于特发性不育的治疗。机制为药物在下丘脑、垂体水平与雌激素受体竞争结合而导致 GnRH、FSH、LH 分泌增加。主要能刺激 Leydig 细胞产生睾酮，其次也促进精子生成，抗雌激素类药物相对便宜，口服安全，然而疗效仍存在争议。

克罗米芬 （Clomiphene） 是合成的非甾体类雌激素，结构与己烯雌酚相仿，表现出较显著的雌激素效应。常用 50 mg/d，口服。剂量过大易抑制精子生成。必须监测血促性腺激素和血睾酮以保证睾酮在正常范围。约 5% 出现副作用但通常程度较轻。疗效不确切。

他莫西芬 （Tamoxifen 三苯氧胺） 的雌激素效应较克罗米芬弱，剂量范围 10~30 mg/d，口服。

（八） 胰激肽释放酶 （pancreatic kallikrein）

据认为胰激肽激放酶可刺激精子的活动力和精子生成。其他机制还可能包括提高精子代谢、增加睾血供、刺激 Sertoli 细胞功能、提高性腺输出道的功能等。疗效存在争议。

（九） 重组人生长激素 （recombinant human-growth， rh-GH）

rh-GH 可以增强睾刃间质细胞功能并增加精液量、rh-GH 可刺激激释放胰岛素样生长因子–1 （IGF-1），IGF-1 可作为精子生长过程中自分泌/旁分泌生长因子而发生作用于。其剂量为 2~4 IU/d，皮下注射。其疗效目前尚无令人信服的大规模研究。

四、支持疗法

所谓支持疗法治疗男性不育一般是指运用药物来增强精子活力、生存时间，为精子代谢提供能量等的辅助疗法。

（一） 激肽释放酶

激肽在人体的代谢过程中能参与精子的生成，并增强精子的活力。可口服或肌注，口服每天 600 IU，每天一次；肌注，每次 401IU 每周三次。

（二） 核苷酸

能提供精子细胞代谢过程的能量，增加精子的活力。常用三磷酸腺苷，每天一次，每次 20 mg，肌注。

（三） 甲基黄嘌呤

能增加人类精液中精子的存活力、活力和生存时间。

（四） 维生素 E

每天口服 10～20 mg，有利于睾丸的精子发生功能。动物实验表明，缺乏维生素 E 的大鼠其个体明显小，睾丸、精囊、前列腺比对照组大鼠都小，睾酮及皮质酮浓度明显下降。

五、手术疗法

（一） 输精管吻合术

1. 适应证

（1）输精管结扎后需要再生育者。

（2）输精管意外损伤需要吻合术。

2. 术前准备

局部皮肤的准备，应在术前 2 日每日洗涤会阴部 1 次。

3. 麻醉

局麻或腰麻。

4. 手术步骤

（1）体位：仰卧位，两下肢稍分开。

（2）切口、分离输精管：将输精管结扎术的皮肤瘢痕切除，扩大切口至 2～3 cm，将输精管远、近两端分离清楚，用缝线将两端提起。再沿输精管向两端分离，以切除残端后的吻合口无张力为度。不宜分离过多，以免影响输精管血运。切除远、近残端瘢痕。

（3）将支架线引入输精管一端：用 7～8 号针头从输精管近端插入管腔，至离断端 1.5 cm 处穿出管壁，并经阴囊皮肤穿出。将尼龙线导入针腔，退出针头，使尼龙线留在管腔内，末端露在皮肤外面，并将皮肤端用丝线缝合固定在皮肤上。

（4）向输精管另一端管腔插入支架线：将尼龙线的另一端向上插入远端输精管腔内 4～5 cm，留作管腔支架之用。

（5）吻合输精管：用 7－0 尼龙线或 5－0 丝线将输精管间断缝合 3～4 针

作端端吻合。

（6）输精管减张：用丝线间断缝合输精管周围组织，一般只缝 2 ~ 3 针以覆盖输精管，然后缝合皮肤切口。

5. 术中注意事项

（1）分离输精管时，不宜分离过长或过短，过长有碍输精管血运，过短则受张力影响不利于愈合。

（2）在分离输精管时，应注意避免损伤睾丸动脉。

（3）当支架线插入输精管后，应及时用丝线缝合固定在皮肤上，以免术中不慎再被拉出。

6. 术后处理

（1）术后用丁字带将阴囊托起。

（2）局部需加保护，以免湿污。

（3）全身应用抗生素。

（4）术后 7 ~ 9 日拔除支架尼龙线。

（二） 外科取精术

当生殖道梗阻的男性患者手术重建困难和不可恢复、或拒绝手术重建时，可采用外科取精术。其目的有：①尽可能获取最高质量的精子；②获取足够数量的精子可供立即使用和冷冻保存；③减小对生殖道的损伤而不至于影响以后的取精或手术重建。

1. 梗阻性无精子症的外科取精术

（1）睾丸细针抽吸术（testicular fine needle aspiration，TFNA）最初的报道中，TFNA 仅作为无精子症患者的一种诊断方法。之后，睾丸细针抽吸或活检开始用于回收精子（recovery of spermatozoa）。睾丸经皮穿刺和抽吸（percutaneous puncture and aspiration of the testis）可用 1 根与固定在 Menghini 注射器支架中的 20 mL 注射器连接的 21 ~ 23 号针进行，而经皮睾丸细针活检（percutaneous testicular needle biopsy）可用自动活检枪操作。由于迄今为止公开的 TFNA 经验报道极其有限，使得对这一技术进行专业性评估变得困难。我们的经验表明：①对梗阻性患者进行常规 TFNA 取精是可行的；②偶尔也会产生积血和血肿。经皮抽吸术的优点在于可在局部麻醉后操作、无需作开放式阴囊探查、不必考虑手术后不适，也不需要有显微外科经验。

（2）经皮附睾精子抽吸术（percutaneous epididymal sperm aspiration，PESA）可在不需对阴囊行手术探查的情况下操作，费用低，可多次重复；也不需要使用手术显微镜或具有显微外科经验。此方法可在局部麻醉或全身麻醉下进行。首先将睾丸固定，用拇指和示指夹住附睾，将连接在 20 mL 注射器上的 21 号蝶形针头插入附睾头，轻轻回吸，直至见到有液体进入蝶形针管。重复上述步骤直到获得足够数量精子。PESA 收获的附睾液很少，常被血细胞污染。用 PESA 取精时，有 10% ~ 12% 的次数取不到精子，所以，可能要切开睾丸取精或行经皮睾丸穿刺抽吸。

（3）经皮睾丸活检（percutaneous biopsy of the testis，PercBiopsy）梗阻性无精子症患者使用此项技术时可得到高产率的精子，该方法使用 14 号自动活检枪在局部麻醉下采集小块的睾丸实质。

（4）显微外科附睾精子抽吸术（microsurgical epididymal sperm aspiration，MESA）MESA 是在手术显微镜下像开放式手术那样进行，分离出单个附睾管后进行显微抽吸。这一方法的优点是可确保吸取到大量的附睾精子，易于冻融，用于以后的授精。由于 MESA 直接从附睾管中吸取精子，减少了附睾液被血细胞污染的机会，血细胞的污染可直接影响 IVF 时精子的授精能力。

MESA 操作方法：用连接到无菌医用级硅管的硅化玻璃显微穿刺针进行，硅管被连接到一个抽吸装置上，它由一个 1 mL 塑料结核菌素注射器和一个 10 mL玻璃注射器构成。显微穿刺针的尖端尺寸为 250 ~ 350 μm，尖头在细砂轮上磨锐以利于刺入附睾管。我们中心研制了一种特别的显微穿刺针固定装置——MESA 夹（正在申请专利，Cornell 研究基金，1997 年），它特有的180°角可调节吸管固定系统，简化了附睾显微穿刺取精的手续。只要轻轻抽吸，附睾液就可进入微管，经过硅管后流入塑料注射器。连续行更近端的穿刺直到获得期望的精子质量。穿刺点用间断的９０尼龙线缝合或烧灼，附睾膜用 60 聚丙烯线缝合。

在某些附睾修复的显微外科术中，附睾精子也可通过用显微手术刀切开单个附睾管取出，然后利用简单的微量吸管/毛细作用技术收集精子，这样可在直视条件下确认并定量吸取附睾液。这种简单、经济且安全的精子回收技术也可用于显微外科附睾结扎术（microsurgery vasoepididymostomy）。其装置的组成包括 1 个 10 mL 注射器、与其相连的 1 根短的医用硅管（4 ~ 6 cm 长）和 1 个钝末端的微型吸管。

每次取精后，都应立即在 200 × 相差显微镜下检查附睾液以估计精子密度、活率及血细胞的污染情况。每次抽取的附睾液仅需数微升，因为附睾液中精子密度极高（约 1×10^6 精子/μL），每次 MESA 操作应该能提供足够数量的精子用于立即使用或冻存。最初，外科取精术只是与一些有限的 IVF 显微操作形式（如透明带部分切除）一起进行，随着 ICSI 的推广，这种操作技术已取代了辅助生育技术的所有其他方式。

2. NOA 患者的外科取精术

许多 NOA 患者睾丸组织中可以找到精子，最理想的精子抽吸技术应尽可能地减少侵入性损伤和避免破坏睾丸功能，同时不会影响获取足够数量精子以行 ICSI 的机会。

（1）睾丸活检和经皮活检在局部或全身麻醉下，在阴囊切开一个开放的窗口来进行睾丸活检，打开睾丸白膜以获取一个较大体积或多个睾丸组织标本。此技术可能引发潜在的血行阻断问题，因为睾丸中有限的血流供应在进入睾丸实质前分布于白膜之下。应避免或谨慎进行多次的切开活检或经皮活检，因为这些介入性手术可能影响睾丸血液的充分供应，从而引起睾丸血行阻断的危险。

一般来说，NOA 患者经皮取精的精子获得率与其他侵入性技术相比要低得多。

（2）显微切割 TESE 显微切割 TESE 对进行 ICSI 的 NOA 患者来说是一种有效的获得精子的方法。传统的 TESE 技术需要在睾丸上多次随机活检，切除的睾丸组织体积较大（>700 mg），存在对睾丸造成永久性损伤的危险。通过使用光学放大设备，可选择一个血管分布相对较少的区域进行活检。

睾丸被膜打开后，在 20~25× 放大镜下可见到单个的精曲小管，睾丸的血供也非常容易辨认。同时也可检查睾丸中是否存在含有正常精曲小管（含有许多发育着的生精细胞）的精子发生活跃区域。正常精曲小管通常较大，看上去透明度不如没有精子产生的小管，因此很容易与管径小得多的唯支持细胞综合征或硬化管道区分。

与使用传统 TESE 技术或从相邻睾丸组织活检相比，采用显微切割技术使精子获得率从 45%（10/22）提高到 63%。显微切割的标本中含有的精子平均数为 160 000/9.4 mg，而传统的活检组织标本中精子的数量仅 64 000/720 mg（所有比较 P 均 <0.05）。

通过采用显微切割 TESE 技术，可使 NOA 患者只需切割最小量的睾丸组织就能得到足够数量的精子，光学放大镜可辨认出睾丸上无血管的区域以降低睾丸损伤的风险。因此对于 NOA 患者来说，显微切割是一项更安全。更有效的精子获取技术。对于至少有一个区域精子发生低下的患者来说，81% 可取得精子；而成熟阻滞的患者中，42%可取得精子；唯支持细胞综合征的患者仅有24%可取得精子。应该指出，组织学判断不同于常规的对最主要组织学类型的描述，因为获取精子依赖于睾丸中最成熟的精子发生类型，而不是最主要的类型。

六、辅助生殖

辅助生殖技术（ART, Assistant reproductive technology），指运用各种医疗措施，使不孕者受孕方法的统称，包括人工授精、体外受精—胚胎移植。其过程是采用非性交手段受孕的方式，需要临床医师和实验室技术人员等相关人员联合操作治疗男女不孕不育的重要手段。人类精子库与精子超低湿保存也是辅助生殖技术的一部分。人类辅助生育技术前应对夫妇双方进行体格检查，必须是已婚，同时符合我国计划生育条例和伦理原则。

（一）人类精子库与精子超低温保存

人类精子库通过建立超低温冷冻技术，冷冻保存精子以治疗不育症，预防遗传病和提供生殖保险，为男科学的重要组成部分。根据精子的密度和不同的临床需求，采用冷冻管、冷冻麦管、冷冻环或人卵透明带等方法。对精子冷冻前，添加冷冻保护剂，需要特别的致冷容器，采用特殊程序将精子冻存于液氮中。对精子进行冷冻储存时随着储存时间的延长，尤其是反复暴露在室温中，精子的存活率会逐渐下降。理想的储存时间应不超过10年。

组织捐精者进行精液冻存时，应在国家批准的人类精子库进行，严格按照国家制订的人类精子库技术规范进行。精子库按要求建立计算机管理系统，对冻存精子进行严格管理。提供给合格的辅助生殖技术单位使用后，必须对妊娠结果进行随访，保证每一捐精者的精子不能使5名以上的妇女受孕。

推荐对下列患者开展生殖保险：由于恶性疾病，自身免疫性疾病需要化疗、放疗或手术前，应进行精子冷冻保存；防止因化疗、放疗对睾丸生精功能或精子造成损害；或因手术后不能射精而导致不育症。临床在治疗顽固性不射精症时，也可采用经直肠电刺激收集精液进行低温冻存。

临床对梗阻性无精子症或非梗阻性无精子症患者手术时，通过外科手术从睾丸、附睾或远端输精管取得的精子或睾丸组织，推荐进行超低温保存。

（二）人工授精

人工授精是指男方通过体外排精，待精子液化加入培养液采用上游法或密度梯度离心法处理后注入女方的体内、使精子和卵子结合促使妊娠的一种治疗措施。

1. 根据精子来源不同分为夫精人工授精（AIH，Artificial insemination of husband）；供精人工授精（AID，Artificial insemination of donor）。

2. 根据精液注入女方体内的部位不同，主要分为宫颈周围或宫颈管内人工受精（ICI，Intracervical insemination）和宫腔内人工授精（IUI，Intra-uterine insemination）。ICI 是将处理过的精液缓慢注入宫颈内，其余精液放在阴道穹窿，供精人工授精采用此法。IUI 是人工授精中成功率较高且较常使用的方法，IUI 的精子经过洗涤优化，用导管通过宫颈，将精子注入子宫腔内。

（三） 体外受精—胚胎移植 （IVF-ET）

这是避开输卵管的受孕方法，通过阴道 B 超将女方的卵子取出放置在培养皿中，4~6 小时后将洗涤优化的男方精子加入其中，使卵子受精，形成受精卵，发育至 4~8 细胞的胚胎约需 48 小时，发育成囊胚需 72 小时移植入女方的子宫腔内，等待着床受孕。治疗主要包括 4 个过程。

1. 超促排卵

以药物的手段可在控制的范围内诱发多卵泡的发育和成熟，目的可以取到较多卵子。

2. 取卵

目前常采用女方阴道 B 超引导下取卵，具有操作简单、并发症少和门诊操作的优点，配合麻醉手术使患者减少了恐惧感，因为多卵泡发育取出易造成颗粒细胞损失，因此应同时使用黄体酮预防黄体功能不全和流产。

3. 受精

卵子取出后需在解剖显微镜下识别、放入培养箱（5% CO_2，37℃）内平衡，4~6 小时后加入洗涤优化的精子，通常每个卵子需要 10~15 万条精子，受精后 20 个小时原核开始进入融核阶段，受精率不得低于 65%，再经过发育，取卵后 48 小时可以观察到胚胎 2~8 细胞，72 小时发育到囊胚期，均可进行胚胎移植。

4. 胚胎移植

取卵后 48 小时或 72 小时可以进行胚胎移植入女方的子宫腔内，在腹部 B 超监护下，应用专制的胚胎移植管由实验室胚胎学家吸取胚胎后再由主治医生移入子宫腔内，观察 2 小时后患者可离院，同时注射黄体酮支持黄体，术后随访同人工授精。按照我国卫生部要求，每周期胚胎移植总数不得超 3 个，其中 35 岁以下妇女第一次助孕周期移杆胚胎不得超过 2 个。

（四） IVF-ET 衍生的助孕技术

1. 卵胞浆内单精子显微注射（intra-cytoplasmic sperm injection，ICS）

即将一个精子通过透明带及卵细胞膜注入到形态正常并成熟的卵母细胞胞浆内。拟行 ICSI 的男方必须排除遗传性疾病，必要时进行遗传咨询。

2. PGD

植入前遗传学诊断（preim-plantation genetic diagnosis，PGD）指从体外受精的胚胎取部分细胞进行基因监测，排除致病基因的胚胎后才进行移植，可以防止遗传病基因的胚胎后才进行移植，可以防止遗传病的发生。其过程包括激素诱导超排卵，获得卵母细胞，用常规 IVF-ET 或 ICSI 受精，体外培养至 6 ~ 10 细胞期，取 1 ~ 2 个细胞或者胚胎发育到囊胚期取部分细胞，根据指征通过 PCR 或 FISH 进行相应的监测，再将 2 ~ 3 个经分析正常的胚胎移植入子宫。

七、物理疗法

电疗法主要有直流电疗法，离子导入疗法，低频及中频电疗法，长波、中波、短波及超短波电疗法，微波疗法等。磁疗法主要有静磁场疗法，脉动磁场疗法，低频及高频交变磁场疗法等。光疗法主要有红外线疗法，紫外线疗法及激光疗法等。超声波疗法主要包括局部直接治疗，沿神经干治疗及神经反射治疗方式。运动疗法主要有体育疗法和机械疗法等。中医药疗法如针灸疗法和拔罐疗法等。

根据理疗的基本原理设计和制造出多种理疗仪器，使理疗的效果越来越好。其中对男性不育症治疗起到一定效果的物理疗法主要包括以下几种。

（一） 直流电药物离子导入疗法

1. 定义

用直流电将药物离子导入体内进行治疗疾病的方法称直流电药物离子导入疗法。

2. 治疗原理及治疗作用

利用直流电的电场作用以及电学上"同性相斥"的原理，带正电荷的药物被直流电场的正极推斥进入人体，将带负电荷的药物从负极下推斥进入人体。药物离子主要经皮肤汗腺、皮脂腺管口或黏膜的细胞间隙进入人体。药物离子导入皮内深度不超过 1 cm，药物在皮下形成"离子堆"，可停留数小时至数天，通过渗透渐渐进入淋巴和血液。其优点是局部浅表组织浓度较高，作用持续时间长，导入的是药物有效成分，治疗作用兼有反射治疗作用及直流电和导入药物的综合作用，缺点是导入药量少（为衬垫中药物总量的 2% ~ 10%），作用较慢。

3. 治疗技术和方法

（1）方法基本同直流电疗法。可采用衬垫法、电水浴法，此外还有体腔法及创面、穴位导入法等。

（2）离子导入药品的选择注意：①水溶性好，易电离电解；②明确药物的有效成分及极性；③药品成分纯，不可同时应用几种药物或中药煎剂，或阴阳极交替导入；④采用局部应用有效的药物。

（3）注意事项：必须明确导入药物离子的极性。阳离子从阳极导入，阴离子从阴极导入。对于可能有过敏反应的药物，治疗前须做过敏试验，过敏者不能导入。衬垫要彻底清洗、消毒，不要有"寄生"（与治疗无关）离子。药垫最好采用滤纸，用完后弃去。棉制品药垫需标符号，以免混用；电水浴法药物溶度一般为 2% ~ 5%。感染创面须按无菌技术清洁创面。配制药物的溶剂一般采用蒸馏水、乙醇等，避免溶液内有寄生离子。与热疗法配合应用时，最好在热疗后进行，因温热疗法使血管扩张，改善局部血液循环，毛囊口张开，汗腺分泌增多，皮肤导电性改善，有利于离子导入。其他注意事项与直流电疗法相同。

（4）适应证：临床应用范围广泛，是直流电疗法和所导入药物的适应证的相加，如神经炎、周围神经损伤、慢性溃疡、伤口和窦道、慢性前列腺炎、慢性盆腔炎、血栓性静脉炎、瘢痕粘连、角膜混浊、骨折等。禁忌证：同直流电疗法，导入药物过敏者。

（二）　短波、　超短波疗法

1. 定义

应用短波电流治疗疾病的方法称短波疗法。应用超短波电流治疗疾病的方法称超短波疗法。

2. 治疗作用

短波疗法及超短波疗法具有高频电疗共有的生物学效应及治疗作用。中等以上剂量的短波及超短波电流具有明显温热效应，小剂量的脉冲短波、超短波电流主要产生非热效应。上述两种疗法作用近似，但超短波作用深度较深。

3. 治疗技术和方法

短波、超短波治疗机输出功率 250 ~ 300 W，小型超短波治疗机输出功率 25 ~ 50 W，肿瘤治疗仪可达 1 000 W 以上。①感应电场法：分为电缆法和涡流电极法两种。电缆法：短波电缆盘成饼形、螺旋形或栅形等置于治疗部位。涡流电极法：常为单电极，是内置盘绕电缆的鼓形电极。电缆或电极与皮肤间隙为 1～2 cm，间隙小作用浅，间隙大作用深。②电容场法：短波或超短波的电容电极放置方法有对置法、并置法和单极法。对置法作用较深，后二者作用浅。并置时，两电极间距离不要互相靠得过近，以免电力线短路。患者取卧位或坐位，不必裸露治疗部位。按要求放置电极，接通电源，预热 5～10 min，调节输出强度，调节定时器；治疗结束按相反顺序关机，取下电极。治疗剂量根据患者的主观感觉程度一般分四级：Ⅰ级剂量，无热量，适用急性炎症；Ⅱ级剂量，微热量，用于亚急性和慢性炎症；Ⅲ级剂量，温热量，用于慢性疾病和炎症；Ⅳ级剂量，热量，用于治疗肿瘤。注意：仪器上电流或电压表不能完全反应患者的实际吸收的高频能量。治疗时间：每次 10～15 min（急性病 5～10 min，急性肾功能衰竭 30～60 min），每日 1 次，10～15 次为一疗程。

4. 注意事项

治疗前必须除去身上的金属物；衣服不能潮湿；有感觉障碍、血液循环障碍的患者，注意防止过热引起的灼伤；每次治疗必须调谐，头部剂量应小于Ⅱ极，电缆不能交叉打圈。

5. 适应证

皮肤皮下组织、骨关节、胸腔、盆腔内脏器官和五官的感染，关节软组织扭伤，神经炎、神经痛，关节炎、颈椎病、肩周炎、腰背筋膜炎，急性肾功能衰竭、恶性肿瘤（大剂量）。禁忌证：恶性肿瘤（Ⅰ～Ⅲ级剂量）、妊娠、出血倾向、心肺功能衰竭，戴心脏起搏器及金属异物者。

（三） 微波疗法

1. 概述

用微波电流治疗疾病的方法称微波疗法。微波疗法又分为分米波疗法、厘米波疗法和毫米波疗法。分米波、厘米波克服了短波和超短波共有的皮下脂肪过热的缺点，使较深肌层产生显著的热作用，深度约 3～5 em，作用限于单极。

2. 治疗作用

微波的频率特别高，非热效应明显，尤其是毫米波。分米波疗法温热效应比厘米波强。

3. 治疗技术和方法

分米波、厘米波治疗机的输出功率一般为 200～250 W，治癌机的输出功率为 500 ~ 700 W。辐射器分为非接触式辐射器和接触式辐射器。前者有多种形状，以适应体表不同部位的治疗；接触式辐射器包括耳辐射器和体腔辐射器，作用功率不超过 10 W，用于耳道、阴道、直肠等部位。治疗剂量可根据患者的主观感觉分四级（无热量、微热量、温热量、热量），亦可根据仪器输出的功率分三级：小剂量 20 ~ 50 W，中剂量 50 ~ 100 W，大剂量 100 ~ 200 W。小剂量用于急性病，每次 10 min，每日一次，6 ~ 10 次为一疗程；中剂量用于陧性病，每次 15 ~ 20 min，每日一次，10 ~ 20 次为一疗程。恶性肿瘤用大剂量。操作方法：患者取卧位或坐位，可穿单层吸汗衣服，亦可裸露治疗部位，眼部和阴囊部位用铜网遮盖防护，病儿骨骺部避免微波辐射。接通电源，调节输出，询问患者感觉，调节定时器。治疗结束时，按上述相反顺序关机，移开辐射器。

微波组织凝固（MrllC）疗法，采用 2 450 MHz 微波治疗机，功率 150 ~ 200 W，附加针状、铲状、叉状等裸露小天线，治疗时将其插入体表赘生物，亦可经内腔镜插入体腔赘生物，进行凝固治疗，功率 70 ~ 100 W，每次点凝数秒钟，使病变组织变白、萎缩，每周一次，2 ~ 6 次为一个疗程。

毫米波疗法，国内有数家生产毫米波治疗仪，多数治疗仪输出波长为 8 lnln 的毫米波，输出方式为连续波或方波调制的脉冲波，功率密度 1 ~ 10 mw/cm^2。辐射器分局部照射和穴位照射两种。治疗时辐射器贴近皮肤，开放性创面间隙在 0.5 ~ 1 cm。功率无需调节，每次治疗 20 ~ 30 min，每日一次，5 ~ 15 次为一个疗程。

4. 适应证

微波疗法适用于炎症性浸润、软组织损伤、伤口溃疡、关节炎、坐骨神经痛等；分米波、厘米波高热疗法适用于体表及体腔内的恶性肿瘤，如皮肤癌、乳癌、恶性淋巴瘤、宫颈癌、直肠癌等；凝固疗法适用于体表赘生物治疗及经内腔镜治疗胃出血、胃息肉、鼻息肉、宫颈炎等。禁忌证：与短波、超短波疗法相似，但微波禁用于眼部；分米波、厘米波禁用于阴囊及小儿骨骺部。

（四）针灸疗法

详见第一节中医外治方法。

中医学认为男性不育症与肾、心、肝、脾等脏有关，而其中与肾脏关系最为密切，故其治疗多从肾论治。根据中医脏腑、气血和八纲辨证，男性不育可分为肾阳虚衰、肾阴不足、脾肾阳虚、气血两虚、肝经湿热、肝郁血虚、痰湿内蕴七个证型。

一、肾阳虚衰证

（一）主要证候

婚久不育，性欲淡漠，阳痿早泄，精子稀少或死精子过多，射精无力；腰膝酸软，精神萎靡，面色苍白，小便清长，夜尿量多，畏寒喜温。舌质淡胖，苔白，脉沉细弱。

（二）治法

补肾壮阳，生精种子。

（三）方药

1. 主方

右归丸（张介宾《景岳全书》），方用大怀熟 24 g、山药 12 g、山茱萸 9 g、枸杞子 12 g、菟丝子 12 g、鹿角胶 12 g、杜仲 12 g、肉桂 6 g、当归 9 g、制附子 12。水煎 2 次分 2 次服，每日 1 剂。

方解：方中附子、肉桂温壮元阳，鹿角胶温肾阳，益精血，共为君药。熟地黄、山萸肉、枸杞子、山药滋阴益肾，填精补髓，并养肝补脾，共为臣药。佐以菟丝子、杜仲补肝肾，强腰膝；当归养血补肝，与补肾之品相合共补精血。诸药合用，温壮肾阳，滋补精血。

2. 中成药

（1）壮阳丹，口服，每日 9 g，每日 3 次。

（2）菟丝子丸，口服，每日 9 g，每日 3 次。

3. 单方验方

（1）育精汤（鲍严钟验方）：制首乌 15 g、韭菜子 12 g、当归 12 g、熟地黄 12 g、菟丝子 12 g、覆盆子 12 g、淫羊藿 12 g、川牛膝 12 g。水煎 2 次分 2 次服，每日 1 剂。

（2）生育精汤（陈光家验方）：菟丝子 12 g、破故纸 12 g、蛇床子 12 g、枸杞子 15 g、覆盆子 10 g、巴戟天 10 g、淫羊藿 10 g、鹿茸 10 g、锁阳 12 g、山茱萸 9 g、附子 9 g。水煎服，每日 1 剂，3 个月为 1 个疗程。治疗期间，注意女方的基础体温，观察排卵情况，以便掌握易于受孕的时间。

（3）强精汤（黄海波验方）：雄蚕蛾 50 g、鹿角胶 150 g、淫羊藿 30 g、牛膝 30 g、覆盆子 30 g、石斛 30 g、熟附子 25 g、韭菜子 30 g、菟丝子 50 g、肉苁蓉 60 g。共研细末，炼蜜为丸，每丸 9 g；早、午、晚各服 1 丸，白开水送下，15～20 日为 1 个疗程。

二、肾阴不足证

（一）主要证候

婚久不育，性欲强烈，性交过频，精液不液化或死精子过多，或精子过少，畸形精子过多；五心潮热，盗汗口干，腰膝酸软，头晕耳鸣。舌质红，苔少，脉细数。

（二）治法

滋阴补肾，生精种子。

（三）方药

1. 主方知柏地黄汤（《景岳全书》）加减

处方：知母 12 g，黄柏 10 g，熟地黄 24 g，牡丹皮 9 g，山茱萸 9 g，山药 15 g，茯苓 12 g，泽泻 9 g，丹参 20 g，连翘 15 g，甘草 6 g。水煎 2 次分 2 次服，每日 1 剂。

方解：本方为"六味地黄汤"加味而来，其中知母，黄柏清退虚热，清降相火；熟地，山药，山茱萸补肝益肾健脾，茯苓，泽泻，牡丹皮泻肝降浊渗湿。如此配伍能起到滋泻并用，清降相宜之功效。

2. 中成药

（1）知柏地黄丸，口服，每次 9 g，每日 3 次。

（2）滋阴种子丸，口服，每日 9 g，每日 3 次。

（3）大补阴丸，口服，每日 9 g，每日 3 次。

3. 单方验方

（1）乌蓉补精汤（霍景春等《辽宁中医杂志》1988.6）：何首乌 30 g，肉苁蓉 25 g，菟丝子 15 g，山药 15 g，蛇床子 10 g，熟地黄 10 g。水煎服，每日 1 剂，连续 2 个月为 1 个疗程。

（2）龟鹿五子地黄汤（邹卫兵验方）：熟地黄 24 g，山药 12 g，山茱萸 12 g，牡丹皮 9 g，茯苓 9 g，泽泻 9 g，五味子 6 g，车前子 6 g，菟丝子 15 g，枸杞子 15 g，覆盆子 15 g，龟胶 30 g，鹿胶 30 g。水煎 2 次分 2 次服，每日 1 剂。

（3）养阴生精汤（李芬如验方）：熟地黄 30 g，山茱萸 10 g，牡丹皮 10 g，茯苓 10 g，鹿角胶 10 g，山药 20 g，黄精 20 g，淫羊藿 20 g，女贞子 15 g，枸杞子 15 g，车前子 15 g，覆盆子 15 g。水煎 2 次分 2 次服，每日 1 剂。

三、脾肾阳虚证

（一）主要证候

婚久不育，性欲淡漠或阳痿，早泄，精清，精稀，精冷，精少；纳谷不香，腹胀便溏，五更腹泻，精神疲乏，气短懒言，腰膝酸软，头晕耳鸣，夜尿量多，畏寒肢冷。舌质淡，苔白润，脉细弱。

（二）治法

温补脾肾，生精种子。

（三）方药

1. 主方

脾肾双补丸（冷方南《中医男科临床治疗学》）：党参 30 g，砂仁 6 g（后下），肉豆蔻 10 g，炒山药 15 g，陈皮 5 g，菟丝子 10 g，巴戟天 10 g，补骨脂 10 g，莲子 10 g，山茱萸 10 g，五味子 6 g。水煎 2 次分 2 次服，每日 1 剂。

2. 中成药

（1）附子理中丸，口服，每日 1 丸，每日 2 次。

（2）福幼理中丸，口服，每日 1 丸，每日 2 次。

3. 单方验方

（1）龙珠丸（王怀玉家传秘方）：鱼鳔胶，鹿角胶，龟板胶，阿胶，紫河车，桂枝，白术，附子，龙骨，菟丝子，枸杞子，车前子，五味子，覆盆子，熟地黄，当归，川芎，赤芍，何首乌，人参，山茱萸，牡丹皮，山药，泽泻，茯苓，沉香，木香，炙甘草。共为细末，炼蜜为丸，每丸重 10 g；每日 3 次，每次 1 丸，淡盐水送下。

（2）天仙益精汤（汤清明验方）：淫羊藿 15 g，黄芪 15 g，熟地黄 15 g，白术 15 g，龙骨 15 g，熟附子 10 g，小茴香 6 g，桂枝 6 g。水煎 2 次分 2 次服，每日 1 剂。

四、气血两虚证

（一） 主要证候

婚久无子，形体衰弱，面色萎黄，少气懒言，精液量少，心悸失眠，头晕目眩，纳呆便溏。舌质淡红，苔薄白，脉沉细无力。

（二） 治法

补气养血，益肾育鳞。

（三） 方药

1. 主方

毓麟珠（古验方《秘本种子金丹》）：党参 15 g，白术 10 g，茯苓 15 g，炙甘草 6 g，熟地黄 25 g，白芍 15 g，川芎 9 g，当归 10 g，菟丝子 15 g，山药 15 g，枸杞子 15 g，胡桃肉 15 g，巴戟天 10 g，鹿角胶 9 g（另溶化），鹿角霜 9 g，杜仲 9 g，山茱萸 9 g，川椒 6 g。水煎 2 次分 2 次服，每日 1 剂。

方解：方中八珍双补气血，温养肝肾，菟丝子、杜仲温养肾气，鹿角霜、川椒温肾助阳，诸药合用，既定温补先天肾气以生精，又能培补后天脾胃以生血，使精血充足，肝肾得养。临证中常以仙灵脾、巴戟天温肾助阳。增强性功能。

2. 中成药

（1）十全大补丸，口服，每次 1 丸，每日 2 次。

（2）卫生培元丸，口服，每次 1 丸，每日 2 次。

（3）党参养营丸，口服，每次 1 丸，每日 2 次。

3. 单方验方

（1）生精赞育汤（郑东利等验方）：淫羊藿 30 g，制首乌 30 g，菟丝子 12 g，枸杞子 12 g，蛇床子 12 g，肉苁蓉 15 g，黄芪 15 g，当归 15 g，茯苓 25 g，牛膝 15 g，五味子 10 g，仙茅 10 g，紫河车粉 10 g（冲服），鹿角胶 5 g（烊化冲服）。水煎 2 次分 2 次服，每日 1 剂。

（2）益精汤（黄新发等验方）：熟地黄 15 g，山药 15 g，淫羊藿 15 g，枸杞子 15 g，黄精 15 g，制首乌 15 g，黄芪 15 g，茯苓 12 g，牡丹皮 10 g，泽泻 10 g，枣皮 10 g，当归 9 g。水煎 2 次分 2 次服，每日 1 剂，3 个月为 1 个疗程。

五、肝经湿热证

（一） 主要证候

婚久不育，胁肋胀痛，睾丸肿痛、灼热或红肿，射精疼痛或血精，死精过多；面红耳赤，小便短赤，大便秘结，口苦咽干。舌质红，苔黄腻，脉弦数。

（二） 治法

疏肝利胆，清热利湿。

（三） 方药

主方：龙胆泻肝汤

处方：龙胆草 6 g、黄芩 9 g、山栀子 9 g、泽泻 12 g、木通 9 g、车前子 9 g、当归 8 g、生地黄 20 g、柴胡 10 g、生甘草 6 g。

方解：本方治证，是由肝胆实火，肝经湿热循经下注所致。循足厥阴肝经所络阴器而为肿痛、阴痒。湿热下注膀胱则为淋痛等症。故方用龙胆草大苦大寒，上泻肝胆实火，下清下焦湿热，为本方泻火除湿两擅其功的君药。黄芩、栀子具有苦寒泻火之功，在本方配伍龙胆草，为臣药。泽泻、木通、车前子清热利湿，使湿热从水道排除。肝主藏血，肝经有热，本易耗伤阴血，加用苦寒燥湿，再耗其阴，故用生地、当归滋阴养血，以使标本兼顾。方用柴胡，是为引诸药入肝胆而设，甘草有调和诸药之效。综观全方，是泻中有补，利中有滋，以使火降热清，湿浊分清，循经所发诸证乃克相应而愈。若肝胆实火较盛，可去木通、车前子，加黄连以助泻火之力；若湿盛热轻者，可去黄芩、生地，加滑石、薏苡仁以增强利湿之功；若玉茎生疮，或便毒悬痈，以及阴囊肿痛，红热甚者，可去柴胡，加连翘、黄连、大黄以泻火解毒。

六、肝郁血瘀证

（一） 主要证候

婚久不育，胸闷不舒，善太息，胸胁胀痛，睾丸坠胀而痛，烦躁易怒，精索静脉曲张，睾丸或附睾有结节，阳痿或不射精。舌质暗，脉沉弦。

（二） 治法

疏肝理气，活血通络。

（三） 方药

1. 主方：开郁种玉汤（傅山《傅青主女科》）加减

处方：柴胡 9 g，桃仁 9 g，香附 9 g，当归 12 g，白芍 15 g，牡丹皮 10 g，

白术 9 g，茯苓 15 g，天花粉 15 g，橘核 9 g，王不留行 15 g。水煎 2 次分 2 次服，每日 1 剂。

方解：方中白芍养肝平肝为君，合当归养血为臣，酒洗开郁；白术健脾，茯苓健脾宁心，香附为解郁要药，丹皮泻郁火，配花粉润燥生津。本方由逍遥散化裁而成，处处着眼养肝和开郁，肝体得养，则肝气条达而不郁。

2. 中成药

（1）丹栀逍遥散，口服，每次 9 g，每日 2 次。

（2）济生橘核丸，口服，每次 9 g，每日 2～3 次。

3. 单方验方：疏肝活血汤（李雪芳验方）

处方：柴胡 10 g，白芍 15 g，枳壳 9 g，丹参 20 g，香附 9 g，穿山甲 9 g，路路通 9 g，甘草 6 g。水煎服，每日 1 剂。

七、痰湿内蕴型

（一） 主要证候

形体肥胖，肢体困倦，精液稀薄，精子量少，性欲淡漠或不射精；面色苍白，神疲气短，头晕心悸。舌质淡红，苔白腻，脉沉细。

（二） 治法

燥湿化痰。

（三） 方药

1. 主方：苍附导痰丸（叶天士《叶天士女科》）

处方：苍术 12 g，香附 9 g，枳壳 10 g，法半夏 9 g，陈皮 5 g，胆南星 9 g，生姜 3 片。水煎 2 次分 2 次服，每日 1 剂。

方解：方中二陈汤燥湿除痰，苍术健脾燥湿，枳壳、香附行气化痰；胆南星清热化痰；生姜、甘草和中。全方重在燥湿化痰以治标，常加仙灵脾、巴戟天、黄芪、党参补肾健脾以治本，标本兼顾，痰湿得化。

2. 中成药

（1）健脾除湿丸，口服，每次 9 g，每日 3 次。

（2）香砂胃苓丸，口服，每次 9 g，每日 3 次。

3. 单方验方：利湿清热汤（谢自成验方）

处方：萆薢 20 g，生地黄 20 g，牡丹皮 10 g，赤芍 10 g，黄柏 10 g，炮甲珠 10 g，泽泻 12 g，王不留行 15 g，茯苓 15 g，白茅根 30 g。水煎服，每日 1 剂，连服 20 剂。

第十二章　精液异常

第一节　无精子症

无精子症是指射出的精液离心沉淀后，经显微镜检查无精子。临床上通常3次离心镜检精液仍未见到精子，同时，排除不射精和逆行射精后方可确诊为无精子症患者。无精子症可分为两大类，第一类是睾丸生精功能障碍，精子不能产生，又称真性无精子症。第二类是睾丸生精功能正常，但输精管道阻塞，精子不能排出体外，又称梗阻型无精子症。

一、病因病理

（一）中医病因病机

1. 肾精不足

（1）禀赋不足，或因病致发育不良，致肾气不足，不能产生精子。

（2）房事不节，或年少手淫，致精泄过多，日久精室干枯，成无精之证。

（3）风毒下注厥阴，或食用棉籽油，燥热伤津，无所化精。

2. 精道阻滞

外伤、湿热下注、瘀血阻滞、肝郁气滞使精道不通，精气不能遗泄于外，或逆流入膀胱，致使精液中无精子。

（二）西医病因病理

1. 真性无精子症（非梗阻型）

睾丸生精障碍，不能产生精子或只产生极少量精子，导致精液中没有精子。

（1）遗传性疾病：常染色体或性染色体异常，影响睾丸生成精子，如克氏（Klinefelter）综合征等。

（2）先天性睾丸异常：睾丸发育异常或睾丸位置异常，使精子生一障碍。

（3）睾丸本身病变：如睾丸外伤，炎症，扭转以及睾丸血管病变。

（4）内分泌疾病，垂体功能亢进或低下，垂体肿瘤，肾上腺功能亢进或低下，甲亢或甲低，均可影响精子生成，而造成无精子症。

（5）严重全身性疾病和营养不良，可致无精子症。

（6）放射损伤及药物特别是细胞毒性药物等因素，使睾丸生精细胞损害，严重时可致无精子症。

2. 梗阻型无精子症

由输精管道梗阻而引起精液中没有精子。患者第二性征、性欲、性功能正常，睾丸发育正常，有精子生成，但因输精管道阻塞而无精子排出。病因包括：

（1）先天因素：从睾丸到射精管的整个输精管道中，任何部位的先天性发育异常均可造成，常见于附睾部。①附睾发育不全附睾头位置异常伴附睾体尾萎缩，附管闭锁、附睾袢和附睾输精管袢的阻塞，附睾囊肿。②输精管发育不全先天性双侧输精管缺如或闭锁。③精囊不发育或缺如，④前列腺和射精管发育不全先天性射精管闭锁或狭窄。⑤苗勒氏管或中肾管囊肿。

（2）后天因素：①生殖道感染，严重的睾丸、输精管、前列腺、精囊特异性和非异性感染均可导致阻塞性无精子症附睾感染为常见，其中以淋球菌感染为最多，常侵犯附睾尾，很少侵犯附睾头；结核性感染造成的阻塞无精子症很难通过再通手术恢复其生育力。②创伤，外阴及腹股沟部手术中的损伤和术后瘢痕的压迫以及阴囊和会阴部外伤都会导致输精管与射精管的梗阻；输精管结扎；肿瘤，附睾、精索、精囊和前列腺的肿瘤，如侵及或压迫输精管或射精管。

二、诊断

精液离心后取沉渣镜检，3次均未发现精子，可确诊为无精子症，尚需进一步明确病因。体检时，注意第二性征的发育情况及外生殖器发育情况，若睾丸容积小于 10 mL，质地异常柔软，常提示睾丸功能差，触诊应注意附睾、输精管有无畸形，结节等。内分泌检查，血清 FSH（卵泡刺激素），LH（黄体生成素），PRL（催乳素），T（睾酮），DHT（双氢睾酮）有助于辨别是原发性睾丸功能衰竭还是继发性睾丸功能衰竭。睾丸 B 超可发现睾丸大体病变，睾丸活检可提供更加确实的诊断治疗依据。

三、鉴别诊断

（一） 不射精症

同房时无射精动作，无快感，无精液射出，但多数又有梦遗现象。

（二） 逆行射精

精液不从尿道口射出，而逆流于膀胱，性交后男方尿液发现较多精子即可确诊。

四、治疗

无精子症又分真性无精子和假性无精子。真性无精子患者，有的毫无自觉症状，性生活正常，婚后多年不育而检查或睾丸活检发现无精子，此症不能治愈，必须女方接受人工受精方得孕育。但亦有久病虚劳、肾虚不能生精者，或输精管曲张阻塞者，有精子无法排出，可用药物治疗，有一定疗效。睾丸结核、睾丸萎缩者亦难以治愈。

（一） 中医辨证论治

1. 肾精不足

主要证候：精液稀薄量少，性欲减弱或正常，发落齿摇，耳鸣耳聋，舌淡少苔脉沉细弱。

证候分析：肾藏精，主生殖，肾精不足则精少或无精，且性欲淡漠；肾之华在发，精不足则易脱发；齿为骨之余，肾主骨，肾虚齿失精气充养则摇动：耳为肾窍，肾精不足耳失聪，舌淡少苔脉沉细弱为肾精不足之象。

治法：补肾填精。

方药：聚精汤《中医男科临床治疗学》冷方南。

鱼鳔，胎盘，鹿茸（另熔化），熟地黄，沙苑子，何首乌，山茱萸，当归，白芍。水煎 2 次分 2 次服，每日 1 剂。

方中鱼鳔，胎盘补肾益精；鹿茸温补肾阳；沙苑子补肾固精；熟地黄，何首乌，山茱萸，当归，白芍滋补肝肾；共凑肾精不足之证。

2. 精道淤阻

主要证候：睾丸大小质地正常，精液黄稠无精子或少精子，精子活力低，或小便热涩不畅，或小腹胀痛，或睾丸坠胀或胀痛，或睾丸、精索部位硬结刺痛，舌暗苔黄，脉弦数。

证候分析：湿热下注，清浊不分，精道受阻则精液黄稠无精子或少精子，精子活力低，小便热涩不畅；肝气郁结，络脉受阻，气血运行不畅，故经络所行之处胀痛，故睾丸坠胀或胀痛；气滞血瘀，则睾丸、精索部位硬结刺痛。舌暗苔黄，脉弦数为湿热气血瘀阻之证。

治法：清热行气化瘀通络。

方药：通窍活血汤加减《医林改错》。

赤芍、当归、桃仁、红花、川牛膝、王不留行、路路通、银花、蒲公英、柴胡。

方中赤芍、当归、桃仁、红花活血祛瘀；王不留行、路路通通络；银花、蒲公英清热解毒；柴胡舒肝散结，川牛膝引血下行，一升一降，促使气血更易于运行，治疗精道淤阻。

（二）针灸治疗

关元、中极、足三里、三阴交、蠡沟（双）；命门、肾俞、次髎、神门、太溪（双）。两组穴隔日交替使用，20次为1个疗程。采用捻转补法，轻刺重灸，留针30分钟。刺关元、中极、针尖斜向下刺，使针感放射至阴茎或会阴部；针次髎使针感达会阴部效果为佳。针后加灸关元、肾俞、命门、足三里，使局部皮肤充血潮红为度。

（三）饮食治疗

适用于因虚而致无精子者，若输精管阻塞或睾丸活俭无精则服用无效。

1. 二鞭膏

牛鞭、羊鞭、猪髓各适量，洗净煮烂，加佐料，熬成膏，每服一匙，每日3次。

2. 苡米赤豆粥

苡米60 g，赤小豆60 g，粳米250 g，煮粥为一日量。

3. 鱼胶糯米粥

鱼缥胶30 g，糯米50 g，先将糯米煮粥至半熟，放入鱼缥胶，一同煮熟，常搅动，以防粘锅底，每2天服一次，可常服用。

4. 猪肾1个，配枸杞子、党参、淮山各15 g，杜仲10 g，共炖熟，放食盐少许作为引药和调味，服汤吃肉。

5. 平时饮食

男子应多吃海参。海参营养丰富，益肾补精力强，经常食用，对男子精子稀少或缺乏，常有佳效。可取100 g海参煮汤，加调料，将海参与汤同服食。

6. 山药炖百合

用法为取鲜山药去皮 250 g，百合 25 g，加水炖至百合烂透，加入冰糖 10 g，分 3 次凉食。此方对男子精子稀少属阴虚尤为适宜。

7. 补锌

临床发现 90% 的无精症患者体内缺锌。应多吃含锌量高的食物，每 100 g 以下食物中含锌量为：牡蛎 100 mg、鸡肉 3 mg、鸡蛋 3 mg、鸡肝 2.4 mg、花生米 2.9 mg、猪肉 2.9 mg。在吃这些食物时，注意不要过量饮酒，以免影响锌的吸收。倘是严重缺锌导致的无精症，则最好每日服用男性补锌制剂如参维锌，并且定期检查体内含锌量。

（四） 西医治疗

1. 内分泌治疗

（1）对于生精功能低下，FSH 值在正常范围内可用克罗米芬每日 50 mg，连服 3 个月，如有效继续服用直至精子数恢复至 2 000 ~ 6 000 万/mL，其它如他莫西芬，HCG 和 HMG 等药物亦有效果。内分泌检查血 FSH，LH 明显低于正常，说明是低促性腺激素功能减退，可以应用 HCG 或 HMG 进行治疗，需要一年的时间即可见效。

（2）高泌乳素血症患者可以应用溴隐停治疗，若检查泌乳素过高，应做核磁检查看是否有垂体肿瘤，若是下丘脑或垂体肿瘤引起的无精子症，应对此做放疗或手术治疗。

2. 精索静脉曲张的治疗

检查是精索静脉曲张引起的无精子症，原则上都可经手术治疗。在做手术前需要做睾丸活检检查，以确定睾丸的受损的程度，可以判断精索静脉高位结扎术后的睾丸生精功能恢复情况。若睾丸活检的结果睾丸已经严重损伤，并且是不可逆的损伤，则没有必要做此手术。若睾丸的受损的程度轻微，手术后有好的效果。

3. 隐睾的治疗

隐睾主张在 2 岁前进行手术治疗，若时间越晚，对生育的影响越大，如成年后发生无精子症时再手术，对睾丸的生精功能无改善，手术的目的是防止睾丸以后发生恶变。对于父母发现孩子是隐睾时，要及时治疗，否则后悔莫及。

4. 输精管附睾的治疗

检查睾丸活检正常，引起无精子症的原因就考虑是输精管堵塞引起的，可以手术治疗。

（1）对于有过男扎的患者，非常明确是输精堵塞，无需做睾丸活检检查。对此治疗需要做男扎复通术，对于此手术采用的是显微外科的方法接通双侧输精管，复通率90%以上。

（2）对于精索部的输精管堵塞，采用输精管介入的方法进行一次性复通。此多是由于炎症引起的输精管不通。采用特制的器械经皮直接穿刺做输精管造影，避免了切开的方法对输精管大的创伤，在做输精管造影时若发现输精管堵塞于精索部，应用介入的方法做输精管复通术，若是轻度的炎性粘连，可一次复通。

（3）对于做腹股沟疝气手术或隐睾手术误伤输精管引起不通的治疗。对此可以采取输精管显微吻合术。由于儿童输精管极细，并紧贴在菲薄的疝囊壁或鞘状突上，如果手术医生对此部位的解剖了解程度不够，手术经验不足未能采取水压分离之技术技巧，均可能损伤输精管，且术中常不易察觉，在婚后做精液检查时发现没有精子时才知道。对于此种情况引起的输精管不通，在治疗上已经形成了一整套完善的诊疗程序，手术疗效确切。术前做睾丸活检了解睾丸生精功能。然后做微创输精管造影检查（若应用一般的输精管造影检查，对输精管损伤大，有可能在造影穿刺部位形成新的堵塞，不利于治疗），准确确定输精管不通的部位，为手术中寻找输精管打下好的基础。在检查及吻合术的任一环节的细节不到位均会导致术后无法最终恢复输精管通畅性。

（4）附睾堵塞引起的输精管不通。对此要做附睾探查术，显微镜下行输精管附睾吻合术。

五、验案选粹

（一）启源养精汤 （郭云龙验方）

处方：楮实子，山药，枸杞子，茯苓，牛膝，何首乌，桃仁，太子参，胡桃仁，熟地黄，山茱萸，白术，覆盆子，玉竹，女贞子，生甘草。水煎服，每日1剂。另用睾丸外敷药：鸡冠花，楮实子，橘核，鸡血藤胶，共研细末。用透骨草煎水调药末为糊，敷于睾丸，每晚睡前敷。此法与内服药连续用4个月后停药。次年如上法治之1个月，再休药数月待妻孕。服药时忌酒、辛辣、腥、茶、粘食等。

（二）十子六君子汤 （张世雄验方）

处方：菟丝子，桑椹子，党参，黄精，巴戟天，五味子，枸杞子，女贞子，金樱子，破故纸，白术，茯苓，法半夏，车前子，蛇床子，炙甘草，覆盆子，陈皮，肉桂（冲服）。水煎 2 次分 2 次服，每日 1 剂。

适用于瘀热型，有睾丸外伤史，或有腮腺炎性睾丸炎病史。无精子，不育，睾丸大小正常，腰痛，会阴部疼痛，睾丸疼痛，性欲正常或亢进，尿末滴白，尿后余沥不尽，血精。舌边尖红，脉滑数。

（三） 活血通络汤加减 （严育斌验方）

处方：红花，桃仁，生地黄，牡丹皮，茯苓，山药，金银花，黄柏，路路通。水煎 2 次分 2 次服，每日 1 剂。

第二节　少精子症

少精子症是精液中精子的数量低于正常健康有生育能力的男子。由于近年来人类精子的质量随环境、雌激素类毒物的污染和其他因素的影响呈下降趋势。现在认为精子数目每毫升少于 2 000 万为少精子症。但临床上常伴有精子活率低，前向运动能力差以及精子畸形率高等改变，此时称之为少弱精子症，少精子症是一种较常见的男性不育的病症。男性少精症分为特发性少精症、原发性少精症和继发性少精症三种。其中特发性少精症占不育症人群的 11% ~ 15% 。

一、病因病理

（一） 中医病因病机

少精子症与中医"精"的关系较密切，而精所藏在肾，故肾阳、肾阴虚，或后天不足均可导致精子生成减少；气滞血瘀、湿热下注，阻塞精道，影响精子的输送。故本病与无精子症有类似之处，有时仅是亏虚或损伤程度的轻重不同而已。

（二） 西医病因病理

精子在睾丸内产生，在睾丸的精曲小管内经历精原细胞，初级精母细胞，次级精母细胞，精子细胞，最后形成成熟的精子，并释放到精曲小管内，是一个持续过程，大约在精曲小管内经历 64 ~ 72 d。在精子形成的整个过程中都受到内分泌激素的调节，任何影响生精功能的因素均将导致精子数目减少。导致少精子症的原因包括以下 7 个方面：

1. 精索静脉曲张

精索静脉曲张时，使睾丸的局部温度升高，血管活性物质增加，从而影响睾丸生精功能。但精索静脉曲张程度与精子质量不成比例。

2. 隐睾

隐睾是影响精液质量的重要原因之一。单侧隐睾约60%患者不育，因此若精子密度低，又有隐睾存在，必须及早治疗。

3. 生殖道感染

附属生殖腺的慢性感染，可以影响精液中的各种化验指标、酸碱度，供氧，营养，代谢等，从而影响精子的活动和存活。

4. 自身免疫

生殖免疫学研究发现，男性自身免疫可影响生育能力，抗精子抗体可以使精子凝集，从而失去了活动能力。

5. 内分泌异常

男性正常生精功能依赖于下丘脑—垂体—性腺轴功能的正常，其中任何一环节障碍，都会影响生精功能，其它如甲状腺、肾上腺疾病也会影响生殖腺功能而致少精子症。

6. 染色体异常

染色体畸变对精子密度、活动率及形态均有严重影响。

7. 其它

阴囊温度过高，放射损伤，化学毒品及药物影响均可造成少精子症。

二、诊断

禁欲3～7 d，精液常规分析3次以上者，精子密度低于2 000万而查不出任何病因，可考虑为特发性少精子症。当精子密度≤1×10^6/mL 时，可诊断为严重少精子症。

通过询问病史，体格检查及其他实验室辅助检查（遗传学检查、内分泌激素测定、微生物学检查、抗精子抗体、微量元素测定等）大多能发现引起少精子症的病因。精液分析少精子并同时伴有引起少精子的疾病病因时，可诊断为继发性少精子症。

根据病史和体格检查可以初步确定是否存在隐睾和精索静脉曲张。

根据有尿频、尿急、尿痛以及尿道烧灼样感以及尿道外口脓性分泌物、尿液检查脓细胞增多，前列腺液检查白细胞大于10/HP以及尿培养等可确定有生殖系统炎症。

免疫学检查可以确定是否存在自身免疫、染色体核型分析可确定是否存在染色体异常。测定血清 FSH、LH、T、PRL 也是少精子症检查的重要方法,若 FSH、LH 低于正常,为继发性少精子症,PRL 升高为高泌乳素血症引起的少精子症。

另外有些少精子症原因不明,称为特发性少精子症。

要诊断精液量过少,首先必须排除收集精液时,部分精液遗漏及逆行射精等。在明确精液量减少后,尚需进一步进行一系列检查以明确病变部位。一般来说由于射精管阻塞或先天性精囊缺乏而致精液量过少可同时伴有无精子和精液果糖缺乏;精液量减少而不伴有精子缺乏,可能是由于脑垂体或睾丸间质病变,造成促性腺激素降低或雄激素减少的原因。当生殖道有感染造成附属生殖腺机能损害时,精液中可出现大量白细胞,细菌培养及计数可帮助诊断。

三、鉴别诊断

需与精液量少和精薄相鉴别,少精子症是指精液中的精子数低于正常值的低限;精子量少是指一次排精量少于 2 mL;精薄是指精液量极多而稀薄。

四、治疗

(一) 中医辨证论治

1. 肾阳虚

主要证候:精液中精子少不育,性欲减退,阳痿,腰膝酸软,畏寒肢冷,尤以下肢为甚,头目眩晕,精神萎靡,面色苍白或黧黑,舌淡胖苔白,脉沉弱。

证候分析:肾阳不足,命门火衰,生殖机能减退,故精液中精子少不育,性欲减退,阳痿;肾阳虚不能温养腰府,骨骼及肌肤,故腰膝酸软,畏寒肢冷,尤以下肢为甚;阳气不足,清阳不升,故头目眩晕,精神萎靡;阳气不足,气血运行无力,不能上荣于面,故面色苍白;阳虚阴泛,面色黧黑。舌淡胖苔白,脉沉弱为肾阳虚的表现、

治法:温肾助阳。

方药:右归丸加减《景岳全书》。

熟地、山药、山茱萸、枸杞子、当归、菟丝子、杜仲、鹿角胶、附子、肉桂。

方中：山药、山茱萸、枸杞子、当归补养精血，菟丝子、杜仲壮腰摄精，鹿角胶、附子、肉桂温补肾阳，共凑温肾助阳的功能。

2. 肾阴虚

主要证候：精液粘稠或不液化，少精不育，阳强易举，遗精，腰膝酸痛，头晕耳鸣，失眠多梦，形体消瘦，潮热盗汗，五心烦热，咽干颧红，溲黄便干，舌红少津，脉细数。

证候分析：肾阴不足，阴虚火旺，煎熬精液则粘稠或不液化，精液中无精子或少精子；相火妄动则阳强易举，水火不济，君火不宁，则失眠多梦，扰动精室致遗精；肾阴亏虚，髓减骨弱，骨骼失养，故腰膝疼痛，脑海失聪，则头晕耳鸣；肾阴亏虚，虚热内生，故形体消瘦，潮热盗汗，五心烦热，咽干颧红，溲黄便干，舌红少津，脉细数。

治法：滋补肾阴。

方药：六味地黄汤《小儿药证直诀》。

熟地、山茱萸、山药、泽泻、丹皮、茯苓。

方中熟地滋阴补肾，填精益髓，补肾为主；山茱萸温补肝肾，收敛精气，补肝为辅；山药健脾，兼固精缩尿，补脾为辅；肝肾阴虚，虚火内生，故以泽泻泻肾火，丹皮泻肝火，茯苓渗脾湿。本方以补为主。

3. 肾精亏损

主要证候：精子减少不育，腰膝酸痛、足心烘热、头晕耳鸣、咽干盗汗、心烦失眠。舌红少苔或无苔，脉细数。

证候分析：肾藏精主生殖，肾精亏损，则精子减少不育；腰为肾府，故腰膝酸痛；精亏阳盛，故足心烘热，心烦失眠，咽干盗汗；耳为肾窍，脑为髓海，肾精亏损，脑海不充，则头晕耳鸣。舌红少苔或无苔，脉细数，为肾精亏损之象。

治法：补肾益精。

方药：河车大造丸《杂病源流犀烛》。

紫河车、人参、当归、龟板、熟地、天冬、麦冬、杜仲、牛膝、五味子、黄柏。水煎服，每日一剂，100剂为一疗程。

方中紫河车为血肉有情之品，补肾益精；人参大补元气，当归补血养血，精血互化，补气养血即可化精；龟板、熟地、天冬、麦冬滋肾养阴生精；杜仲、牛膝补肝肾，强腰膝，壮筋骨；五味子温肾摄精；黄柏坚阴除虚热。共凑补肾益精之功。

4. 气滞血瘀

主要证候：精子减少不育，常伴胸胁、少腹胀痛，或牵及阴囊、会阴、睾丸，精索硬结，触之刺痛，舌紫暗或见紫斑，脉涩。

证候分析：肝气郁结或外伤致气滞，瘀阻精道，精液中无精子；肝气郁结，气血运行不畅，故肝经所行之处胀痛；气滞血瘀，则精索硬结，触之刺痛。舌紫暗或见紫斑，脉涩为气滞血瘀之证。

治法：行气活血。

方药：血府逐瘀汤加减《医林改错》。

柴胡、芍药、枳壳、桃仁、红花、川芎、当归、生地、牛膝、桔梗、甘草。

方中柴胡、芍药、枳壳、甘草疏肝解郁；桃仁、红花、川芎、当归、生地活血化瘀而养血；牛膝引血下行，桔梗开胸膈之气，一升一降促使气血运行，使用于一切气滞血瘀之证。

（二） 针灸治疗

1. 隔姜灸关元穴、气海穴，针三阴交穴；5 天后换隔姜灸命门穴、肾俞，针太溪穴，每日 1 次，10 天为 1 个疗程。

2. 取肾俞、关元穴、三阴交及次髎穴、气海穴、足三里穴两组穴针刺，针用补法，交替使用，每日 1 次，10 天为 1 个疗程。

（三） 饮食治疗

多吃含精氨酸食物。精氨酸有利于精子的生成。含精氨酸丰富的食物有大豆及其制品、山药、银杏、海参、墨鱼、章鱼、西瓜、南瓜等。忌吃芹菜。近些年有研究证明，常吃芹菜，男子精子数量明显减少，停吃 4 个月后，又能恢复正常水平。戒烟酒烟雾中有一种活性物质，能够抑制胆碱乙酰基转移酶，而这种胆碱乙酰转移酶，是促进精子生成与活动的。

（四） 西医治疗

1. 病因明确者应针对病因治疗，如精索静脉曲张、隐睾射精管阻塞可行手术治疗；生殖道感染予以抗感染治疗；自身免疫产生抗精子抗体者可以试用免疫抑制剂如肾上腺糖皮质激素类药物及大剂量维生素 C 治疗；促性腺激素降低或雄激素减少可行激素替代治疗。先天性精囊缺乏无法治疗。对于外源性因素引起少精子症可以去除这些外来因素。随着原发病及外来因素的去除，精子数量会有所提高，取得满意的效果。

（1）精索静脉曲张是引起少精子症最常见的原因，有报告高达 39%，可作精索静脉结扎术，术后 1 年精子密度升高者约 50% ~ 80% 以上，使妻子妊娠者约 30% ~ 50%。

（2）急慢性睾丸炎、附睾炎、前列腺炎、精囊炎等生殖道炎症也是引起少精子症的常见原因。治疗可用羧苄青霉素每日 4 g，分 4 次服，连续使用 1 个月。复方新诺明可穿入前列腺液，疗效也较好，每日 2 次，每次 2 片，连服 3 个月。

（3）对内分泌功能异常引起的少精子症的治疗：部分患者服克罗米芬可提高精子数，每日 25 mg，每月服 25 日，停 5 日，6 ~ 12 个月为一疗程。有报道长期服用可降低形态正常精子的百分率，故目前推荐用低剂量疗法，即隔日 25 mg。也有采用人绒毛膜促性腺激素（HCG）1 000 U，每周肌肉注射 2 次，8 ~ 10 周为一疗程；同时可每日内服维生素 E 100 ~ 200 mg，连服 3 ~ 4 个月。也有试用丙酸睾丸酮 50 mg，每周肌肉注射 3 次，共 3 个月，用药时精子数减少或消失，停药后出现反跳现象，但据报道疗效不佳。近来报道用酮替芬（甲哌噻庚酮）1 mg，每日 2 次，连用 3 个月，精子密度和活动率得到显著改善。己酮可可碱加入到精液中或口服后可使特发性少精子症活力不足的精子增加活力。

（4）补充微量元素：补锌对少精和死精症有一定疗效，服药后精子数量明显增加。由于锌和铜的拮抗作用，补锌同时治疗高铜。治疗方法是每次口服葡萄糖酸锌 50 ~ 100 mg，每日 2 次，3 个月为一疗程，也有采用硫酸锌治疗的。

（5）补充精氨酸：精氨酸是生成精子的必要成分，少精子症患者的精液中，氨基酸含量明显低于正常男性。补充精氨酸，每日口服 4 g，连续 10 周，可以使精子计数提高。

2. 对于病因不明的特发性少精子症可以采用睾酮或人工合成睾酮衍生物治疗，如丙酸睾丸酮、氟羟甲睾酮等；5 - 羟色胺拮抗剂 Metergoline 也有一定疗效；另外可以试用糖皮质激素、克罗米芬、他莫西芬、HCG、HMG 等药物。

五、预防与调摄

1. 穿裆部宽松的内裤和外裤

2. 禁止热水盆浴或蒸汽浴

离开冶炼、锅炉等高温工作场所，避免睾丸长期或经常处于温度较高的环境。

3. 冰袋降温

有报道指出，每晚用冰袋冷敷阴囊 3~4 小时，持续 2 个月，使 50 名不育男子，65% 的人精子数量增加 2 倍以上，其中有 17 人在 5 周后使妻子怀孕。

第三节　弱精子症

男性排精后，有活力的精子应在 70% 以上，当精液参数中前向运动的精子（a 和 b 级）小于 50% 或 a 级运动的精子小于 25% 的病症，称为弱精症，又称精子活力低下。精子的运动功能或运动能力的强弱直接关系到人类的生殖，只有正常作前向运动的精子才能确保精子抵达输卵管壶腹部与卵子结合形成受精卵。据国内文献报道，因精子活力低下而导致的男性不育约占 30%。

一、病因病理

（一）中医病因病机

多因先天禀赋不足，或久病体弱，或房劳过度，致肾阳亏虚，肾精不足；或嗜肥甘茶酒，湿热内蕴，下注肝经而成。

1. 肾阳不足，命门火衰，精失温煦，无阳则不动。
2. 肾阴不足，水不涵阳，虚火灼精，则精子乏力。
3. 素体虚弱，或久病体虚，气血不足，精无活力。
4. 肾精亏损，精无所养，活动度低。
5. 肝经湿热，下扰精室，致精子活动力下降。

（二）西医病因病理

弱精症的原因比较多，是否造成不育，要看弱精症的程度，如果是轻度的弱精症一般对生育没有大的影响，如果是严重的弱精症要做进一步的检查，看看引起弱精症的原因，有没有前列腺炎导致的弱精症，有没有免疫因素导致的弱精症，查明弱精症的原因后针对病因治疗弱精症。

1. 感染

附睾、输精管、精囊和前列腺等生殖道或生殖腺体的急慢性炎症都可降低精子的运动能力。感染对精子活力的影响可以是多方面的。微生物对精子的直接作用，如支原体可以吸附于精子的头部、中段及尾部，使精子作前向运动时，流体动力学阻力加大，运动速度减慢，影响精子活力及穿透卵细胞的能力。此外，支原体可造成部分精子膜缺损甚至膜结构破坏，影响精子的受精能力。大肠杆菌可通过自身的受体与精子发生结合降低精子活力；微生物对精子的间接作用，可以通过产生或释放毒性物质，支原体在生长过程中产生 NH_3 对精子有直接毒性作用。大肠杆菌可产生精子制动因子。感染造成精子活力下降还可以通过改变精浆 pH 值来达到，当 pH 值低于 7 或高于 9 时，精子活力下降明显。急性附属性腺炎症或附睾炎症患者，pH 多偏碱，而慢性附属性腺炎可使 pH 值低于 7 以下。此外，炎症引起的精液中白细胞增多，可以通过直接和间接的原因导致精子运动的下降。前列腺炎引起精子活力不足可能是多种因素综合的结果，除微生物、白细胞、pH 值等因素外，还可能与锌的障碍有关。

2. 精液液化异常

精液不液化或粘稠度高是引起男性不育的病因之一，其中很重要的因素可能是通过影响精子的运动能力而导致不育。精液不液化的精浆中可见到细长的纤维蛋白并相互间网织使精子活动的空间减少，精子被牵制，同时还见到粗纤维被许多的细纤维连接成网络，这些可能是机械性限制精子前向运动的原因。本文作者曾对不液化精液标本体外单独使用尿激酶型纤溶酶原激活因子（uPA）时发现，当精液由不液化变为液化状态时，精子活率和前向运动能力明显提高，用糜蛋白酶也获得相同效果。

3. 免疫因素

抗精子抗体（AsAb）可以从几个不同途径影响精子的受精功能。对精子的活力影响可能是 AsAb 与精子的尾部结合，精子的活力受到妨碍，运动能力下降，穿透能力也差，这已通过针对精子尾部存在抗精子抗体时，穿透宫颈黏液的能力明显下降而得到了证实。有学者用 AsAb 阳性血清和人精子接触，观察到一种所谓精子的"颤动现象'（shaking phenomenon）主要是精子的头部和整个尾部结合了抗精子抗体，精子的前向运动受抑，但存活率无明显变化。

4. 内分泌因素

内分泌激素除了对精子的发生和成熟有作用外，还影响精子的运动能力。Gonzales 等人发现精浆中催乳素与精子活动呈线性关系，它提高精子对氧的摄取或通过 cAMP 系统影响精子活力，血清中 E2 水平升高时，降低精子的活力。精浆中睾酮过高可能抑制精子的运动。

5. Kartagener's 综合征

20 世纪 30 年代初期卡氏最早发现一种病症，后来被其他学者证实是一种先天性纤毛结构缺乏，表现为体内的各纤毛细胞的纤毛不能运动，主要是外周微管的纤毛动力蛋白臂（dynein alms）缺如。有这一综合征的患者除了精子不能运动外，还可能从病史中追问到慢性呼吸道感染的疾患。

6. 染色体异常

常染色体和性染色体畸变除影响精子数目外，还影响到精子的活率和前向运动能力。已知与精子运动有关的超微结构装置可以因遗传因素的原因而出现精子尾部结构异常，例如：缺乏内支臂或外支臂或二臂均无。也可以是缺乏中央连接和中央复合结构，因为中央微管与放射辐间的相互作用可以调接外侧微管的滑行，当这一结构异常，精子会出现运动障碍。

7. 精索静脉曲张

精索静脉曲张可通过多种途径导致男性不育，它不仅仅对精子的发生造成影响，还会造成精子活力下降。其机理可能是由于曲张静脉的血液滞留，微循环障碍，营养供应缺乏和氧分压降低，能量生成不足和内分泌功能障碍引起。此外，也可能是因为精索静脉曲张导致自身免疫如抗精子抗体的产生和支原体的感染间接引起精子活力下降。

8. 其他因素

（1）微量元素精浆中锌、铜、镁与精液质量有关，精浆锌含量是血浆含量的 100 倍以上，精子活力低下患者的精浆中锌、铁、镁的含量显著低于活力正常的健康男子。锌可延缓细胞膜的脂质氧化，维持细胞结构的稳定性和通透性，从而确保精子良好活动力。微量元素镉（Cd）含量高时，可导致精子活动度降低，镉可直接抑制精子的氧化酶及直接抑制精子的运动器官，不育的男子精液中镉含量明显高于生育男子。

（2）与精子运动有关的酶类缺乏或酶活性降低，维生素类缺乏，从事高温、放射职业和接触化学毒物都可引起精子活力降低。

（3）吸烟、饮酒以及药物因素烟草中的尼古丁等通过对精子的直接和间接损伤而影响精子活力，长期嗜酒者可以直接和间接影响精子的运动能力，影响精子活力的药物较多。

9. 特发性弱精子症

（1）睾丸生精上皮不完全成熟或受损变薄，产生的精子素质差，活动能力弱。

（2）精液量少。

（3）精浆变异，如附睾、精囊、前列腺等有炎症时，酸碱度、供氧、营养、代谢等均不利于精子的活动和存活；若存在抗精子抗体，可以使精子凝集，从而失去了活动能力。

二、诊断

弱精子症主要根据精液常规分析和病史询问作出诊断。要求禁欲 3～7 d 后手淫取精，经连续 3 次以上的精液常规分析提示精子前向运动（a＋b 级）小于 50% 或快速直线前向运动（a 级运动）的精子小于 25%，精子密度大于 20～10^6/mL，其他参数正常或基本正常者可诊断为弱精子症。或射精后 1 h，精子活率小于 50%，实验室或其他辅助检查能发现生殖道感染，或其他影响精子活率的疾病，均可诊断为弱精子症。

三、鉴别诊断

（一）死精过多症

死精增多，精子活率减少，超过 40% 以上。而本症是精子活力低，包括不活动的精子，不活动并非死精，鉴别方法如前述。

（二）少精子症

指精子密度减少，及总数减少，也可合并精子活力降低，但单纯的精子活力降低症，精子密度基本在正常范围内。

四、治疗

（一）中医辨证论治

1. 肾阳不足

主要证候：阳痿早泄，腰膝酸软，形寒肢冷，眩晕耳鸣，小便不利，或小便清长，夜尿多；舌淡胖，脉沉细迟或脉微细。

证候分析：肾为先天之本，是人体一切活动能力的本源。肾阳不足，不能温养下焦则阳痿早泄，腰膝酸软，形寒肢冷；不能上充脑，故眩晕耳鸣；不能化气行水，则小便不利；不能摄水，则小便清长，夜尿多。舌淡胖，脉沉细迟或脉微细为肾阳不足之证。

治法：温补肾阳。

方药：金匮肾气丸《金匮要略》。

附子、肉桂、熟地、山药、山萸肉、丹皮、茯苓、泽泻。

方中附子、肉桂壮阳益火；因阴阳互根，故配熟地、山药、山萸肉益阴摄阳；丹皮、茯苓、泽泻泻火利湿，扶正不忘祛邪。如此阴阳协调，肾气功能自然恢复，精子活力增加。

2. 肾精亏虚

主要证候：精少不育，腰膝酸软，或耳鸣耳聋，眩晕，神疲乏力，健忘脱发。舌淡苔博白，脉沉细。

证候分析：肾精亏虚，精少不育；腰为肾之府，肾虚精亏，则腰膝酸软；肾开窍于耳，肾虚则耳鸣耳聋，眩晕；精亏无以养神，故神疲乏力；肾充骨填髓，肾精亏虚，髓海空虚，则健忘；肾其华在发，肾精亏虚，则脱发。舌淡苔博白，脉沉细为肾精亏虚之证。

治法：补益肾精。

方药：左归丸合五子衍宗丸《景岳全书》、《丹溪心法》。

沙苑蒺藜、莲子、龙骨、牡蛎、芡实、莲须、枸杞子、菟丝子、覆盆子、五味子、车前子。

方中沙苑蒺藜补肾益精；莲子清心宁神；龙骨、牡蛎涩精秘气；芡实、莲须固肾涩精，与龙、牡同用，尤为固精止遗的要药。方中重用枸杞子、菟丝子补肾益精，且菟丝子不仅益阴，且能扶阳，温而不燥，补而不滞；覆盆子、五味子固肾摄精；车前子泄肾中虚火。诸药配合有补肾益精，扶阳固涩的作用，但以补阴为主。

3. 肝经湿热

主要证候：婚久不育，或遗精，阴囊湿痒，睾丸肿胀热痛，口苦或渴，两目红赤，胁肋胀痛，纳呆厌油腻，小便短赤，大便秘结。舌紫红苔黄腻，脉弦数。

证候分析：由于饮酒过度，或嗜食辛辣，湿热内生。湿热下注，扰动精室，故婚久不育，或遗精，阴囊湿痒，睾丸肿胀热痛；湿热上蒸，则口苦或渴，两目红赤；湿热横逆，则胁肋胀痛，纳呆厌油腻；湿热下注小肠，移热膀胱，故小便短赤；热蒸大肠，则大便秘结；舌紫红苔黄腻，脉弦数乃湿热内盛之象。

治法：清热利湿。

方药：龙胆泻肝汤《医宗金鉴》。

龙胆草、黄芩、山栀、木通、泽泻、生地、柴胡、车前子、当归、甘草。

方中龙胆草大苦大寒，泻肝胆实火，除下焦湿热为主，黄芩、山栀泻火清热，协助龙胆草泻肝胆实热为辅；木通、泽泻、车前子清热利湿，协助龙胆草泻肝胆湿热，使从小便而出；当归、生地养血益阴以和肝，与上药配伍，意在泻中有补，疏中有养，使泻火之药不致苦燥伤阴，也可防止因肝胆火盛而耗伤阴液，以使祛邪而不伤正，俱以为佐；由于肝胆性喜条达，火邪内郁而肝气不舒，故用柴胡舒畅肝胆之气；甘草协和药性，缓急调中，皆为之使。诸药合用，有泻肝火利湿热的作用，故凡肝胆实火上逆，或湿热下注所致上述诸症而津液未伤者。

（二） 针灸治疗

1. 肾阳不足者取命门穴、涌泉穴灸，1 次 10 分钟，1 日 1 次，10 天为 1 个疗程。

2. 肾精亏虚者取太溪穴、涌泉穴灸，1 次 10 分钟，1 日 1 次，10 天为 1 个疗程。

3. 肝经湿热者取太冲穴、三阴交针刺，1 日 1 次，10 天为 1 个疗程。

（三） 饮食治疗

1. 人参

人参是进补的良药有增加精子的制造量和活动频率的作用。

2. 韭菜

有温肾助阳的作用，酒中浸泡效果更佳。

3. 鲑鱼

增加体内的荷尔蒙，富有很高的蛋白质。

4. 巧克力

有兴奋的作用，减轻压力，提高性欲望。

5. 当归

含有天然的植物荷尔蒙，也有补血的作用，能让人气血顺畅，性趣增加。

6. 鱼子酱

鱼子酱中含有很高的的蛋白质和荷尔蒙的成分，有很好的催情作用。

7. 果仁

含有一种有助于增强性功能的作用。

8. 洋葱、大蒜、大葱

具有强精的功效。

以上就是对弱精症有帮助的食物，多吃会很有好处。

（四） 西医治疗

1. 一般治疗

禁烟、酒及少吃刺激性食物，不要过度疲劳。

（1）施尔康含多种微量元素，特别是锌、硒。每次 1 片，每日 1 次。

（2）ATP ATP 参与精子的新陈代谢，为精子的运动直接提供能量。可选用口服制剂，每片 20 mg，每次 2 片，每日 3 次。

（3）维生素 E 0.1 g/粒，每次 1 粒，每日 1 次。

（4）钙制剂。钙元素对精子的运动、获能、维持透明质酸酶的活性及在受精过程中起着重要的作用。若机体缺钙，会使精子运动迟缓，精子顶体蛋白酶的活性降低。富含钙的食物有牛奶、豆制品、酥鱼、排骨汤、紫菜、虾皮、海带、裙带菜、金针菜、香菇、芥菜、芫荽、甜杏仁、葡萄干等。

2. 病因治疗

（1）抗菌消炎药。精液分析时，当 WBC > 1 个/HPF 提示可能存在生殖道感染，应该给予抗生素治疗消除精液中的白细胞。有条件者可根据细菌培养和药敏试验选用抗菌消炎药，支原体或衣原体感染者可选用其中一种抗生素，如阿奇霉素、强力霉素和红霉素，淋球菌感染可选用头孢三嗪等先锋类抗生素。支原体和衣原体感染，用药时间以 10 ~ 14 d 为宜，要求夫妻俩同时服药。由于某些抗生素在杀菌的同时，对精子活力也造成影响。特别剂量较大，联合用药，疗程较长地使用抗生素，停药后较短时间内，精子活力并不见增加，有时较用药前差，此外精子畸形也增加。下列消炎菌药可供选择：强力霉素，每次 0.1 g，每日 2 次；头孢拉啶，每次 0.5 g，每日 3 次；氟哌酸，每次 0.1 g，每日 2 次；氟嗪酸，每次 0.1 g，每日 3 次。

（2）伴有精液液化不良者可用大剂量维生素 c 0.6 ~ 1 g/次，一日 3 次、连续用药 2 周；糜蛋白酶 4 000 Iu，一日 1 次，肌肉注射，连续用 2 周；同时服用知柏地黄丸。

（3）抗精子抗体阳性者，使用免疫抑制剂，如地塞米松或强的松用递减法给药。

（4）缺少微量元素者：宜多食粗面粉、豆腐等大豆制品、牛肉、羊肉、鱼、瘦肉、花生、芝麻、奶制品育之缘等食物。

3. 激素疗法

对于生殖激素正常或低于正常者可分别选用

（1）HCG 2 000 Iu/次，一周 3 次，肌肉注射，连续用 1 ~ 2 个月。

（2）十一酸睾酮250 mg/次，一月1~2次，肌肉注射连续用1~2个月。

4. 辅助生育技术

（1）精子优化采用上游和非连续 Percoll 梯度离心法，挑选出运动能力好的精子，做宫腔内人工授精（intra-uterus insemination，IuI）或供其他助孕技术用，在女方排卵期，采用 B 超监测排卵，在卵泡 >1.8 em 时注射 hcGl 万 Iu 后36 h进行 IuI。

（2）IUI 将优化处理过的精子，用导管吸取0.2~0.3 mL，通过宫颈，将精子推入宫腔内。操作时避免损伤子宫内膜。手术后，要求患者抬高臀部，平卧1 h，同时用3d消炎药。可用7 d黄体酮注射液，也可用 hcG 1 000~1 500 Iu 隔日肌肉注射，直至尿 hcG 阳性。

（3）体外人工授精（IVF）对精子活率在30%以上的不育男子，可考虑做 IVF，如果患者条件好，可以是首选，也可以是经上述治疗无效时选用。

（4）卵细胞胞浆内单精子注射技术（ICSI）对于精子活动力极差的不育男子，虽经常规 IVF 治疗仍未解决生育时，可选用该法。这是解决精液质量极差的弱精子症患者较好的治疗手段。

5. 尿激酶（uPA）

一次1万 Iu，一日1次，静脉注射，连续用药10~14 d为一疗程，对部分弱精子症患者疗效满意。

针对病因治疗，生殖系感染应用抗感染治疗，精索静脉曲张应尽早手术治疗。提高精子能量，参与精子的代谢过程或提高精子或精液内某些酶的活性，以增强精子活动及帮助精子活动。如核苷酸、胰激肽释放酶，己酮可可碱、锌剂以及维生素 A、维生素 E 等。

五、预防与调摄

1. 尽量不用或少用各种化学剂，从干洗店拿回来的衣服最好放几天再穿，因为干洗剂会影响男性的性功能；每天11时前睡觉，每天出一身汗，尽量吃未经加工的纯天然食品。

2. 预防各种危害男性生育能力的传染病，如流行性腮腺炎、性传播疾病。

3. 发现睾丸有不同于平时的变化，如肿大、变硬、凹凸不平、疼痛等，一定要及时诊治。

4. 避免噪声过度。据资料证明，男性长期生活在噪声70~80分贝的环境中，性功能趋于减弱，生活在90分贝以上的高噪声环境中性功能发生紊乱。

5. 避免长久手淫。会引发前列腺缓慢充血，导致无菌性前列腺炎，影响精液营养成分、数量、黏稠度、酸碱度而诱发不育。

6. 不吃过于油腻的食物，戒烟酒。睾丸中生殖细胞遭遇烟草中有害成分影响，使精子数量和质量欠佳，多不育或致畸形儿。过于酗酒，可致慢性酒精中毒，精子发育不良或丧失活动能力。

第四节　畸形精子症

畸形精子就是发育不好的精子。正常人精液中也存在，但一般低于30%。畸形精子症是正常形态的精子少于50%，即精液中畸形精子超过50%。畸形精子是指头、体、尾的形态变异，头部畸形有巨大头、无定形、双头等；体部畸形有体部粗大、折裂、不完整等；尾部畸形有卷尾、双尾、缺尾等。畸形精子过多症是指在生育年龄的男性，连续两次以上的精液分析，精子密度在每毫升两千万以上，A级精子就是直线运动的精子大于或等于25%，但是，头部正常形态的精子小于30%，就可以诊断为畸形精子症，我们知道，精子的形态与精子的运动以及精子的受精能力是紧密相连的，正常的精子越多，受精率越高，反之受精率就低，所以畸形精子症使男性不育的常见原因之一，但是，在临床上，畸形精子症往往和少精症和弱精症同时存在，如果三者同时存在，又称为少弱畸精子症。

一、病因病理

（一）　中医病因病机

1. 房劳过度，久病，或病愈后，致肾阴或肾阳虚弱，精失所养而致精子畸形增多。

2. 饮食不节，湿热内生，或湿毒内袭，蕴结精室，出现畸形精子增多。

3. 精神抑郁，气机不利，血滞精室也可导致本病。

总之，畸形精子过多一症，病因病机其本在脾肾，标在湿盛血滞。

（二）　西医病因病理

1. 泌尿生殖道感染：腮腺炎并发的睾丸炎、附睾结核等，均可影响精子的质量；精液中有支原体、衣原体感染时，精子活力降低，精子密度减少，畸形精子增多；精索静脉曲张可以导致畸形精子增加，典型的是双头精子。

2. 阴囊局部长期高热、长期酗酒、吸烟，均可使精子发生畸变。

3. 使用激素或某些化学药物，如抗癌药、利血平、马利兰、呋喃类等，可引起精子生长障碍，精子染色体损害和断裂；生殖腺受到放射线照射，可引起精子的突变。

4. 畸形精子超过70%，应进行染色体检查，如有染色体病，治疗比较困难。

二、诊断

（一）体格检查

多无明显异常体征，伴精索静脉曲张者局部可有肿大或触痛，伴前列腺炎者可有触痛及结节。

（二）实验室检查

显微镜下精子畸形数超过正常值的20%以上。

三、鉴别诊断

精子凝集：由于精子抗原和精子抗体的抗原抗体反应，造成精子头与头、尾与尾、或头尾互相凝集在一起，并非表现单个精子的形态异常，即使有畸形精子，也在正常范围，可与本病区别。

四、治疗

（一）中医辨证论治

1. 肾阳虚证

主要证候：精液清冷，婚久不育，阳痿早泄，精子畸形率高；腰膝酸软，畏寒肢冷，小便清长，夜尿频多；舌淡胖，脉沉细迟或微细。

证候分析：素体虚弱或脾胃虚弱，气血生化来源不足，导致肾精亏损，肾阳不振，命门火衰，故精液清冷，婚久不育，阳痿早泄，精子畸形率高；腰为肾之府，肾虚故腰膝酸软；肾阳虚不能温煦故畏寒肢冷，小便清长，夜尿频多；舌淡胖，脉沉细迟或微细乃肾阳虚之象。

治法：温补肾阳。

方药：赞育丹《景岳全书》。

熟地、白术、当归、枸杞、杜仲、仙茅、巴戟天、山萸肉、淫羊藿、肉桂。

方中杜仲、仙茅、巴戟天、淫羊藿、肉桂温补肾阳；熟地、枸杞、山萸肉滋补肾阴，阴中求阳；白术、当归健脾养血以滋肾源。

2. 肾阴虚证

主要证候：精子畸形，婚后不育，遗精滑精；腰膝酸软，五心烦热，头晕耳鸣，失眠盗汗，口干咽燥，健忘少眠；舌红少苔或无苔，脉细数。

证候分析：肾阴亏虚，精失所养而致精子畸形，婚后不育，遗精滑精；腰为肾之府，肾虚则腰膝酸软；阴虚生内热，故五心烦热，失眠盗汗，口干咽燥；肾精亏虚不能上充于脑，故头晕耳鸣，健忘少眠；舌红少苔或无苔，脉细数为阴虚内热之象。

治法：滋阴降火。

方药：五子衍宗丸合知柏地黄汤加减。《丹溪心法》、《小儿药证真法》。

枸杞子、菟丝子、覆盆子、车前子、五味子、熟地、山萸肉、山药、丹皮、茯苓、泽泻。

方中重用枸杞子、菟丝子、熟地、山萸肉补肾益精，且菟丝子不仅益阴，也能扶阳，温而不燥，补而不滞；覆盆子、五味子固肾涩精；知母、黄柏、丹皮、车前子、泽泻泄肾中虚火；山药、茯苓健脾利湿；诸药共凑滋肾阴降虚火之功。

（二） 针灸治疗

1. 肾阳虚者取命门穴、涌泉穴灸，1 次 10 分钟，1 日 1 次，10 天为 1 个疗程。

2. 肾阴虚者取太溪穴、涌泉穴灸，1 次 10 分钟，1 日 1 次，10 天为 1 个疗程。

（三） 饮食治疗

多食虾、鱼、海参、牛肉、羊肉、鹿肉等。

（四） 西医治疗

1. 根据引起畸形精子的原因，消除不利因素（药物、放射线、高温、酒等），针对病因进行治疗。药物引起者应立即停止服药，精索静脉曲张者可行高位结扎术，有生殖道感染者行抗感染治疗，由内分泌异常所致者，则给予内分泌功能调整。

2. 畸形精子如超过 70%，应进行染色体检查，如有染色体病，则治疗困难。

3. 有人在男性不育患者作精液培养，发现溶脲脲原体阳性者，高达 85%。

精液中有支原体时，精子活力降低，精子密度减少，畸形精子增多。用强力霉素，连服2周，可恢复生育。

4. 睾丸精子发生异常治疗较困难，可考虑人工受精：用裴尔科密度梯度离心法，可分离出活动力Ⅲ、Ⅳ级，形态正常的精子达90%，后行人工授精。

五、预防与调摄

（一） 注重养生

1. 注重调整饮食结构、充养肾精

从中医的角度来分析，肾精又称为先天之精，主要来源于父母，出生后不断得到后天饮食等的滋养和补充。肾精不足，但注重后天的调养，对肾精的补充和养护是行之有效的。因此，在饮食结构中，要注重多摄入高蛋白和富于营养的食物。（中医通常将这类食物称为血肉有情之品，如虾、鱼、海参、牛肉、羊肉、鹿肉等）

2. 减少对肾精的耗损

导致肾精耗损的因素为某些慢性疾病（中医称久病及肾）及房事不节，特别是过于频繁的性生活或自慰等，可造成肾精的耗损。所以，应普及性知识，正确对待性和性生活，养成良好的性生恬习惯。

（二） 调整起居

1. 养成良好的生活习惯。不良的生活习惯会导致精子的活力下降，如生活不规律、饮食嗜辣、久坐等。因此男性应注意不嗜酒、辣。

2. 精子是十分娇嫩和脆弱的，它的生长环境对温度的要求一般要比体温低1~2℃，最好不穿或少穿牛仔裤，不洗或少洗桑拿浴，避免高温和辐射的工作环境等，给精子提供适宜生长和生活的环境。

（三） 减少感染

感染，特别是生殖道感染对精子的活力产生很大的杀伤力。因为，精液被感染后会显著影响精子的活力。应提倡安全而卫生的性生活。发生生殖道感染后应及时看医生，一旦错失了治疗良机，形成慢性生殖道感染（如慢性前列腺炎、慢性精囊炎等），会增加治疗的难度。

（四） 慎用补品

对于生殖和性生活方面出现的问题，人们通常会简单地从肾虚方面来寻找答案，更为普遍的情况是滥用补肾的保健药物和食品。无论是从中医的理论方面来评判，还是从临床的现实案例来分析，教训是不胜枚举的。阳虚患者服用补阴药物，后果还不算太糟糕，但阴虚患者误服温阳药物就会火上浇油。即便是大家熟知的锌这种"好处"特别多的微量元素，也有长期过量使用而导致精子膜损伤的报道。

第五节　死精子症

死精子症是指精子成活率减少，死精子超过 40% 者，是男子不育原因之一。精液化验检查，发现死精子占 40% 以上者，可诊断为本病。排精后 1 h 内，有活力精子应在 70% 以上，若有活力精子低于 50% 为异常，称为精子活动力低下，也称弱精症。若精子完全无活动力为死精子症。

精子的活动力直接反映精子的质量，WHO 推荐的方法，把精子活动力分为 4 级：0 级：不活动，无前向活动；1 级：活动不良，前向运动微弱；2 级：活动一般，有中等前向运动；3 级：活动良好，前向运动活跃。

一、病因病理

（一）　中医病因病机

1. 肾气虚

或禀赋素弱，先天肾气不足；或后天早婚，房事不节，房劳过度；或手淫成性，损伤肾气。肾气虚生精养精之功能失常，以致死精子增多。

2. 肾阴虚

或素体阴血不足；或过用温燥劫阴之品；或情志内伤，阴精暗耗等。阴虚火旺，热灼肾精，以致精子死亡。

（二）　西医病因病理

1. 先天身体发育异常

如双侧隐睾、先天睾丸发育不全等疾病。

2. 局部的因素

如腮腺炎并发的睾丸炎、睾丸结核、精索静脉曲张等。

3. 身体的因素

如长期营养不良、抽烟、酗酒、精神过度紧张、性生活过频等。

4. 免疫因素

精子还有精浆经常会在体内产生对抗自身精子的抗体，而导致男性不育；

男性射出的精子发生自身凝集，而不能穿透宫颈黏液。

5. 果糖因素

精子的活动与精囊所含的果糖有很大关系，如果果糖减少营养缺乏，则精子死亡率就会较高。

二、诊断

主要依靠实验室检查，精子完全无活动力即为死精子症。

三、鉴别诊断

因检查方法不当或不按正常规定而人为造成的死精子增多；或精子活动力极弱或不活动而并非真正死精者；禁欲时间过久，死精子数增多，精子成活率下降；精子在不同的环境、气温条件下存活的时间也有差别，如在过冷或过热的环境中也应与死精子症加以鉴别。

四、治疗

（一） 中医辨证论治

辨证死精子症常见肾气虚、肾阳虚、肾阴虚三种。总的治法以补肾气滋肾阴为主。中医认为死精子症与肾气虚弱、阴虚火旺、气血不足、精室伏热有关。

1. 肾气虚证

主要证候：死精，头晕健忘耳鸣，腰酸膝软，性欲淡漠，射精无力，早泄，神倦乏力，气短自汗，小便频数，夜尿量多。舌淡苔白，脉细弱。

证候分析：或禀赋素弱，先天肾气不足；或后天早婚，房事不节，房劳过度；或手淫成性，损伤肾气。肾气虚生精养精之功能失常，以致死精子增多；肾气虚不能上充于脑，故头晕健忘耳鸣；腰为肾之府，肾气虚则腰酸膝软；肾气虚生殖功能下降，故性欲淡漠，射精无力，早泄；肾气虚不能温煦一身的阳气，故神倦乏力，气短自汗；肾气虚膀胱气弱，故小便频数，夜尿量多；舌淡苔白，脉细弱为肾气虚之象。

治法：益肾养精。

方药：庆云散合五子衍宗丸。《千金方》、《丹溪心法》。

覆盆子、五味子、天雄、石斛、白术、桑寄生、天冬、菟丝子、紫石英、枸杞子、车前子。

方中桑寄生、天冬、石斛滋补肝肾之阴；紫石英温补肝肾；枸杞子、菟丝子补肾益精；覆盆子、五味子固肾涩精；车前子泄肾中虚火；白术健脾；诸药配合具有补肾益精，补益肾气的功效。

2. 肾阳虚证

主要证候：面白或黧黑，形寒肢冷，阳痿，精冷不育；腰酸膝软，眩晕耳鸣，精神不振，小便清长，夜尿量多。舌淡胖苔薄白，脉沉细无力。

证候分析：此为肾阳不足，命门火衰，精液失于气化温煦，则活力低下或死精；阳为一身之根，阳气不能上充，则眩晕耳鸣，精神不振；阳虚于下故形寒肢冷，腰膝酸软，阳痿，精冷不育；肾阳不足，膀胱开合不利，则小便清长，夜尿量多；阳虚浊阴弥漫则面白或黧黑等。舌淡胖苔薄白，脉沉细无力均为肾阳虚的见证。

治法：温肾壮阳。

方药：菟丝子丸合右归丸。《太平圣惠方》、《景岳全书》。

菟丝子、车前子、鹿茸、肉苁蓉、肉桂、杜仲、熟地、制附子、牛膝、山药、山茱萸、枸杞子、当归、鹿角胶。

3. 肾阴虚证

主要证候：死精，头晕耳鸣，腰膝酸软，五心烦热，盗汗，口干咽燥，遗精。舌红少苔或无苔，脉细数。

证候分析：素体阴虚，阴虚内热，热灼精液而致死精；阴虚火旺，上扰清窍，则头晕耳鸣，口干咽燥，五心烦热，盗；下扰精室，则遗精；腰为肾府，肾阴虚，则腰膝酸软。舌红少苔或无苔，脉细数为肾阴虚之象。

治法：滋补肾阴。

方药：知柏地黄丸加减《小儿药正真诀》。

知母，黄柏，熟地黄，山茱萸、山药、泽泻、丹皮，茯苓、赤芍，当归，生甘草，续断。水煎2次分2次服，每日1剂。同时配服维生素E。

方中：知母，黄柏滋阴泻火；熟地滋阴补肾，填精益髓而生血；山茱萸温补肝肾，收敛精气；山药健脾，兼固精缩尿；是本方的三补，用以治本；因肝肾阴虚，致虚火上炎，故以泽泻泻肾火，丹皮泻肝火，茯苓渗脾湿，是本方的三泻，用以治标。但本方是以补为主，所以这三种泻药的用量较轻。

（二）针灸治疗

取穴：肾俞、膀胱俞、三阴交，关元。方法：中强刺激，隔日1次，10次为1个疗程。刺关元时针尖向下，使针感传到外生殖器。

（三） 饮食治疗

1. 黄精母鸡煎

黄精 20 g，大枣 20 g，山药 30 g，羊睾丸 1 对，母鸡 1 只（去毛，去五脏，洗净）。将上药装入鸡膛内，大枣去核，切成小块，置锅内加水适量，文火煮烂。去药渣，食鸡肉、羊睾丸和大枣，2～3 日内吃完。连食 3～5 只鸡为 1 个疗程。适用于肾气虚型死精子症。

2. 羊睾丸巴戟汤

羊睾丸 1 对，巴戟天 10 g，仙茅 10 g。将睾丸切开，二药研末放入睾丸内合好，置锅内蒸熟，分 4～6 次服完，每日 2 次，服 3 对羊睾丸为 1 个疗程，每疗程间隔 5 日，可连服 3 个疗程。适用于肾阳虚型死精子症。

3. 注意营养均衡

（1）镁有助于调节人的心脏活动、降低血压、预防心脏病、提高男士的生育能力。含镁较的食物有大豆、马铃薯、核桃仁、燕麦粥、通心粉、叶菜和海产品。

（2）精氨酸是构成精子头的主要成分，并可提高精子活动的能力。富含精氨酸的食物有海参、鳝鱼、泥鳅、墨鱼、芝麻、山药、银杏、豆腐皮、冻豆腐、花生仁、葵花子、榛子等。如海参自古被视为补肾益精、壮阳疗痿之珍品。

（3）锌对维持男性正常的生殖功能起着重要作用，因为锌是精子代谢必需的物质，并能增强精子的活力。含锌的食物有牡蛎、虾、蛤、贝类、动物肝、胡桃仁、牛乳、豆类、麸皮及莲子等。牡蛎肉中锌含量居众物之冠。但是，每天锌的用量绝不能超过 15 μg，过量会影响人体内其他矿物质的作用。120 g 瘦肉中含锌 7.5 μg。

（4）钙元素对精子的运动、获能、维持透明质酸酶的活性及在受精过程中起着重要的作用。若机体缺钙，会使精子运动迟缓，精子顶体蛋白酶的活性降低。富含钙的食物有牛奶、豆制品、酥鱼、排骨汤、紫菜、虾皮、海带、裙带菜、金针菜、香菇、芥菜、芫荽、甜杏仁、葡萄干等。

（5）精子的活动与精囊中所含果糖的数量有关。如精液中果糖含量低，容易引起死精症。富含果糖的食物有蜂蜜及各种水果，梨、苹果、葡萄、菠萝、甜橙中含量尤丰。

（四） 西医治疗

1. 患者服药期间禁酒、禁辛辣。

2. 注意个人卫生。

3. 不能久坐、久站、长时间骑自行车、憋尿、手淫。（是导致前列腺炎发病的原因之一）

五、预防与调摄

1. 尽量不要穿紧身裤，或一次不超过两个小时，处于青春期的男孩子最好不要穿。

2. 最好每天用冷水清洗阴部，这样对预防包皮垢引起的炎症也是很好的，另外注意不要用香皂等洗阴部，这样很容易破坏尿道自身免疫环境，容易引起炎症反映，香皂中的某些成分还可能杀死精子，所以最好用清水或者男性专用洗液等。

3. 尽量不要久坐。

4. 内裤尽量选纯棉宽松的，裸睡利于其健康。

5. 尽量减少使用化妆品，在化妆品中含有一种叫邻苯二甲酸酯的物质，可干扰内分泌，使男性精子数量减少，导致少精症和死精症。

第六节　血精症

精液中存在血液或红细胞的病症称为血精症，包括可宏观的肉眼血精和微观的镜下血精。血精症发病年龄不限，但一般以青壮年最为多见。血精症在传统中医学中又称为"精血"，如《诸病源候论》载有"虚劳精血出候"，《医宗必读》也有"精血杂出""半精半血"的记载。

一、病因病理

（一） 中医病因病机

1. 素体阴虚，或热病伤阴，或过食温燥之品，损伤阴液。致使阴虚火旺，灼伤血络，血随精出。

2. 劳倦过度或房事过频，损伤脾肾，肾气虚难以藏精，脾气虚难以统血，则精血具出。

3. 恣食肥甘厚味，积湿生热，或性事不洁，湿热内侵，或情志过极，五志化火，湿热内火下扰精室，损伤血络，致使血精。

4. 外伤瘀血或久病致瘀，瘀血内阻，血不归经，随精外出。

（二） 西医病因病理

血精最常见于精囊炎患者，并为此病的主要特征。病原菌多为葡萄球菌、链球菌、大肠杆菌、细菌从尿道上行蔓延而至精道，成为血行感染。其他原因还有：炎症：前列腺、精囊结核，慢性前列腺炎；结石：精囊结石，前列腺结石；肿瘤：前列腺癌，精囊肿瘤；血管疾病：高血压，肝硬化门脉高压症；血精几乎均发生于性高潮。射精时，平滑肌猛烈收缩。小血管破裂，均可出现血精。应与过度充血、磨擦、挤压有关。

二、诊断

1. 性交时有血精或手淫时发现。

2. 性欲减退，早泄及痛性射精。

3. 轻度尿频、尿痛，或无，有少量尿道稀薄分泌物，伴腰部、会阴部、下腹部及直肠胀痛不适。

4. 检查有阳性体征，如精囊压痛，精液中可见红细胞。

5. 部分患者可有不育。

6. 化验检查：重点是前列腺液、精囊液和精液检查。

7. X线检查：骨盆干片可排除前列腺结石，精囊结石，附睾结核钙化；输精管精囊造影价值较大，可明确精囊及输精管各种病变。

8. 膀胱尿道镜检查：可观察后尿道、精阜、射精管口炎症情况，有时可插管逆行造影。

三、鉴别诊断

（一） 血淋

病在膀胱，症见尿血、尿急、尿痛等，尿检可见红、白细胞，而精液检查正常。

（二） 尿血

血出溺窍，尿中混有血液，呈粉红色，或呈血样，无淋漓涩痛症状。而血精出自精窍，精液中混有血液。

四、治疗

（一）中医辨证论治

1. 阴虚火旺

主要证候：精液色红，腰膝酸软，心烦失眠，口干舌燥，或有射精痛。舌红，苔微黄，脉细数。

治法：滋阴降火，佐以凉血。

方药：大补阴丸合二至丸。方中以龟板、熟地滋补真阴，黄柏苦寒泻相火以坚真阴，诸药合用，培本清源。女贞子、旱莲草补肾养肝。

2. 气不摄血

主要证候：精液色淡红，屡次发作，头昏眼花，神疲乏力，不耐劳作，甚者气短，性欲减退。舌淡脉细。

治法：益气摄血，佐以止血。

方药：补中益气汤。方中黄芪补中益气、升阳固表为君；人参、白术、甘草甘温益气，补益脾胃为臣；陈皮调理气机，当归补血和营为佐；升麻、柴胡协同参、芪升举清阳为使。全方补气健脾，升提中气。

3. 相火炽盛

主要证候：精液色红，射精时痛，阴囊坠胀，小便短赤，阳事易举，或伴早泄。舌红苔黄，脉弦数。

治法：清泻肝火，佐以滋阴。

方药：龙胆泻肝汤合二至丸。方用龙胆草、黄柏、黄芩、栀子、生地、当归、泽泻、车前子（包煎）、柴胡等。

4. 湿热下注

主要证候：精液色红，稠粘不化，或有射精痛，腰膝沉重，少腹不适，小便涩痛，苔黄腻，脉滑数。

治法：清热利湿。

方药：八正散合清心莲子饮。方用集木通、滑石、车前子、萹蓄、瞿麦、山栀子、黄柏、大黄、灯芯草、甘草等。

（二）西医治疗

1. 西药

补充维生素 K，4 mg，口服，每次 3 次；慢性前列腺炎、精囊炎者，给予抗菌素治疗，可选青霉素 80 万单位，肌肉注射，每日 2 次，5~7 日为一疗程；或者庆大霉素 8 万单位，肌肉注射，每日 2 次。

前列腺、精囊结核者抗痨治疗。

2. 手术治疗

前列腺癌及精囊肿瘤者手术切除；前列腺、精囊结石者，连同病变腺体一并切除。

（三） 饮食疗法

可用莲藕、薏苡仁、百合等，配入甲鱼和排骨之中煮汤食用。

五、预防与调摄

1. 注重房事卫生，保持生殖泌尿道清洁，及早诊治前列腺炎，尿道炎等疾病，以便清除感染源。

2. 平素应保持平稳、愉快的心情，饮食宜清淡、忌辛辣厚味，有烟酒嗜好的一定要戒掉。减少性交次数，避免手淫过度。

3. 一旦患病应积极治疗。治疗期间，应减少性刺激和避免性生活，同时可参加慢跑、散步等适度的体育运动。急性期禁忌精道检查和前列腺精囊按摩。慢性期可作热水坐浴或中药坐浴。

第七节　精液不液化

精液刚射出时为粘性液体，随即变成胶冻状，约经 5～20 分钟又液化，从而有利于摄精与受孕。在室温下，60 分钟后不液化，或仍含有凝块称为精液不液化，或精液液化迟缓，习惯上统称为精液不液化症。中医学对此证无相应记载，散见于古医籍"精浊"、"精稠"等病症之中。精液不液化可影响精子的活力，减缓或抑制精子进入子宫腔，进而引起不育。

一、病因病理

（一） 中医病因病机

1. 肾气不足

先天不足或后天失养，或大病久病之后，或寒邪外侵，致使肾阳亏虚，阳虚则寒，引起精液寒凝，不得液化。

2. 阴虚火旺

酒色过度，或劳心太甚，或五志化火，损耗肾阴，阴虚火旺，灼伤津液，则精液稠而不化。

3. 湿热蕴蒸

滋食辛辣、厚味之品，积湿生热，或外感湿热之邪，湿热下注，熏灼津液，是精液粘稠不化。

（二） 西医病因病理

精液不液化常见的原因是精囊炎和前列腺炎所致前列腺分泌的纤维蛋白溶解酶不足；微量元素（镁，锌等）缺乏；先天性前列腺缺如等。一般认为，前列腺和精囊的分泌物参与了精液的凝固与液化过程，精囊产生的凝固因子引起精液凝固，而前列腺产生的蛋白分解酶、溶纤蛋白酶等精液液化因子使精液液化。一旦精囊或前列腺发生了炎症，可使以上因子的分泌发生障碍，造成凝固因子增多或液化因子减少，形成精液不液化。

二、诊断

1. 多再婚后不育精液常规检查时发现，可无明显全身症状。

2. 多继发于前列腺炎、精囊腺炎，临床可见尿频、尿急、尿道口白色分泌物、血尿、血精及腰骶、腹股沟、睾丸疼痛等便伴见症状，或兼阳萎、早泄、遗精等。

3. 精液液化试验示：60 分钟不液化。

4. 精子凝集现象观察：凝集精子数大于 10%，考虑有生殖道炎症及免疫方面的问题。

5. 前列腺检查：阳性。

6. 其他检查：如精囊腺检查，内分泌激素测定特别是雄激素的测定，可酌情采用。

三、鉴别诊断

精子凝聚症为免疫性不育，精子凝聚试验呈阳性，而精液不液者有时可见精子粘团物，但精子凝集试验阴性。

四、治疗

（一） 中医辨证论治

1. 阴虚火旺

主要证候：五心烦热，梦遗早泄，口燥咽干，头晕目眩，腰膝酸软。舌红少苔，脉细数。精液粘稠，难以液化。

治法：滋阴降火，活血化精。

方药：知柏地黄丸。方中以六味地黄丸补肾滋阴，再加知母、黄柏以泻虚火除内热。

2. 肾阳虚损

主要证候：腰膝酸软，畏寒肢冷，头晕耳鸣，小便清长，或小便淋漓，或伴阳萎。舌淡苔白，或边有齿痕，脉沉细或沉迟。精液色淡白或胶冻状。

治法：温补肾阳，化浊益精。

方药：济生肾气丸。药用熟地黄、山茱萸（制）、牡丹皮、山药、茯苓、泽泻、肉桂、附子（制）、牛膝、车前子。

3. 肾阴阳两虚

主要证候：面白肢冷，腰膝酸软，头晕耳鸣，健忘多梦，或阳萎、早泄，舌淡少苔，脉细弱。精液色灰有凝块。

治法：温肾益精，佐以化浊。

方药：六味地黄丸合五子衍宗丸。药用知母、黄柏、熟地黄、山萸肉、山药、枸杞子、覆盆子、菟丝子、车前子（包煎）、泽泻、茯苓、丹皮、龟板、鳖甲等。

4. 湿热内蕴：

主要证候：身重神疲，口干欲饮而饮不多，小便短赤或淋漓不尽，腰痛，或有白浊物溢出，甚或滑精。精液粘稠或有凝块，或色黄。舌红苔黄腻，脉滑。

治法：清热利湿，分清化浊。

方药：萆薢分清饮。药用萆薢、石菖蒲、茯苓、车前子、白术、丹参、莲子心等，诸药合用，共奏清利湿热，分清别浊之功。

5. 瘀痰阻滞

主要证候：胸脘痞闷，口渴不欲饮，舌质淡紫、或有瘀斑，苔腻，脉滑。精液静置不液化，可见凝快。

治法：燥湿化痰，行瘀通窍。

方药：二陈汤合失笑散。方用半夏、陈皮、茯苓、生姜、蒲黄等。

（二） 西医治疗

抗生素应选择高度脂溶性、碱性、抗菌广谱、对支原体衣原体也有效的药物为宜。同时选择精液中白细胞含量高者，疗效更加显著。

（三） 饮食治疗

1. 补锌和镁微量元素能改善精子不液化

成年男人每天需要的锌为 15 mg，但由于吸收的量通常会小于补充量，因此，每天最好补充大于 15 mg 的锌。镁能提高精子的活力，所以在补锌的同时，还要注意补充镁，以达到"双管齐下"的目的。

一般来说，补锌分为两种方式：一种是口服锌制剂，但人体摄人过多的锌，很容易引起锌中毒，所以应在医生指导下服用；另一种是吃一些含锌的食物，如海产品、芝麻、花生、苹果、香蕉等。富含镁的食物为豆类、紫菜、燕麦等。

2. 一品山药、枸杞羊肾粥、核桃仁炒韭菜、冬虫夏草鸭等同样也能改善精子不液化的症状

五、预防与调摄

（一） 远离射线

射线是一种辐射污染，他的危害也是不可小视的，因为大量受放射线照射可引起精子染色体畸变。

（二） 注意居室装修

装饰材料中有对细胞内的遗传物质有很强的损伤作用，它是一种挥发性的有机物，各类装饰材料都不同程度含有。所以在选装饰板材时，一定要选合格的材料。另外，油漆、涂料、黏胶剂也是重要的污染源。房子装修后，最好打开门窗过 1 个夏季，再搬进居住为宜。长期地接触有害健康，也能杀死精子，造成不育。

（三） 药物污染

经常使用某些药物，可引起精子生长障碍，精子染色体损害和断裂。

第八节 精液量少症

正常成人一次射精每毫升精子含量在0.2至2亿左右。据报道，生育能力正常的精液，每毫升少于0.6亿者占7%，少于0.4亿者占5%。若每毫升少于0.2亿，则称之为少精症，是男性不育的常见原因。

一、病因病机

（一） 中医病因病机

主因肾精亏损、气血两虚、精室伏热和精脉阻塞有关。

1. 先天不足，禀赋薄弱，房事过度，耗伤肾精。

2. 素体虚弱，思虑过度，劳伤心脾，或者久病失养，生精无源。

3. 素体阳热，或者感受热邪，灼伤阴精。

4. 喜嗜膏粱厚味，内生湿热，或者外感湿热之邪，熏蒸精室，瘀阻精脉。

（二） 西医病因病理

精囊、输精管、前列腺等发育不全，以及逆行射精等，均可以导致精液量少。另外，附性腺炎引起的附性腺功能低下，也可以引起精液量低。

二、诊断

1. 多在婚后不育，精液检查时发现。许多患者由于原发病症已愈，可无自觉不适症状。

2. 多有精索静脉曲张、隐睾症、小睾症或睾丸、附睾炎症，临床可见相应症状和体征。

3. 精液检查：禁房事3~5天，手淫采集精液，连续送检3次，若精子数低于0.2亿/毫升者，则可确诊，在诊断时需结合精子活率、畸形率，特别是精子活力检查结果综合分析。

三、治疗

（一） 中医辨证治疗

1. 肾精亏损

主要症状：腰酸膝软，头晕耳鸣，夜尿频多，或伴脱发，或有早泄，或见遗精。舌红少苔，脉沉细，或舌脉正常。精子稀少，精液量亦少，精子活力降低。

治法：补肾益精。

方药：七宝美髯丹。药用首乌补肝益肾、涩精固气；枸杞、菟丝子均入肝肾，填精补肾，固精止遗；当归补血养肝；牛膝强健筋骨。以上诸药补肾精、益肝血，药性较平。补骨脂可温补肾阳，此"阴中求阳"之义，可使阴平阳秘，茯苓淡渗以泄浊，乃"补中有泻"。诸药配伍，共奏补肝益肾，涩精固本之功。

2. 肾气不足

主要症状：腰膝酸软，神疲乏力，尿后余沥，或伴滑精，或见性欲低下，或交后疲乏。舌淡，脉沉细。精液量少、质淡，精子活动力减弱、数目稀少。

治法：补肾壮阳、温煦生精。

方药：右归丸。方中以附子、肉桂、鹿角胶为君药，温补肾阳，填精补髓。臣以熟地黄、枸杞子、山茱萸、山药滋阴益肾，养肝补脾。佐以菟丝子补阳益阴，固精缩尿；杜仲补益肝肾，强筋壮骨；当归养血和血，助鹿角胶以补养精血。诸药配合，共奏温补肾阳，填精止遗之功。

3. 脾虚失运

主要症状：身倦乏力，饮食减少，面色无华，口唇淡白，或伴性功能减退，舌淡白，脉弱无力。

治法：补脾益气，生血化精。

方药：补中益气汤加锁阳、枸杞等。药用黄芪、人参、白术、炙甘草、当归、陈皮、升麻、柴胡、生姜等。

（二） 西医治疗

精液量少而有精子者，可收集精液行丈夫精液人工授精。若量少而无精子者，则只能行辅助生殖技术。

（三） 饮食疗法

当归25 g，生姜15 g，羊肉250 g，加佐料，煮熟，喝汤吃肉，每日2次，坚持服用。

四、预防与调摄

1. 戒除烟酒等不良习惯，切忌房事过度。

2. 积极治疗原发病，如全身性疾病，生殖道炎症等。

3. 避免不良因素刺激，如高温、射线等。

4. 注意精神调摄，乐观开朗，保持心情舒畅，积极配合治疗疾病。

第九节　精液量过多

正常成人一次射精精液量为 2～6 mL，若在 6 mL 以上，其质稀薄，且精子数很少者，成为精液量增多症。

一、病因病理

（一）中医病因病机

常见于肾气不固和命门火衰。

1. 先天不足，禀赋薄弱，或者房事不节，久病初愈导致肾气虚弱，固摄无权。

2. 少年手淫，损伤肾气，或者素体阳虚，命门火衰，阴寒内生。

（二）西医病因病理

精液量多有很大的生理差异，与性交频度、体位、时间、性兴奋强弱，以及精神因素、体质状况有着密切关系。只有在量大而精子数减少，引起男子不育时才是病态。

二、诊断

（一）临床表现

正常成人射精量多于 6 mL，常伴有精液稀薄，腰膝酸软，滑精，早泄，小便不利等症状。

（二）实验室检查

一次射精量多于 6 mL，多伴有精子数少、活动率低、活力低下。

三、鉴别诊断

（一）射尿症

同房时不射精，而射尿液，故量多，其实外观上尿液和精液有很大区别，可以鉴别。

（二） 精子增多症

单位精液量内精子数量增多，但精液并不增高，本病是精液量增加而质稀、精子数减少。

四、治疗

中医治疗以补肾固精为主要原则。

（一） 肾气不固

主要证候：精液增多，精液量多，不育；腰膝酸软，神疲早泄，小便频数清长，尿后余沥不尽，舌淡，脉细弱。

治法：补肾固精，生精赞育。

方药：金锁固精丸加减。方中沙苑蒺藜甘温，补肾固精，《本草纲目》谓其"补肾，治腰痛泄精，虚损劳气"，《本经逢原》谓其"为泄精虚劳要药，最能固精"，故为君药。芡实、莲子甘涩而平，俱能益肾固精，且补脾气，莲子并能交通心肾，共为臣药。佐以龙骨甘涩平，牡蛎咸平微寒，俱能固涩止遗，莲须甘平，尤为收敛固精之妙品。诸药合用，既能补肾，又能固精，标本兼顾。

（二） 命门火衰

主要证候：精液增多，精液量多清稀，不育；腰膝酸软，畏寒肢冷，面色淡白，头晕耳鸣，大便溏稀；舌淡胖大，脉沉细弱。

治法：温肾补阳，益肾填精。

方药：赞育丹加减。方用熟地、白术、当归、枸杞、杜仲（酒炒）、仙茅、巴戟肉、山茱萸、淫羊藿、肉苁蓉、韭子、蛇床子、附子、肉桂等。

五、预防与调摄

1. 注意休息，节制房事，避免疲劳。

2. 饮食应该以清淡营养为主，忌食辛辣刺激。

3. 积极治疗原发病。

第一节　不射精症

不射精症又称射精不能症，是指性交时有正常的性兴奋，阴茎勃起坚硬，性交持续时间长，但无性欲高潮，没有精液排出的一种病症。不射精症也是引起男性不育的重要原因之一。

中医对本病系统论述较少，也无此专用病名。但古医籍中有与不射精相关的"精不射出"、"能交接而不施泄"等记载。

一、病因病理

（一）中医病因病机

不射精主要与心、肝、肾三脏密切相关。或因为手淫过久，射精阈值偏高，致使正常性生活时无法达到其业已形成的射精心理预期而不射精；或因为情志不疏，抑郁寡欢，性生活时神情难以专一而性高潮缺失，无法射精；或因为肾精不足，肾气鼓动无力，加之或由于性生活知识缺乏，无法在性生活中体验性高潮而导致射精不能；然无论属上述何种情形，皆可致精室开阖无序而致射精不能。此外，湿热下注、瘀血阻络等亦可以引起射精不能。

1. 情志内郁

多见于性格内向之人。自觉心理压力较大，惟恐影响夫妻间性生活及生儿育女。性交时精神难以集中，阴茎勃起程度欠佳，难以诱发性欲高潮，无射精感觉，性交后或次日睡眠中多有遗精现象，或继以手淫刺激能出现射精。此气机不畅，枢机不利而致精道不开所致。

2. 劳欲过度

素体虚弱，或房事不节，劳欲太过，致肾气亏损；或阴虚火旺，心肾不交，精室受扰。故肾气不足，气化失司，无力推动精液外出；抑或阴虚火扰，精室开阖不利均可致射精不能。

3. 湿热蕴阻

嗜食辛辣、甘肥、油腻之品，致生脾胃湿热，湿热下注，扰于精室；或忍精不射，离位之败精瘀阻；或交媾不洁，湿热邪毒内淫，侵犯精道，致使精道闭阻而致射精不能。

4. 瘀阻精隧

阴部外伤，或精室久病致瘀，致使精隧不利，房时射精不能。

5. 先天不足

部分患者因先天禀赋不足，精隧未丰，管路未成，故虽能交接，但无精液射出。平时亦无遗精现象。

（二） 西医病因病理

不射精症可有以下两种分类方法。一种是以有无器质性病变而分为功能性不射精和器质性不射精两类；一种是既往有无射精过程而分为原发性不射精和继发性不射精两类。

1. 功能性不射精症

功能性不射精症多由精神因素所致，且多发生于性功能旺盛的青壮年，临床较为常见。功能性不射精症的常见原因有：

（1）缺乏性知识：男方对性知识不够了解，对射精生理过程、性交姿势和性交方法认识不足，以致阴茎插入阴道后停滞少动，或抽动速率与幅度不够，未能达到射精中枢兴奋强度；女方因害怕性交时疼痛，或担心其他疾病的发生而限制阴茎在阴道内的充分抽动，或女方因缺乏性快感而厌恶性生活，致使男方性冲动受挫，而导致射精不能。

（2）性焦虑：由于工作及生活压力，或因经济困难，或暂无生育指标，或事业需要尚无生育计划，在性生活时，因害怕妻子意外受孕，而于性生活时努力克制、不致射精。长期以往以致不能建立正常的射精条件反射，以致欲生育时而射精不能。

（3）夫妻关系失谐：对婚事不满，或婚后夫妻感情不悦，以致性交时缺乏和谐与配合，致使性交过程中，不能得到良好的刺激而不足以引起射精反射。

（4）手淫及性生活频繁：长期频繁的手淫，使阴茎受到较为强烈的局部刺激，致使阴茎的刺激阈值升高，而在正常的性生活时，对于湿润的阴道环境以及与手淫对比较为温和的刺激均难达到手淫时的射精阈值，因此不能激发射精；或因频繁手淫及性生活，使射精中枢受到过度刺激而疲劳衰竭，以致性交时不能引起射精。

（5）环境干扰：受住房、环境的制约，使性生活时的精力难以集中；或由于担心被人窥见，或出现声响等，致使性交过程不能圆满完成而致射精不能；或夫妻上班与休息时间不一，或长期两地分居等造成性生活时不协调，在性交时可出现不射精现象。

2. 器质性不射精症

（1）神经因素：如中枢神经病变、脊柱裂、胸椎以下脊髓病变、糖尿病神经病变、脊髓外伤、腹交感神经切除、部分盆腔手术等致使射精神经传导障碍。

（2）生殖器解剖异常：如外伤性后尿道闭锁引起精道阻塞、精囊纤维化、输精管缺如等。

（3）雄激素缺乏：如原发与继发性性腺机能低下症等。

（4）药物因素：长期服用肾上腺能阻滞剂、胍乙啶、吩噻嗪类药品等，使交感神经功能被抑制。

（5）生殖器结核：前列腺、精囊腺、输精管、附睾结核等，易引起精道梗阻，而导致不能射精。

3. 原发性不射精

原发性不射精是指在任何情况下均不能射精。此类患者应高度怀疑为器质性射精障碍，应进一步检查以分析器质性的原因。

4. 继发性不射精

继发性不射精通常是指以下两种情况。其一是既往能在阴道内射精，由于某种原因而目前在阴道内不能射精；其二是除在阴道内不能射精外，在手淫及其他方式下有射精的发生。

二、诊断

（一）症状与体征

1. 功能性不射精症

在性交过程中缺乏情欲高潮，无射精动作，也没有精液排出体外。而平时或性交后可有遗精，或手淫时可射精。

2. 器质性不射精症

在性交或非性交时均无精液射出，同时伴有与原发疾病相应的临床表现。

如系前列腺、精囊腺结核或肿瘤引起精道梗阻，性生活时可有射精动作，但无精液排出。

3. 原发性不射精症

是指青春期发育后，无论是性交还是非性交时均无精液射出。可见于先天性疾病，如输精管、射精管缺如等；亦可以是前列腺炎、睾丸、附睾、输精管结核等所致。

4. 继发性不射精症

既往有射精史，后因某种原因或疾病而再未出现射精现象者。

（二） 实验室检查与特殊检查

1. 性激素放免测定

可排除性腺病变。

2. 血糖、尿糖测定

可协助糖尿病诊断。

3. 输精管造影

可明确精道有无梗阻、畸形或先天性缺如。

4. B超检查

可了解精囊、前列腺等部位有无病变存在。

（三） 诊断要点

1. 阴茎勃起坚硬，性交持续时间长，但无性欲高潮，亦无射精动作及尿道口无精液排出。

2. 功能性不射精者，有精神、心理障碍，或性交方法不当，或有频繁手淫、频繁性生活病史，以及有遗精或非性生活射精史；器质性不射精者，有神经疾患、糖尿病、外伤、手术或服用抑制交感神经药物史等。

三、鉴别诊断

本病应与逆行射精相鉴别。二者均为无精液排出体外，但前者多无性欲高潮的快感，亦无射精动作，性交后尿液检查无精子和果糖；后者多有性欲高潮的快感和射精动作，射精后的尿液检查有大量精子存在。

四、治疗

（一） 中医辨证论治

本病的基本病机为各种原因导致精源亏乏、精道不畅和精关开合失司，故其具体分型如下。

1. 肝郁气滞

主要证候：性交不射精，伴胸胁胀痛，小腹睾丸坠胀，情志抑郁，嗳气善太息，时或阴茎勃起欠佳，性交时注意力不集中，多无情欲高潮；舌质暗红、苔薄白，脉弦。

证候分析：肝失疏泄，气郁精遭，枢机闭阻，故射精不能；肝经布胁肋、循小腹、绕阴器，肝气郁结，经气不利，故胸胁胀痛，小腹睾丸坠胀，甚或致使宗筋勃起不坚；肝主疏泄，调节情志，肝失疏泄，气机郁结。故情志抑郁善太息，或瞻前顾后，心有余悸，交时精力不济；肝气横逆犯胃，肝胃不和，胃气上逆，故见嗳气。舌质暗红、苔薄白，脉弦，均为肝郁气滞之象。

治法：疏肝解郁，行气导滞。

方药：柴胡疏肝散加减。方中柴胡、香附、枳壳、郁金疏肝解郁、理气；白芍药、甘草酸甘化阴以柔肝；川芎为血中之气药，开肝经之血郁；王不留行、穿山甲通经络、利精窍；陈皮、半夏理气和胃降逆。诸药合用，共奏疏肝解郁，导滞利窍之功。

2. 阴虚火旺

主要证候：性欲亢进，阴茎易举，性交而不射精，心烦少寐，梦遗滑泄，头晕耳鸣，颧红盗汗，咽干口燥，舌红少苔或无苔，脉细数。

证候分析：阴虚火旺，心肾不交，精关不开，故性欲亢进，性交而不射精；虚热上扰心神，故心烦少寐；虚火下干精室，则梦遗滑泄；阴精亏虚，脑海失充，故头晕耳鸣；阴虚内热，蒸津外泄，故盗汗；虚火上炎，则两颧发红，咽干口燥。舌红少苔或无苔，脉细数，均为阴虚火旺之象。

治法：滋阴降火，通络开关。

方药：知柏地黄丸加味。方用生地黄、山茱萸、山药、龟版滋阴制阳；知母、黄柏清热降火；牡丹皮、泽泻清泄虚火；茯苓健脾以资化源；路路通·石菖蒲通络利窍，渚药合用，共奏滋阴降火，通络开关之功。

3. 肾气亏虚

主要证候：性欲低下，性交不能射精，伴精力不济，腰骶酸痛，精神欠振，尿后余沥，夜尿频多，或见遗精、滑泄，舌质淡、苔薄白，脉细弱。

证候分析：肾气亏虚，失却温煦，故性欲低下，交接时无力鼓动精液排出；腰为肾府，肾气虚怯，腰失所养，故作酸痛；肾虚有所不能固摄，膀胱失约，气化失常，故小便清长、尿后余沥、夜尿频仍，抑或出现遗精、滑泄；舌质淡、苔薄白，脉细弱，乃肾气不足之象。

治法：温补肾气，鼓精外出。

方药：右归丸加减。方中熟地黄、山茱萸、枸杞子、菟丝子、当归、鹿角胶补肾气、益精血；肉桂、制附子、淫羊藿、肉苁蓉温补肾阳；牛膝、杜仲补肾强腰膝，并能通利精窍。诸药合用，共奏温补肾气，鼓精外出之功。

4. 脾肾精亏

主要证候：性交不射精，或虽有射精感觉但无精液射出，或仅见少量精液流出。伴性欲减退，腰酸膝软，倦怠乏力，面色少华，纳呆便溏，心悸失眠，记忆力减退等症。舌质淡、苔薄白，脉细弱。

证候分析：脾肾精亏，肾中生殖之精避乏，故性欲减退且交时无精可射，或即便有所动作，但力亏精疏，则有感而无物；肾精不足，滋养失职，故可见腰膝酸软；脾虚后天失养，故面色少华，倦怠乏力；脾运不健，则纳呆便溏；气血不足，心失所养，故心悸失眠，记忆力减退；舌质淡、苔薄白，脉细弱，皆为脾虚精亏之象。

治法：补脾益肾，填精通窍。

方药：赞育丹加减。方中熟地黄、枸杞子、肉苁蓉、巴戟天、淫羊藿、山茱萸填精充髓；白术、山药健运中土；蛇床子、韭菜子、菟丝子温阳益肾；当归、牛膝活血通精窍；车前子利湿以防诸药味滋生湿热。诸药合用，共奏补脾益肾，填精通窍之功。

5. 湿热蕴结

主要证候：性欲亢进，性交而不射精，会阴部及小腹作胀，阴囊潮湿，时有遗精，脘闷呕恶，心烦多梦，口苦粘腻，小便淋沥黄赤，大便不爽，舌质红、苔黄腻，脉濡数。

证候分析：湿热蕴结下焦，精道蕴阻，故性交而不射精；湿热阻滞，气机不利，故脘闷，少腹及会阴部作胀；湿热下注，膀胱气化不利，故阴囊潮湿，小便淋沥黄赤；湿热扰乱精室，故可见遗精；湿热熏蒸上扰，则心烦多梦，口苦粘腻；湿热阻滞胃肠，胃气上逆，气机不畅，故见呕恶，大便不爽；舌质红、苔黄腻，脉濡数，乃湿热内蕴之征。

治法：清热利湿，通利精窍。

方药：四妙丸加味。方中苍术、黄柏、栀子、车前子清利湿热；木通、瞿麦利尿通淋；萆薢分清降浊；厚朴、白豆蔻行气化湿和胃；路路通、牛膝、石菖蒲通经络、开窍道。诸药合用，共奏清热利湿，通利精窍之功。

6. 气滞血瘀

主要证候：性交不射精，性交时阴茎、小腹胀痛，时有刺痛，伴性情急躁，胸闷不舒等症，舌质暗红，或有瘀斑瘀点，脉沉涩。

证候分析：气滞血瘀，精道阻塞不通，故性交不射精；肝脉绕阴器、抵小腹，瘀血阻于肝经，经气不利，故性交时阴茎、小腹胀痛、刺痛；气血瘀滞，肝失疏泄条达，故性情急躁，胸闷不舒；舌质暗红或有瘀斑，脉沉涩，皆为气滞血瘀之象。

治法：行气活血，通精利窍。

方药：血府逐瘀汤加减。方中桃仁、红花、生地黄、当归、川芎、赤芍药养血活血、化瘀；柴胡、香附、枳壳疏肝理气，使气行则血行；牛膝、穿山甲、蜈蚣活血通络、利窍。诸药合用，共奏行气活血，通精利窍之功。

（二） 中医验方及成药治疗

1. 黄芪滑石汤（《当代名医临证精华·男科专辑》）

黄芪 17 g，滑石 15 g，甘草 5 g，楮实子 9 g，茯苓 15 g，车前子 27 g，菟丝子 15 g，肉苁蓉 10 g，南豆花 9 g，穿山甲 9 g，王不留行 9 g。清水或开水 3 碗煎至 1 大碗，空腹服之，复煮临睡服。日服 1 剂，连服 7 剂。适用于气精两虚、湿热阻窍之功能性不射精症。

2. 通精灵（《当代名医临证精华·男科专辑》）

（1）通精灵 1 号方：附片、肉桂、淫羊藿、阳起石、生熟地黄、山茱萸、麻黄、蜈蚣、全蝎、地龙、僵蚕、当归、白芍药、韭菜子、牛膝。适用于肾阳偏虚之不射精症。

（2）通精灵 2 号方：知母、黄柏、生地黄、女贞子、枸杞子、龟胶、鹿胶、赤芍药、丹参、旱莲草、地龙、刘寄奴、王不留行、路路通、穿破石。适用于肾阴不足之不射精症。

（3）通精灵 3 号方：桃仁、红花、当归、丹参、滇三七、白芥子、茯苓、陈皮、木通、石菖蒲、冰片、桂枝。适用于瘀阻精道之不射精症。

（4）通精灵 4 号方：柴胡、白芍药、川芎、当归、枳壳、香附、郁金、生地黄、熟地黄、韭菜子、车前子、穿破石、鳖甲、穿山甲。适用于肝郁精闭之不射精症。

（5）通精灵 5 号方：龙胆草、黄芩、栀子、泽泻、车前子、生地黄、当归、牡丹皮、柴胡、草薢、薏苡仁、石菖蒲、刘寄奴。适用于湿热阻滞之不射精症。

3. 化瘀赞育汤 (《名医名方录》)

柴胡 9 g, 熟地黄 30 g, 紫石英 30 g, 红花 9 g, 桃仁 9 g, 赤芍药 9 g, 川芎 9 g, 当归 9 g, 枳壳 5g, 桔梗 5 g, 牛膝 5 g。每日 1 剂, 煎服 2 次, 服后稍卧片刻。适用于气滞血瘀、瘀结伤肾之不射精症。

4. 通精汤 (《新中医》1990 年第 6 期)

淫羊藿、车前子、蛇床子各 10 g, 肉苁蓉 15 g, 鹿角胶 6 g, 淮牛膝 30 g。适用于肾虚之不射精症。阴虚火旺加玄参 15 g, 知母 10 g; 下焦湿热加黄柏 10 g, 泽泻 15 g; 肝郁气滞加青皮、枳壳各 10 g。水煎服, 每日 1 剂, 连服 1 个月为一疗程。

5. 解郁通精汤 (《辽宁中医杂志》1989 年第 6 期)

柴胡、当归、石菖蒲、郁金、枳实、穿山甲、王不留行各 15 g, 淫羊藿、蛇床子各 20 g, 炙鳖甲 40 g, 麻黄 8 g, 蜈蚣 3 g。每日 1 剂, 水煎服, 21 天为一疗程。适用于功能性不射精症。

6. 通窍滋肾健脾汤 (《北京中医》1988 年第 2 期)

路路通 12 g, 石菖蒲 12 g, 仙茅 12 g, 白术 12 g, 枸杞子 12 g, 韭菜子 12 g, 马钱子 1 g, 蜈蚣 1 条, 淫羊藿 30 g, 生地黄 15 g, 山药 15 g, 山茱萸 15 g, 菟丝子 15 g, 石斛 10 g, 淮牛膝 9 g。每日 1 剂, 水煎服。适用于先天禀赋不足, 后天脾胃生化乏源之原发性不射精症。

7. 通乳丹加味方 (《浙江中医杂志》1991 年第 4 期)

人参、黄芪、当归各 12 g, 麦冬、木通各 9 g, 桔梗、路路通、王不留行、石菖蒲各 6 g。每日 1 剂, 煮肉汤或水煎, 早晚分服。适用于气血两虚之不射精症。

8. 马钱通关散 (《上海中医药杂志》1992 年第 1 期)

制马钱子 0.3 g, 蜈蚣 0.5 g, 冰片 0.1 g。研末, 睡前 90 分钟吞服, 用虎杖、白糖各 15 g, 石菖蒲、生麻黄各 9 g, 生甘草 6 g; 水煎至 50 L, 每次 50 mL, 睡前 90 分钟服。40 日为一疗程。适用于实证功能性不射精症。

9. 中西医结合治疗方 (《天津中医》1992 年第 2 期)

柴胡、丹参、鸡血藤、当归、益母草、香附各 15 g, 川牛膝、王不留行、川芎、赤芍药、橘核、青皮、地龙各 10 g, 穿山甲 6 g, 路路通 12 g, 蜈蚣 2 条。每日 1 剂, 水煎服。配合用丙酸睾丸酮, 每次 25 mg, 肌注, 2 日 1 次; 阿普唑仑片, 早上服 0.4 mg, 晚上服 0.8 mg。

（三） 西医疗法

1. 精神疗法对患者进行性教育，使之了解生殖系统解剖、射精生理知识，掌握正确的性交方式；患者应消除焦躁、悲观、恼恨情绪，树立信心，保持乐观；妻子应配合治疗，不要埋怨丈夫，不要向丈夫提出射精要求，以利消除丈夫的紧张心理。

2. 药物治疗

（1）睡前口服麻黄素50 mg（高血压、冠状动脉疾病、甲状腺功能亢进等患者禁忌使用），以提高性兴奋性，促使精道平滑肌收缩，加速射精。

（2）绒毛膜促性腺激素每次1 000 u，肌注，每周2次。用于不射精伴性机能减退者，但不宜久用。也可与丙酸睾丸酮合用。

（3）新斯的明每次1 mL，肌注，每日2次，10日为一疗程。用于因坐骨海绵肌、球海绵体肌无力所致的不射精症。

3. 局部治疗可使用电动按摩器刺激已勃起的阴茎的阴茎头或腹侧面，可诱导产生射精。射精成功后，并逐步过渡到性交时自然射精。

4. 病因治疗器质性不射精者，应采取相应的治疗措施，以消除引起不射精的原发因素。

（四） 其他疗法

1. 针灸疗法

（1）体针疗法：取穴足五里、曲骨。日针1次，10次为一疗程。针前令患者排尽小便。足五里用3寸28号毫针快速进针，用提插捻转手法，使针感传至会阴；曲骨用2寸28号毫针快速进针，针尖略倾向会阴，使针感传至龟头。留针30分钟，其间捻转运针1次。

（2）针灸疗法：针刺曲骨、阴廉，2~3天针1次，10次为一疗程，疗程间休息5~7天；灸大敦穴，每日1~2次。

（3）耳针疗法：取穴精宫、内分泌、肾、肝、神门、皮质下。每次选2~4穴，留针10~30分钟。

2. 按摩疗法

（1）按揉三阴交、足三里、肾俞穴，每次10~15分钟，双侧交替，每日2~3次。

（2）按摩关元、气海穴，顺、逆时针方向各120次。

（3）患者仰卧位，用双手轻挤睾丸，前后搓动，每天清晨起床前及夜晚睡觉前各做5分钟。

（4）每日夜晚睡前用热水洗脚后，以手掌摩擦双足涌泉穴，以发热为度。

3. 外治疗法

（1）敷脐法：冰片 1 g，王不留行 7 粒。为末调匀，用消毒干棉球擦净肚脐，将药填于神阙穴内，再用麝香止痛膏或虎骨膏贴封，3 天更换 1 次。

（2）热熨法：吴茱萸 50 g，白酒适量，青盐 450 g。将上药急火灼烫，和匀分装数袋，趁热熨小腹部（从脐下至耻骨联合）和阴囊，每次 20 ~ 30 min，每日 2 次。

（3）熏洗法：细辛 20 g，五倍子 30 g，淫羊藿 20 g。上药水煎后，趁热熏洗会阴部。每日 1 次，每次 15 ~ 20 分钟。

4. 饮食疗法

（1）黄花菜马齿苋饮：黄花菜 30 g，马齿苋 30 g。以水同煎，代茶饮。适用于肝经郁热所致不射精症。

（2）橘皮饮：橘皮 10 ~ 15 g，杏仁 10 g，老丝瓜 10 g。以水煮 15 分钟，取汁代饮，可加入少许白糖。适用于肝气郁滞所致不射精症。

（3）赤小豆粥：赤小豆 30 g，白米 50 g，白糖适量。先煮赤小豆至熟，再入白米做粥，加入白糖食用。适用于湿热久蕴所致不射精症。

（4）桃仁墨鱼：墨鱼（即乌贼鱼）1 条，桃仁 6 g。将墨鱼去骨皮、洗净与桃仁同煮，鱼熟后去汤，只食鱼肉。适用于瘀血阻滞所致不射精症。

（5）麻雀 3 ~ 5 只，作料（茴香、姜、葱、盐等）适量。将麻雀宰杀后烫去羽毛、除去肚肠，置锅内炖煮，同时入作料。连汤肉食之。适用于命门火衰所致不射精症。

（6）山药莲子粥：山药 30 g（鲜用 100 g），莲子肉 15 g，粳米 120 g，水适量。煮为粥，分次食用。适用于脾虚精少所致不射精症。

五、预防与调摄

1. 加强性知识教育，使患者了解性生理及性心理过程，坚定信心，积极配合治疗。

2. 调节情志，避免不良精神刺激，保持心情舒畅。

3. 加强身体锻炼，增强体质。

4. 饮食有节，不宜过食肥甘、厚味及辛辣之品。

5. 避免使用有损性机能和易致不射精的药物。

第二节 遗 精

遗精是指男子青春期后非性交或非手淫时频繁发生精液外射的病症。多发生于睡眠状态,有梦而遗者,为梦遗;无梦而遗,甚至清醒时有射精者,为滑精。

成年未婚男子,或婚后夫妻分居,每月遗精一两次,而无明显不适症状者多属于生理现象。有资料显示,80%以上的成年男子曾发生过类似情况。若遗精次数频繁,并伴有头晕失眠、腰膝酸软、精神不振等症状者,则属于病理现象而需实施治疗。

一、病因病理

(一) 中医病因病机

遗精病位主要在心、肝、肾,病因为脏虚、湿热、痰火、瘀血;基本病机为精室被扰、精失固摄。

1. 阴虚火旺

早婚纵欲,房事过度;或过用温燥之品,致肾精亏耗,阴不制阳,阴虚火旺,扰及精室,精失闭藏,而致遗泄。

2. 湿热蕴结

辛辣、醇酒厚味太过,或外感湿热之邪,酿生湿热,流注下焦;或包皮过长,积垢蕴蓄,内生湿热;或交合不洁,湿热循经侵淫,扰动精关,而致遗精。

3. 心肾不交

生理状态下,心主火,肾主水,心火下暖于肾,肾水上济于心,心肾交通,水火互济。如劳心太过,暗耗心阴,阴不制阳,心火独亢;或肾阴素亏,或后天所伤,致肾水不足,水亏火旺,不能上济于心,心肾不交,扰动精室,精不内守,故遗泄于外。

4. 心脾两虚

用脑过度,忧郁而久;或饮食不节,久病脾虚。损伤心脾,心伤则神不自藏,脾伤则气不摄精,精关不固,而致遗精。

5. 肝火亢盛

平素性情急躁，心烦易怒，郁怒损肝；或所愿不遂，情志抑郁，肝失条达，气郁化火，致肝火亢盛，扰动精室，而致遗精。

6. 心神不宁

心藏神，神安则气定。气为水母，气定则水澄，精自藏于肾。如心慕女色，妄想不遂，心神不宁，君火偏亢，致相火妄动，扰乱精室，精失固藏而遗泄于外。

7. 肾气虚弱

先天禀赋不足；或房事不节，手淫过度；或久病体虚。致肾气虚衰，固摄无力，精关失约，精液滑泄。

8. 痰火内盛

饮食不节，脾失健运，聚湿生痰，郁而化火；或肝肾相火灼伤肺津，津煎为痰，痰火内壅，扰乱精室，而致遗精。

（二） 西医病因病理

1. 心理因素

由于缺乏性知识，思想过度集中于性问题上，对性刺激易于接受，使大脑皮层持续存在性兴奋灶，而诱发遗精。

2. 性刺激环境影响

如黄色书刊中性刺激内容，电影、电视中性刺激镜头等，刺激大脑，诱发遗精。

3. 过度疲劳

过度体力或脑力劳动，使身体疲惫，睡眠深沉，大脑皮质下中枢活动加强而致遗精。

4. 炎症刺激

外生殖器及附属性腺的炎症，如阴茎包皮炎、前列腺炎、精囊炎、睾丸炎、尿道炎的刺激而发生遗精。

5. 纵欲

房事纵欲，使前列腺充血，脊髓射精中枢呈病理性兴奋而诱发遗精。

6. 物理因素

仰卧入睡，被褥温暖而沉重，刺激、压迫外生殖器；或穿紧身裤，束缚挤压勃起之阴茎，而诱发遗精。

二、诊断

（一） 症状与体征

非性交时发生精液外泄，一般每周 2 次以上，伴头晕耳鸣、神疲乏力、腰腿酸软、心慌失眠、记忆力减退等症状。

生殖器官炎性病变者，可伴有相应的症状与体征。

（二） 实验室检查

1. 尿液检查

可明确有无尿道炎、前列腺炎等病变。

2. 前列腺液检查

明确有无前列腺炎症。

3. 精液检查

根据精液常规分析，可协助判断生殖系统炎症及具体病位。

（三） 诊断要点

1. 非性交时发生精液频繁外泄，并伴有全身不适症状。

2. 多发生于青壮年，常有精神、心理因素，或伴有纵欲、过度疲劳及生殖器官炎症病史。

3. 尿液、前列腺液、精液检查，可明确有否生殖器炎症疾患。

阴茎勃起及性兴奋后尿道外口可见流出少量透明分泌物，多为尿道球腺所分泌，并非精液，不能视为遗精、早泄；小便后尿道排出少量黏液，多为前列腺所分泌，亦非遗精；遗精多发生于夜间睡眠时，或发生于性梦后惊醒时，但必须伴有射精动作；而早泄是性交时间极短甚或性交前即排精，与遗精发于非性交时不同。

三、治疗

（一） 中医辨证论治

1. 阴虚火旺

主要证候：梦中遗精，阴茎易举，头晕耳鸣，腰腿酸软，尤以遗精后次日为显，五心烦热，颧红口干，形瘦神疲，舌红少苔，脉细数。

证候分析：肾阴亏虚，阴虚阳亢，虚火内扰精室，故梦中遗精，阳事易举；肾藏精生髓主骨，脑为髓海，耳为肾窍，腰为肾府，阴精亏虚，髓海不足，窍府失养，故头晕耳鸣，腰腿酸软；阴虚内热；阳亢于上，故五心烦热，颧红口干；肾精不足，形体失养，故形瘦神疲。舌红少苔，脉细数，为阴虚火旺之象。

治法：滋阴降火，收涩固精。

方药：知柏地黄丸加味。方中熟地黄、山茱萸滋阴补肾填精；山药健脾益气养阴；牡丹皮、泽泻、黄柏清降肾中之虚火；知母养阴生津退虚热；茯苓健脾渗利，使滋阴之品补而不滞，芡实、五味子、金樱子收涩固精。诸药合用，共奏滋阴降火、收涩固精之功。

2. 湿热蕴结

主要证候：遗精频作，小便黄浊，尿后余沥，或尿夹精液，脘腹痞闷；烦热不安，口苦粘腻，面色暗黄，阴囊潮湿腥臭；精液及前列腺液白细胞增多，或见有脓细胞，舌质红、苔黄腻，脉濡数。

证候分析：湿热蕴结，扰动精关，故见遗精，或尿夹精液，湿热下注膀胱，气化不利，故小便黄浊，尿后余沥；湿热内蕴，阻滞气机，故脘腹痞闷；湿热内扰，则烦热不安；湿热蕴蒸，故口苦粘腻，面色暗黄；湿热循肝经流注阴器，故阴囊潮湿，其气腥臭；湿热蕴结精道，扰于精室，故精液、前列腺液白细胞增多，或见脓细胞。舌质红、苔黄腻，脉濡数，皆为湿热内蕴之象。

治法：清热利湿。

方药：程氏萆薢分清饮加减。方中萆薢、黄柏、土茯苓、车前子清热利湿，石菖蒲芳香化浊；莲子心清心固精；丹参凉血除烦。诸药合用，共奏清热利湿之功。

3. 心肾不交

主要证候：多梦而遗精，心悸少眠，头晕目眩，耳鸣腰酸，口燥咽干，神疲乏力，小便短赤或灼热；舌质红、苔薄黄，脉细数。

证候分析：心肾不交，水亏火旺，上扰心神，下扰精室，故心悸少眠，多梦遗精；肾阴不足，清窍失养，腰府失充，故头晕目眩，耳鸣腰酸；阴亏津不上承，故口燥咽干；阴精不足，不能充养全身，故神疲乏力；心与小肠相表里，心火下移小肠，故小便短赤灼热。舌红、苔薄黄，脉细数，乃阴亏火亢之象。

治法：滋阴清火，交通心肾。

方药：三才封髓丹合交泰丸加减。方中天冬、地黄、山茱萸滋肾填精，黄连清君火，黄柏降相火；肉桂少量，引火归元；人参、甘草健脾益气养心。诸药合用，使水升火降，心肾相交，则遗精自止。

4. 心脾两虚

主要证候：梦遗滑泄，心悸失眠，形瘦神疲，气短自汗，食少便溏，面色少华，头晕耳鸣；唇舌淡、苔白，脉细弱。

证候分析：心脾两虚，精关不固，故梦遗滑泄；气血不足，心失所养，故心悸失眠；脾虚失运，气血生化不足，形体失养，故食少便溏，形瘦神疲气短；气虚卫表不固，故自汗；气血亏虚，不能上荣，故面色少华，头晕耳鸣。唇舌淡、苔白，脉细弱，均为心脾两虚、气血不足之象。

治法：补养心脾，益气固精。

方药：归脾汤加减。方中人参、黄芪、白术、炙甘草健脾益气摄精；当归、龙眼肉、远志、茯神、酸枣仁补血养心安神；广木香行气醒脾，以防补滞；芡实、煅龙骨、煅牡蛎收涩固精。诸药合用，共奏补养心脾、益气固精之功。

若见胸闷腹胀者，加陈皮、厚朴化湿理气；若见畏寒肢冷，腰膝酸软，小便频多等症者，加肉桂、附子、补骨脂温肾益阳。

5. 肝火亢盛

主要证候：梦遗滑泄，阳物易举，烦躁易怒，性欲亢进，胸闷胁胀，头晕目眩，面红目赤，咽干口苦；舌红苔黄，脉弦数。

症候分析：肝火亢盛，扰动精室，故梦遗滑泄；肝脉绕阴器，火邪循经干及阴器，故性欲亢进，阳物易举；肝郁化火，经气不利，故胸闷胁胀；肝火内扰心神，故烦躁易怒；肝火上炎，故头晕目眩，面红目赤，咽干口苦。舌红苔黄，脉弦数，为肝火亢盛之象。

治法：清肝泻火。

方药：龙胆泻肝汤。方中龙胆草、栀子、黄芩清肝泻火；当归、生地黄滋阴养血；柴胡疏利肝胆；泽泻、木通、车前子清利湿热，引火从小便而出；甘草调和诸药。诸药合用，泻中有补，使肝火清，精室宁，则遗泄自止。

6. 心神不宁

主要证候：欲念频仍，心有疑虑，或所愿难遂，心烦失眠，遗精多随性梦而发，伴怔忡心悸，小便短赤等症；舌质红，脉数。

证候分析：所愿不遂，心神不宁，君火偏亢，相火妄动，扰动精室，故性梦遗精；心火内动，神不守舍，故失眠多梦，心中烦热；心火偏亢，心血被耗，血不养心，故怔忡心悸；心火下移小肠，故小便短赤。舌质红，脉数，为心火偏亢之象。

治法：清心安神，涩精止遗。

方药：黄连清心饮加味。方中黄连清心泻火；生地黄滋阴清热；当归、酸枣仁养血安神；茯神、远志宁心定志；人参、甘草益气和中；莲子、莲须养心涩精止遗。诸药合用，共奏清心安神，涩精止遗之功。

7. 肾气亏虚

主要证候：遗精滑泄频繁，或与异性接触即有精液流出或射出，精神萎靡，神思恍惚，面色少华，夜尿频多，腰膝酸软；舌淡苔白，脉沉细。

证候分析：肾气亏虚，固摄无力，故遗精滑泄频仍，甚可致见色泄精；肾气虚衰，气血不能充养形体，故精神萎靡，面色㿠白；肾气虚怯，不能化气摄水，故夜尿频多；肾虚腰膝失养，可致腰膝酸软。舌淡苔白，脉沉细，均为肾气亏虚之象。

治法：补肾温阳，摄精止遗。

方药：右归饮合金锁固精丸加减。方中熟地黄、山茱萸、菟丝子、枸杞子补肾填精；肉桂、附子温补肾阳；芡实、莲须、潼蒺藜、煅龙骨、煅牡蛎摄精止遗。诸药合用，共奏补肾温阳，摄精止遗之效。

8. 痰火内壅

主要证候：梦遗滑泄，阴部作胀，烦躁不眠，咳痰黄稠，胸胁胀满，食少脘痞，口苦咽干；舌质红、苔黄腻，脉滑数。

证候分析：痰火内壅，扰乱精室，故遗精滑泄；痰火阻滞阴部经隧，则阴部作胀；痰火扰于心室，故多梦、烦躁、不眠；痰火上扰清窍，故头晕目眩，口苦咽干；痰火内壅于肺，故咳痰黄稠；痰湿阻于中焦，脾胃升降失常，故食少脘痞，恶心欲吐。舌质红、苔黄腻，脉滑数，均为痰火内壅之象。

治法：清火化痰。

方药：黄连温胆汤加味。方中黄连清热泻火，竹茹、海蛤粉、瓜蒌清热化痰；半夏燥湿化痰；陈皮、枳实行气化痰，茯苓健脾化痰；生姜、甘草调中和胃。诸药配伍，俾痰化火清，精室安定，则遗精自止。

（二）中医验方及成药治疗

1. 清心丸（《中医杂志》1983 年第 3 期）

黄柏 200 g，冰片 4 g。共研细末，面糊为丸。每次服 6 g，每日服 3 次。适用于治疗湿热火盛之遗精。

2. 猪肚丸《当代名医临证精华·男科专辑》

白术（蒸炒）、煅牡蛎各 240 g，苦参（酒浸）180 g，为末，用雄猪肚 3

个，洗净煮烂，捣泥为丸如梧桐子大。每次服 10 g，每日服 2 次。用于治疗湿热遗精。

3. 保精汤《汇集金鉴》

芡实、山药各 30 g，莲子 15 g，炒枣仁 9 g，党参 3 g。水煎服。药渣再用白糖 15 g 拌匀再服。用于治疗心脾两虚之遗精。

（三） 西医疗法

1. 一般治疗

镇静，可选用安定或利眠宁等；解痉，可用普鲁苯辛。

2. 抗菌治疗

尿道炎、精囊炎、前列腺炎等生殖器炎性原发病，可用磺胺类、大环内酯类及喹喏酮类抗生素治疗。

3. 内分泌治疗对频繁出现性冲动者，可适当使用雌激素，如乙芪酚治疗。

（四） 其他疗法

1. 针灸疗法

（1）体针疗法：取穴关元、命门、三阴交、志室、肾俞等，隔日针 1 次，虚证用补法，实证用泻法。

（2）耳针疗法：取穴肾、膀胱、内分泌、神门、尿道、盆腔等，用王不留行压耳，胶布固定，每日自压 3 次，每次 5～10 分钟，3 日更换 1 次。

（3）头针疗法：选穴足运感区、生殖区，用 28～30 号 40～50 mm 长的毫针中刺激，留针 5～10 分钟，每日 1 次；10 次为一疗程。

（4）水针疗法：取穴关元、中极、八髎，每次选 2 穴，每穴注射维生素 B 150 mg，或胎盘组织液 1 mL，隔日 1 次，5 次为一疗程。

（5）皮内埋针疗法：取穴三阴交，埋针，每次 4～6 小时，隔日 1 次，5 次为一疗程。

（6）灸法：取穴肾俞、膏肓、中极、气海、命门、三阴交等，每次取 2～3 穴，每日艾灸 1 次。

2. 按摩疗法

（1）擦丹田：先将两手掌相摩令热，然后以左手紧托阴囊，右手掌擦小腹丹田处 100 次，右手擦毕，改用左手轮换进行。

（2）摩内肾：两手在腰部上下摩擦 100 次。

（3）按会阴：以中指端按压穴上，同时，收缩肛门，提吸小腹，一松一紧地按压 50 次。

（4）擦涌泉：左右各擦 100 次。此法于每晚睡前进行，用力宜均匀柔和，除会阴穴外，他处应以擦到发热为度。

3. 饮食疗法

（1）牡蛎知母莲子汤：生牡蛎 20 g，知母 6 g，莲子 30 g，白糖适量。将生牡蛎、知母放沙锅内，加适量清水，小火煎半小时，滤汁，弃渣，洗净莲子，热水浸泡 1 小时，将药汁与莲子连同浸液一起放锅内，小火炖至莲子熟烂，加白糖食用。用于阴虚火旺之遗精。

（2）莲子百合煲瘦肉：莲子 30 g，百合 30 g，瘦猪肉 200 g。三味混合，加水适量，置文火上煲熟，调味后服用。用于心肾不交之遗精。

（3）猪腰核桃：猪腰 1 对，杜仲 30 g，核桃肉 30 g。三者同炖熟后蘸少许细盐食用。用于肾气虚弱之遗精。

（4）桂圆莲子粥：莲子 10～15 g，桂圆 10 g，大枣 10 枚，粳米或糯米 100 g。先煮桂圆、大枣，取浓汁两份，分别与粳米或糯米、莲子煮成粥。日服 1～2 次。用于心脾两虚之遗精。

（5）栀仁莲子粥：栀子仁 3～5 g，莲子心 10 g，粳米 50～100 g。将栀仁碾末，先煮粳米、莲子心，待粥将成时，调入栀仁末，稍煮即可，或加白糖适量服。用于心肝火盛之遗精。

（6）酒炒螺蛳：螺蛳 600 g，白酒适量。洗净螺蛳泥土，置铁锅中炒热；加白酒、适量水，煮至汤将尽起锅，用针挑螺蛳肉，蘸调料吃。

（7）苡仁萆薢粥：薏苡仁 30 g，萆薢 6～10 g，粳米 100 g，冰糖适量。先将萆薢煎取汁，再与薏苡仁、粳米同煮粥，粥熟入冰糖，稍煮片刻即可，随意服食。用于湿热蕴结之遗精。

4. 外治疗法

（1）五倍子膏敷脐：五倍子末 15～20 g，以米醋调成糊状，摊于纱布上，敷于脐部。夏季每日一换，冬季隔日一换。

（2）五白散敷脐：取五倍子 10 g，白芷 5 g，共烘脆，研极细末，以醋及水各等分和成面团状，临睡前敷肚脐（神阙穴），覆盖消毒纱布，胶布固定，每日换药 1 次，连用 3～5 日。

（3）甘遂散敷脐：甘遂、甘草各 3 g，为末，每晚睡前用 1 g 放脐内，外用膏药贴之，晨起去药，连贴 5 次。用于治疗相火妄动之遗精。

（4）每晚临睡前，用皮硝（或玄明粉）少许，置于两手掌心搓之，至粉末消失为度；或用冷开水洗涤前阴，摩擦脊柱。

四、预防与调摄

1. 向青少年宣讲性生理卫生知识，提倡性道德，不看色情书画、影视等，树立正确的性观念和崇高理想。

2. 消除恐惧心理，树立必胜信心。

3. 劳逸结合，适当参加体力劳动和体育锻炼。节制性生活。

4. 少进酒、茶、椒、葱、蒜、姜等刺激食物；不用烫水洗澡，睡时宜取屈膝侧卧位；被褥不宜过厚、过暖，内裤宜穿着宽松。

5. 包皮过长者，应作包皮环切术；有龟头炎、前列腺炎、精囊炎等疾病者应及时诊治。

6. 病后不可滥投补涩之剂。

第三节　性欲低下

性欲低下也称性淡漠，是既往性欲良好，以后因各种原因发生在有效的性刺激下，没有性交欲望，或厌烦房事，毫无快感，也称性淡漠，常伴有勃起功能障碍、早泄的一种性功能障碍。正常的男性在 50 岁以上时，性欲和性能力逐渐减退，到 70 岁左右消失。随着年龄的增长，性欲逐步减退，这是正常的生理现象。

一、病因病理

（一）　中医病因病机

中医认为性欲淡漠的病理机制主要有两个方面：一是气血阴阳及肾精的亏虚，以气血亏虚、阴阳虚损、肾精不足为重点。二是心神不安。

先天禀赋不足，素体羸弱多病，不能耐劳，性欲不如常人，导致勃起硬度不足或早泄。后天失养，脾气虚弱，肾精失充，可导致性欲淡漠。过于劳累，劳伤肝肾，耗损精血，或房事不节，易使精液枯竭，损精耗神，元气散失，亦可出现性欲淡漠。思虑过多，使心神不定，气血两亏，亦可导致本症。过于忧郁，精神压力极大，肝气郁结不疏，亦可导致性欲低下。

（二）　西医病因病理

性欲低下的病因非常复杂，目前多数学者认为可分为两类，即功能性原因

和器质性原因。功能性性欲低下的发生与脊髓功能紊乱、中枢性抑制以及性的增龄性变化有密切关系

1. 脊髓功能紊乱

脊髓功能紊乱主要是指手淫过度、性交过频、色情放纵等造成脊髓中枢功能紊乱而发生性欲低下或缺失。

2. 性的兴奋性受到抑制

由于工作紧张，集中精力学习，或者社会工作繁忙，或者脑力劳动过于劳累，使个人的私生活受到相对抑制，影响了高级神经系统的功能状态。由此，逐渐对性生活方面冷淡，造成性欲低下或无性欲。

3. 情志心理因素

（1）过于悲伤，过于忧愁，过于愤怒，或受到强烈的精神刺激等，七情六欲失去平衡，易发生性欲低下。

（2）缺乏异性刺激或异性吸引力，需要在一定的性刺激下才会引起性欲。如当配偶有外遇新欢时，或因其他原因夫妻感情破裂时，易引起本病。

（3）长期遇到妻子冷遇后，或由于各种原因造成妻子从来未获得性满足，进而使妻子患性冷淡，或妻子因害怕怀孕或厌恶射精后的不清洁等因素多次拒绝同房，从而使男方逐渐对性无兴趣，导致了性欲低下。

（4）有的患者心理上认为已进入老年期，不应对性生活再有兴趣，或认为性行为是放荡不羁的、不光彩的事而产生了厌恶心情，逐渐出现了性欲低下。

4. 性的增龄性变化

指性从早期成熟到青壮年的高潮阶段以后，也会同其他器官一样，逐渐衰退，随着年龄的增长，对性的要求逐渐减低，这是性老化的客观规律。性的增龄性变化主要表现为睾丸功能衰退。当产生男性激素过少时，则出现性欲低下。所以老年人因睾丸功能较青壮年时衰退，阴茎勃起需时较长，而不如青壮年受到性刺激后便迅速出现勃起，勃起的坚度也较青壮年有所减弱。但是，性的波动性很大，在不同人种、不同时期以及不同的外在条件下，都有很大差别。

（三）器质性性欲低下的原因

1. 激素分泌不足

如睾丸发育不全、甲状腺功能减退、垂体病变等。

2. 慢性疾患

如肝硬化、慢性活动性肝炎、阿狄森氏病、柯兴氏综合征、营养不良、结核病等。

3. 药物影响

如各种镇静剂、大多数治疗精神病药物、降压药、抗癫痫药、雌激素等均可产生性欲低下。

二、诊断

病史中要了解有无其他系统疾病及药物使用情况；长期不过性生活而无性要求，或对性生活无兴趣，与患者年龄不符合；正常强度性刺激不能引起性欲；在妻子主动要求下，偶尔进行性生活；在垂体机能低下，高泌乳素血症、甲状腺机能低下等疾病时，血清激素检查时常有阳性发现。

三、治疗

首先是寻找原因，消除病因，才能获得有效治。多数患者均需采用精神治疗。调动患者的主观能动性，从语言、态度上关心和同情他们，使他们建立信心，明确接受治疗的必要，从而很好地配合。

治疗的重点是改善夫妇性生活的关系，治疗中如能克服偏见或不正确看法，消除思想紧张和顾虑，在医生的指导下，夫妇间注意交流技巧，坚持治疗，性欲低下多能改善。

对于因为大脑皮层和脊髓功能紊乱所致性功能低下的患者，应停止房事或避免性生活一段时间，以利于调节功能性紊乱。经过休息后，可以重新建立新的性兴奋点，增强性欲。

（一） 中医辨证论治

1. 命门火衰

主要症候：证见性欲低下，房事稀少，索然无趣，腰膝酸软，神疲体倦，面色黧黑，畏寒肢冷，舌淡，苔薄白，脉沉细而弱。

治法：温补肾阳。

方药：右归饮加减。

2. 气血不足

主要症候：证见性欲低下，久无欲念，阳事难起，头昏目眩，神疲乏力，动则气促，四肢倦怠，不思饮食，心悸失眠，舌淡，苔薄白，脉细弱。

治法：补益气血。

方药：人参养荣汤加减。

3. 肝气郁结

主要症候：证见性欲低下，久不思欲，郁郁寡欢，胸闷少气，精神不悦，时易叹息，嗳气不舒，舌淡红，苔薄白，脉弦细。

治法：疏肝解郁。

方药：逍遥散加减。

（二） 西药治疗

1. 育亨宾碱 6 mg，每日 3 次，口服，持续应用 3 个月左右。

2. 十一酸睾酮软胶囊 40 mg，口服，每日 2 次。

3. 西地那非片 50 mg，口服，每日 1 次。

（三） 单验方

1. 仙茅 10 g，甘草 15 g，水煎 2 次，早晚分服，每日 1 剂。

2. 海马研末 5 g，用仙灵脾 30 g，水煎冲服，每日 2 次。

3. 枸杞子 15 g，仙灵脾 15 g，水煎，早晚分服，每日 1 剂。

4. 活雄蚕蛾 20 个，焙干为末，酒冲服，每次 3 g，1 日 2 次。

5. 上丹：五味子 60 g，蛇床子 60 g，菟丝子 60 g，百部 60 g，杜仲 60 g，茯苓 60 g，防风 60 g，巴戟天 60 g，肉苁蓉 60 g，山药 60 g，远志（去心）60 g，枸杞子 60 g，柏子仁 60 g。炼蜜为微丸，用温黄酒或淡盐汤送服 50 ~ 70 丸，日 2 次。

四、预防与调摄

（一） 预防

1. 要有正确的性观念，夫妻相互尊重，在实践中不断交流房事经验，避免粗暴及酒后性交，进一步培养性爱的乐趣，切勿"义务性交"。

2. 加强营养，合理膳食。多食富含蛋白质、锌和多种维生素的食物。不暴饮暴食，少饮酒。

3. 生活要有规律，按时起床，注意休息，劳逸结合，积极参加气功、体育锻炼，增强体质。

4. 思想开朗，精神愉快，保持神经系统的稳定性和形成良好的性格。

5. 注意及早诊治疾病，防治身体虚亏，合理运用补品，防止滥用药物。

（二）饮食健康

1. 牛鞭汤

牛鞭 1 具，枸杞子 30 g，牛鞭洗净与枸杞子加水炖熟。食肉饮汤，常服见效。

2. 狗肉煮黑豆

狗肉 250 g，黑豆 50 g，二味同煮，熟后调以盐、姜、五香粉及糖适量，佐餐食用。

3. 羊肉麻雀汤

羊肉 250 g，麻雀卵 2 个。羊肉洗净切块，煮熟后放入麻雀卵，5 分钟后加盐和调料。吃肉饮汤，随意服用。

4. 蜻蜓汤

蜻蜓 4 只，锁阳 15 g，肉苁蓉 15 g，将蜻蜓去足翅，微炒，加入锁阳、肉苁蓉一起煎汤，每日服用 1 次，连服 10 天。

5. 肉桂烧肥鸽

肉桂 2 g，肥鸽 1 只。将鸽宰后去毛及内脏，洗净，放入肉桂，加清水适量，放炖盅内加盖盖紧，隔水炖熟。用法：饮汤吃鸽，隔日 1 次，可用 10 ~ 20 次。

（三）按摩康复

刺激和按摩足底有许多益处，其中有一点便是能提高性功能，因此性欲低下患者可自行或请配偶帮助做足底按摩术，方法有 6 种。

1. 用于直接按摩足底。

2. 用拳捶击足掌心。

3. 用手指（大拇指）掐足掌心。

4. 用指尖搔抓足掌心（取痒）。

5. 用足尖（拇趾）揉压足掌心。

6. 用冷水或薄荷油、樟脑精"药摩足掌心"。此法可在患者入睡后进行，药摩时动作应轻巧，以不让患者转醒为原则，因此可用毛刷、毛笔或绒布蘸上述药物或冷水涂擦。

（四）气功康复

1. 放松功

取站立姿势，两脚分开，与肩同宽，双膝微曲，两上肢缓慢抬胸前，两手指尖相对，指尖距离约 40 cm，手心距胸亦 40 cm 左右；十指分开，自然伸展，两手相对如抱球状，掌、肩、肘、膝放松。采用自然腹式呼吸，吸气时注意身体放松，呼气时默念"松"字。在练功中要求全身尽量放松，可采用意念诱导分段放松，次序从头至足，每放松一段，须默念"松"字2～3遍。

2. 铁裆功

铁裆功又称兜肾囊，此法不仅适宜性欲低下者，而且有益于中老年保健，有利于保持正常的性功能。铁裆功有2种功法。

（1）功法一：第一步：先搓睾丸，坐、卧、立位均可。左右两手交替搓睾丸，像数念珠一样轻揉睾丸，每次100～300下。第二步：牵拉阴囊，用手把阴囊与阴茎一起抓起握住，向下牵拉100～300下，以阴茎与睾丸有微酸微胀及两侧小腹有牵拉感为宜，不宜用力过大过猛。

（2）功法二：此法与上法相似，但动作较多些。第一步：先两手搓热，一手托阴囊与睾丸，另一手放在耻骨联合前阴毛处，然后两手一手往上一手往下，一起用力挤搓阴茎与阴囊睾丸100下左右，然后两手互换位置，再挤搓100下。第二步：两手搓热，左右手放在阴茎与阴囊两侧，两手夹住阴茎与阴囊睾丸，来回搓动双手，搓揉100下左右。第三步：如第两步，用左右手掌用力夹持阴茎与阴囊睾丸，向上向下各牵拉100下左右。第四步：用同侧手搓揉同侧阴囊与睾丸，用左右两手交替搓揉左右侧睾丸，如数念珠一样，一侧各100下左右。

此法的用力强度，次数要循序渐进，功后以不感疼痛为度。练到一定程度后，力度可加大，每次可增至数百下。铁裆功每日早晚各一次，宜早晚在被窝内进行。需注意阴部清洁，阴部有炎症或患有皮肤病者宜治愈后再练此功。

第四节 睾丸炎

睾丸炎可分为急性睾丸炎与慢性睾丸炎两类。其中急性睾丸炎又分为细菌性睾丸炎和腮腺炎性睾丸炎。急性细菌性睾丸炎根据致病菌的不同还分为非特异性感染（一般化脓性感染）和特异性感染（淋球菌感染等）两类。睾丸炎是男科的常见疾病，其发病率约为12%～18%，临床上以急性非特异性睾丸炎最为多见。

急性化脓性睾丸炎的主要表现为发病较急，发热恶寒，一侧或双侧睾丸肿大、疼痛等为临床特征；腮腺炎性睾丸炎主要表现为睾丸肿胀疼痛，红肿发热，继发于腮腺炎之后。前者多属中医学"子痈"范畴；后者多属中医学"卵子瘟"范畴。

一、病因病理

（一）中医病因病机

睾丸炎病位在外肾，病因多为外感湿热、瘟毒下注、痰气交阻，湿热之邪，壅滞于下，结于肾子，发为此疾。热盛肉腐化为脓，瘟毒久滞并能耗损肝肾之阴，致生子痿（睾丸萎缩）之变。

1. 湿热壅盛

阴部为阳明和少阳经所络属。湿从外感或湿自内生，或滞于少阳或蕴于阳明，循经下注，犯于阴处则易生子痈之疾。

2. 瘟毒流注

冬春季节，乍暖还寒，瘟疫之邪盛行。风瘟之邪袭于上，则痄腮之疾易生。腮为少阳胆经之络，雍滞而不得解，循经下迫，则恙及肾子，而成卵子瘟。

3. 气滞血瘀

跌仆、骑跨等致睾丸损伤，轻则经络受挫，气滞血瘀；重则络伤脉绽，血不归经。然无论轻重，气血瘀滞皆成肿而痛，复因湿热外邪所伤，则子痈作矣。

4. 痰气交阻

肝郁不舒，枢机不畅，气滞乃生；中焦受碍，健运失常，水湿聚而成痰。痰气交阻，阻于少阳之络，肾子肿硬而成子痈之疾。

5. 肝肾阴虚

热毒蕴结，尤其是瘟毒相滋，阻于睾络，最易伤及肝肾之阴精。肝肾不足，睾体失滋，则日渐痿废，而成子痿之症。

（二）西医病因病理

睾丸炎可由多种因素引起，多系细菌感染所致，其主要致病菌有大肠杆菌、葡萄球菌、链球菌及绿脓杆菌等。共感染途径有三：一是自输精管、附睾逆流；二是经血液、淋巴播散；三是由附睾炎扩散成睾丸炎。并常继发于尿道炎、膀胱炎、精囊炎及前列腺炎。

发生本病时，睾丸明显肿大、充血、变硬、有小脓肿形成。显微镜下可见结缔组织增生、水肿及广泛中性粒细胞浸润，间质细胞无明显病变。曲细精管可有不同程度退化、坏死、萎缩或纤维化。最后睾丸变小、变软。有时附睾亦有同样病变。

二、诊断

（一） 症状与体征

1. 局部表现

急性细菌性睾丸炎初起睾丸胀痛，继则出现红肿疼痛，局部扪之灼热，触痛明显，疼痛可引涉小腹、少痛，病变多见于一侧睾丸；腮腺炎。阵睾丸炎多有流行性腮腺炎病史，两侧睾丸同时或先后出现肿胀、疼痛，局部扪之灼热感，但色红不明显；慢性睾丸炎多由急性细菌性睾丸炎治疗不彻底或迁延昕致，睾丸肿硬，或可扪及肿块或硬节，局部红、热不显，睾丸以坠胀、酸痛为主，痛引小腹、少腹。

2. 全身表现

急性细菌性睾丸炎伴有发热、头痛、关节'酸楚、纳谷不振、口干口苦、小便黄赤、人便秘结等症；腮腺炎性睾丸炎初期可见高热、萎靡、体倦乏力等症，后期以低热为显，倦怠易疲；慢性睾丸炎一般无明显全身症状。

（二） 实验室检查

1. 血常规检查

急性细菌性睾丸炎外周血白细胞总数及中性粒细胞比例明显升高；腮腺炎性睾丸炎白细胞总数及中性粒细胞比例升高不明显，或反而降低，而嗜酸细胞比例及总数可明显升高。

2. 尿常规检查

由于淋球菌等经尿道感染者可见尿液中自脓细胞及白细胞，并可见红细胞；血行感染、淋巴途径所致者一般尿常规无明显改变。

3. B 超检查

对于急性睾丸炎肿胀较甚，而难以判断是否伴有急性附睾炎以及怀疑脓肿形成时，行 B 超检查可以助珍。

（三） 诊断要点

1. 发病前可有急性尿道炎、膀胱炎、前列腺炎、精囊炎、流行性腮腺炎等病史。

2. 急性细菌性睾丸炎发病急骤，睾丸肿胀疼痛，触痛明显，局部色红、灼热，伴有高热、恶寒、头痛、口渴、恶心等全身症状；腮腺炎性睾丸炎多有腮腺炎病史，局部肿胀疼痛，但局部红热不显，亦伴有明显的全身症状；慢性睾丸炎多有急性病史。

3. 血、尿常规检查

急性细菌性睾丸炎外周血白细胞总数及中粒细胞比例可明显升高；而腮腺炎性睾丸炎白细胞总数及中精细胞比例正常或见降低，嗜酸性粒细胞比例及总数可见明显升高。经尿道感染的睾丸炎可见尿常规异常，可见脓细胞、白细胞及红细胞。

4. B 超检查

对怀疑伴有急性附睾炎或脓肿形成不确定时，B 超检查有助诊断。

三、治疗

（一） 中医辨证论治

1. 湿热蕴盛

主要证候：多见于急性细菌性睾丸炎患者。睾丸肿胀疼痛，阴囊红肿，扪之灼热，恶寒发热，全身酸楚，小便黄赤，大便秘结，口干口苦，舌红苔黄腻，脉滑数。

证候分析：湿热蕴结，壅阻肾子，则见肾子肿痛，阴囊色红而灼热；湿热内盛，则身发寒热，关节酸楚；湿热之邪下注，膀胱受扰，则小便短赤；湿热蕴结少阳之络，则口干口苦；舌红苔黄腻，脉滑数皆是湿热之征。

治法：清热利湿，解毒消痈。

方药：龙胆泻肝汤加减。方中龙胆草、黄芩、栀子、夏枯草清肝胆湿热，解毒消肿；泽泻、车前子清热利湿，使邪从下走；赤芍药、生地黄、丹皮凉血解毒，顾护肝阴；碧玉散清肝利湿。诸药合用，共成清泻肝经湿热，解毒消痈散结之功。

若寒战高热，局部红肿明显者，可加银花、连翘、蒲公英清热解毒消痈；小便赤涩热痛者，加白茅根、芦根；睾丸鞘膜积液者，加虎杖、木通；若见肉眼血尿者，加小蓟、地榆凉血止血。

2. 瘟毒流注

主要证候：多见于腮腺炎性睾丸炎患者。睾丸肿胀疼痛，扪之灼热，阴囊皮色多不变，发热午后为甚，精神萎靡，舌淡红苔薄，脉浮数。

证候分析：瘟疫之毒，本犯于上，循经下注，留滞于少阳之络，故见睾丸肿痛；其性瘟热，非火热之所比，故扪之灼热，阴囊无明显红肿；瘟毒之邪，最易伤人阴气，稽留而久，则精神萎靡而发热，午后为显；舌淡红苔薄，脉象浮数，皆为瘟毒犯上，循经下注之征。

治法：清瘟败毒，消肿散结。

方药：普济消毒饮加减。方中柴胡、黄芩疏肝清热，燮理阴阳；板蓝根、连翘、蒲公英清热解毒，消肿散结；玄参、炒牛蒡子、僵蚕、炙升麻疏风、清瘟、败毒；青皮疏肝理气，并行引经之职；炙甘草调和诸药。诸药合用，共奏疏风、清瘟、败毒、消肿、散结之效。

热毒盛者，加黄柏、栀子；肿胀疼痛甚者，加延胡索、川楝子；睾丸结块明显者，加荔枝核、橘核；便秘、溲赤者，加车前子（包煎）、生大黄（后下）；低热汗出者，加青蒿、白薇。

3. 气滞血瘀

主要证候：病前有跌仆、骑跨等致睾丸外伤史。睾丸肿痛，甚则阴囊皮肤青紫、瘀斑，痛引少腹，影响直立或行走，继则睾丸疼痛加重，身伴寒热，小便黄赤，大便秘结，口干而苦，舌淡红、边尖或有紫斑、瘀点，脉涩或数。

证候分析：外伤之因，睾丸脉络之经受损，气滞而血不循经，故见睾丸肿痛，阴囊皮肤或见青紫；瘀血阻滞，经气不通，故疼痛而痛引少腹；气血瘀阻之上，复因湿热、热毒之邪相干，则睾丸疼痛、红肿并现，而成子痈之症；热壅于内，则寒热交作，口干而苦，小便短赤、大便秘结；舌淡红、边尖或有瘀斑、瘀点，脉涩或数，皆为气滞血瘀之象。

治法：活血化瘀，行气止痛。

方药：四逆散加复元活血汤加减。方中柴胡、枳壳、疏肝理气；天花粉、川牛膝、炮山甲、当归活血化瘀，消肿散结；炒白芍药、延胡索缓急柔止痛；炙甘草缓急并能调和诸药。诸药合用，共奏活血化瘀，行气止痛之功。

胀痛甚者，加青皮、白芷；两少腹拘急而痛者，加乌梅、细辛；肿块质地不消者，加皂角刺、浙贝母；小便赤涩不爽者，加车前子（包煎）、白茅根。

4. 痰气交阻

主要证候：多见于病变初期或慢性睾丸炎的患者。睾丸肿胀疼痛，阴囊有下坠感，可扪及肿块或硬节，压痛明显，小腹、少腹牵涉不疏，时或坠痛，舌淡红苔薄，脉弦涩。

证候分析：肝郁不疏，气机郁滞，中运不健，则水湿易为痰湿之之变，痰气交结，稽留于少阳之络，则见睾丸肿痛；痰气乃有形之邪，雍滞经遂，故见肿块或硬结；痰气交阻，经气不利，不通则痛，且易牵涉小腹、少腹为患，或为坠痛；舌淡红苔薄，脉弦涩乃痰气交阻之象。

治法：行气化痰，散结消肿。

方药：橘核丸加减。方中橘核行气疏肝止痛；木香、川楝子入厥阴气分，行气止痛；桃仁、延胡索人厥阴血分，活血化瘀；枳实、厚朴破气、化痰、散结；海藻、昆布、海带软坚散结。诸药合用，共奏化痰散结，行气止痛，活血化瘀之功。

肿块质硬偏硬者，加炮山甲、制南星；胀痛甚者，加白芷、制香附；舌苔厚腻者，加川朴、苍术。

5. 肝肾阴虚

主要证候：见于急性睾丸炎后期，以腮腺炎性睾丸炎患者最为多见。睾丸日渐萎缩，质地松软，时有酸胀不适感，精神萎靡，体倦乏力，或见阳痿、早泄、性欲减退，或有午后低热、易汗，舌淡红苔薄少，脉细数。

证候分析：热毒之邪，尤其是瘟毒之邪，伤于人体，最易耗伤人之阴津，而睾之病，其位在肾，为肝经循行之络，故肝肾之阴精受之戕伤最显，肝肾阴虚，睾失濡养，则日渐萎缩，睾体不丰，其质松软；肝肾之精不足，故精神萎靡，体倦乏力；肾主生殖，肾精匮乏，其用不振，故可见阳痿、早泄、性欲减退等症；阴精受损，其阳易浮，故低热、易出汗以午后为甚；舌淡红苔薄少，脉细数，皆肝肾不足之象。

治法：滋补肝肾，益气填精。

方药：聚精汤加减。方中熟地黄、枸杞子、制首乌滋补肝肾，益阴填精；沙苑子、淫羊藿、山茱萸补肝肾，益肾气；紫河车血肉有情之品，填精生髓；太子参、制黄精健脾益气，以后天养先天；炒薏仁健脾利湿，并防滋腻太过。诸药合用，共成滋补肝肾，益气填精之功。

（二）西医治疗

1. 药物治疗

（1）抗生素治疗：急慢性细菌性睾丸炎常用的抗生素有头孢类及喹诺酮类抗生素，也可应用广谱青霉素（需皮试阴性后方可应用）。一般至少应用1~2周。腮腺炎性睾丸炎应用抗生素是无效的，但可预防继发感染。

（2）局部封闭治疗：睾丸疼痛较甚者要用1%普鲁卡因（需皮试阴性后方可应用）10 mL作患侧精索封闭，可起到止痛、消肿、改善睾丸血液循环、保护生精功能的作用。

（3）支持疗法：对于病势较甚，高热不退，消耗较大者，可予支持疗法。

腮腺炎性睾丸炎以及细菌性睾丸炎在足量使用抗生素的前提下并可结合使用肾上腺皮质类激素。

2. 手术治疗

睾丸炎化脓后应切开排脓，并保持引流通畅。

（三） 中医验方及成药治疗

1. 清热利湿化瘀汤《名医名方录》

蒲公英30 g，金银花20 g，连翘15 g，滑石15 g，茯苓15 g，车前子15 g，莲须15 g，当归12 g，赤芍药12 g，败酱草15 g，丹参20 g，穿山甲9 g，王不留行15 g，甘草6 g。每日1剂，水煎，分两次服。适用于治疗急性睾丸炎。

2. 柴胡疏肝散加味（陕西中医1993年第2期）

柴胡、黄芩、枳壳各9 g，白芍药12 g，乌药、桃仁、小茴香、橘核、败酱草各10 g，炙甘草6 g。每日1剂，水煎，分两次服。适用于治疗急性睾丸炎。

3. 除湿逐瘀止痛汤《中医男科临床手册》

柴胡15 g，川楝子10 g，车前子10 g，青皮10 g，苍术15 g，法半夏15 g，荔枝核15 g，橘核15 g，小茴香6 g，红花10 g，桃仁10 g，乌药12 g，白芍药60 g，枳壳10 g，甘草20 g。水煎服，每日1剂。适用于治疗慢性睾丸炎。

4. 双花银翘散（《中医杂志》1988年第1期）

金银花、连翘、葛根、生石膏、天花粉各15 g，板蓝根12 g，鲜芦根24 g，赤芍药、郁金、牡丹皮、龙胆草、川楝子各9 g。水煎服，每日1剂。适用于治疗流行性腮腺炎合并睾丸炎。

5. 加减普济消毒饮（《广西中医/》1979年第3期）

黄芩12 g，川连须9 g，牛蒡子、玄参、桔梗各12 g，甘草、陈皮各6 g，大青叶15 g，升麻9 g，柴胡12 g，马勃、连翘各9 g。水煎服，每日1剂。适用于治疗急性腮腺炎性睾丸炎。

6. 贯众饮（《中医杂志》1981年第8期）

贯众（去毛洗净）60 g。上药加水700 mL，煎至500 mL。每日早、晚各服250 mL，或分次当茶饮。适用于治疗急性睾丸炎。

7. 加味补中益气汤（《四川中医》1985年第2期）

黄芪18 g，党参15 g，白术12 g，柴胡、升麻、陈皮、当归各10 g，甘草5 g，生姜3片，大枣5枚。水煎服，每日1剂。适用于治疗气虚下陷型腮腺炎性睾丸炎。

8. **僵蚕饮**（《湖北中医杂志》1986 年第 3 期）

僵蚕、蝉蜕、防风、荆芥各 12 g，姜黄 6 g，大黄 9 g，蒲公英 24 g，橘核 18 g。水煎服，每日 1 剂。适用于治疗风热型腮腺炎性睾丸炎。

9. **温阳散结汤**（《河南中医》1986 年第 5 期）

附子（先煎 90 分钟）、干姜各 30～60 g，白芍药、甘草各 30 g，大黄、桂枝、细辛、路路通、橘核、当归各 10 g。水煎服，每日 1 剂。适用于治疗阳虚寒凝型急、慢性睾丸炎。

10. **清睾汤**（《贵阳中医学院学报》1990 年第 4 期）

龙胆草、荔枝核（打）、川楝子、地龙各 15 g，车前子、海藻各 30 g，生地、昆布各 20 g，柴胡、橘核、枳实、五灵脂、桃仁、广木香各 12 g，萆草 60 g，大黄（后下）9 g。水煎服，每日 1 剂，饭后服。适用于治疗热毒炽盛型急性睾丸炎。

11. **腮腺炎片**

功能清热解毒，软坚消肿。每次 4～8 片（每片重 0.3 g），每日 2 次。空腹温开水送服。适用于治疗腮腺炎性睾丸炎。服药期间忌鱼腥发物。

12. **月华丸**

功能滋补肺肾，生津润萎。每次 3 g，每日 1～3 次。温开水送服。适用于治疗腮腺炎性睾丸发生睾丸萎缩者。

（四） 其他疗法

1. **体针疗法**

取太冲、大敦、气海、关元、三阴交。上穴轮流使用，每日针刺 1 次，用泻法。适用于急性睾丸炎初期。

2. **艾灸疗法**

取绿豆大艾炷，置于阳池穴上灸 3 壮，每日 1 次。适用于急性睾丸炎初期。

3. **贴敷疗法**

初起用金黄膏外敷，或用马鞭草全草捣烂，蜜糖适量，调匀敷贴患处。溃后用八二丹或九一丹提脓祛腐，盖红油膏；脓尽用生肌散生肌收口。

4. **坐浴疗法**

用马齿苋、芒硝各 30 g 煎汤。保温坐浴，每日 2 次，每次 15 min。使用与睾丸炎各期。

四、预防与调摄

1. 急性期卧床休息，用布袋将阴囊托起以减轻疼痛。慢性期可适当活动。

2. 积极治疗原发感染，如尿道炎、前列腺炎、精囊炎；腮腺炎等疾患。

3. 治疗期间，暂时中断或减少房事。

4. 忌食酒、葱、蒜、辣椒等刺激性食物，注意饮食营养。

第五节　精囊炎

精囊炎是男性生殖系统常见的感染性疾病之一。其临床主要特征是"血精"，即精液里混有程度不同的血液。临床可分为急性与慢性两类，并常与前列腺炎同时发生。属中医学"精血"、"赤浊"范畴。

一、诊断

1. 有前列腺、后尿道炎病史或盆腔或全身其他部位感染史。

2. 血精等临床症状。

3. 精囊区压痛。

4. 急性期血常规白细胞增多，尿常规可见红细胞、白细胞。

5. 精液常规白细胞、红细胞、脓细胞满视野。

二、治疗

（一）　中医辨证论治

1. 阴虚火旺

主要证候：精色红、量少，腰膝酸软，头晕，心烦易怒，盗汗，手足心热，口干欲饮，舌红苔少，脉细数。

治法：滋阴降火。

方药：知柏地黄丸加减。

2. 湿热下注

主要证候：精液红色或暗红色，可有射精痛，小腹不适，尿黄，尿灼热而痛，舌红苔黄腻，脉滑数。

治法：清热利湿。

方药：龙胆泻肝汤加减。

3. 瘀血阻络

主要证候：精色暗红，会阴小腹疼痛，舌质暗边有瘀斑点，苔薄白，脉细涩。

治法：活血化淤。

方药：血府逐瘀汤加减。

4. 气虚失摄

主要证候：病程日久，精色淡红，神疲乏力，气短懒言，食少便溏，心悸自汗，舌质淡，苔薄白，脉细弱。

治法：补脾益气。

方药：补中益气汤加减。

（二） 西医治疗

1. 罗红霉素胶囊 0.15 g，口服，每日 2 次。

2. 复方新诺明，口服，每次 2 片，每日 2 次，连服 1~2 周。

3. 乙烯雌酚 1 mg，加强的松 5 mg，口服，每日 3 次，连服 2~3 周。

4. 维生素 K_4，口服，每次 4 mg，每日 3 次。

5. 血凝酶什 lu 肌注，每日 1 次。

以上抗生素和止血药可联合应用。

（三） 单方验方

1. 云南白药，口服，每次 2 丸，每日 2 次。

2. 知柏地黄丸，口服，每次 8 丸，每日 3 次。适用于阴虚火旺之精囊炎。

3. 龙胆泻肝丸，口服，每次 6 g，每日 2 次。适用于湿热下注之精囊炎。

4. 四妙丸，口服，每次 5 g，每日 3 次。适用于湿热下注之精囊炎。

5. 归脾丸，口服，每次 1 丸，每日 2 次。适用于气虚之血精。

（四） 外治法

1. 黄柏 30 g，黄芩 15 g，半枝莲 15 g，白花蛇舌草 15 g，虎杖 15 g，丹皮 10 g，茜草 15 g，蒲黄 15 g。水煎两遍，取滤液 200 mL。每次用 100 mL，水温约 40℃左右，保留灌肠，每日 1 次，10 次为 1 个疗程。适用于湿热下注之精囊炎。

2. 红藤 30 g，丹皮 10 g，赤芍 30 g，桃仁 10 g，莪术 10 g，蚤休 20 g，大黄 10 g。水煎两遍，每次取滤液 100 mL，温度 40℃左右保留灌肠，每日 1 次，10 次为一个疗程。适用于瘀血阻络之精囊炎。

3. 热水坐浴，每日 2 次，水温保持在 42℃，每次 20 分钟。

（五） 食疗法

1. 鲜小蓟 200 g，鲜白茅根 200 g，鲜藕 200 g。共绞取汁，每次服 15 mL，每日 2 次。

2. 槐花炒至微焦，每取 5～9 g，与茶叶同泡饮。

3. 白芨粉 20 g，山药末 30 g，西洋参 6 g（切片），粳米适量。洗净粳米，加入上药，加水适量同煮粥食用。2 日 1 次。适用于气虚之证。

4. 人参末 3 g，粳米 100 g，冰糖适量，同人锅内煮粥食用。适用于气虚之血精证。

（六） 理疗

患者解大便后用 1% 黄连素溶液 20 mL 灌肠。然后用药液浸湿纱布热置于会阴部位，浸湿纱布与直流电理疗器阳极相连接，阴极置于耻骨上，电流 8～20 mA，每次 20 min，每日 1 次，10 次为 1 疗程。

（七） 针灸方

取穴：会阴、肾俞，采用泻法，重刺激，不留针，每日或隔日 1 次，10 次为 1 个疗程。阴虚火旺者加太冲、照海、太溪、曲骨穴，平补平泻；湿热下注者加阴陵泉、三阴交、太冲行间、中极六，用泻法；瘀血阻络型加髎、委中、照海、中极，用泻法；气虚型加脾俞、三阴交、太溪、足三里、气海，用补法。

（八） 护理

1. 急性期禁止性生活。
2. 急性期不可反复刺激按摩精囊腺。

三、预防与调摄

1. 加强体育锻炼、增强体质。

2. 戒烟酒，宜清淡饮食，忌辛辣刺激性食物。

3. 性生活要有规律，不频繁性交，也不长期禁欲，更不应性交不射精。

4. 急性期禁止做前列腺按摩，以防炎症扩散。

5. 本病与高血压、缸管硬化、前列腺等病有密切联系，因此凡是血精患者均应查血压及脑彩超等，以排除高血压等病。有高血压、动脉硬化、前列腺炎者必须同时治疗才能取得良好的效果。

6. 本病治疗准确，一般在 8～10 天即可肉眼见血精消失。但不能停止治疗，疗程应足 3 周，慢性前列腺炎应延长至 1 个月。

第六节 前列腺炎

前列腺炎是青壮年男性的常见疾病，约占泌尿外科门诊及男科门诊患者的 1/4 左右。有研究认为，前列腺炎是因感染、充血以及不明原因引起的包括局部症状、全身症状、精神—神经症状的一种症候群。临床上通常将其分为急性细菌性前列腺炎、慢性细菌性前列腺炎、非细菌性前列腺炎和前列腺痛四类。其中以非细菌性前列腺炎最为多见。

中医无前列腺炎的病名。但医籍中"淋证"、"白淫"、"精浊"、"悬痈"、"少腹痛"、"腰痛"等记载与不同类型的前列腺炎以及某类前列腺炎的不同症状特点相类似。因此，在临床治疗中可以资鉴。

一、急性细菌性前列腺炎

急性前列腺炎是感染细菌引起的前列腺的急性炎症。好发于 20 ~ 40 岁的青壮年，常与急性精囊炎并发，故又称之为急性前列腺精囊炎。本病临床较为少见，临床以起病较急，寒战高热、乏力、肌肉及关节痛，会阴部及直肠内有沉重感或剧痛，可放射至耻骨上区、阴茎或腰骶部。若为尿道感染所致的急性前列腺炎，则尿频、尿急、尿痛，排尿困难较为明显。若症状未得到缓解则可能形成前列腺脓肿。本病相当于中医"淋证"范畴，形成前列腺脓肿时则与"悬痈"相类。

（一） 病因病理

1. 中医病因病机

急性细菌性前列腺炎的病位在膀胱与精室。病因为外感湿热，内伤酒食，蕴湿生热，扰于膀胱精室所致。

（1）外感湿热秽毒：性事不洁，湿热秽毒经尿窍而入，蕴遏膀胱，侵于精室，扰及二窍，致生本病。

（2）内伤酒食辛辣：嗜酒无度，过食辛辣，滋生脾胃湿热，湿热之邪，循经下注，滋扰膀胱、精室，遂致发生本病。

（3）肺热循经内传：感冒、咽喉疼痛之疾，热毒侵袭于上。然肺为水之上源，外感热毒之邪可以循经内传，客于膀胱，累及精室而滋生是疾。

2. 西医病因病理

急性细菌性前列腺炎的感染途径大致有三个方面：①经尿道直接蔓延。泌尿系统感染可通过前列腺腺管蔓延至腺体而致生急性细菌性前列腺炎。此为最常见的感染途径。②经血液循环感染。身体其他部位的感染灶的致病菌可以通过血液循环到达前列腺引起急性细菌性前列腺炎。较为常见的为皮肤、扁桃体、龋齿、呼吸道或肠道等感染灶。③淋巴感染。通常为前列腺相邻的炎症如直肠、结肠、膀胱、尿道等通过淋巴管道引起急性细菌性前列腺炎。其主要致病菌有大肠杆菌、链球菌、葡萄球菌、克雷白氏产气杆菌和淋球菌。如过度饮酒、过度的不良性刺激、受凉、骑马、骑车、会阴损伤等，均能诱发急性细菌性前列腺炎。

急性前列腺炎的病理过程通常有三个阶段：首先是充血期，炎症主要侵及后尿道、前列腺管及其周围组织，表现为轻度充血、水肿，腺泡及其周围间质有炎性细胞浸润，腺管上皮细胞有时增生及脱屑；其次是小泡期，病变组织充血、水肿加重，整个腺体肿大，前列腺小管膨胀甚至形成许多小的脓肿，有大量的淋巴和多核细胞浸润；实质期时微小脓肿可逐渐增大，侵入更多的实质及其周围，腺泡坏死破裂，形成多个小脓肿，逐渐融合或增大而形成前列腺脓肿。

（二）诊断

1. 症状与体征

（1）全身症状：发病突然，全身症状有发热恶寒，全身乏力，肌肉关节疼痛，食欲不振，恶心呕吐等。血源性感染者，全身症状的出现常早于局部尿路症状。

（2）局部症状：膀胱刺激症状明显，表现为尿频、尿急、尿痛和排尿时尿道部位烧灼感；常伴血尿，通常是初血尿和终末血尿，偶尔也可以是全程血尿，大多为镜下血尿，由于腺体充血水肿，还町压迫后尿道引起梗阻，发生急性尿潴留。逆行感染者，局部尿路症状的出现常先于全身症状。会阴部，肛门内疼痛，大便时疼痛加重。疼痛常向下腹部、腰骶部、大腿根部、阴茎、睾丸等处放射，放射到腰部时，甚至可有急性阑尾炎样的临床表现。尿道口可伴有脓性分泌物。

急性细菌性前列腺炎若持续一周或一周以上高热，外周血白细胞总数及中性白细胞比例明显增高，会阴部出现红肿热痛，全身和局部症状继续加重者，应考虑前列腺脓肿形成。脓肿一旦穿破或引流后，其症状则随之减轻。

2. 检查

（1）尿液常规检查：小便中可查见白（脓）细胞及红细胞。

（2）生殖器官检查：经尿道逆行感染所致者，尿道口可见有脓性分泌物。

（3）外周血象检查：血白细胞总数及中性白细胞明显增高。

（4）直肠指诊：可触及肿大、灼热、质软、触痛明显的前列腺。前列腺脓肿形成后触诊时可有波动感。

（5）尿道分泌物涂片检查及细菌培养：有尿道分泌物时行尿道分泌物涂片检查可见大量白（脓）细胞，行尿道分泌物细菌培养及药物敏感试验将有助于指导选择有效抗生素。

（6）尿三杯试验：尿三杯试验时，急性细菌性前列腺炎可见第 1 杯内有碎屑和脓尿，第 2 杯较清晰，第 3 杯浑浊。

3. 诊断要点

（1）发病前可有急性尿道炎病史，或有皮肤感染、上呼吸道感染等病史。

（2）起病突然，血行感染者，先见全身症状；逆行感染者，先见局部尿路症状。全身症状有发热恶寒、乏力，厌食等。局部尿路症状有尿急、尿频、尿痛、尿血，会阴部疼痛，并向下腹部、腰骶部及阴部放射。

（3）血、尿异常；尿道分泌物涂片及细菌培养多为阳性；尿三杯试验有助于诊断。直肠指诊前列腺肿大、质软、灼热、触痛。

（三）治疗

1. 中医辨证论治

本病之病机是以湿热下注，热毒壅盛为基本特点，故其治疗则以清热解毒，利湿通淋为基本原则。

（1）湿热下注

主要症候：尿频、尿急、尿痛、尿灼热而黄，会阴坠胀疼痛，或有发热恶寒。指诊前列腺增大明显，触痛，舌红，苔黄腻，脉滑数。

治法：清热利湿。

方药：八正散方中萹蓄、瞿麦、木通、车前子、滑石利湿通淋；大黄、栀子、甘草清热泻火解毒。共奏清热泻火，利湿通淋之功。

若高热寒战者，可加银花、连翘、败酱草、蒲公英清热解毒；若大便秘结者，可重用大黄，并加枳实以通腑泻热；若尿液浑浊者，可加土茯苓、萆薢利湿化浊；若肉眼血尿者，可加白茅根、小蓟、紫珠草以凉血止血；寒热往来，口苦呕恶者，可合小柴胡汤以和解少阳。

（2）热毒炽盛

主要症候：发热持续不退，尿道刺激明显，甚则尿闭。会阴灼热而痛，直肠指诊前列腺可扪到脓肿的波动感。口渴欲饮，大便秘结，舌红，苔黄腻，脉滑数。

治法：清热解毒，散结消肿。

方药：龙胆泻肝汤合五味消毒饮加减。方中龙胆草大苦大寒，泻肝胆实火，除下焦湿热；黄芩、栀子清热泻火；金银花、野菊花、蒲公英、紫花地丁清热解毒，散结消肿；木通、车前子、泽泻清热、利湿、通淋，使邪从下达；柴胡疏肝达气，以行引经之利；火盛必劫阴，故用生地黄、当归养阴扶正，使邪去而正不伤；甘草清热解毒，调和诸药。诸药合用，共奏清热解毒，利湿消肿之功。

若高热持续不退，会阴红肿热痛渐增，是热毒内盛，前列腺脓肿形成所致，可在清热解毒、消肿散结的基础上，酌加皂角刺、炮山甲以透脓托毒。

2. 中医验方及成药治疗

（1）分清五淋丸（《中华人民共和国药典》，1985 年版）每次口服 9 g，每日 1～2 次。温开水送服。

（2）荡涤灵（《吉林省药品标准》，1985 年）每次 1 包（20 g），每日 3 次。温开水送服。

（3）金沙五淋丸（《山东省药品标准》，1975 年）每次口服 10 g，每日 3～4 次。饭后温开送服。

3. 西医疗法

（1）一般治疗：包括卧床休息、多饮水、止痛、退热、润肠通便等以减轻病痛。

（2）抗生素治疗：前列腺腺体外有一层类脂膜，常用的药物一般不易透入前列腺组织中，药物浓度低。因此，所选择的药物应是脂溶性、离解常数高、与血清蛋白结合率低的碱性药物。临床较常使用的有：磺胺类、氟喹喏酮类、头孢菌素类和大环内酯类抗生素。无磺胺类药过敏史者，可口服复方新诺明，每次 2 片，每日 2 次；同时加服碳酸氢钠片，每次 1 g，每日 2 次。一般需连服 4～6 周。病情较重者并可静脉给药。如结合细菌培养及药物敏感试验选择药物则疗效更好。

（3）局部治疗：病变初期可行热水坐浴。对于急性尿潴留者，可行耻骨上膀胱穿刺排尿或行膀胱耻骨上造瘘。前列腺脓肿形成者，可经会阴穿刺吸取脓液，并注入有效抗生素，必要时可经会阴切开引流。

4. 其他疗法

（1）针灸疗法：取穴膀胱俞、中极、阴陵泉、行间。日针 1 次，泻法或平补平泻。适用于急性细菌性前列腺炎初期。

（2）灌肠疗法：金黄散 15 ~ 30 g，山芋粉或藕粉适量，加水调成稀糊状；或三黄散（黄连、黄芩、黄柏各 20 g，研末）15 ~ 30 g，以蒲公英浓煎液调成稀糊状，作保留灌肠，每日 1 次。适用于急性细菌性前列腺炎早期。

（3）药物栓剂治疗：野菊花栓，每次 1 枚，塞入肛内，每日 1 ~ 2 次。

（4）坐浴疗法：可用热水坐浴；亦可用朴硝 30 g，野菊花 15 g，蒲公英 30 g，虎杖 15 g，大黄 15 g，煎液、待温坐浴，每日 1 次，每次 15 分钟。

（5）敷贴疗法：可选金黄膏或玉露膏、青敷膏外敷会阴部，每口换药一次。适用于象性前列腺炎脓肿形成未溃者。

（四） 预防保与调摄

1. 卧床休息，禁止骑马、骑车等骑跨运动。

2. 多饮水，禁酒，忌食辛辣刺激性食物，避免性刺激。

3. 禁止作前列腺按摩和尿道内器械检查。

4. 彻底治疗原发感染病灶，以防感染扩散。

二、慢性前列腺炎

慢性前列腺炎可分为慢性细菌性前列腺炎和非细菌性前列腺炎两类。有研究认为非细菌性前列腺炎约占本病的 90% 以上。慢性前列腺炎好发于青壮年男性，其中尤多见于 20 ~ 40 岁的男子，甚至有统计认为 35 岁以上的男性有 35% ~ 40% 患有本病。除极少数慢性细菌性前列腺炎外，非细菌性前列腺炎的病因目前尚不十分清楚，临床症状与体征也较为复杂，治疗效果也不十分理想。因此，慢性前列腺炎是目前临床疑难病症之一。本病多以排尿异常为其临床特征，小便终末或大便时尿道有乳白色黏液滴出。因此，本病似属于中医学"精浊"范畴。

（一） 病因病理

1. 中医病因病机

慢性前列腺炎的病位在精室、膀胱。常见病因有湿热内蕴、相火内扰、气血瘀滞、中气不足、肾气虚弱等。病机特点表现为虚实夹杂。

（1）湿热蕴结：可因急性细菌性前列腺炎经久未愈，迁延而成；或素有宿疾，复因感冒等病所诱发；或因嗜食酒辣，伤于脾胃，湿热内生，循经下注而成；或因包皮过长，藏污纳垢，湿热内生；或因性交不洁，湿热秽毒内侵。湿热之蕴，精室受扰，均可致生此疾。

（2）欲火滋扰：手淫频作，或色情过度刺激，致使精室欲火、精血充盈，若未能得以宣泄，则精室气机逆乱，或为离位之败精瘀积，致使精室受戕而生此疾。

（3）气血瘀滞：情欲不遂，肝失疏泄，气机不利；或因性交中断，忍精不泄，气机郁滞，所愿未遂；均可致精室气机郁结，疏泄不畅而生此疾；病延而久，由气及血，瘀滞精室，致使精室脉络不畅，而发为本病。

（4）中气不足：素有中虚之证，或因罹病后，过用苦寒直折之品，戕伤脾胃，致中气不足，固摄无权，使小水与精相浊，滋生是疾。

（5）肾气亏虚：禀赋不足，肾气素亏；或因房劳伤肾，伤耗肾精，肾气虚损，精不内守，与小水相混而出，而形成此病。

2. 西医病因病理

慢性前列腺炎包括慢性细菌性前列腺炎和慢性非细菌性前列腺炎两大类。

（1）慢性细菌性前列腺炎：致病菌多与急性细菌性前列腺炎相同。但亦可为杆菌与球菌的混合感染，或特异性感染与非特异性感染并存。本病可以继发于急性细菌性前列腺炎，但临床上大多数患者并无急性发作的病史。其感染途径有三：一是身体其他部位感染灶的血行播散，一般认为95%的细菌性前列腺炎有牙齿、扁桃体等原发感染病灶；二是尿路感染的直接蔓延，可以继发于尿道炎、膀胱炎、肾盂肾炎；三是肠道感染、尿道器械检查、痔手术等的淋巴扩散。此外，前列腺结石常伴有慢性炎症，亦有可能是重要的感染源之一。

凡经常饮酒、性交中断、会阴损伤等因素，都可造成前列腺充血，为细菌的入侵和繁殖创造条件。尿道狭窄、前列腺增生等也是前列腺感染的诱发因素。

慢性细菌性前列腺炎的组织学表现是非特异性的，其炎症反应常较急性细菌性前列腺炎局限和不明显。较突出的是腺泡内及周围有不同程度的浆细胞和巨噬细胞浸润，以及区域性淋巴细胞聚集。受累前列腺质地变硬，而有纤维化现象；纤维变性重者，腺体可萎缩，且可延及后尿道，使膀胱颈硬化。部分患者因腺管被脓性分泌物及脱落的上皮细胞阻塞，引流不畅，小泡扩张，肛指检查可触及肿大而呈现柔软感的腺体。

（2）非细菌性前列腺炎：非细菌性前列腺炎是相对于慢性细菌性前列腺

炎而言的。有学者将慢性前列腺炎除却慢性细菌性前列腺炎外均归于非细菌性前列腺炎。因此，便有此非细菌性前列腺炎为前列腺痛、前列腺溢液、慢性前列腺充血或充血性前列腺炎者。亦有学者将具有慢性前列腺炎症状与体征、前列腺液有明显病理改变者，依据前列腺液细菌培养阳性与否分为慢性细菌性前列腺炎和非细菌性前列腺炎；并将具有慢性前列腺炎症状，但无慢性前列腺炎体征且前列腺液未见明显病理改变者称为前列腺痛。引起本病的原因是过度频繁的性冲动，以及酗酒和嗜食辛辣等刺激性食物，导致前列腺慢性充血与水肿。

（二）诊断

1. 症状与体征

（1）局部症状：排尿不适，尿频、尿急，尿道有灼热感，终末尿或大便于结时尿道常有乳白色的粘性分泌物，小便后有余沥不尽感。会阴、少腹、阴茎根部、肛门及腰骶部可出现坠胀、隐痛等不适感，而且在膈以下、膝以上可能存在不同程度的反射痛。有时可有射精疼痛和血精。

（2）全身症状：疲倦乏力，腰膝酸痛。并可伴有性功能障碍，如阳痿、早泄、遗精等。可有神经衰弱症表现，如失眠、健忘、抑郁、焦虑等。

2. 检查

（1）直肠指诊：性前列腺炎时前列腺可大可小，两侧叶可不对称，表面可不规则，质地初期柔软，中后期变韧或质硬而不均匀，有时可扪及大小不同的结节，有轻度压痛。

（2）前列腺液常规检查：前列腺按摩液常规检查可见有大量白（脓）细胞，>10 个/HP 诊断便可成立；有时可见白（脓）细胞堆积情况，同时卵磷脂小体数量显著减少或消失；前列腺液 PH 值 >7.2。

（3）前列腺液培养及药敏试验：前列腺液细菌培养如有细菌生长则慢性细菌性前列腺炎的诊断即可成立。药敏试验对于指导用药有积极意义。支原体培养阳性说明有支原体感染存在。

（4）尿液、前列腺液分段定位培养：留取前段尿（VB1）、中段尿（VB2）按摩留取前列腺液（EPS）及按摩后尿液（VB3）作细菌培养。当VB1 和 VB2 的细菌数 <3 000/mL，而 EPS 和（或）VB3 和细菌数 >5 000/mL；或 VB1 和 VB2 培养阴性，而 EPS 和（或）VB3，培养阳性者，即可诊断为慢性细菌性前列腺炎。

（5）前列腺液免疫球蛋白测定：慢性前列腺炎的前列腺液中 IgG、IgA、

IgM 都有不同程度的增加，其中 IgA 最为明显，其次为 IgG，IgM 一般增高不明显。若 IgM 有增高，说明抗原还继续存在，若临床症状已消失，但 IgA 和（或）IgM 仍高，应注意病变并未痊愈，还有复发可能。

（6）B 型超声波检查：慢性前列腺炎时回音图可见较多微波，声像图可见弥漫性肿胀，光点弥漫性增多或散在的光点，有脓肿时可见边缘模糊的低回声区，包膜光带不齐。

（7）前列腺穿刺活组织检查：此检查方法一般较少应用，但在慢性前列腺炎须与前列腺结核、前列腺肿瘤作鉴别诊断时有积极意义。

3. 诊断要点

（1）本病临床症状较为复杂，可有尿频、尿急、尿痛，尿末滴白，会阴、少腹、小腹、腰骶部坠胀疼痛，可伴有性功能障碍及精神—神经症状。

（2）直肠指诊前列腺质地改变，并可有压痛。

（3）前列腺液常规检查白（脓）细胞 > 10 个/HP，卵磷脂小体明显减少或消失，前列腺液 pH 值 > 7.2。

（4）前列腺液培养或尿液、前列腺液分段定位培养，有助于判断慢性前列腺炎是否为细菌性所为。支原体培养亦有助于明确病因。

（三）治疗

1. 中医辨证论治

本病之病机是以湿热蕴结，气血瘀滞，中气不足及肾气亏虚为基本特点，故其治疗则相应以清热利湿，行气活血，补中益气，补益肾气为基本原则。

（1）湿热蕴结

主要证候：尿频、尿急，尿道有灼热感，偶有尿痛，终末尿或大便干结时尿道滴白，会阴、少腹、小腹部胀痛不适感，直肠指诊前列腺肿胀、压痛，可扪及结节，舌质红、苔薄黄腻，脉滑数。

治法：清热利湿。

方药：前列腺炎 I 号方。方中白花蛇舌草、蒲公英、败酱草、生甘草清热解毒化浊；黄柏、土茯苓、萹蓄、虎杖清热利湿降浊；配大黄增加其清热解毒泻浊之功；生黄芪、蒲公英、败酱草托毒排脓去浊；生黄芪还能补气以行血，扶正以祛邪，寓补于泻之中，使邪去而正不伤。全方合用，共奏清热利湿，解毒去浊之功。

若尿道灼痛重者，可加石韦、木通清热利湿通淋；若尿道滴白量多者，加草薢、车前子清热利湿化浊；若前列腺液中脓细胞多者，可加银花、连翘清热解毒去浊；前列腺液中有红细胞者，可加旱莲草、白茅根清热凉血止血。

（2）欲火扰精

主要证候：色情刺激频繁，阴茎持续勃起；或忍精不泄，小便频急而细，尿道灼热感，会阴部胀痛；或痛引少腹、小腹，终末尿或大便干结时，尿道滴白，夜寐欠安、多梦；或于手淫或过度不良性刺激的当夜发生遗精，口干而粘，肌肤亢热，舌偏红、苔薄，脉细数。

治法：行气活血化瘀。

方药：前列腺汤。方中丹参、泽兰、赤芍药、红花、王不留行、制乳香、制没药活血化瘀，散结通络；青皮、川楝子、小茴香行气导滞以行血；败酱草、蒲公英、白芷清热利湿以通络。诸药合用，共奏行气活血，散结通络之功。

若尿频尿急，尿道灼痛者，可加萹蓄、白花蛇舌草、车前子清热利湿通淋；若尿末滴白量多者，可加土茯苓、萆薢、车前子清热利湿化浊；若前列腺液脓细胞多者，可加白花蛇舌草、金银花、连翘、野菊花清热解毒化浊；若会阴等处刺痛较重，瘀血阻滞较甚者，可加炮山甲、三棱、莪术、皂角刺以逐瘀通络止痛。

（3）中气不足

主要证候：小便余沥不爽，终末尿滴白，肛门坠胀不适，体倦疲乏，纳谷不振，每于外感后诸症加重，直肠指诊前列腺欠饱满，无明显结节与压痛，舌质淡、苔薄白，脉细。

治法：补中益气，分清泌浊。

方药：补中益气汤合萆薢分清饮。方中黄芪、党参、白术补气升提，健运中焦；柴胡、陈皮疏理气机，调理脾胃；当归和血养血；升麻调畅气机，升提中气；萆薢清热利湿，分清泌浊；石菖蒲入精窍，通络泄浊；乌药益肾气，助气化；菟丝子寓补于泻，益肾固精。诸药合用，共收补中益气，分清泄浊之功。

（4）肾气亏虚

主要证候：小便频数，余沥不尽，尿末滴白，腰膝酸软，头晕耳鸣，甚或阳痿、遗精、早泄，直肠指诊前列腺平塌，质地韧，前列腺液常规分析卵磷脂小体显著减少或消失。舌质胖淡、苔薄白，脉沉细。

治法：补益肾气。

方药：菟丝子丸。方中菟丝子、沙苑子益肾气，固肾精；石斛滋阴清热；

山药健脾益精；茯苓、车前子利湿化浊；远志宁心安神，合补肾药则可交通心肾；牡蛎涩精止泄，合渗利药则无留邪之弊。诸药相合，脾肾同补，心肾并调，补涩同用，涩利相兼，有益肾涩精之功，而无收涩留邪之弊。

2. 中医验方及成药治疗

（1）前列腺炎片（批京中医学院学报》1982 年第 1 期）鱼腥草 15 g，凤尾草 15 g，土茯苓 15 g，萆薢 12 g，车前草 12 g，漏芦 10 g，益母草 15 g，肉苁蓉 12 g，女贞子 10 g，麦冬 10 g，生甘草 9 g，水煎浓缩后制成片剂，每片含生药 14 g，每次 8 片，日服 3 次。

（2）金利油胶囊，每次 2~4 粒，每日 2~3 次。餐前空腹服。适用于气血瘀滞，络脉闭阻型慢性前列腺炎。

3. 西医疗法

（1）抗生素治疗：对于慢性细菌性前列腺炎可予服抗生素治疗。常用的药物有氟喹喏酮类、磺胺类、头孢菌素类及大环内酯类药。以口服为主，如能参照细菌培养及药敏试验择药则效果更好。一般需服药 4~6 周，甚至更长时间。而对于经尿道药物灌注以及前列腺腺体内药物注射治疗则学者尚无统一意见。直肠栓剂给药无论是西药制剂，还是中药制剂，目前尚以抗炎为主，兼及活血、镇痛等效能。

（2）物理治疗：对于慢性前列腺炎患者，可适当采取热水坐浴的治疗方法。但已婚未育及未婚患者坐浴时的水温不宜过高，持续时间也不宜过久，以防对睾丸的生精功能产生不良影响。微波及射频治疗对部分患者可能收到良好效果，但对已婚未育及未婚者仍宜慎重使用。

4. 其他疗法

（1）前列腺按摩治疗：对于慢性前列腺炎实施定期按摩治疗，对于改善前列腺的血液环、疏通排泄管道、排除瘀滞的前列腺液及炎性分泌物均十分有利，临床效果也十分明显。前列腺按摩宜每周 1 次，一般应持续 4~6 周。按摩时用力均匀，以能排出积滞的前列腺液及其炎症分泌物为目的。

（2）针灸疗法：取穴会阴、肾俞，或关元、肾俞、上船、会阳，每日或隔日针刺一次，10 次为一疗程。

（3）穴位注射疗法：取 5% 当归注射液 4 mL，20% 普鲁卡因（皮试阴性者方可使用）2 mL，作会阴穴注射，每周 1~2 次，5 次为一疗程。

（4）灌肠疗法：用乳香 30 g，没药 30 g，当归尾 30 g，浓煎至 200 mL；或金银花 30 g，大黄 30 g，重楼 25 g，三棱 25 g，桃仁 25 g，红花 20 g，浓煎

至 200 mL；或大黄 20 g，红花 20 g，川椒 20 g，牡丹皮 30 g，王不留行 30 g，白头翁 30 g，野菊花 30 g，黄柏 40 g，浓煎至 500 mL。每次取 100 ~ 200 mL，待温作保留灌肠，每日 1 次。

（5）塞肛疗法：用野菊花栓，或前列栓（由白花蛇舌草、王不留行、马鞭草、三七、穿山甲、琥珀、土鳖虫等组成），或安全栓（由黄精、黄柏、蚤休、蒲公英、马鞭草、元胡、赤芍药、京三棱等药组成），每次 1 个，塞入肛内，每日 1 ~ 2 次。

（6）物理学疗法：可用大蒜液或大黄液作会阴直流电离子导入法治疗；亦可用氦—氖激光会阴穴照射治疗。

（四） 预防与调摄

1. 加强身体锻炼，提高机体抗病能力。

2. 多饮水，禁酒及忌食辛辣等刺激性食物，避免引起前列腺充血。

3. 减少不良性刺激，性生活时切忌忍精不射或射精后反复多次性交。

4. 预防受凉、感冒，积极治疗身体其他部位的感染病灶。

5. 不宜长时间骑马、骑车和久坐。

第七节　精索静脉曲张

精索静脉曲张是以精索蔓状静脉丛的扩张、迂曲、伸长为主要表现的一种病症。由于解剖学上的原因，左侧发生精索静脉曲张者约占所有病例的 80% ~ 90%，双侧同时发病者 <20%，单独右侧发病者较为少见。本病在男子青春期之前很少发生，而在青春期后，随着年龄的增长，其发病率逐渐增高，在 20 ~ 30 岁之间达到高峰。有报道认为，精索静脉曲张伴发不育症的发生率为 35% ~ 40%，且精索静脉曲张病例伴发精液质量异常改变者高达 54.8%，主要表现为精子数量减少和精子发生受阻。

此病轻者无任何症状，明显者可因局部静脉瘀血、扩张，刺激精索神经而有阴囊部胀大、下坠和疼痛感，并可向会阴及腹股沟部放射。久立、行走后加剧，平卧后减轻。属于中医"筋瘤"、"筋疝"、"偏坠"等范畴。

一、病因病理

（一） 中医病因病机

精索静脉曲张病位在肝、肾；病因则有先天不足、肝肾两亏、寒凝气滞、气血瘀阻、劳力过度等；其基本病机在于瘀血内停，阻于络脉，致使局部络脉壅阻而为患。

1. 外感寒邪

肝脉绕阴器，外感寒邪或阴寒内盛，凝滞肝脉，肝脉气滞血瘀，络阻筋曲而成本病。

2. 饮食不节

饮食伤脾，脾虚气陷，行血无力，血运不畅，停而为瘀；或过食肥甘，湿热内生，流注下焦，壅滞脉络，血瘀下焦脉络，遂生本病。

3. 七情内伤

情志不遂，肝气郁结，疏泄失司，气机郁滞，血脉瘀阻，下焦瘀滞日久，络脉显露于外，遂成本病。

4. 劳力过度

恣情纵欲，伤耗精血，筋脉失养或劳力过度损伤筋脉，筋脉弛缓不收，遂致本病。

（二） 西医病因病理

1. 精索内静脉瓣膜异常或缺如

由于左侧精索内静脉回流入左肾静脉，而肾静脉的压力高于精索内静脉的压力，精索内静脉瓣膜起着阻止血液返流的作用，若精索内静脉的瓣膜缺如或功能不全，则导致血液返流。尸检亦发现男性左侧精索内静脉近肾静脉处瓣膜缺如者约占40%，瓣膜功能不全者约占10%。另外，在临床上也发现，精索静脉曲张患者在作静脉造影时存在血液返流，但也发现一些临床上虽无精索静脉曲张，却存在精索静脉瓣膜病变和血液返流。

2. 左侧精索内静脉直角注入左肾静脉

左侧精索内静脉与右侧精索内静脉入髂静脉不同，这种解剖学上的原因使血液回流困难，由于入肾静脉时几呈直角且左肾静脉内压力高，在直立体位时更增加了回流的困难而极易导致左侧精索静脉曲张。然而任何男子都存在这种解剖上的因素，因此显然不能解释这是引起本病的重要因素。当某些患者长期处于直立位的体力劳动，这种因素可能起一定的作用。另外左侧精索内静脉较右侧长 8~10 cm，使左侧血液回流阻力增加，这可能亦是左侧精索静脉容易发生静脉曲张的一个因素。

3. 钳夹现象

经解剖学研究证实左肾静脉在腹主动脉和肠系膜上动脉之间可能受压，影响精索静脉回流，形成所谓近端钳夹现象；而右髂总动脉或压迫左髂总静脉，使左输精管静脉回流受阻，形成所谓远端钳夹现象。

4. 精索肌纤维鞘萎缩和松弛

精索静脉由精索内、外筋膜与提睾肌组成的肌纤维鞘包绕，这一肌纤维鞘有促进静脉回流的作用，还具有防止静脉过度扩张的功能，若精索肌纤维鞘萎缩和松弛，这些功能减弱，可导致精索静脉曲张。临床病理检查也证实精索静脉曲张患者的提睾肌萎缩。但有人认为这是由精索静脉曲张引起的病理改变，而不是其病因。

5. 蔓状静脉丛病变

蔓状静脉丛退化，使其张力降低，从而引起静脉扩张，这种组织学的改变究竟是精索静脉曲张的原因还是结果，至今尚不能确定。

严重的精索静脉曲张，对生育能力有直接影响。主要由于静脉丛瘀血充盈，使阴囊局部温度增高，不利于曲细精管精子生成；精索静脉曲张时，睾丸的静脉回流受阻、滞留，影响了睾丸内的血液循环，导致血液内的二氧化碳蓄积，进而出现血液内的低氧和碳酸增高，造成乳酸蓄积，干扰睾丸的正常代谢，影响精子的发生；此外，左肾静脉内抑制精子生成的有毒性代谢物质，如 5-羟色胺、皮质醇、儿茶酚胺等，也可返流入精索内静脉，对睾丸的生精上皮产生毒性作用，从而抑制精子生成，影响精子数量和质量，降低生育能力。

二、诊断

（一）症状与体征

病情轻者可无症状，多在招工、入学、兵役体检时被发现。较重者感觉阴囊肿大坠胀不适，睾丸或小腹胀痛，站立、行走及劳累后症状加重，平卧及休息后症状减轻。

（二）检查

1. 生殖器检查

患者取立位，见阴囊部肿大且下垂，左侧低于右侧，皮肤松弛而不光滑；可见静脉丛扩张、弯曲、伸长。触诊时可扪及蚯蚓状曲张静脉团、质软，平卧时减轻或消失，站立时再度充盈。

2. 超声波检查

本病凭症状及局部体检一般不难诊断。但若需了解精索静脉的曲张程度，特别是了解睾丸的供血及静脉回流情况时，可作彩色超声波检查。

（三） 诊断要点

1. 本病多见于 20～30 岁的青壮年，大都无任何不适，仅在体检时发现。

2. 精索静脉曲张多发于左侧。部分患者阴囊下坠或睾丸疼痛感，于站立、行走劳累时加重，平卧休息后减轻。可伴性机能障碍、男子不育，甚至可出现睾丸萎缩。

3. 站立检查时可见阴囊肿大，睾丸下坠。静脉曲张成团如蚯蚓状，平卧或托起阴囊时明显缩小或消失，站立时再度充盈。精索静脉曲张较轻者，屏气时等增加腹压时局部体征较为明显。

4. 精索静脉曲张并可由腹腔内肿物压迫后形成，又称之为继发性精索静脉曲张。因此，对于平卧后曲张的静脉团仍不会缩小者，应作进一步检查。

三、治疗

（一） 中医辨证论治

本病之病机以瘀血凝滞，阻于络脉为基本特点，故其治疗则以活血化瘀通络为基本原则。然本病不仅有虚实之分，而且有寒温之别。所以在治疗上应分别采取温经散寒、行气活血、清热化湿、补中益气或补益肝肾等治则。

1. 湿热瘀阻

主要证候：阴囊坠胀、潮湿、烘热、瘙痒，精索静脉曲张如蚯蚓状，伴身重倦怠，脘腹痞闷，口中粘腻、干苦，小便黄赤、热涩，舌红苔黄腻，脉弦滑。

证候分析：嗜食酒辣、甘肥、油腻，湿热内生，循经下迫，则见阴囊坠胀、潮湿、烘热、瘙痒等症；湿热下注精络，瘀积不散，故精索静脉曲张如蚯蚓状；湿热蕴中，则脘腹痞闷、口中粘腻、干苦；湿性重着，故见身体困重；湿性下趋，则小水为之黄赤、热涩；舌红苔黄腻，脉弦滑皆为湿热之象。

治法：清热利湿，兼以活血通络。

方药：防己泽兰汤加减。方中防己、泽兰、萆薢、土茯苓、蒲公英清热利湿消肿；柴胡、青皮、荔枝核行气化滞止痛；赤芍药、牡丹皮、丹参、牛膝活血散瘀通络。诸药相合，共奏清热利湿、活血通络之功。

2. 寒凝肝脉

主要证候：阴囊坠胀发凉，睾丸坠胀隐痛，牵涉少腹、小腹不适，久立、久行后加重，平卧及休息后减轻，腰膝酸软，形体畏寒，小便清长，舌淡苔白，脉弦细。

证候分析：素体阳虚，或贪凉饮冷，致使寒从内生，客于厥阴肝脉，则睾丸、小腹、少腹拘挛不适，或见坠胀隐痛，局部发凉；寒邪入侵，易伤人阳气，故形体畏寒，腰膝酸软；寒凝肝脉，血络瘀滞，久立、久行后血壅于下，故见诸症加重；寒邪下迫，气化失司，故见小便清长；舌淡苔白、脉弦细，皆为寒凝肝脉之征。

治法：温散寒邪，活血通脉。

方药：当归四逆汤加减。方中当归、桂枝、细辛、通草温经散寒，活血通脉；白芍药养血和营；大枣、炙甘草补脾气而调诸药；乌药、小茴香、玄参、红花等加强温经行气活血作用。诸药同用，共成温经散寒，活血通脉之功。

3. 瘀血阻滞

主要证候：精索静脉曲张，盘曲成团，青筋暴露，阴囊偏坠疼痛，甚则刺痛，有进放射至大腿根部、少腹及会阴部，远行、久立后诸症加重，舌黯红或有瘀斑、瘀点，脉涩。

证候分析：王清任谓："青筋暴露，非筋也；现于皮肤者，血管也，内有瘀血。"瘀血阻络，故青筋暴露；气血郁滞，不通则痛，故见阴囊坠胀疼痛，甚则刺痛；阴器为肝经所循，瘀阻肝络，则肝经循行之行皆可牵涉；劳则伤气，气弱则血行无力，瘀滞更甚，故见远行、久立后诸症加重；舌黯红或有瘀斑、瘀点，脉涩，均为瘀血阻滞之象。

治法：行气活血，通络止痛。

方药：桃红四物汤合失笑散加味：方用熟地黄、当归、白芍药、川芎养血活血；桃仁、红花、五灵脂、蒲黄、延胡索、川牛膝活血祛瘀，通络止痛；川芎、郁金、乌药行气活血止痛。诸药相合，共奏行气活血，通络止痛之功。

4. 气虚下陷

主要证候：精索静脉曲张，阴囊坠胀不适，直立及久行后加重，负重后症状更为明显，伴神疲倦怠，少气懒言，纳谷不振，大便溏薄，舌质淡胖、边有齿痕、苔薄白，脉沉细而缓。

证候分析：素体气虚，或久病伤脾，中气不足，举托无力，故见血滞于下，精索静脉曲张；清气不升，浊气下陷，故以坠胀不适为主；血壅于下，久立、久行后，瘀滞更甚，故见症状加重；气虚之体，温煦之力不济，故见神疲倦怠，少气懒言；脾胃之气不健，则纳谷不馨，大便溏薄；舌淡胖、边有齿印、苔薄白，脉沉细而缓，均为一派中气不足之征。

治法：益气升阳，兼以化瘀通络。

方药：补中益气汤加味 方中黄芪补中益气，升清阳；人参、炙甘草健脾益气；白术燥湿健脾，辅黄芪补中益气之功；陈皮行气去滞；柴胡、升麻升阳举陷；丹参、红花、延胡索活血化瘀止痛。诸药合用，共成益气升阳，活血通脉之功。

5. 肝肾亏虚

主要证候：精索静脉曲张，阴囊坠胀不适，伴头昏目眩，腰膝酸软，失眠多梦，体倦乏力，阳痿、早泄等症，舌质淡苔薄白，脉沉细。

证候分析：素体肾虚或房事不节，恣情纵欲，致使肝肾亏虚，筋脉失养，弛缓不收，络血瘀滞，故见精索静脉曲张，阴囊坠胀不适；肝肾亏虚，髓海失充，故见头昏目眩；肾亏精乏，失却濡养，故见腰膝酸软，失眠多梦，体倦乏力等症；舌淡苔薄白，脉沉细皆为肝肾亏虚之象。

治法：补益肝肾，化瘀通络。

方药：左归丸加味 方中熟地黄、菟丝子、龟版胶、鹿角胶补肾填精；山药益气健脾；枸杞子、山茱萸补肝养筋；乌药、小茴香行气止痛；牛膝、王不留行疏肝通络；丹参、赤芍药活血化瘀。诸药同用，共成补益肝肾，行瘀通脉之功。

（二） 中医验方及成药治疗

1. 许氏清热利湿活血方《许履和外科医案医话集》

萆薢、汉防己各 10 g，青皮 6 g，柴胡 5 g，淮牛膝、泽兰、荔枝核、川楝子、赤芍各 10 g。水煎服，每日 1 剂。适用于湿热下注型精索静脉曲张。

2. 理精煎（《中国医药学报》1987 年第 6 期）

丹参 15 g，莪术、川牛膝、地鳖虫、当归尾、熟地黄、续断、狗脊、淫羊藿、肉苁蓉、鹿角霜各 10 g，大枣 5 个。水煎服，每日 1 剂。适用于肝肾亏虚、气滞血瘀型精索静脉曲张。

3. 通精煎（《中西医结合杂志》1988 年第 10 期）

丹参、莪术、川牛膝各 15 g，柴胡 10 g，生牡蛎 30 g，生黄芪 20 g。肝经郁滞者，加橘叶、小茴香、橘核各 10 g，荔枝核 15 g；湿热重者，加车前子15 g，知母、黄柏各 10 g；气虚者，加党参、白术各 10 g；阳虚者，加熟附子、桂枝各 10 g；阴虚者，加生地黄 15 g，白芍药、炙鳖甲各 10 g。水煎服，每日 1 剂。适用于治疗精索静脉喵张合并不育症患者。3 个月为一个疗程，一般需要治疗 1~2 个疗程。

4. 加味补阳还五汤（《新中医》1991 年第 9 期）

黄芪 50~100 g，枸杞子、当归各 20 g，赤芍药、车前子、路路通、川芎各 10 g，红花 8 g，桃仁 6 g，地龙 5 g。腰痛加续断、巴戟天；睾丸发冷加肉桂、小茴香；睾丸发热加黄柏、木通。水煎服，每日 1 剂。适用于治疗精索静脉曲张合并精液异常所致不育者。3 个月为一个疗程，一般治疗 1~2 个疗程。

5. 益气升清汤（《江苏中医》1991 年第 12 期）

黄芪 20 g，党参、生地黄、熟地黄、紫河车、鹿角霜、地骨皮各 10 g，制首乌、女贞子、肉苁蓉、丹参、生鳖甲、王不留行、荔枝核各 15 g，升麻、枳壳各 6 g，参三七粉（冲服）3 g。水煎服，每日 1 剂。适用于精索静脉曲张合并不育症者。

6. 丹参片

每次 3~4 片，每日 3 次。

7. 七厘散

3 g，用全枸橘 6 g 煎汤送服。每日 2 次。适用于血瘀络阻之精索静脉曲张。

（三）西医疗法

1. 手术治疗

精索静脉曲张伴有不育或精液异常者不论症状轻重均为手术治疗的适应证。但年龄愈大、病程愈长则睾丸的损害愈大，治疗效果也愈差。因此，有学者主张青少年期如发现精索静脉曲张者应及时手术治疗。对于精索静脉曲张无明显症状并有正常生育者，一般不需手术治疗。

Greenberg 于 1977 年统计了许多医生作的精索静脉曲张手术共 1 300 例，发现 58%~71% 患者的精液质量得到改善，使 25%~55% 的患者妻子怀孕。手术方法多数采用精索内静脉高位结扎术，也有采用高位结扎术加转流术者。

（1）精索内静脉高位结扎术：是常规采用的手术方法。由于睾丸静脉回流包括精索内静脉、精索外静脉和输精管静脉三大系统。并且，通过静脉造影证实，睾丸静脉的回流还有更广泛的吻合网。因此，精索内静脉高位结扎后，静脉血可通过精索外静脉、输精管静脉和广泛吻合网回流，不会引起静脉血的郁滞。另外，由于精索静脉曲张存在血液返流。因此，可以通过高位结扎，有效地阻止这种返流。这就是利用精索内静脉高位结扎术治疗本病的理论基础。

精索内静脉高位结扎术一般采用下列两种途径：

1）腹股沟精索内静脉高位结扎术：采用连续硬膜外麻醉，取腹股沟斜切口，切开腹外斜肌筋膜，暴露精索，仔细辨认，精索静脉各分支以及精索动脉和输精管。一般此处有 2～3 支静脉，分别将其钳夹、切断，并作双重结扎。注意切不可损伤精索动脉和输精管。为避免损伤输精管，结扎部位应尽可能高些，一般约在腹股沟管内环处，结扎完毕检查无出血，逐层关闭切口。

2）腹膜后精索内静脉高位结扎术：也采用硬膜外连续麻醉，取麦氏切口以及对应的左下腹切口，或取双侧腹股沟韧带上斜切口。切开腹外斜肌筋膜至内环上约髂前上棘水平，将腹内斜肌及腹横肌牵开，可见腹膜后精索静脉呈一根很粗或两根较粗的静脉，精索动脉常与之伴行。注意将腹膜游离并向内推移，切忌进入腹腔。且注意辨认搏动之精索动脉。在远离动脉处切断、结扎精索内静脉，在结扎、切断的两端之间，最好应切除 3 cm 静脉。注意切勿损伤精索动脉。检查无出血，逐层关闭切口。术毕一般不放引流条。这种方法可减少精索分支结扎不彻底而导致术后复发，且术后并发症较少，这是它的优点。但这种途径手术创伤相对较大。

（2）精索内静脉高位结扎加转流术：是20世纪50年代初兴起的一种显微外科手术方法。其理论依据是，高位结扎术能阻断血液返流，但不能解决睾丸血液回流障碍。通过高位结扎加转流术既能解决血液返流又能解除睾丸瘀血。另外，精索内静脉高位结扎仍容易遗漏分支静脉，使手术失败率达 0.5%～25%。高位结扎加转流术，能使手术后复发率明显下降。

手术方法是采用连续硬膜外麻醉，行腹股沟斜切口，先后暴露精索内静脉和腹壁下静脉，分别测量该两支静脉的管径和血压。如测压时发现腹壁下静脉压力大于精索内静脉之压力，则只作高位结扎术，不作转流术，否则可能出现新的返流，加重精索静脉曲张。若腹壁下静脉压明显低于精索内静脉压，则以上法高位结扎精索内静脉近端和腹壁下静脉远端，游离远端的精索内静脉和腹壁下静脉的近侧端，在放大 6.5 倍的手术显微镜下进行端端吻合。一般使用 9－0 至 10－0 尼龙线间断缝合 6～8 针。吻合前和吻合中不断用 0.5% 普鲁卡因加肝素溶液冲洗，以防血栓形成，吻合后检查无出血，逐层关闭切口。

手术效果一般认为优于单纯的精索内静脉高位结扎术。有人通过手术前后测定精索内静脉的压力及血气分析。结果提示：高位结扎加转流术后，可使精索内静脉压力降低，血氧分压及血氧饱和度升高。也有人将单纯精索内静脉高位结扎术与结扎加转流术进行分组对照研究，结果认为其疗效无显著差异。其远期效果尚待进一步研究观察。转流术也可选择髂外静脉、旋髂静脉、腹壁浅静脉或旋股外静脉进行。

2. 药物治疗

对于精索静脉曲张引起的不育，主要是影响精子发生，使精液质量降低，用药物治疗有时能改善精液质量而免除手术之苦，但多数患者精索静脉曲张不解决，精液质量无法改善，故不宜进行长期药物治疗，以免延误手术时机。药物治疗以激素类药物为主，辅以维生素。常用药物有 HCG、睾丸酮、克罗米芬、维生素 E 和复合维生素 B_6 等。或参照无精子症与少精子症的治疗。

（四） 其他疗法

1. 冷水浸浴

病轻者，或仅于久行或劳累时坠胀者，可每天用冷水洗涤阴部，并用提睾带托之。

2. 熏洗疗法

当归 15 g，红花 15 g，丹参 15 g。水煎候温，用毛巾浸湿外敷患处。适用于轻度精索静脉曲张症。

四、预防与调摄

1. 避免剧烈运动和重体力劳动，以防腹压升高，加重病情。

2. 忌食辛辣刺激性食物，多食水果与蔬菜，保持大便通畅。

3. 洗澡以淋浴为宜，且不宜热水浸泡或冲淋过久。

4. 性生活要有规律，切勿纵欲。不穿牛仔裤，少骑或不骑自行车或摩托车。驾车时间不宜过长并注意使用竹垫以防止局部温度过高。

5. 对于精索静脉曲张伴有不育症患者，若经药物治疗一年以上无效者，应及时行手术治疗。

第八节　免疫性不育

由于男性自身的精子抗原抗体反应引起的不育症，称之为男性免疫性不育症。免疫学研究证明，过去有些不明原因的不育，其中约有 20% ～ 40% 可能是由免疫原因引起的。

一、病因病理

（一） 中医病因病机

1. 肾阴亏虚

先天不足或后天戕伤，恣情纵欲，频于交媾或伤于酒色，致使肾阴匮乏，相火偏亢，精子躁越而动致成免疫性不育。

2. 精络伤损

生殖器官或因运动过度，或因跌仆，或为手术刀针之伤，精络受损，精子逃逸于外，致生抗精子抗体而引起不育。

3. 脾虚卫弱

素体虚弱，或久病体虚，或饮食不节，伤及脾胃，运化失司，中气不足，卫气亦虚，导致屏障不闭，精子走失其位，而引起抗精子抗体产生致不育。

4. 湿热下扰

嗜食肥甘、辛辣之品，湿从内生或湿热淫毒，从下窍而人，扰于精室，精失安宁，迫逸而出，致生免疫性不育。

（二） 西医病因病理

早在 1899 年 Metchnikoff 及 Landsteinr 发现，将异种动物精子注入机体可产生抗体。次年，Metchkoff 证实豚鼠在注射自体精子后，血液中有抗精子抗体存在。人类精子的抗原相当复杂，约有 100 多种，按其细胞定位，可分为核抗原、细浆抗原、膜固有抗原、包被抗原；按其特异性分有精子特异性抗原和精子非特异性抗原。生殖器官外伤、手术（输精管结扎术、睾丸活组织检查等）、生殖器官炎症（睾丸、附睾、前列腺等）、精索静脉曲张、其他引起输精管阻塞的疾病以及机体的免疫功能异常等均可引起本病。所产生的抗精子抗体按其对精子的作用分为凝集性、制动性与结合性三类。

一般认为，精子抗原的自体免疫或同种免疫，至少可通过以下两种机制引起不育：一是干扰正常的精子发生过程，引起无精症或少精症，导致不育；二是通过抗体对精子及精子在正常生育中的作用产生不良影响，导致不育。抗体大致作用于以下几个环节：

1. 阻碍精子穿过宫颈黏液

精子凝集抗体可引起精子凝集成固块，由于凝集在一起的精子机械阻碍，使精子活动大受影响。精子制动抗体有细胞毒效应，能使精子死亡或不能活动，此外，可能对精子的代谢及收缩蛋白功能有一定影响，但有待进一步研究证实。

2. 影响精子酶的活力

抑制透明带和放射冠的分散作用。精子在女性生殖道内获能后，产生顶体反应，释放顶体内含物，包括：①顶体蛋白酶，能促进精子穿过透明带和促进精卵结合；②精子透明质酸酶，能使卵丘（放射冠）分散；③还有放射冠分散酶。

经体外实验证明，单价和双价精子抗体均能抑制田鼠和兔精对透明带和放射冠的分散作用，也能抑制精子抽提物对透明质酸的解聚作用，而针对精浆的抗体无此作用。某些不育妇女的血清也能明显抑制透明质酸酶的作用。

在活体内精子抗体引起放射冠分散受阻也有报道。用单价同种抗透明质酸酶抗体预处理兔的精子，能抑制它体外授精而不影响其活力。看来，精子抗体主要是抑制透明质酸酶活力而干扰精子的分散作用。

3. 封闭顶体膜上的抗原位点（透明带识别点）

抑制精子对透明带的附着与穿透；实验证明，用兔抗田鼠精子抗血清来处理田鼠精子，在体外能阻止精子穿过透明带，不影响精子活力和顶体反应。而用抗体预处理卵，并不影响卵的受精。用免疫荧光技术进行定位，确定抗体定位于顶体，提示抗体封闭了精子顶体膜上的抗原位点（透明带的识别点），使精卵不能结合。某些妇女体内有抗精子抗体，宫颈内有精子却不能妊娠，其原因就在于此。因为卵泡液或卵丘间质中可能有这类封闭抗体。

4. 影响精卵结合

用去除透明带的卵，可估价精子抗体对精子与卵细胞膜融合的影响。有人用田鼠卵作为人卵的取代物进行实验。当精子（人或田鼠的）用单价（Fab）抗体孵育洗涤等预处理后，用于体外授精，发现精子不能穿过无透明带卵。但如用单价抗体预处理无透明带的卵，再用正常精子授精未发现有抑制作用，用液相放射免疫法可测定精子表面 IgG 的含量。将精子分别与不育妇女血清及正常人血清孵育后测其放射活性，用这一方法和标准研究了 1 020 例不育患者（男性 492 人，女性 528 人），发现 8% 和 10% 为阳性。10 例输精管结扎者，6例阳性；86 例有生育力的对照者无一例阳性。这些研究表明，精子抗体能阻止精子卵膜融合，导致不育。

5. 影响胚胎发育

用精子主动免疫过的实验动物，可见其胚胎于植入前死亡。在实验模型或有精子抗体的妇女，也可见到流产或胚胎被吸收，说明精子抗体可作用受精后的胚胎。其原因可能是，早期胚胎在其发育过程中可暂时获得各种抗原，称为时相特异性抗原或阶段特异性抗原，其中某些抗原与精子蛋白及畸胎瘤有交叉免疫性。

二、诊断

（一） 症状与体征

免疫性不育症的临床症状与体征有时并不十分明显。有的患者有外伤病史，或有生殖器官感染病史者可伴有相应的临床症状与体征；免疫功能低下者可在有免疫性不育的同时伴有其他免疫性疾病；有的患者可有局部手术病史可询。

（二） 检查

抗精子抗体的测定是用于本病的主要检查方法，一般包括精子凝集法、精子制动法、混合抗球蛋白反应法、免疫标记法（包括荧光标记、酶标记和碘标记）等检测方法。

1. 须作抗精子抗体测定的指征

（1）性交后试验，精子质量差，每高倍显微镜视野下活动精子<5个，或仅见摇摆活动精子。

（2）在排卵期，宫颈黏液内精子呈现凝集现象。

（3）重复检查精液有活动精子的凝集现象。

（4）重复检查精子活率皆低于20%。

（5）女方生殖力检查及男方精液化验未见异常，或其他原因不明性不育。

2. 抗精子抗体检查阳性结果表现

（1）试管—玻片凝集试验（ TSAT）：化验结果出现3条以上精子头对头，或尾对尾，或头尾结合即为凝集。观察10视野（400×）有5个以上视野出现凝集即为阳性。

（2）混合细胞凝集反应（MAR）：直接法致敏红细胞表面吸附3条以上精子，形成可动的细胞集团即为阳性，强阳性几乎看不到自由活动的精子；间接法精子与致敏红细胞结合形成可动的混合集团为阳性，强阳性反应几乎看不到自由活动的精子。阴性结果无混合凝集集团可见，红细胞可凝集，但精子则自由活动。

（3）免疫珠结合试验（IBT）：如果每高倍视野下可见免疫珠粘附到2~3个以上能动的精子，试验为阳性。

（4）固相酶染色法：结果油镜下观察，精子呈棕黄色为阳性；精子不着色或极淡黄色为阴性。

（5）酶联免疫吸附法（ELISA）：结果 P/N≥2.1 为阳性或目测阴性孔为无色，阳性孔呈明显蓝色。

（6）间接荧光抗体试验：结果荧光显微镜下观察，精子头部、中段出现荧光为抗精子抗体阳性。正常生育夫妇效价≤1:16，故以≥1:32 为阳性。

（7）精子制动试验：结果 SIV≥2.0 即为阳性。

（8）免疫洗选法：结果大量精子附着于孔底为阳性，孔底无或仅有数个散在精子者为阴性。

（三）诊断要点

1. 不育患育抗精子抗体检测阳性者即可明确诊断。

2. 生殖器官外伤及手术史者可有明确的病史及体征可询。

3. 前列腺炎、附睾炎、精索静脉曲张所致者可有相应的临床症状及体征，并可做相应的检查。

三、治疗

（一）中医辨证论治

本病之病机在于精子逾越藩篱所致，然有虚实或虚实夹杂之分。虚则以脾虚气弱，藩篱不固，卫摄失职所致；实或虚实夹杂则或阴虚火旺而致精子躁越，或因湿热之邪相扰，逼精外溢而成。因此，治疗则补脾益气以疗虚，滋阴降火、清热利湿以祛邪。

1. 阴虚火旺

主要证候：抗精子抗体阳性，性欲旺盛，交媾频仍，遗精、早泄，或有手淫史，或交媾时忍精不射，伴性情急躁，口干，失眠多梦，腰膝酸软，头晕耳鸣，或见齿龈出血、血精，溲赤便秘，舌红苔少，脉细数。

证候分析：肾精不足，阴水匮乏，虚火升腾，扰于精宫，迫精外泄，故抗精子抗体阳性，并可见性欲频仍，贪于交接，或交不易泄，或遗精、早泄；阴津不足，虚火内扰，则性情急躁，失眠多梦；肾精虚亏，失却濡养，故腰膝酸软，头晕耳鸣；火伤血络，上可见齿龈出血，下可有血精；精窍为伤，尿窍受累，故小便黄赤；舌红苔少，脉象细数，乃阴虚火旺之象。

治法：滋阴降火，安精助育。

方药：当归六黄汤加味 方中生地黄、熟地黄滋阴清热；黄柏、黄芩、黄连清热降火,并能坚阴;炒白芍药、牡丹皮清热凉血,并能益阴;生首乌、土茯苓利湿解毒,并安僭越之精;碧玉散清热利湿,并引药入于精窍。诸药合用,共收滋阴降火,安精助育之功。

2. 络伤精阻

主要证候:抗精子抗体阳性,有明显外伤、手术史,或在附睾、睾丸、输精管扪及结声样改变,局部压痛或前列腺存在明显病理改变,可伴有少腹、会阴、睾丸、附睾胀痛不适感,舌淡红或见有瘀斑、瘀点,脉细涩。

证候分析:手术刀针之伤,或跌仆、骑车、劳损,致使肾丸受损,精络挫伤,精子外溢,则抗精子抗体阳性;络伤瘀阻,气血为之不通,故局部可见疼痛,并自形可鉴;舌淡红或见瘀斑、瘀点,脉象细涩,皆为络伤瘀阻之象。

治法:益气活血,康精和络。

方药:托里消毒散加减。方中生黄芪、当归益气活血、补血;党参、白芍药、川芎、白术、茯苓补益气血,愈创修疆;天花粉、炮山甲活血化瘀,软坚散结;甘草调和诸药,并能与白芍药缓急止痛。诸药并施,益气活血,生肌和络,修疆愈创,康精助育。

3. 脾虚卫弱

主要证候:抗精子抗体阳性,体虚易感,纳谷不佳,神疲乏力,面色少华,腹时隐痛、便溏,舌淡苔白、边有齿印,脉细而弱。

证候分析:素体虚弱,或久病脾虚,中气不足,卫气失充,营卫不同,故精子易于逃逸而致抗精子抗体阳性,且易患外感之疾;脾胃虚弱,中运不健,则纳谷不思;水谷精华不能得以充分吸收,气血生成不足,故神疲乏力,面色少华;大腹属脾,脾气失各和,升清不司,故腹中隐痛,时或便溏;舌淡苔白、舌边有齿印,脉细弱,均为脾气虚弱之征。

治法:益气固表,缜密屏障。

方药:玉屏风散合参苓白术散加减。方中生黄芪、白术、防风益气固表;太子参、黄精补中益气,助脾升提;山药、茯苓健脾利湿,益脾阴并防温燥;炒白芍药益阴调营,收敛固卫;甘草、大枣调和诸药,并和营卫。诸药合施,共成益气固表,调和营卫,敛精助育之功。

4. 湿热下扰

主要证候:抗精子抗体阳性,精液色黄而浊,或夹有脓细胞,口干苦或粘,小便黄赤,阴部潮湿,或伴有前列腺炎、附睾炎等疾患,尿道或少腹、会阴部不适,舌红、苔黄腻,脉滑数。

证候分析：湿热之邪，循经下注，扰于精室，逼精外出，则致抗精子抗体阳性，且精液色黄而粘稠；湿毒侵淫者，则可见精液中脓细胞；湿热蕴积于内，津不上承，故口干而粘；湿热扰于尿窍，则小便黄赤，且尿道不适；湿热秽毒之邪，从窍而入，可致生前列腺炎、附睾炎等疾，而见少腹、会阴部不适；舌红苔黄腻，脉滑数，均为湿热蕴结之象。

治法：清热利湿。

方药：五神汤加味：方中生薏苡仁、车前子、茯苓清热利湿；金银花、紫花地丁、鱼腥草利湿而能解毒以利精窍；益母草、川牛膝活血利窍；碧玉散清热利湿，并为引经之药。诸药合用，共奏清热利湿，活血利窍之功。

（二） 中医验方及成药治疗

1. 四逆散加味（《上海中医药杂志》1990 年第 2 期）

柴胡、枳实、白芍药、香附、木香、陈皮、甘草。每日 1 剂，水煎，分 2 次服。适用于气结肝郁之免疫性不育。

2. 清热除湿消凝汤（《上海中医药杂志》1990 年第 2 期）

龙胆草、黄柏、淡竹叶、泽泻、牡丹皮、汉防己、苍术、赤茯苓。每日 1 剂水煎，分 2 次服。适用于湿热下注之免疫性不育。

3. 抗体转阴方《男性病治疗》

生地黄 12 g，泽泻 10 g，牡丹皮 6 g，碧桃干 10 g，碧玉散（包） 15 g，知母 6 g，茯苓 10 g，鳖甲 20 g（先煎），牡蛎 30 g（先煎），枸杞子 10 g，车前子（包） 10 g，白芍药 20 g。每日 1 剂，水煎，分 2 次服。适用于肾阴亏虚之免疫性不育。

4. 贝氏经验方（《中医杂志》1990 年第 2 期）

生、熟地黄各 9 g，菟丝子 9 g，枸杞子 9 g，山茱萸 9 g，淮山药 9 g，杭白芍药 9 g，牡蛎 15 g，龙骨 15 g，党参 15 g，炒白术 9 g，黄芩 6 g，苎麻根 9 g。每日 1 剂，水煎，分 2 次服。适用于肾阴亏虚之免疫性不育。

5. 贝氏经验方（《中医杂志》1990 年第 2 期）

熟地黄 30 g，制首乌 15 g、山茱萸 9 g，枸杞子 15 g，淮山药 15 g，巴戟天 9 g、淫羊藿 9 g、菟丝予 9 g、楮实子 9 g、丹参 15 g、淮牛膝 9 g，炙鳖甲 9 g（先煎），虎杖 15 g、鹿角胶 9 g（烊化冲服）、鱼鳔胶 9 g。每日 1 剂，水煎，分 2 次服。适用于肾阳虚之免疫性不育。

6. 黄氏增精九（《上海中医药杂志》1990 年第 2 期）

附子、肉桂、韭菜子、淫羊藿、菟丝子、鹿茸、鹿角胶、雄蚕蛾、白芍药、人参。将上药制成丸剂，每次 6 g，日服 2 次，30 日为一疗程。适用于肾阳虚衰之免疫性不育。

7. 脱敏生育方（全国第二届男科学术研讨会论文集）

苍术、忍冬藤、当归、赤芍药、青皮、泽泻、泽兰、车前子。将上药制成冲剂，每次服 10 g，日服 2 次，开水冲服，连服 3 个月为一疗程。适用于免疫性不育。

8. 还精口服液（《生殖与避孕》1991 年第 1 期）

生地黄、熟地黄、何首乌、淮牛膝、锁阳、潼蒺藜、菟丝子。上药制成口服液，每日 2 次，每次 10 mL。

（三）西医疗法

1. 病因治疗

男子免疫性不育症应采取综合性治疗。不仅要针对高滴价抗精子抗体使其下降，甚或趋于正常，而且要尽可能查明破坏血睾屏障使精子抗原外溢的诱因，进行病因治疗。对由于附睾炎、前列腺炎、精囊炎造成的组织水肿，生殖管道阻塞，精子外溢所产生的抗体，可采用抗生素与低剂量睾酮治疗。

2. 免疫抑制剂治疗

（1）小剂量糖皮质激素疗法：是指长期服用小剂量糖皮质激素。一般采用强的松，每日 15～20 mg，可持续服用 3～12 个月。Hendry 等报道，用强的松 5 mg，每日 3 次，治疗 29 例抗精子抗体滴度大于 1∶32 的免疫性不育患者，其中 10 例同时合并少精子症。治疗时间平均为 6～7 个月。结果发现，抗精子抗体的滴度未降到 1∶32 以下，而少精子症患者的精子数恢复正常，2 例的妻子获得生育。Mathur 等报道，用同法治疗 25 例抗精子抗体阳性的免疫性不育患者，9 例配偶获得生育，怀孕率为 36%。DeAlmeida 等指出，每日服 2 mg 地塞米松，连用 6 个月，也能获得同样效果。还有人报道采用地塞米松，每天 2 mg，连服 3 天，每天 1 mg，连服 2 天，每天 0.5 mg，连服 2 天。这样交替使用数周，连续治疗 6 个月，可有 85% 的妊娠率。尽管这种疗法显示了一定的临床效果，但缺乏必要的治疗对照组，因此尚难肯定它的确切疗效，有待今后进行深入研究。

（2）大剂量糖皮质激素治疗：即大剂量短期冲击疗法。Alexander 报道，用强的松每日 60 mg，连服 7 天，治疗 24 例免疫性不育患者，11 例配偶怀孕，怀孕率 45%，而对照组受孕率为 12%。研究认为服用大剂量糖皮质激素后 3 周，AsAb 滴度明显下降。因此，为了提高怀孕率，服药必须与妻子的月经周期同步，一般认为于妻子月经周期的第 21～28 天服药最佳。Shulman 等报道，采用甲基强的松龙，每日 96 mg，分三次口服，连用 7 天，治疗可持续 3 个疗程，妊娠率为 22%～44%。

糖皮质激素治疗男性自身免疫性不育的机理，Buffer 等指出，糖皮质激素一方面增加了免疫球蛋白的分解，另一方面又减少了它们的生物合成，从而达到免疫抑制作用。Bronson 等认为类固醇激素一方面具有抗炎作用，另一方面又可以影响抗原的作用，抑制抗体的形成，抑制补体介导的精子细胞毒作用。从而能达到治疗男性自身免疫性不育的目的。但必须注意长期服用的副作用。

3. 睾酮反跳疗法

选用大剂量睾酮（每周肌肉注射长效丙酸睾丸酮 250 mg，使精子生成受抑制，造成无精子，以减少抗体产生，让抗体滴度降下来，停药后精子恢复正常，在尚未出现抗体时，可以受孕。但必须引起注意的是，有部分患者可能会出现永久性无精子难复性少精症。

4. 精子洗涤后宫内人工授精疗法

Rumke 等指出，许多男子的抗精子抗体物质，如 IgG、IgA 等存在于前列腺液中，在射精之前，这些抗体未必与精子发生作用，然而射精后，精子凝集抗体等随即迅速引起精子自身凝集。因此，将刚射出的精液立即稀释、离心，去掉精浆中的抗体物质，避免精子失活。另外，宫颈黏液中抗精子抗体是主要干扰精子功能的因素，精子通过含有 AsAb 的宫颈黏液时，可能受到严重损害。因此，采用宫内人工授精法可以避开这种干扰因素，增加妊娠的机会。

一般在妻子排卵期收集精液，用 4 倍于精液的 4% 人血清白蛋白稀释精液，离心后去掉上层液，共 3 次，这样可有望去除精液内的 AsAb。然后，将处理后的精液作宫内人工授精。国内外均有采用这一方法获得成功的报道。

（四）饮食疗法

1. 羊肉麻雀汤

羊肉 500 g，麻雀 5 只，韭菜子 30 g。将羊肉洗净切片，麻雀宰杀后去内脏及毛、爪，洗净。先将麻雀入沙锅煮熟，加韭菜子煮沸后，速加羊肉，肉熟后，出锅，加少许盐及调味品食用。适用于肾阳虚衰之免疫性不育症。

2. 羊乳狗肉方

羊乳 1 000 g，黑狗肉 500 g。用文火同煮，然后吃肉喝汤，适用于肾精亏损之免疫性不育症。

3. 苡仁银耳粥

薏苡仁 200 g，银耳 50 g。用文火煮成粥，加少许食糖，每日食 2 次。适用于湿热内蕴之免疫性不育症。

四、预防与调摄

1. 平时注意外阴卫生，并防止意外伤害。

2. 少食辛辣及刺激性食物，避免放射性、有毒物质的损害。

3. 生殖器官手术时应仔细操作，避免损伤生精管道，造成免疫性不育。

4. 患病后应注意有规律地性生活，如配偶抗精子抗体阳性者，性生活时应使用避孕套。

辅 助 生 殖 篇

FUZHUSHENGZHIPIAN

第十四章 人工授精

一、人工授精的定义及分类

人工授精就是把丈夫的或者供精者的精液采用人工注射的方法送进女性生殖道内以达到受孕目的的一种技术。

根据精子来源的不同，可将人工授精分为两类：夫精人工授精（artificial insemination by husband semen，AIH）和供精人工授精（artificial insemination by donor semen，AID）。

根据授精部位的不同可以分为阴道内人工授精（intravaginal insemination，IVI）、宫颈内人工授精（intracervical insemination，ICI）、宫腔内人工授精（intrauterine insemination，IUI）和输卵管内人工授精（intrautubal insemination，ITI）四类。

根据是否采用促排卵分为自然周期人工授精和促排卵周期人工授精。

二、人工授精的适应证与禁忌证

（一）夫精人工授精

1. 适应证

（1）精液质量异常：轻、中度少精症、弱精症、非严重畸形精子症、精液不液化症等。

（2）宫颈因素不孕：宫颈狭窄、粘连、宫颈黏液异常等。

（3）因性功能障碍或生殖道畸形造成的性交障碍。

（4）免疫性不孕：夫妇一方或双方抗精子抗体阳性等。

（5）不明原因性不孕症。

2. 禁忌证

（1）男女一方患有生殖泌尿系统急性感染或性传播疾病。

（2）一方患有严重的遗传、躯体疾病或精神心理疾患。

（3）一方接触致畸量的射线、毒物、药品并处于作用期。

（4）一方有吸毒等严重不良嗜好。

（二） 供精人工授精

1. 适应证

（1）不可逆的的无精子症，严重的畸精症。

（2）男方患有不宜生育的遗传性疾病。

（3）母儿血型不和不能得到存活新生儿。

（4）严重的少精、弱精症。

（5）逆行射精。

（6）输精管阻塞、输精管结扎术后无法再复通者。

（7）性功能障碍。

对于以上适应证中的第4、5、6条，医务人员必须向患者交代清楚：通过卵泡浆内单精子注射（ICSI）技术也有可能使其有自己血亲关系的后代，对于适应证中的第7条，医务人员也必须向患者交代清楚：通过 AIH 和 IVF 技术也有可能使其有自己血亲关系的后代，如果患者仍坚持放弃上述技术助孕的权益，则必须与其签署知情同意书后，方可采用供精人工授精。

2. 禁忌证

（1）女方患有生殖泌尿系统急性感染或性传播疾病。

（2）女方患有严重的遗传、躯体疾病或精神心理疾患。

（3）女方接触致畸量的射线、毒物、药品并处于作用期。

（4）女方有吸毒等严重不良嗜好。

三、施术前准备工作

（一） 患者交待

1. 人工授精的治疗原理和适应证。

2. 人工授精的程序。

3. 实施人工授精后有可能的并发症。

4. 实施人工授精后接受随访的必要性。

5. 签署人工授精同意书等。

（二） 相关体格检查和实验室检查

1. 男方检查项目

包括一般情况、体格检查、男科检查、精液常规检查和精子形态学检查、肝炎病毒、HIV 检测、梅毒检测等。

2. 女方检查项目

包括一般情况、体格检查、妇科检查、子宫输卵管造影术、实验室检查（基础内分泌、血常规、肝肾功能、肝炎病毒、HIV 检测、梅毒检测、TORCH、宫颈分泌物检查等。

四、人工授精的临床步骤

（一） 卵泡监测

1. 自然周期

自月经第 10 天开始监测卵泡发育。

2. 药物促排卵周期

目前为止已提出了许多用药方案，常用的几种用药方案如下。

（1）单用克罗米芬（CC）自月经第 3～5 天开始每日口服 CC50～150 mg，连服 5 天。

（2）单用促性腺激素（HMG 或 FSH）自月经第 3～5 天开始每日肌内注射 HMG 或 FSH75～150 U，直到卵泡发育到 16～20 mm。

（3）CC + HMG 或 FSH：自月经第 3～5 天开始每日口服 CC50～150 mg，连服 5 天。同时，自月经第 5～7 天开始每日肌内注射 HMG 或 FSH75～150 U，直到卵泡发育到 16～20 mm。

（二） 精液处理

人工授精当天，采取男方精液，密度梯度离心法或上游法洗涤处理精液。

（三） 人工授精时机的选择

自月经第 10 天或者卵泡直径达到 14 mm 时开始每日监测 LH，来预测 LH 峰的出现。当优势卵泡直径达到 18～20 mm，LH 水平上升到大于基础值的 2 倍以上，注射 HCG5 000～10 000 U，注射后 24～48 小时行人工授精。

第十五章 体外授精—胚胎移植

一、体外授精—胚胎移植的定义及分类

体外授精—胚胎移植（in vitro fertilization and embryo transfer，IVF-ET），俗称"试管婴儿"，是将不孕症患者的卵子与精子取出体外，在体外培养系统中受精并发育成胚胎后，将胚胎移植入子宫腔内以实现妊娠的技术。体外授精—胚胎移植及其衍生技术主要包括体外授精—胚胎移植、配子或合子输卵管内移植、卵泡浆内单精子注射、植入前胚胎遗传学诊断、人类配子和胚胎的冷冻和复苏等。

二、体外授精的适应证与禁忌证

（一）适应证

1. 女方各种因素导致的配子运送障碍

如双侧输卵管梗阻、粘连、缺失及输卵管绝育术后等。

2. 排卵障碍

如多囊卵巢，经过促排卵治疗仍未能妊娠者。

3. 部分子宫内膜异位症

子宫内膜异位症导致不孕，经常规药物或手术治疗仍未能妊娠者。

4. 男方少、弱精子症

5. 免疫性不孕

经宫腔内人工授精或其他常规治疗仍未获妊娠者，也可考虑 IVF。

6. 不明原因的不育

（二）禁忌证

1. 男女一方患有生殖泌尿系统急性感染或性传播疾病。

2. 一方患有严重的遗传、躯体疾病或精神心理疾患。

3. 一方接触致畸量的射线、毒物、药品并处于作用期。

4. 一方有吸毒等严重不良嗜好。

5. 女方子宫不具备妊娠功能或严重躯体疾病不能承受妊娠。

三、施术前准备工作

在进行 IVF-ET 治疗前，患者应具备以下条件：

1. 符合国家计划生育政策。

2. 女方身体健康、精神正常，能够承受妊娠及分娩。

3. 常规检查结果基本正常或经治疗后基本符合 IVF 者。包括：夫妇双方常规体格检查、血常规、尿常规、肝肾功能、肝炎病毒、HIV 检测、梅毒检测、心电图及胸片等；女方基础内分泌检查、必要时行子宫输卵管造影术、宫腔镜、自身免疫检查、TORCH、染色体等检查；男方精液常规检查，必要时行染色体及免疫学检查等。

4. 在进行 IVF-ET 治疗前夫妇双方应充分了解 IVF 的治疗过程及可能发生的风险，并签署知情同意书。

四、体外授精的临床步骤

（一） 控制性卵巢刺激

1. 长方案

适于年龄 <35 岁，卵巢功能较好的患者。在前一个周期的黄体中期开始使用 GnRH-a，$0.05 \sim 0.1$ mg/d，至注射 HCG 前停用。发挥降调作用后，在垂体降调基础上于月经 3~5 天起使用 FSH/HMG，然后适时 HCG。

2. 短方案

适于年龄 >35 岁或卵巢储备功能较差的患者。MC 第二天开始用长/短效 GnRH-a，MC 第三天开始使用 FSH/HMG，然后适时 HCG。

3. 超长方案

适于重度 PCOS、高 LH 及子宫内膜异位症患者。MC 第二天开始用长效 GnRH-a，28 天后重复注射第二次长效 GnRH-a，或者开始每天使用短效 GnRH-a，同时开始使用 FSH/HMG。

4. 超短方案

卵巢反应不良的患者。MC 第二天开始用短效 GnRH-a，共使用 3 天，MC 第三天开始用 Gn，直至 HCG 时停止。

（二） 取卵

现在常用的是经阴道超声引导下取卵。

1. 步骤

常规消毒后，自阴道后穹窿或侧穹窿（避开 3 点和 9 点）进针，在超声监视下沿穿刺线由近至远依次穿刺所有卵泡，一侧穿刺完毕后换至对侧穿刺。穿刺完毕，退出阴道探头，检查穿刺点有否出血，可置无菌纱布填塞压迫止血。

2. 注意事项

（1）穿刺时必须小心谨慎，认清卵巢界限。

（2）穿刺时特别注意避开周围重要血管。

（3）穿刺过程中吸出异常液体时，应更换或反复冲洗穿刺针及吸管。

（4）如取卵超过 15 个，应酌情给予白蛋白预防 OHSS。

（5）术中偶有患者出现晕厥、出汗、恶心、呕吐、血压下降等迷走神经兴奋的表现，应马上停止手术，肌内注射阿托品 0.5 mg，必要时输液治疗。

（三） 体外授精和胚胎培养

取卵后 4~6 小时将经处理的丈夫精子与卵子一起培养，精子将依靠自身的运动进入到卵细胞中两性的遗传物质结合形成受精卵，一般授精后 12~18 小时就可看到受精卵形成，进一步培养受精卵就会形成两细胞、四细胞、八细胞的胚胎。具体步骤本书不做详细介绍。

（四） 胚胎移植

1. 新鲜胚胎移植

一般在取卵后 2~3 天，少数在取卵后 5~6 天移植。35 周岁以下第一周期移植的胚胎数不超过 2 个，其他情况下移植的胚胎数不超过 3 个。

2. 冷冻胚胎移植

冷冻胚胎移植与新鲜胚胎移植在手术操作上是相似的，关键是选择内膜容受性最佳时机进行胚胎移植。推荐子宫内膜厚度达到 8 mm 或以上行胚胎移植，若 LH 峰当天子宫内膜厚度小于 6 mm，建议取消本周期。

3. 黄体支持

取卵后使用黄体酮或绒毛膜促性腺激素支持黄体，胚胎移植后 14 天做妊娠实验，若怀孕继续黄体支持至妊娠三个月。

五、妊娠确立与随访

移植后 14~16 天查血和尿 HCG，以确定是否妊娠，阴性者隔日复查血 HCG。3 周后行 B 超检查，以确定临床妊娠。对于妊娠者，还要加强后续的临床追踪及产前保健，预防流产及妊娠合并症。

第十六章 辅助生殖技术并发症及处理

第一节 卵巢过度刺激综合症

卵巢过度刺激综合征（ovarian hyperstimulation syndrome，OHSS）是促排卵的最严重并发症。多见于外源性促性腺激素（HMG/HMG + hCG 等）治疗期间，以卵巢体积显著增大，毛细血管通透性增加，富含蛋白的体液漏入血管间隙，出现血液浓缩、"第三间隙"水肿等为特征而引起的一系列临床症状为特征，严重者出现胸腹腔积液、心包积液，少尿、水电解质平衡紊乱，血栓形成及多器官功能衰竭等，可危及生命。

一、高危因素

（一）患者自身因素

年龄、身材（年龄 < 35 岁，身材瘦小者被认为是 OHSS 的危险因素之一），PCOS 及卵巢 PCO 改变，敏感体质等。

（二）促排卵方案

GnRHa（研究发现应用 GnRHa 降调节增加并加重 OHSS 的发生），HMG 或 FSH，HCG 诱发排卵及支持黄体。

（三）妊娠

妊娠导致内源性 HCG 的分泌，增强排卵前应用 HCG 的作用及内源性 HCG 自身的作用，可加重及诱发 OHSS 的发生。

二、临床表现

OHSS 的主要临床表现为腹部胀大不适，恶心、呕吐、腹泻，进一步发展为嗜睡、畏食、呼吸困难及尿量减少。体征有体重快速增加、少尿或无尿、血液浓缩、血容量不足、白细胞增加、电解质紊乱、胸腹腔积液、心包积液、呼吸窘迫综合症、伴有血栓形成倾向的高凝及多器官功能衰竭。

三、分类

国内外有关 OHSS 的分类并无统一标准，本书采用 Golan 分类，将 OHSS 分为轻、中、重 3 度。

分类	卵巢大小	症状
轻度	5~10 cm	1 级：腹胀和不适
		2 级：1 级症状加恶心、呕吐和（或）腹泻
中度	>10 cm	3 级：2 级症状加超声确定腹腔积液
重度	>12 cm	4 级：3 级症状加腹腔积液、胸腔积液的临床表现和呼吸困难
		5 级：4 级症状加血液浓缩，血粘度增加，低血容量，肾灌注减少及少尿

四、诊断

1. 根据病史和临床表现。体重增加、口渴腹部不适、下腹稍肿胀、轻度恶心及呕吐等。

2. B 超示卵巢增大（直径 >5 cm），有多个黄体，可见腹腔少量积液。

3. 血细胞容积和白细胞升高，低钠、低蛋白血症。重度 OHSS 可出现肝功能不全（表现为肝细胞损害）和胆汁淤积、碱性磷酸酶、谷丙转氨酶、谷草转氨酶、胆红素、肌酸激酶增高。

4. 疑诊 OHSS 者应作全血细胞分析、肝肾功能检查水电解质测定、盆腔超声检查、体重测量、E2 水平测定等。

五、治疗

（一）轻中度患者

轻度 OHSS 一般不需特殊处理，鼓励患者多进水大多数患者可在 1 周内恢复但应作门诊监护并作相应处理，症状加剧者，应继续观察 4~6 天。

中度 OHSS 治疗以卧床休息和补液为主，腹痛者可给少量镇痛剂，但应考虑到药物对胚胎的影响（如受孕成功的话）多数病例在采卵或人工授精后 1 周内病情缓解。

门诊监护时，如病情加重应住院治疗，如超过 1 周仍无缓解表明可能是滋养细胞产生的 HCG 持续刺激黄体所致。

（二） 重度 OHSS 者

应立即入院治疗，纠正低血容量和电解质、酸碱平衡紊乱是治疗 OHSS 的关键晶体液不能维持体液平衡，应选用白蛋白（50%）、血浆或低分子右旋糖酐，每天记录液体进、出量及腹围和体重，也可用中心静脉压监测补液。

1. 发生重度 OHSS 后，要每天测量服围、记录 24 小时出入量，要注意测定电解质及血浆白蛋白浓度、检查肝肾功能、检测红细胞压积及凝血状态。必要时测定中心静脉压。

2. 对电解质失调的患者根据检测结果纠正电解质紊乱。

3. 血液粘稠度较高者静脉滴注低分子右旋糖苷疏通微循环及扩张血容量。

4. 腹水、胸水明显者，如同时血浆白蛋白低于正常，静脉滴注白蛋白，可明显增加尿量，减轻腹水、胸水。

5. 腹水严重者，因腹水对肾动脉压迫，可使肾脏血液灌注下降，尿量减少。抽腹水可使肾动脉压力降低，增加肾脏血液灌流量，使尿量增加。因胸水而致呼吸困难者，可抽胸水以减轻症状。

6. 在少尿患者，可静脉推注多巴胺 4.32 mg/kg 体重/天，以扩张肾动脉，增加肾脏滤过。

7. 实验室检查发现有高凝状态者，可适当抗凝治疗。

8. 不轻易使用利尿剂，在血容量不足及血液浓缩的情况下使用利尿剂可加重血容量减少及血液浓缩。如因少尿需用利尿剂，必须在充分扩张血容量的前提下使用。

9. 因认为 OHSS 发生可能与前列腺素升高有关，有人用前列腺素抑制剂消炎痛进行治疗。

10. 在肾功能力障碍的情况下鼓励患者吃高蛋白饮食，以增加血浆蛋白浓度。

第二节 多胎妊娠

一次妊娠同时有两个或两个以上胎儿称多胎妊娠。人类自然妊娠时多胎妊娠发生率约为 $1:89 n-1$（n 代表一次妊娠中的胎儿数）。随着促排卵药物的应用，尤其是人类辅助生殖技术的发展，多胎妊娠率可高达 20% ~ 35%。

多胎妊娠的孕产妇其并发症及流产率、围产儿发病率、死亡率均增加。常见的母儿并发症有子痫前期、产前贫血、羊水过多、流产、早产、产后出血、胎儿宫内发育迟缓、新生儿呼吸窘迫综合征、胎儿畸形、剖宫产率增加等。

一、诊断要点

根据采用促排卵药物和辅助生殖技术的病史，结合临床表现和产科检查，及辅助检查，特别是 B 超检查，一般可以准确诊断。

二、多胎妊娠减灭术

（一） 适应证

1. 两个以上绒毛膜的多胎妊娠，为改善母儿围生期预后者。

2. 多胎妊娠其中一个胚胎异常需要减灭者。

（二） 禁忌证

1. 存在各器官特别是泌尿生殖系统急性炎症者禁行减灭术。

2. 先兆流产者应慎行减胎术。

3. 除非必要时，否则慎行单绒毛膜双胎妊娠其中一个胚胎的减灭。

（三） 多胎妊娠减灭术时机的选择

妊娠 7 周直至妊娠晚期均可行多胎妊娠减胎术，在妊娠早、中期进行较好。早期减胎，操作较容易，对孕妇的刺激小，残留的坏死组织少，因而较安全。但保留的胚胎存在自然减胎的可能，宜给保留双胎的患者进行。

（四） 多胎妊娠减灭术的方法

减胎术分经阴道多胎妊娠减灭术和经腹部多胎妊娠减灭术。前者适用于7～10 周的妊娠，也可用于个别 11～12 周的多胎妊娠。后者适用于 15 周以后的妊娠，也可用于个别 12～15 周的多胎妊娠。

1. 经阴道多胎妊娠减灭术

术前排空膀胱，取截石位，碘伏消毒外阴、阴道，铺巾，生理盐水冲净阴道残液，在阴道超声探头外罩无菌橡胶套，安装穿刺架，置入穿刺针后，在阴道 B 超引导下由后穹窿缓慢进针，将针尖刺入胚胎胎心搏动处，负压抽吸胚胎。术后使用黄体酮，也可预防行使用抗生素，嘱患者卧床休息，禁止性生活，注意腹痛、阴道出血及体温。

术后复查 B 超，以确认减胎是否成功。并复查血常规，凝血，beta-HCG等。如需再次手术，必须确认原来进行减胎操作的胚胎不能保留。

选择拟减灭妊娠囊的原则：①优先减灭单妊娠囊双胎的两个胚胎，而保留单妊娠囊单胎；②选择有利于操作的妊娠囊；③选择含有最小胚体的妊娠囊；④选择靠近宫颈的妊娠囊；⑤一般一次减灭的胎儿不超过 2 个。

2. 经腹部多胎妊娠减灭术

术前同上，B 超下穿刺针快速刺入胎儿心脏或近心脏的胸腔部位，然后注入 10% 氯化钾 1~2 mL。5~10 分钟后未见胎心搏动恢复，提示减胎成功。

术后处理及复查同上。

第三节　异位妊娠

异位妊娠是指妊娠时受精卵着床于子宫腔以外的位置，包括输卵管妊娠、宫角妊娠、宫颈妊娠、卵巢妊娠、腹腔妊娠、阔韧带妊娠等。

一、诊断

1. 尿 HCG 或血 beta-HCG 升高确诊早孕。

2. 阴道少量出血，下腹部疼痛。严重者出现腹腔内大出血、出血性休克的表现，如贫血貌，晕厥，血压下降，脉搏 >120 次/分。

3. B 超

宫内可见子宫内膜增厚，缺乏妊娠像，宫旁或宫角部探及胎囊样结构，大小与停经时间相符，偶见胎心搏动，若破裂时，可探及盆腔积液。宫内外同时妊娠者，则可在宫内和宫外均探及妊娠像。

4. 实验室检查

孕酮水平与妊娠时间不相符，一般 <35 nmol/l，腹腔内大出血时，血红蛋白明显下降。

5. 血 beta-HCG 的倍增时间延长或上升不明显。

二、治疗

1. 手术治疗

输卵管妊娠首选手术治疗。对异位妊娠破裂内出血并发休克者应立即手术，剖腹探查或腹腔镜进行病灶部位的切除术或清除术。

2. 保守治疗

对病情稳定的无内出血或出血较少、包快较小、HCG 水平较低的患者可采用药物保守治疗。

第四节　取卵后出血与感染

一、取卵后出血

在阴道超声引导下，穿刺卵泡吸取回收卵母细胞已成为大多数 IVF 中心取卵的常规操作，该操作一般是安全的。但有时会因为穿刺针损伤阴道壁穹窿部位、盆腔内血管、邻近器官而引起损伤出血。

（一）　常见原因

1. 因以往炎症或手术而使盆腔粘连，导致脏器解剖位置改变，如卵巢位置较高，卵巢和盆腔内器官粘连。

2. 患者因恐惧或疼痛突然改变体位。

3. 穿刺针受力弯曲后改变方向或重新定位准备取卵时。

4. 穿刺针在取卵途径上需要穿过子宫、多次穿刺通过阴道壁。

5. 手术者对 B 超扫描盆腔内器官的影响不熟悉，以及操作技术不熟练。

（二）　诊断

1. 手术后盆腹腔内出血的症状和体征，包括腹痛、腹胀，腹膜刺激征。但是腹膜后出血的症状和体征往往不典型，容易漏诊。

2. 失血性贫血的症状和体征，包括头晕目眩、面色苍白、脉搏细数，进一步会出现血压进行性下降、四肢厥冷。

3. 超声提示盆腔内积液，出血量大时可在两侧髂窝、脾肾隐窝和肝肾隐窝观察到积液。

4. 凝血机制缺陷的患者可能出现全身出血的倾向。

（三）　治疗

1. 首先是避免和预防出血，包括：①取卵手术前常规检查血小板计数和凝血功能；②手术中特别注意避开血管的位置，对超声屏幕上的圆形无回声，需要探头纵横检查，明确是否为血管图像；③注意设计进针的途径，争取单次序贯进入多个卵泡抽吸，避免穿刺针反复进出卵巢、盆腔和阴道壁，尽量避免从侧穹窿进针，避免穿刺针在盆腔和阴道壁来回摆动；④穿刺针的直径尽量小，以减少对组织的损伤；⑤对远距离的卵巢需要特别小心，必要时可以改为腹部进针取卵。

2. 对出血量大导致休克的患者，应立即建立静脉输血通道，积极扩容。严密观察血压、脉搏、呼吸、体温和神智，给予吸氧，保暖，抗生素预防感染。

3. 对于阴道壁出血的患者，首选局部压迫止血。尽量避免应用阴道窥器，以防止阴道壁牵拉，造成止血困难。

4. 可以局部或全身应用止血药。

5. 当怀疑腹膜后出血或血肿，生命体征不平稳时，应立即开腹或腹腔镜手术探查。

6. 对难以止血的病例，条件允许的情况下，可以放射介入下选择性动脉栓塞术治疗。

二、取卵后感染

取卵后感染主要由于穿刺针经阴道到达卵巢引起的卵巢炎、穿刺输卵管积水引起的急性炎症发作等。很多患者既往就有生殖道及盆腔的慢性炎症，取卵、移植等阴道操作增加了盆腔感染的机会。

（一）诊断

1. 临床表现

患者多有体温增高，少数有寒战、头痛、高热；多数患者还表现为持续性下腹痛，严重者出现下腹部压痛及反跳痛等腹膜刺激症状。

2. 辅助检查

血常规：白细胞升高，分类中出现杆状核和分叶核中性粒细胞增多。超声检查和盆腔积液穿刺有助于明确诊断。

（二）治疗

1. 抗生素的选择

应给予足量广谱抗生素。

2. 取消周期

盆腔感染不仅显著降低 IVF-ET 的成功率，而且影响患者的身体健康。一旦确诊盆腔感染应取消本周期的后续步骤，待炎症控制后再行胚胎移植。

第五节　脏器损伤

一、肠管损伤

在辅助生殖技术的操作中，肠道损伤主要部位在直肠和结肠。且大多发生在盆腔粘连严重的患者。大多数肠道损伤较小，可以观察至肠管愈合。但是较大的撕裂伤和钳夹伤，可能导致严重的并发症。

（一）诊断

1. 手术后出现持续性且逐渐加重的急腹症症状：腹痛。伴恶心、呕吐，严重者出现发热、休克。

2. 体格检查有明显的腹膜刺激症状，包括肌卫、腹痛及反跳痛，移动性浊音，肠蠕动亢进等。

3. 辅助检查

腹部超声可见盆腔积液，肠蠕动亢进，肠管扩张。

（二）治疗

1. 对可疑肠道损伤，生命体征平稳者，可暂时观察，禁食、静脉营养等。

2. 对严重而典型的肠道损伤患者，应立即行剖腹探查术。

二、膀胱和输尿管损伤

取卵造成的膀胱和输尿管损伤，大多数发生在从阴道前穹窿两侧进针的情况下。

（一）诊断

1. 临床症状

腹痛，有时放射至腰部，发热、排尿困难、血尿、膀胱积血等，严重者出现肾积水、失血性休克。

2. 体格检查

腹部局部肌卫，腹痛及反跳痛。

3. 辅助检查

超声、磁共振、膀胱经等检查可明确诊断。

（二） 治疗

1. 密切观察，检测生命体征。

2. 保留导尿。可予生理盐水定期冲洗膀胱。

3. 预防性应用抗生素，预防感染。

4. 若持续血尿，可性膀胱镜下放置输尿管支架。

5. 对严重患者，可开腹行输尿管修复术。

三、血管损伤

详见本章第四节取卵后出血与感染。

第六节　卵巢扭转

卵巢扭转多发生于直径 5～6 cm 的卵巢囊肿、卵巢刺激排卵后、卵巢过度刺激综合症时。表现为急腹症的临床症状和体征。

一、诊断

（一） 病史和体征

患者有卵巢增大的病史，体位突然改变时易发。突然出现一侧下腹剧痛，伴恶心、呕吐，腹部阵发性绞痛，进行性加重。查体见腹肌紧张，板状腹，患侧压痛、反跳痛。严重者发生休克和晕厥。

（二） 辅助检查

超声可发现患侧囊性包快，固定不动，卵巢血流量减少，或无血流。

二、治疗

1. 一旦出现卵巢扭转的迹象，可暂时观察，看是否有回转的可能，同时特别注意防止血管栓子脱落，造成肺栓塞或其他重要脏器的栓塞。

2. 经过观察 1～2 h 无缓解，腹部压痛、反跳痛有加重趋势，硬急诊行剖腹探查。

中医药对辅助生殖技术的应用主要是从宏观上总体的协调机体内分泌环境，与西医学助孕技术的微观治疗相辅相成。中医药辅助 IVE-ET 的作用机理可能有以下几个方面：（1）补肾调经，配合超促排卵药的应用，促进性腺功能，提高成熟卵子及精子的数量及质量。（2）滋肾填精，营造良好的子宫内膜环境，提高子宫内膜的容受性及胚胎种植率；其中滋肾填精养血法保证了胞宫冲任精血充足，有如胞宫内层形成了一个富含营养的厚床垫，为种子提供了肥沃的土壤；而养血活血法可改善胞宫胞脉的血液循环，使卵巢和子宫的微循环得以改善，并提高了黄体的功能。（3）益肾健脾，促进胚胎发育，主生殖藏精为根本，脾为气血生化之源，益肾健脾和固涩冲任中药使肾精充足，气血旺盛，促进胚胎的发育。（4）活血利水，缓解卵巢过激的发生，协同西药的作用，减轻 IVF-ET 的不良反应。（5）预防流产，提高临床妊娠率。（6）养血疏肝，对不孕夫妇的心理关怀。不孕的诊治必须包含情绪的疏导，才能增加治疗的成功机会。

一、孕前调理

在助孕技术中，由于患者卵巢功能低下，不能收集到一定数量的卵子，这直接影响到受精卵以及胚胎移植的数量，子宫以及内分泌环境不理想导致妊娠率降低。许多患者在术前进行中医药调理。具体如下：

1. 卵泡期用奠基汤，主要药物组成为当归 12 g，白芍 12 g，山药 12 g，生地黄 10 g，菟丝子 12 g，紫河车 15 g 等。

2. 排卵期用益肾促排卵汤，主要药物组成为续断 12 g，赤芍 15 g，丹参 12 g，红花 12 g，泽兰 12 g，紫石英 15 g 等。

3. 黄体期用助黄汤，主要药物组成为巴戟天 10 g，淫羊藿 15 g，杜仲 10 g，续断 10 g，桑寄生 12 g，鹿角 15 g 等。

二、术中配合

助孕治疗中，排卵后 6 ~ 7 天的子宫内膜在增生的基础上呈现分泌现象，正是着床植入的关键时期，经典的研究发现，排卵后 5 天之前胚泡在生殖道中自由漂浮，而排卵后 7 天植入完成，胚泡植入于子宫壁标志着自由生命的结束，妊娠真正开始，此时子宫内膜的反应性和感受态对妊娠的建立有着决定性作用。中医药在提高胚胎质量和子宫内膜容受上都有较好的疗效。首先用二仙调经助孕方（仙茅 10 g，淫羊藿 12 g，杜仲 12 g 等），月经来潮第 3 天口服二至调经助孕方（当归 12 g，山茱萸 15 g，女贞子 12 g，旱莲草 15 g 等），卵泡成熟时予桃红四物汤，取卵后口服二仙调经助孕方，移植后予参芪寿胎丸，配合促排卵及支持黄体西药，在不减少临床促排卵疗效的前提下，卵细胞质量及受精率、卵裂率和妊娠率均提高。证实二至调经方能提高卵细胞质量，促进受精卵和早期胚胎的分化及发育。其作用机理主要为促卵细胞发育，改善生殖内分泌环境、调整免疫功能及提高子宫内膜容受性。

三、术后利水

目前，辅助生殖技术已被公认是解决不孕不育症的一个有力的方法，然后生殖治疗与广泛的并发症相关联，它可能威胁患者生命。并发症包括卵巢过度刺激综合征（OHSS），自然流产，诱发排卵中患癌症的潜在危险，异位妊娠，先天畸形，多胎妊娠等。中医药在 OHSS 和先兆流产的预防及治疗上有其独特的方法和很好的临床疗效。

卵巢过度刺激综合征（OHSS）是卵巢刺激的主要并发症之一。OHSS 的产生主要是使用促排卵药，使卵巢过度刺激增大，内源性激素的释放以及内分泌失调，分泌肾素—血管紧张素等血管活性物质使全身血管通透性增加，血管内体液外渗尤其是卵巢周围的毛细血管或静脉的通透性增加出现腹腔渗液、甚至造成低血容量的一类医源性综合症。起临床表现主要是早期随着卵巢增大，出现腹胀、恶心、厌食；卵巢进一步增大达 8 ~ 15 cm 时，胃肠道症状明显加重，随着呕吐和腹泻导致血容量减少，血液浓缩，水电解质紊乱，血管内液移至第三腔，出现腹水、胸水、少尿、血尿素氮、肌酐升高的急性肾功能不全表现。从中医学角度，一般认为辅助生殖过程中所出现的 OHSS 是由于身体受到医源性因素的侵袭之后，妨碍或破坏了正常的生理机能，导致脏腑功能失常，气血失调，从而影响到冲任、子宫、胞脉、胞络的正常功能。常采用活血祛瘀、温通散结之法，常用当归、赤芍、川芎、桃仁、红花、香附活血化瘀，路路通通达周身各经，鹿角霜、皂角刺、穿山甲温经散结，川牛膝壮腰健肾，活血通经，引诸药直达病所而达到卵泡排出受孕之功。

保健优生篇

BAOJIANYOUSHENGPIAN

第十八章 女性养生保健

中医学很讲究养生，特别是女性的身体比较柔弱，阴气重而阳气不足，更是要注意身体方方面面的调节。

一、女性养生保健基本要求

（一） 晨起饮一杯凉开水

中医认为"晨起胃气最弱。故尔饮凉水以激胃气。此为养生第一。"是说人刚睡醒的时候胃气最弱，还不能吃东西，只能喝凉开水去刺激胃肠道。然后再去洗脸、锻炼身体、吃早饭。刚开始喝凉开水的时候，不要一次喝得很多，慢慢增加水量。早晨锻炼身体不要过分用力，否则一天没力气。早饭必需吃，但是不要吃得太多。建议吃营养丰富的高蛋白健康早餐。省时方便有营养。

现代医学发现，人类的新陈代谢率在凌晨四时左右是最低的。心跳次数很少，呼吸次数很少，消化液分泌也很少。因此早晨起床，确实不能吃难于消化的食物。但是人类早晨必需吃东西，否则不能补充上午的能量，而且容易发生胆结石。那么怎样才能快速让胃肠道工作呢—喝水！因为水是最容易被胃肠道吸收的。为什么要喝凉开水呢—要刺激胃肠道蠕动，使得下丘脑产生饥饿感。临床证明，许多胃病患者，都是因为早晨起床就吃食物而造成的。

小孩子喝凉开水，小孩子岂不腹泻？有胃病的人喝凉开水，胃患者岂不胃疼？来月经的妇人喝凉开水，妇人岂不腹疼？是的，可能如此。因此要慢慢来，要逐渐培养这个习惯。

但是有许多人早晨一睁眼就吃早餐，甚至在床上吃饭；也有些人早晨一睁眼就喝茶、喝饮料、甚至喝酒；还有些人早晨一睁眼洗脸、锻炼身体。这些都是不正确的，是违反了人生规律的。

（二） 午饭喝肉汤

中医认为"午时喝保元汤勿食肉。进补而避肉毒。又进粗食小菜以裹肠毒。谓之七分饱。此为养生第二。"肉汤易消化吸收，为防止喝肉汤没有粪便，又主张吃粗粮小菜帮助排便。实践证明这种饮食方法很好。

肉汤可以分别是牛筋汤、猪蹄汤、羊蹄汤、肉皮汤、鲫鱼汤、牛肉汤、排骨汤、鸡汤。粗粮可以分别是玉米、小米、荞麦、大麦、豆类、红薯、芋头等。小菜可以分别是土豆、柿子椒、萝卜、茄子、冬瓜等。

（三） 要午睡

中医认为"饭后小憩。以养精神。此为养生第三。"。午睡是非常重要的，因为午饭是一天之内的最重要的补充营养的时机。而午睡的时候，就减少了其它部位的血液供应，使得胃肠道得到充足的血液供应，去充分吸收食物。但是午睡时间不要太长，有一个小时就可以了。

（四） 午睡之后要喝果汁

中医认为"小憩之后喝果汁。以滋血脉。此为养生第四。"。不要图省事买果汁喝，要自己动手压榨水果。最安全好喝的水果汁，是梨和苹果等量压榨而成。为什么要喝果汁呢？要补充大量的维生素。

（五） 下午要做健身

中医认为"申时。动而汗出。喊叫为乐。此为养生第五。"。每天下午大约 16 点的时候，是人体新陈代谢率最高的时候，此时锻炼身体不容易受伤。有些人认为活动身体，就叫锻炼身体。不是。必需全身微微出汗，必需大声喊叫，这样才能强身健体。有"老在腿上，死在嘴上"之说。因此老年人的腿脚锻炼最重要，而腿脚的锻炼要以足弓锻炼为主。足弓锻炼跳绳运动很好。当然要根据每个人自己的爱好，只要坚持都很好。半个小时就行了。现在有人愿意练气功、练武术、练健美都很好。但是千万别当哑巴，只有这样才能让清气上升，浊气下降。

（六） 睡觉之前要烫脚

中医认为"临睡烫脚。温经络以升清气。清气升而不死。此为养生第六。"。一个人，尤其是老年人，容易在睡梦中猝死。其原因有血粘度增高、心律紊乱、呼吸暂停等。中医强调睡前热水泡脚，刺激足部的穴位，疏通经络可以预防上述诸症。

（七） 每个月要清肠一次

中医认为"人欲长生。肠欲常清。逢月圆而清肠。泻污浊而去毒。此为养生第七。"每天排泄粪便，并不能干净彻底地清除粪便。这是因为结肠的袋状结构，虽然能够阻止粪便的自由排泻，但是也造成粪便的停留，造成了自体中毒和静脉血液回流不畅。每月选择一天清肠，可起到保健的功能。届时可以喝 20% 的 20 ~ 50 mL 甘露醇溶液，也可以用开水沏 5 ~ 20 g 番泻叶喝。

二、女性养生保健注意五大部位

由于体质的差别，女性很容易遭受疾病的侵犯。在日常生活中，女性要养成良好的生活习惯。特别是女性这 5 大部位，养生保健必须注意。

（一） 乳腺

一些引起乳腺炎的罪魁祸首通常是平日里我们忽视的小节。譬如内衣的不合体，运动方式不科学，甚至作息随便，饮食马虎等。如今全世界每年约有 120 万妇女患乳腺癌，50 万死于乳腺癌。在西欧、北美等发达国家，乳腺癌发病率占女性恶性肿瘤首位。中国是乳腺癌发病率增长最快的国家之一，中国抗癌协会公布的统计数字显示，我国近年来乳癌发病率正以每年 3% 的速度递增，成为城市中死亡率增长最快的癌症，发病年龄也呈逐渐年轻化的趋势。

女性的所有器官中，乳房可以说是最脆弱的部位。一过 30 岁，每个女性都应该学着自己检查乳腺。自检的方法是采取仰卧的姿势平躺在床上，用指腹顺时针按压乳房，但不要采取抓的姿势，如果触到有包块就应该就医，请医生帮助做诊断。

乳腺保健方法：

（1） 在日常生活中，要少吃高脂、高蛋白、低纤维的食物，同时，少吸烟和饮酒，少吃辛辣刺激性食品，多吃白菜、海带和豆制品。

（2） 平时应该穿有钢托、承托性好的内衣，以不使乳房有压迫感为宜，平时活动时也要注意避免外力碰撞乳房。

（3） 在紧张的生活工作中学会自我疏导和调节，放松情绪、劳逸结合，适当进行户外活动，散散步、跳跳健美操。

（4） 最重要的是，一年接受一次乳腺专科检查，乳透、B 超都行。超过四十岁的妇女需要每一到两年做一次钼靶照相。

（二） 宫颈

女性的宫颈是发生恶性肿瘤最常见的部位。宫颈癌对妇女的健康和生命造成的损害，仅次于乳腺癌。中国每年新增宫颈癌患者 13.15 万人，占世界总发患者数的 1/3，每年约 5 万人死于宫颈癌，发患者群集中在 40～60 岁的女性，宫颈癌以前是中老年妇女高发，现在则有明显提前的趋势。

宫颈保健方法：

（1） 饮食宜清淡多吃水果蔬菜，并要注意休息。

（2） 注意卫生保健，尤其是经期、妊娠期及产后期。

（3）保持外阴清洁，而且应定期去医院做检查，做到早发现、早治疗。

（三） 膀胱

膀胱也是女性的多事之地，20％的女性一生中会遭遇短暂膀胱炎。膀胱炎易发生于长期憋尿、性交后、月经期后及尿道、妇科器械检查后，其致病菌多数为大肠杆菌。

膀胱保健方法：

（1）喝水是预防膀胱炎的关键。应保证每天喝 6 ~ 8 杯水，平时不要憋尿。

（2）少用护垫，穿棉质内裤，否则会妨碍空气流通进，而滋生致病菌。

（3）避免刺激物。不要在阴部周围使用油脂类、女性卫生喷雾药或者爽身粉，并且不要用任何的化学剂去冲洗阴部。避免使用沐浴油或洗泡沫澡，改用淋浴方式洗澡。

（四） 韧带

女性与男人相比，更容易拉伤膝、踝等关节的韧带。因为，女性髋部宽大，使得韧带承受作用力过大，因此女性的韧带，天生就比男人脆弱得多。其次，女性的运动反应一般比男性慢，出现危险时，不能及时缓解，也就更容易受伤。女性在运动中最容易发生的习惯性扭伤是踝关节扭伤。多次扭伤会使踝关节局部血液循环不畅，组织弹性下降，甚至可造成腓骨撕脱性骨折、外侧韧带完全断裂等严重后果。

韧带保健方法：

（1）每天起床后做一下全身伸展运动，可以让肌肉醒来，还能柔软肌腱、韧带、关节。

（2）怀孕后体内激素水平发生变化，引起关节韧带松弛，因此女性在孕期中要合理安排自己的工作生活，尽量少做或避免做重体力劳动，不做剧烈的活动。

（3）女性对运动量大的活动适应性差，容易造成肌肉拉伤与韧带的劳损，因此在运动中要注意准备活动和循序渐进。

（4）多选择以腿部活动为主的各种体育活动，像乒乓球、羽毛球、游泳、滑冰、健美操等，均可增强腿部的弹跳力，增强肌肉和韧带的柔韧性。

（五） 消化系统

男女吃同样同量的食物，女性需要比男性花更多的时间去消化。女性易患慢性便秘和肠疾，其概率分别是男性的 3 倍和 2 倍。女性的唾液在化学成分上不同于男性，这一点可能会使食物在女性体内消化的过程显得缓慢。中医还发现，面部长斑的女性通常消化系统功能弱一些。

消化道保健方法：

（1）女性月经期消化系统更脆弱。约45％的女性在月经期间会出现腹胀，近1/3的表示胃部不适。所以月经前和经期注意饮食既要有营养又要易消化。

（2）在生活中，应尽量避免饮食不均衡、吃垃圾食品，而魔芋、黑木耳、海带、苹果、蜂蜜、糙米等食物则能帮消化系统排毒。

三、四季女性养生与保健

（一）春季

在五行学说中，春季对应的是肝。肝属木。主藏血；主疏泄；主筋其华在爪；开窍于目；与胆相表里。过旺或过衰，较易患肝、胆、头、颈、四肢、关节、筋脉、眼和神经等方面的疾病。

1. 御寒防风莫忽视

冬三月草木凋零、冰冻虫伏，人体新陈代谢相应变慢，抵抗力下降，春季养生保健别急着减衣服，稍受风寒，易发宿疾。

2. 饮食调养是关键

春季养生保健的饮食基本原则应该是以养阳为主，因此宜多食羊肉、狗肉、鹅肉、鸡肉、萝卜、韭菜、核桃、栗子、白薯等。宜选用甘辛、性温清淡可口的食物，忌食油腻、生冷、酸涩、粘硬和大辛大热之品，防止助热生火。肝气郁结或虚弱的人，要多吃绿色或酸味食物。

3. 坚持运动很重要

春季养生保健运动是非常重要的，生命在于运动。适当的运动，这是古往今来长寿的秘诀。不过"动"有主动、被动之分，为适应春季之生气，当以主动运动，持之以恒为主要。

4. 精神调养很有益

春季对应脏是肝脏，肝主藏血，主疏泄。养生保健即保持心情愉悦。

5. 中药养肝

春主生发，要养阳，阴阳互根，肝主藏血，故春季也要养肝血，可适当服用四物汤或乌鸡白凤丸。四物汤是中医养血、补血的经典名方，由当归、川芎、白芍、熟地组成，被历代医家所推崇。乌鸡白凤丸是养肝血的常用成药。女性养生主要是养肝血。血足才能使面色红润靓丽、经血正常、精神旺盛。若不善于养血，就容易出现面色萎黄无华、唇甲苍白、头晕眼花、倦怠乏力、发枯肢麻、经血量少、经期延迟、舌淡脉细等。严重贫血时，还容易出现皱纹早生、华发早白、更年期提前等早衰状况。这与肝血不足关系密切。

6. 春季养生切忌 5 个不宜

（1）春天情绪不宜平和。一年之计在于春，对于养生也是如此。一说到养生，人们就会说心态平和，但春季养生却不同，春天不要平和，春季一定要让心情欣然、愉悦，秋天才要讲求平和。

（2）香蕉和梨不宜吃。中医认为，春夏养阳，春天应该多吃一些辛味的东西。比如，民间讲究在农历二月二吃春韭菜做成的春饼，韭菜就是辛味的，具有生发的作用，让人微微出汗，可以帮助体内的寒气发散。另外，也可以吃一些辣椒、萝卜等。相反，那些滋阴的、寒凉的食物就不宜在春季多食（特殊患者除外），比如香蕉、梨、百合、银耳等。特别是生冷的东西，像冰淇淋、冷饮等，会将寒气聚集在体内，导致夏季脾虚，带来一系列不适。

（3）春捂不宜过汗。大家都知道"春捂秋冻"，捂的度就是不能过汗。

（4）不宜过早穿单鞋。病从脚下起。脚和小腿是人体三阴经和三阳经的总汇，小腿内侧为脾、肝、肾三阴经，外侧为胃、胆、膀胱三阳经，对人体来说非常重要，所以一定要注意保暖，不宜过早穿单鞋。

（5）雾天不宜锻炼。春季的到来，越来越多的人加入了锻炼的热潮中来，但雾天不宜进行锻炼。雾珠中含有大量的尘埃、病原微生物等有害物质，锻炼时由于呼吸量增加，肺内势必会吸进更多的有害物质。

（二）夏季

在五行学说中，夏季对应的是心。心属火。心主血脉，其华在面；主神志；在窍为舌；汗为心液；与小肠相表里。过旺或过衰，较易患心脏、小肠、舌部等方面的疾病。炎炎夏日，难免会让人感觉焦躁、郁闷，高温天气，人易出汗，汗为心液，故夏季多汗易损耗心的气血，使心神失其养，心绪不宁，心跳加快，给心脏增加负担，此时更容易出现入睡难，失眠多梦的症状，严重的还会出现月经不调。所以夏季养心很重要。

养心先要做到心静，"心静自然凉"，"静则生阴"，擅长静养心神的人，才会阴阳和谐，颐养心脏。夏天宜多吃养心安神之品，诸如：茯苓、莲子、百合、小枣等。同时，还要多吃养阴生津之品，如：藕粉、银耳、西瓜、鸭肉等。除此，夏天不妨多吃点"苦"，由于苦入心，可养阴清热除烦，如苦瓜、绿豆等。

（三）秋季

在五行学说中，秋季对应的是肺。肺属金。主气，司呼吸；主肃降，通调水道；主宣发，外合皮毛；开窍于鼻；于大肠相表里。故秋天的凉燥之气易伤人的气阴。女性属阴，秋季是女性养生的好季节，这时候吃东西要讲究营养，但也不可乱补，天气渐渐凉爽了，可适度运动。女性秋季养生小常识4大忠告：

1. 不可乱进补

秋季是进补的季节，但进补不可乱补，应注意五忌：

忌无病进补。无病进补，既增加开支，又害自身。如服用鱼肝油过量可引起中毒，长期服用葡萄糖会引起发胖。

忌慕名进补。有些人认为价格越高的药物越能补益身体，人参价格高，又是补药中的圣药，所以服用的人就多。其实滥服人参会导致过度兴奋、烦躁激动、血压升高及鼻孔流血。

忌虚实不分。中医的治疗原则是虚者补之，不是虚者不宜用补药。虚又有阴虚、阳虚、气虚、血虚之分。对症服药才能补益身体，否则适得其反。

忌多多益善。任何补药服用过量都有害，因此，进补要适量。

忌以药代食。重药物轻食物是不科学的，药补不如食补。

2. 锻炼要"四防"

秋令时节，坚持适宜的体育锻炼，不仅可以提高肺脏的功能，而且有利于增强各组织器官的免疫功能和身体对外界寒冷刺激的抵御能力。然而要想收到良好的健身效果，必须注意四防：

防受凉感冒。秋日清晨气温低，应根据户外的气温变化来增减衣服。锻炼时应待身体发热后，方可脱下过多的衣服，锻炼后切忌穿汗湿的衣服在冷风中逗留，以防身体着凉。

防运动损伤。由于人的肌肉韧带在气温下降环境下会反射性地引起血管收缩，肌肉伸展度明显降低，关节生理活动度减小，因而极易造成肌肉、肌腱、韧带及关节的运动损伤。因此，每次运动前一定要注意做好充分的准备活动。

防运动过度。秋天人体阳气正处在收敛阶段，故运动量不宜过大，以防阳气耗损，运动宜选择轻松平缓、活动量不大的项目。

防秋燥。秋天气候干燥，每次锻炼后应多吃些滋阴、润肺、补液生津的食物，如梨、芝麻、蜂蜜、银耳等，若出汗较多，可适量补充盐水。

3. 秋凉应当"冻"

4. 防肥胖

夏季人的体重会有所减轻，这是由于天气炎热，人体出汗多，能量消耗较大。天热也容易睡眠不足。还有夏季人们普遍食欲不振，愿意摄取清淡的食物，所以造成体内热量的供给不足。到了秋天，人们食欲大振，饮食会不知不觉地过量，再加上气候宜人，使人睡眠充足。另外为迎接寒冷冬季的到来，人体内还会积极地储存御寒的脂肪。因此在秋季，人们稍不小心，体重就会增加。

肥胖者秋季更应注意减肥。首先，应注意饮食的调节，多吃一些低热量的减肥食品，如赤小豆、萝卜、竹笋、薏米、海带、蘑菇等。其次，在秋季还应注意热量的消耗，有计划地增加活动，早晨抓紧时间适当选择一定的体育锻炼。秋高气爽，正是外出旅游的大好时节，既可游山玩水，使心情舒畅，又能增加活动量，达到减肥的目的。

秋季保健养生之道在于"秋冬养阴"，调理好了，身体自然会健康，皮肤自然会好。秋季天高气爽，草木凋零，大地气象明朗；天气干燥，气温渐低，属凉燥。因此，秋季的养生是以适应秋季气候变化为主，以养阴为主。预防旧病复发，尤其是呼吸系统疾病的复发与发生、发展。

5. 锻炼身体

秋季坚持适度的体育锻炼，不仅可以调养肺气，提高肺脏器官的功能，而且有利于增强各组织器官的免疫功能和身体对外界寒冷刺激的抵御能力。锻炼方式因人而异，选择个人所能承受的运动，其中有耐寒锻炼，增强机体适应寒冷气候的能力，如冷水浴、冷水洗手面加之摩擦按摩。运动时不要穿得太厚，应稍有"冻"感，切勿搞的大汗淋漓，当周身发热，尚未出汗即可停止。尤其老人的锻炼要量力而行。要注意防止受凉，运动时不要穿的过少，身体发热时不宜一下脱得太多，切忌穿汗湿衣服在冷风中逗留，以免着凉。在运动锻炼前做好充分准备活动，以防运动损伤。运动者在锻炼后应多吃些滋阴、润肺、补液生津的食物，以养阴益气、维护和巩固肺功能，达到清肺热、利咽喉的目的。

6. 调养起居

（1）注意防寒保暖：秋季早晚气温变化较大，不要贪凉，夜温低要盖好被褥，以免受凉，日间衣着不宜过厚，以不着凉为度。适当少穿点，适当冻一下，利于提高身体的御寒能力。

（2）环境舒适：室内温度湿度要适宜；室温保持在 22～24 摄氏度之间，湿度在 50%～60% 左右。保持室内空气流通、新鲜，室内燃煤取暖要注意防止煤气中毒。

（3）睡眠充足：秋季应早睡早起，一般 7～8 小时睡眠，老人可以适当增加，如晚上睡眠不足，可坚持午睡一小时；但睡眠不宜过多。睡眠时注意防寒保暖，免受寒冷风的侵袭，引发感冒、呼吸系统等疾病。忌蒙头入睡，应开小气窗通风。

（4）皮肤保养：保持皮肤滋润，科学洗浴；秋初湿热并重，注意皮肤清洁防止感染，深秋气候干燥气温低，忌洗浴过勤、水过烫、揉搓过重，忌浴液碱性太强，否则皮肤更为干燥，易发痒、皲裂。浴后可涂擦甘油、止痒霜、润肤露等，以保持皮肤湿润，防止皮肤干燥、脱屑。

调养从清晨开始。秋季气候干燥，但清晨却多是天高气爽，空气清新，是一日当中最为舒适的时候。早睡早起是好习惯，利于收敛神气，使肺不受秋燥的损害，保持充沛的活力。此外，对脑血栓等缺血性疾病发病时间进行的调查研究发现，此类疾病在秋季发病率较高，而发病时间多在长时间睡眠的后期。秋季适当早起，可缩短或减少血栓形成的机会，这对于预防脑血栓发病也是有一定意义的。

7. 调节饮食

秋季天气特点是干燥、寒冷，饮食宜遵循秋季养阴的原则。多食些滋阴、润肺、补液生津的蔬菜、水果、豆类等食品，如梨、西红柿、柑桔、葡萄、大枣、莲藕、萝卜、山药、芝麻、百合、莲子、银耳、蜂蜜、红豆等。少食辛辣食品，以改善脏腑功能，增加抗病能力。

8. 精神调养

秋季精神调养要做到安然恬静、情绪稳定、胸怀开朗、心情舒畅而达到养精蓄锐。由于气候变化不定，冷暖交替，给人的生理、心理带来一定影响。因而必须注意心理上的调适，正确把握自己，学会自行解脱。可采取与朋友交流沟通、参加户外活动及文体活动等方式，进行调理。

（四）冬季

在五行学说中，冬季对应的是肾。肾属水。主藏精；主水液代谢；主骨生髓，其华在发；开窍于耳及二阴；于膀胱相表里。肾是阴精和阳气的根本，和生殖及水液代谢有密切的关系。其病理变化多为虚证，一般分为肾阴虚和肾阳虚，包括生殖、泌尿、神经、内分泌系统等多种疾病。如喘促动则加重、腰膝酸痛、下肢怕冷、畏寒、尿频尿多、大便泄泻、或黎明时腹泄；口干耳鸣、牙齿松动、失眠、五心烦热、盗汗等。

冬季女性养生与保养冬季注意衣着保暖，室内温暖，预防寒冷侵袭，尤其注重足的保暖；但忌暴暖、过度烘烤。外出时注意手、足、头面部防寒保温，预防冻疮。

冬季天气变冷，气管、血管不同程度上痉挛，氧供应减少，血流缓慢，血压升高，心、脑血管疾病发病率增高，要予以重视。尤其老年人应注意保暖，防止血管收缩，血压升高，加重心脏负担和呼吸道感染。

俗话说"秋捂冬藏"，冬天一直是人们注重养生的关键季节。中医认为，冬令进补与平衡阴阳、疏通经络、调和气血有密切关系。在寒冷季节，更宜进行食补。这对改善营养状况，增强机体免疫功能等方面，更能显示出药物所不能替代的效果。那么女性应该从哪些方面注意，让自己过一个既美丽又温暖健康的冬天呢？

冬季女性养生注意事项：

1. 穿着暖和，早睡晚起。

秋防燥、冬防寒，很多女性疾病是因为冬季保养不当造成的。所以冬季首要防寒。无论是在家还是外出都要注意穿着暖和。冬季夜长，女性更不可过分熬夜。早睡晚起，无论是对于皮肤的保养还是身体的健康都是有利的。

2. 开窗通风，适当运动。

寒冷的冬季，人们常常将门窗关得紧紧的，对人体健康十分不利。因此注意经常开窗通风。同时，让阳光照射进来，增加室氧气的含量，保持室内空气新鲜。冬季也要加强锻炼，外出活动可以呼吸新鲜的空气，心情也会更好，机体抵抗力和免疫力都有所提高，对保持健康有益。

3. 注意饮食，避寒就温。

寒冷的冬天，多吃些温热性的食物，可以提高机体的抗寒能力。如：肉类、根茎类食物、辛辣食物、易食含碘高的食物和含铁高的食物、宜食富含维生素 A 的食物如禽蛋、猪肝、芝麻、黄豆、花生等。冬天为增加御寒能力，可适当多摄入含糖、脂肪的食物，多食富含维生素的食物。但同时注意不要过量。

4. 温水刷牙，热水泡脚。

人的牙齿在 35～36.5 摄氏度的口腔温度下能进行正常的新陈代谢。若经常给牙齿以骤冷骤热的刺激，长久会引起牙髓出血和痉挛，甚至导致牙周炎、牙龈炎等病症。因此寒冷的冬天用温水含漱，有利牙齿健康。睡前用热水泡脚，既解乏，又有助于睡眠。人体的足部穴位很多，在热水的浸泡下，舒筋活络，加速血液循环，起到防病治病的作用。

第十九章 女性与优生

一、女性优生优育的时间

女性生育旺盛时期应该是 20～30 岁。从生理上看，女性生殖器官一般在 20 岁以后才逐渐发育成熟，骨骼的发育成熟则要到 24 岁左右。如在骨骼尚未发育成熟前怀孕，母子就会互相竞争营养，影响母亲骨骼发育的进程。而且由于子宫收缩无力、胎位不正、胎儿发育不良等，会影响婴儿的健康。所以，女性在 24～27 岁生育比较合理，最好不超过 30 岁，特别不要超过 35 岁。因为妇女年龄过大，卵细胞发生畸变的可能性就会增加，受孕后胎儿畸形率也会上升，不利于优生优育。

二、优生的禁忌

（一）忌同病相"恋"并结婚生子

同病相"恋"并最终结成眷属的婚姻，是一种极不健全的婚姻 仅从生育上来说，夫妻双方患有同一种疾病是很容易将这种疾病遗传给后代的，这就会严重影响孩子的健康。

（二）忌近亲结婚

近亲结婚能导致胎儿畸形，孩子智力下降，并患有许多先天性疾病，这已经是被科学早就证明了的事实。

（三）忌带病结婚

带病结婚后，随着婚后生活的变化，会影响夫妻双方的健康，如果是大病还会给家庭带来危机和裂痕。更为重要的是，如果在病没治好的情况下受孕生子，则很可能会给孩子的健康带来不良影响。

（四）忌婚前不进行体检

婚前体检是结婚所必须履行的手续，它也是夫妻双方婚后生活和谐幸福的保障。在婚前体检中，还可以检查出夫妻双方是否有影响优生优育的问题，防患于未然。

（五） 忌对生育知识缺乏必要的了解

有不少新婚夫妻由于对生育知识缺乏了解，婚后几年仍不见生子。他们对此焦急万分，甚至相互埋怨，导致家庭不和睦。

（六） 忌蜜月怀孕

受孕是生子的第一步，此时夫妻双方身体状况直接决定了以后孩子的体质。蜜月期间，夫妻的双方一般都疲劳，而且性生活也不太协调，此时怀孕显然并非最佳。此外，夫妻双方在酒后、旅游中或过度疲劳之后都应避免怀孕。

（七） 忌高龄妊娠

对女性来说，最佳怀孕年龄应在 25～30 岁之间，超过 35 岁再怀孕，同样会影响孩子的健康和智力。男性年龄可以适当高点，但也不宜太高。

（八） 忌怀孕期滥用药物

女性怀孕期滥用药物，会直接影响体内胎儿的生长发育，有时也会造成早产、流产或死胎等现象，所以必须加以避免。确实需要用药时，也应在医生的指导下服用，切勿滥用。

（九） 忌怀孕期病毒感染

病毒感染不仅会影响母体的健康，而且也对胎儿构成一定的危险，故也应避免。

（十） 忌怀孕期间性生活无度

怀孕对女性来说是一个重要时期，在这一阶段中，夫妻应节制性生活而不能频繁过度，尤其怀孕初期和最后 2 个月，更应特别注意，否则容易引起流产或早产。

（十一） 忌怀孕期过度疲劳

休息不好，过度疲劳会使胎儿供养不足，影响胎儿健康。

（十二） 忌妊娠期拒不体检

经常定期检查身体，可以及时消除可能出现的隐患，使胎儿得到一个更好的发育环境，这对母体、胎儿都是极为重要的。

（十三） 忌怀孕期间大量吸烟

孕妇吸烟会使胎儿发育迟缓，体重下降，容易早产或患先天性心脏病，还影响孩子的智力。

（十四） 忌妊娠期酗酒

孕妇酗酒，会使胎儿得胎儿酒精中毒综合症，引起胎儿畸形。

（十五） 忌妊娠期接触有害有毒物质

孕妇过多地接触化学农药、铅、X射线等会使胎儿畸形，也可能会使胎儿患白血病、恶性肿瘤等疾病。故也应避免。

三、优生优育检查项目

（一） 本人及家族健康史

检查主要包括有是否各种急、慢性传染病史，如肝炎、活动性肺结核等。是否患过高血压病、心脏病、胃炎、精神病等疾病。双方直系亲属是否有精神病史及各种遗传病史。双方是否近亲结婚，因为近亲结婚是遗传性疾病蔓延的主要原因，是威胁人类正常繁衍与健康的大敌。近亲结婚的后代比非近亲结婚的后代患遗传性疾病的机会高150倍。

（二） 女性月经史

是判断女性生殖系统、内分泌系统发育是否正常和诊断妇科疾病的重要依据，对婚后性生活及生育子女等有很大的关系。男性则了解遗精情况。

（三） 男女双方生殖器官的检查

女方检查时，注意外阴的情况，如发现处女膜肥厚或外阴发育不好，可告诫本人新婚时会引起处女膜破裂导致的出血过多，必要时征得男女双方同意，可在婚前将处女膜切开。如发现有滴虫性或霉菌性阴道炎时也应婚前治疗。婚前检查还能使男女双方正确认识人体的生理构造和功能，了解正常的男女性生活及性生活卫生，不能正常性生活的原因，受孕知识等，如婚后不想马上要孩子，医生还可帮助选择合适的避孕措施。

（四） 全身体格检查

可了解双方的身高、体重、血压、营养状况、视力、淋巴结、甲状腺、四肢、心、肺、肝、脾、胃等主要脏器有无器质性疾病。急性传染病和全身性严重疾病均不应急于结婚，可在治愈和控制后再结婚，如急性肝炎、活动性肺结核、心脏病、急性肾炎等，这样有利于患者恢复健康和避免相互传染，也不致为此影响夫妻婚后的感情。

四、优生优育五项

孕前检查优生优育五项包括哪五项？优生优育五项是最常见、最重要的子宫内感染因素被综合称为TORCH。"T"代表弓形虫，"R"代表风疹病毒，"C"代表巨细胞病毒，"H"代表单纯疱疹病毒，"O"代表其它的感染因素。

怀孕早期的原发性宫内感染可严重影响胎儿发育，并引起相似的临床症状和体征。所以优生优育五项检查显的尤其重要。优生优育五项，其中巨细胞病是巨细胞病毒（CMV）感染引起的一种传染病。孕妇原发感染时，对胎儿的危害很大。孕妇产生病毒血症，可引起早产、流产、死胎及各种先天性畸形，病毒可通过胎与优生优育五项检查的区别。

孕前检查优生优育五项包括哪五项？优生优育五项是最常见、最重要的子宫内感染因素被综合称为 TORCH。"T"代表弓形虫，"R"代表风疹病毒，"C"代表巨细胞病毒，"H"代表单纯疱疹病毒，"O"代表其它的感染因素。怀孕早期的原发性宫内感染可严重影响胎儿发育，并引起相似的临床症状和体征。所以优生优育五项检查显的尤其重要。优生优育五项，其中巨细胞病是巨细胞病毒（CMV）感染引起的一种传染病。孕妇原发感染时，对胎儿的危害很大。孕妇产生病毒血症，可引起早产、流产、死胎及各种先天性畸形，病毒可通过胎盘传给胎儿，使胎儿患先天性 CMV 感染，有些患儿出生时无明显表现，但会出现远期缺陷或症状。HSV 与妊娠、新生儿感染：患生殖器疱疹的孕妇，病情较重，且易致流产、早产、畸胎、死胎。新生儿对 HSV 异常敏感，母亲患原发性疱疹时，可有 40% ~ 60% 机会被感染。常发病于生后 3 ~ 30 天的早产儿，可侵犯皮肤黏膜和内脏，如为播散型，可发生高热、肝脾肿大，脑炎、败血症，病死率可达 65%。痊愈后无后遗症者仅 10%。随着人们对出生儿质量的越来越关注，优生优育五项检查越来越受到人们的重视，通过优生优育五项检查可以避免了许多新生儿的出生缺陷，也个许多家庭挽回了损失。盘传给胎儿，使胎儿患先天性 CMV 感染，有些患儿出生时无明显表现，但会出现远期缺陷或症状。HSV 与妊娠、新生儿感染：患生殖器疱疹的孕妇，病情较重，且易致流产、早产、畸胎、死胎。新生儿对 HSV 异常敏感，母亲患原发性疱疹时，可有 40% ~ 60% 机会被感染。常发病于生后 3 ~ 30 天的早产儿，可侵犯皮肤黏膜和内脏，如为播散型，可发生高热、肝脾肿大，脑炎、败血症，病死率可达 65%。痊愈后无后遗症者仅 10%。

随着人们对出生儿质量的越来越关注，优生优育五项检查越来越受到人们的重视，通过优生优育五项检查可以避免了许多新生儿的出生缺陷，也个许多家庭挽回了损失。

五、保证优生必须做到

1. 禁止患有某些严重遗传性疾病的患者结婚。如精神分裂症、白痴患者等。

2. 避免近亲结婚。以防止后代出现隐性遗传病患者。

3. 坚持婚前检查。这是优生的重要措施。如发现遗传方面问题，应尽早阻断其延续。

4. 保证孕妇营养充足和膳食的均衡。在计划怀孕前至少一个月，每天补充 0.4~0.8 mg 的叶酸可防止有神经管缺陷畸形的婴儿出生（如以前娩出过有神经管缺陷的婴儿则每日应补充叶酸 4 mg）。

5. 注意防病，孕期谨慎用药。不要乱用抗生素、镇静剂和激素类药物，这是避免胎儿器官畸形的重要方面。

6. 孕期保持情绪稳定、豁达开朗、家庭气氛和谐，以避免肾上腺皮质激素增高，造成胎儿畸形以及出生后智力发育迟缓和行为异常。

7. 孕妇应定期进行产前检查

通过产前检查可对胎位不正及早矫治，避免难产。尤其是对曾分娩过不正常胎儿或年过 35 岁高龄的产妇，以及有遗传病家史的孕妇，更应作好产前检查。

六、优生优育的六个方法

（一） 学会减压， 轻松生活

一个女性白领的工作、生活压力是可想而知的，殊不知，你的烦躁、焦虑、懊恼会在不知不觉中影响你的孕力。女性经常情绪波动，容易导致体内激素改变，出现月经不正常、内分泌失调等症状，反过来更导致心理压力沉重，对人际关系敏感、焦虑、抑郁、偏执，长期以往，你的受孕能力就会变低，甚至导致不孕。要学会乐观对待荣辱，随时消除自己的不良情绪。一旦产生心理障碍，要积极进行心理疏导或心理治疗。

（二） 科学饮食， 合理搭配

精子和卵子处于高活力状态，有利于形成优质的受精卵，增强孕育能力，更有助于生出健康聪慧的孩子。从现在开始，白领女性就要有意识地多吃一些富锌食物（如豆类、花生、小米、萝卜、大白菜、牡蛎、牛肉、鸡肝、蛋类、猪肉），有助于提高卵子活力。同时要提醒的是不宜多吃寒性食物。子宫忌寒，凉性食物吃多了，子宫会遭殃。除了苹果、荔枝、龙眼外，大部分水果都属于寒凉食物，不可一下子吃太多。

（三） 注意改善生活细节

保护孕力，也要女白领从生活细节上进行一些调整和改善，小小习惯的改变，有助于你孕力的维护。建议你少穿紧身衣，以防子宫内膜异位；少穿高跟鞋，以防子宫前倾，骨盆腔异位；保持阴道清洁，但不能过度冲洗，避免破坏阴道环境，发生妇科炎症。

（四） 运动

运动并不仅限于健身房，室外随时随地的有氧运动更有助于你孕力的保持和提高。快走、慢跑、游泳、瑜伽是最佳运动，提高身体柔韧度，增强身体平衡感，且对身体内部器官有按摩的过程。坚持运动，会让你看起来更年轻有活力，更重要的是增强免疫力。

（五） 享受性爱快乐

调查发现，保持规律性爱的女性身体年龄比没有性爱的女性身体年龄要年轻2.5岁。规律的性生活不仅能够使男女双方更浓情蜜意，而且能够增加阴道和子宫颈的分泌物，这些分泌物可以充当精子的护驾使者和开路先锋，为精子存活创造更好的条件，这正是受孕的最理想条件。更重要的是，在性高潮时出现的子宫痉挛对子宫有良性的刺激，它相当于一次针对子宫的按摩。健康年轻的子宫环境，对女性孕力的保护实在大有裨益。

（六） 不要吸烟，不要大量饮酒

母体必须健康是不容置疑的，将成为父亲的男性的健康状况，也具有影响新生命的力量，其中特别有害的是父亲体内的酒精。精子或卵子受到酒精的侵扰后就会失去平衡，加快老化，出现很不健康的状况。对于新生命来说，再也没有比这更危险的事了。

七、把好优生优育第一关

1. 要认真对待婚前医学检查

通过检查发现的一些疾病，如乙肝、性病等，这些疾病都是会影响后代的健康，引发胎儿畸形，只有治愈后才能怀孕。

2. 做好怀孕前的准备工作

不要盲目怀孕，做到有准备、有计划的怀孕，进行一些必要的检查，如风疹病毒检测。风疹病毒感染会导致胎儿先天性的心脏病及先天性的耳聋，可以通过打风疹疫苗来预防风疹病毒感染；怀孕前三个月可服用"斯利安"叶酸片，以防胎儿神经管的畸形。

3. 避免在春冬季怀孕

春冬季病毒较多，在春冬季怀孕的胎儿畸形发生率明显高于夏秋季。

4. 怀孕后立即建立围产保健卡

定期检查，14~20 周时可做唐氏筛查，28 周前做 B 超检测等，这些检查都可以在怀孕早期查出胎儿是否畸形。

5. 防止生殖道感染性疾病

生殖道感染性疾病主要是由于不洁性行为引起的，因此要规范性行为，已确诊的要及时治疗，孕妇发现自己分泌物有异常的也要及时就医，不能因为怀孕而拒绝用药甚至讳疾忌医。

第二十章 男性养生保健

我国的传统养生学有着悠久的历史，早在春秋战国时期的中医学经典著作《黄帝内经》中就全面地总结了先秦时期的养生经验，明确地指出"圣人不治已病治未病，不治已乱治未乱……夫病已成而后药之，乱已成而后治之，譬犹渴而穿井，斗而铸锥，不亦晚乎！"的养生观点，为我国传统预防医学和养生学的发展奠定了基础。数千年来，历代的中医药学家和养生学家不断地积累和总结流传于民间的养生保健经验，并著有大量的养生学专著，促进了我国传统养生学的发展。我国的传统养生学流派较多，各有所长，总体来讲主要分为精神、动形、固精、调气、食养、药饵等六大学派。各学派的养生学说自有体系，各有所长，又兼收并蓄，形成了我国独具特色的养生保健方法。

一、保证充足的睡眠

让男人睡出健康。睡眠时间的长短、睡眠质量的好坏，决定着人们的精神状态、工作和学习效率。如何保证充足的睡眠呢？不妨试试以下的"睡眠保健"方法：

1. 适度有氧运动。适当的运动是指运动后感到愉快而不疲劳的运动。睡前6小时进行30分钟的有氧运动，要注意不要在临睡前运动。最好快步走30分钟，然后慢步返回，再用热水泡脚（浸过足背部），能够帮助睡眠。体质较差的人，适合太极、气功、散步等缓和的运动。体质较好的人则可以入行慢跑、自行车慢速骑行等低运动量的有氧运动，给身体增加活力。

2. 睡前1小时要远离电视，因为电视屏幕闪烁的光线会使人神经兴奋而影响睡眠。

3. 可以饮一杯温热的牛奶。饮温热饮料是一种很好的习惯，可以使身体放松。

4. 热水足浴。睡前用热水泡脚，可促进足部血管扩张，加快血液循环。足部穴位较多，热水的刺激能起到很好的保健作用，尤其是患有失眠和足部静脉曲张者。睡前泡脚15~30 min，水温宜40℃左右。足浴疗法：磁石、菊花、黄芩、夜交藤。水煎 2 次，去渣取汁。倒入浴盆中。趁热浸洗双足 15 ~ 30 min，每晚 1 次。如果有条件，每晚睡前 30 min 洗个热水浴，使身体放松。因为洗澡可以提高体温，使人困倦。

5. 梳头松弛神经。梳头有利于血脉通畅，增强脑细胞供氧，延缓大脑衰老。睡前梳头还可改善睡眠，提高睡眠质量。在一天的紧张工作之后，梳一梳头部，可使神经松弛，消除疲劳，使大脑得到很好的休息。梳头的梳子应尽量采用牛角梳、玉梳、木梳，梳齿不要过尖和过密；梳理用力要适度，不宜太轻也不可过重；梳理速度，不能过快也不可过慢。每次梳理时都要做到快慢适中，用力适度，梳到意到。要全头梳，最好每天早、中、晚 3 次，每次 10 分钟。

6. 按摩涌泉穴。上床后自己按摩涌泉穴：将一只脚的脚心放在另一只脚的大拇趾上，来回摩擦直到脚心发热，再换另一只脚。这样交替进行，你的大脑注意力就集中在脚部。做一段时间就想入睡。如长期坚持，还能起到保健（提高免疫力）的作用。

二、注意饮食调节

1. 菠菜是男性最佳食品；含叶酸是蔬菜之首能促进红细胞的合成，加快血液循环，降低男性患心脏病、中风和骨质疏松的风险。含镁能将肌肉的碳水化合物转化为能量，增加肌肉力量。

2. 酸枣有养肝、宁心、安神作用，能除疲劳，缓解心烦、神经衰弱。感觉疲劳时不妨吃些酸枣。

3. 柠檬能增高肾上腺素浓度。体内肾上腺素分泌减少时，人就易疲劳。柠檬能提高并维持肾上腺素浓度，使人恢复体力和精力。

4. 中医认为男性养生当以养肾为主。肾是人体阳气的根本所在，男性养生当以补肾温阳为首要原则，多吃温性食物。如狗肉、牛肉。羊肉、鸡肉等，牛肉对增长肌肉、增强力量特别有效。含维生素 B_6、锌和镁，有助于蛋白质合成，促进肌肉生长。常锻炼的男性在运动前吃可以增加耐力。蔬菜中韭菜温补肾阳，助阳固精，素有"起阳草"之称，特别适合男性在食用。

5. 煮杂粮粥用高压锅，比常压蒸煮能减少营养流失，可保存杂粮中更多抗老保健物质。

6. 常吃芹菜可使血压下降 12% ~ 14%，胆固醇下降 14%，有效保护心血管，预防心脏病。

7. "男性不可百日无姜"，生姜含姜油酮和姜油酚，有活血祛寒、健胃除湿等作用。常吃可加快新陈代谢调节前列腺功能，防治前列腺疾病。生姜性温，阴虚体质的男性（经常口干、潮热的男性）宜少吃。

8. 男性多食西红柿，有防止和逆转前列腺增生的作用，炒着吃更好。

9. 男性多食含维生素 B_2 高的食物。肌肉发达不仅靠补充蛋白质，还要补充维生素 B_2，如牛奶、鸡蛋、豆类、以及核桃、花生、栗子等坚果内含维生素 B_2 较高，男性体力劳动或运动较女性高，故应多食含维生素 B_2 高的食物。

10. 男性多食含钙高的食物。如牛奶，一天可喝 1~2 袋；吃大豆时加点醋，可使大豆中的氨基酸和维生素 D 更容易被人体吸收；白萝卜不宜削皮，因为其所含的钙98%在皮里；可多食海产品，含钙、锌高。

三、适当运动锻炼

健康的男人必须拥有结实的肌肉、良好的心肺功能及灵活的肢体。为此，不同年龄段应选择不同的运动。

20~30 岁的男性运动的主旨是锻炼肌肉。通过肌肉锻炼积累常规体力，为以后的健康储备"资源"。一般隔天做半小时，以举重为主，务必使胸肌、肩肌、背肌、腹肌、腿肌等主要肌肉群都得到锻炼。外加 20 min 心血管锻炼，推荐项目有慢跑、游泳、骑自行车等。

30~40 岁的男性运动的主旨在于锻练柔韧，增强关节的韧性，多做伸展运动。方法是：仰卧，尽量将两膝提拉到胸部，坚持 30 s；仰卧，两腿分别上举，尽量举高，保持 30 s。另外，辅以肌肉锻炼与心血管锻炼，但强度应较 30 岁前小一些。

40 岁以上的男性运动既要有利于保持良好的体形，还能预防常见的老年性疾病，如高血压、心血管病等。每周至少两次，包括半小时心血管锻炼与 15 min 肌肉锻炼，以健身器代替哑铃。推荐项目有俯卧撑、半下蹲、网球、滑雪、游泳、慢跑、高尔夫球、跳舞、散步等。

四、利用经络养生

1. 常揉丹田，补肾护胃。丹田位于脐下 2 寸处，手搓热后揉丹田能补肾改善胃肠功能，缓解腰酸、消化不良等症状。

2. 常揉涌泉穴和太溪穴可补肾强身。涌泉穴在足底前 1/3 处，或足底人字纹交点处。太溪穴在足内踝与跟腱之间凹陷处。每天热水泡足后做这两个穴位的按揉可补肾强身。

五、四季养生

1. 春季男性养生与保健

春季万物生发，白天开始变长。顺应大自然地变化规律，人体的阳气也开始向外升发。故中医主张"春夏养阳"。男性春季要早睡早起，做适当的运动，以助阳气的升发，可多食牛肉、羊肉、鸡肉、鸡蛋、香椿、韭菜等。

春季对应的脏腑是肝，肝喜条达，故春季要特别注意，要心情愉悦。肝喜酸，对应的色是绿色，养肝可吃些酸味的和绿色的食物，如杏干、酸枣、绿色的蔬菜等。肝用为阳，肝体为阴，故春季可少量服点养肝血、滋肝阴的中药，如乌鸡白凤丸、杞菊地黄丸、枸杞子等。

2. 夏季男性养生与保健

夏季万物生长茂盛，白天长黑夜短，天气炎热，出汗多。顺应大自然地变化规律，男性夏季要晚睡早起，做轻微的运动，补足水分。夏季对应的脏腑是心，心对应的色是红色，苦味入心。汗为心液，出汗多易耗伤心气心阴，故夏季多食红色的食物和苦味的食物，如红小豆、红枣、樱桃、苦瓜、少量（6～10 个）的莲子心泡水等。夏季人体的阳气趋于外，脾胃阳气相对较弱，故夏季应食清淡易消化的食物。年长的男性可适当用点中药养心，如生脉饮（人参或西洋参、麦冬、五味子）。

3. 秋季男性养生与保健

秋季万物收获、收藏，开始白天短黑夜长，秋高气爽，空气干燥，渐凉、渐冷。顺应大自然地变化规律，男性秋季要早睡早起，较夏季可增加运动量，补足水分。秋季对应的脏腑是肺，肺对应的色是白色，辛味入肺。秋季干燥的冷空气易伤肺气和肺阴，故秋季多食白色的食物和辛味的食物，如白萝卜、梨、百合、银耳等。秋季人体的阳气开始内敛，脾胃功能开始恢复，故秋季渐渐食用一些滋补的食物利于冬藏。年老、小儿或有肺部疾患者可在变季时，早晚喝点放姜末的蜜水，防止凉燥伤肺。秋季容易感受风寒、风燥之邪气。可按揉2个穴位可以提高免疫力，大椎穴（低头时，颈后最突出的棘突下方）、风门穴（大椎穴向下移两个棘突，再向左右各移一指半处），可以用中指指腹对这2个穴位按揉2～3分钟。

4. 冬季男性养生与保健

冬季万物凋谢，白天短黑夜长。顺应大自然地变化规律，人体的阳气阴液也收敛于内。故中医主张"秋冬养阴"。男性冬季要早睡晚起，尽量避开早晚的寒气做运动。可多食牛肉、羊肉、鸡肉、鸡蛋、各种干果等。

冬季对应的脏腑是肾，肾藏精主一身阳气，故冬季要特别注意养肾。肾对应的色是黑色，咸味入肾。养肾可吃些黑色的食物，如黑米、黑豆、黑芝麻、黑木耳等。年长者可服点补肾的中药，如金匮肾气丸、六味地黄丸、杞菊地黄丸、枸杞子等。

当前最常见的男科问题就是男性不育症。因不育前来就诊的患者增多，主要有以下几点原因，一是现代男性对孕育问题比较重视，会进行较为详细的孕前检查，有些轻微异常症状都会积极就医诊治。二是不良的生活习惯导致男性精子质量下降，使男性生育力降低。三是外界环境激素对精子的损伤作用越来越严重。

一、损伤精子降低生育力的因素

1. 男性精子活力随年龄增长呈抛物线形变化，其中 20～40 岁是其活力最好的时候，也就是男性的"生育黄金期"。40 岁后男性的精子活力会以每年 0.7% 的速度下降，并且畸形精子会越来越多，过了 60 岁，85% 的精子都可能是畸形的。

2. 吸烟对精子活力的影响非常大，国外研究表明，吸烟者与非吸烟者相比，精液质量的各主要指标都显著降低，精子畸形率也明显升高。

3. 酒精则对男性睾丸有直接影响，长期大量饮酒，会导致睾丸萎缩，精液质量下降。

4. 男性身体过度肥胖，会导致腹股沟处的温度升高，损害精子成长。适量的运动则可以帮助提高精子活力，平衡身体激素水平，特别是维持雄性激素的分泌水平。

5. 长期穿紧身裤、蒸桑拿、泡热澡、将笔记本放在腿上等习惯，会使局部散热不良，引起阴囊温度升高，从而降低精子的生成和活力。

6. 将手机长期放在裤兜使睾丸容易受到电磁波的辐射，影响精子的运动能力，从而会影响精子的数量。

7. 长期开车或者久坐不动会压迫盆腔供血不足，血氧量减少，就使能量、营养物质减少，造成精子能力下降。

8. 化妆品中含有的一些物质也会影响精子活力，主要为邻苯二甲酸酯和雌性激素。食品或化妆品中存在这类物质，会干扰内分泌，使男性精子数量减少、运动能力低下、形态异常，引发睾丸组织结构变化，降低精液中的精子数量。

9. 男性如果长时间精神紧张、心情不好，会使大脑皮层对性腺轴激素抑制，导致精子生成能力下降。

二、预防前列腺疾病提高生育能力

前列腺疾病是很常见的男科疾病，久坐和憋尿都是引发前列腺疾病的重要因素。此外熬夜、抽烟、饮酒，饮食过于辛辣也是诱发前列腺疾病的高危因素。究其根本，保持良好的生活习惯可以有效预防前列腺疾病。此外，适度的性生活也有助维护前列腺的健康。

1. 戒烟酒

烟酒都会对前列腺产生危害，香烟中的烟碱、焦油、亚硝胺类、一氧化碳等有毒物质，不但可以直接毒害前列腺组织，而且还能干扰支配血管的神经功能，影响前列腺的血液循环，可加重前列腺充血。酒是一种有血管扩张作用的饮品，对于外表看不见的内脏器官，酒精扩张血管引起脏器充血也是明显的，前列腺当然也不例外。由于一些青壮年人有长期饮酒，甚至酗酒的习惯，容易患上前列腺炎。

2. 注意个人卫生

急性前列腺炎多是由于细菌感染引起的，一定要每天对自己进行清洁，尤其是生殖器官，减少感染的几率。

3. 不要长时间坐着，不要憋尿

长时间的久坐憋尿会让前列腺受到压迫和刺激，长此下去，就会导致前列腺炎的发生。

4. 养成良好的生活习惯

多注意休息，尽量不要熬夜，有规律的生活，多饮水，少食辛辣食物，适当的运动，从而让自己的抵抗力提高。

三、诱发性功能障碍的因素

1. 不良生活方式

（1）吸烟。吸烟和不吸烟的心脏病患者，完全勃起功能障碍的患病率分别为56%和21%；吸烟和不吸烟的高血压患者，完全勃起功能障碍的患病率分别为20%和8.5%。

（2）酗酒。酒精有"提高性欲，降低性力"之说。国外研究表明，酗酒和不酗酒的肝病患者勃起功能障碍患病率分别为 70% 和 25%。而且有一半人在戒酒多年后仍未能恢复勃起功能。

（3）吸毒。有研究表明，吸食海洛因者，勃起功能障碍的患病率为 32.2%。

2. 年龄

年龄是与勃起功能障碍关系密切的间接高危因素，随年龄增长，发生勃起功能障碍的可能性增大。国外报道，20~30 岁男性勃起功能障碍的患病率为 7%，70~79 岁勃起功能障碍患病率为 57%。

尽管发生勃起功能障碍的可能性随年龄增长而提高，但勃起功能障碍并不是老龄化过程中不可避免的。

3. 疾病

（1）心血管疾病如心脏病、高血压的患者，伴发勃起功能障碍的比例分别为 39%、15%。而且勃起功能障碍可能是全身动脉粥样硬化的先兆。

（2）糖尿病是与勃起功能障碍关系最为密切的疾病之一，糖尿病患者勃起功能障碍患病率为 23%~75%。患糖尿病 10 年以上者，发生勃起功能障碍的可能性较 5 年以下者高 1 倍。此外，血糖控制不良、吸烟均增加发病的可能。

（3）慢性肾功能不全，伴勃起功能障碍的比例在 40% 以上。

（4）高脂血症，血清总胆固醇越高、高密度脂蛋白越低，发生勃起功能障碍的可能性就越大。

（5）多发性硬化、中风、脱髓鞘疾病、老年痴呆症等神经疾患，都与勃起功能障碍有关。

（6）垂体机能减退、性腺机能减退、高泌乳素血症、肾上腺疾病、甲状腺功能亢进、甲状腺功能低下等内分泌疾病与勃起功能有关。

（7）前列腺、阴茎的疾病伴发勃起功能障碍的可能性在 40% 以上。

（8）溃疡病伴发勃起功能障碍的可能性为 18%，关节炎、过敏症、酒精性肝硬化、慢性阻塞性肺病等都与勃起功能障碍关系密切。

4. 损伤

外伤、手术脊髓损伤或手术、骨盆骨折合并尿道外伤、经腹会阴直肠癌根治术、腹膜后淋巴结清扫术、主动脉重建术、前列腺癌盆腔放疗等任何损害阴茎神经支配和血管供应的外伤、手术都易引起勃起功能障碍。因此，外科医师应不断改进术式、提高手术技巧，预防医源性勃起功能障碍的发生。

5. 药物

利尿药、降压药、治疗心脏病的药物、安定药、抗抑郁药、激素、抗胆碱药以及治疗溃疡病的药物都可能导致勃起功能障碍。

6. 心理因素

心理疾病如精神分裂症、抑郁症及治疗抑郁症的药物均与勃起功能障碍有关。50%～90%抑郁症患者性欲淡漠；另一方面，性功能障碍也常引起抑郁、焦虑等精神异常。

四、穴位按摩法增强性功能

1. 刺激商阳穴

商阳穴位于食指尖端桡侧指甲旁开0.5厘米。刺激该穴具有明显的强精壮阳之效，可延缓性衰老。

2. 刺激关元穴

关元穴位于脐下3寸处，属于沿头面正中贯穿胸腹的任脉。所谓"任脉"，是指不论男女都与其生殖系统有密切关系的一支经脉，任脉上有不少具有强精壮阳效果的穴位。可用指压法按摩刺激关元穴，或是交替用左右手绕脐旋转按摩腹部，刺激任脉上的有关穴位。

3. 刺激三阴交穴

三阴交，顾名思义，是肝经、脾经、肾经三条阴经交会之处。三阴交穴本身属于脾经，位于胫骨内侧、脚内踝上约3寸处。针灸该穴主治遗精、阳痿、阴茎痛、小便不利、睾丸缩腹等，是治疗男子性功能障碍最常用的穴位之一。因此，经常用手指按摩此穴可增强男子性功能。

4. 刺激涌泉穴

涌泉穴位于足掌心，属于足少阴肾经。每晚临睡前用热水泡脚，以及用手指按压该穴，或放一条小圆木棍，赤脚踏上反复滚动等，都可刺激该穴，有助于性功能改善。

5. 刺激筑宾穴

筑宾穴位于三阴交穴后上方约2寸、小腿肚内侧，属足少阴肾经，按摩刺激该穴可提高性欲。

五、食疗补肾壮阳

1. 鹿角胶粥

原料：鹿角胶 15~20 g，粳米 100 g，生姜 3 片。制法：先煮粳米作粥，待沸后，放入鹿角胶、生姜同煮为稀粥。

用法：每日 1~2 次。3~5 天为一疗程。功效：补肾阳，益精血。适用于肾气不足所致的阳痿、早泄、遗精、腰痛等。宜忌：阴虚火旺、口干舌燥、尿黄便秘或感冒发热者忌服。适宜于冬季服用。

2. 枸杞羊肉粥

原料：枸杞叶 250 g，羊肾 1 只，羊肉 100 g，葱白 2 茎，粳米 100~150 g，细盐少许。

制法：将新鲜羊肾剖洗干净，去内膜，切细；再把羊肉洗净切碎，枸杞煎汁去渣，同羊肾、羊肉、葱白、粳米一起煮粥。待粥成后加入细盐少许，稍煮即可。用法：每日 1~2 次，温热服。功效：滋肾阳，补肾气，壮元阳。适用于肾虚劳损、阳气衰败所致的阳痿、腰脊疼痛、腿脚痿弱、头晕耳鸣、听力减退、尿频或遗尿等。

3. 韭菜炒羊肝

原料：韭菜 100 g，羊肝 120 g。制法：将韭菜去杂质洗净，切 1.6 cm 长；羊肝切片，与韭菜一起用铁锅旺火炒熟。

用法：当菜食用，每日 1 次。功效：温肾固精。适用于男子阳痿、遗精、盗汗，遗尿，夜盲、角膜软化症。

六、男性优生的注意事项

1. 最佳年龄

人的最佳生育年龄应是 24~30 岁。虽然男子 16 岁就已发育完全，女子 14 岁即月经初潮，可以有子嗣，但这并不是最合适的生育年龄。另一方面，男子在 40 岁以后，身体素质已逐渐走下坡路，同时因饮食受到各种污染而在体内堆积增多，因此，在这种情况下生育出的下一代，患病几率将明显增加。

2. 适当运动

在打算生育的一段时间，男性要经常保持一定的运动量，工作要劳逸结合。运动时间可根据个人身体状况灵活制定，一般以每周 3 次以上、每次半小时以上为宜。另外，生活中要多见阳光、多呼吸新鲜空气，这有益于男性内分泌协调。

3. 饮食调养

要做到不偏食这是最佳饮食调养。与西方"以肉为主"的饮食相比，东方人尤其是中国人"以谷物和豆类为主"的传统饮食结构则更为健康。大鱼大肉对人体没有太多好处，吃多了还容易诱发前列腺炎等疾病。对于生育能力差、少精的患者，则可以适当多吃瘦肉和蔬菜，因为瘦肉和蔬菜中富含的维生素 C、维生素 A、维生素 E 对精子很有好处。

4. 情志调养

"精、气、神"乃人体"三宝"，三者互相联系，相辅相成。"神"是人身体状况的外在体现，人的精神状态如何，将直接影响到生育。

因此，中医认为要健康生育，重在"调情志"，做到心境豁达开朗，学会排解各种不健康的情绪，这是优育非常重要又往往被忽视的一个方面。

5. 性生活适度

夫妻生活要"顺其自然"，没有不行，太过也不行。尤其不要为了追求所谓"持久、高质"的夫妻生活而乱服补药。而对于有些性功能确实低下的患者，也应该在有经验医师的指导下服药进补。

七、男性优生必须做到

1. 不酗酒

人们经常以酒助兴或借酒浇愁，殊不知，酒对男性的生殖系统有一定的毒害作用，它可使精子不正常，导致对胎儿产生不良影响，有资料表明，妻子怀孕前一个月，如丈夫逐日饮酒量折合酒精 30 mL；或一月内饮酒 10 次，每次 50 mL 以上；或一月内曾饮酒 1 次，而酒量大于或即是 125 mL；其妻子生下的新生儿出生体重较对照组下降 236 g，这种情况下出生的低体重儿会给喂养带来困难，抵抗力低、易生病、生长发育迟缓，智力低下等，甚至影响精子的遗传基因。

2. 不接触不良环境

男性睾丸对很多化学物质很敏感，使精子受到伤害，常见的有铅、汞、镉、锡、砷、镍、钴、苯等。另外，农药也可使精子异常，而导致流产、死胎、新生儿缺陷，如苯菌灵、二溴氯丙烷、甲基汞、环氧七氯等。喷洒农药工作的丈夫其妻怀孕后经常造成流产或死胎，还有，放射线、同位素、电磁波均可使男性精子异常，造成不同程序的新生儿出生缺陷，所以男子在以上环境下工作要留意自身防护，加强自我保健意识，尤其妻子预备怀孕的丈夫更应留意。

3. 慎用药

很多药物对男性的生殖功能和精子质量会产生不良影响，如抗组织胺药、抗癌药、咖啡因、吗啡、类固醇、利尿药等。这些药物不仅可致新生儿缺陷，还可发生如婴儿发育迟缓、行为异常等。因此，妻子预备怀孕的丈夫用药要慎重。

以上是关于男性优生优育应注意的事项。若想要聪明的宝宝，夫妻双方都应重视。

中 成 药 篇

ZHONGCHENGYAOPIAN

第二十二章 中成药

第一节 金凤丸

一、来源

金凤丸相传为清代宫中秘方，于 1866 年香港同溢堂问世。

二、组成

淫羊藿、仙茅、益母草、阿胶、何首乌、肉桂、女贞子、鹿茸、人参、蜂蜜等。

三、功效

温肾助阳，活血和血，现代药理研究证实其有增加基础窦状卵泡，提升卵巢反应性，改善子宫内膜容受性的作用。

四、主治

1. 温肾益阳、活血和血。用于肾阳虚引起的畏寒肢冷，月经量少、后错，带下量多，虚寒痛经。
2. 卵巢储备功能减退，冷冻胚胎内膜准备，排卵障碍。
3. 产后排除恶露和整体修复，剖宫产后预防憩室发生。
4. 宫寒不孕，人工流产术后内膜修复，胎停引产后促孕治疗。

五、用法用量

1. 卵巢储备功能减退
月经第 2 天到第 13 天连续 12 天，日两次，一次 10 丸。

2. 子宫内膜损伤后修复

（1）即时性损伤（人工流产术，宫腔黏连术，清宫术，剖宫术）术后立即口服 6 日，日两次，一次 10 丸。

（2）陈旧性损伤（多次人工流产史，多次宫腔手术史）月经第 2 天起，口服 12 天。日两次，一次 10 丸。

六、方解

方以淫羊藿、仙茅、肉桂、鹿茸、何首乌温补肾阳。女贞子阴中求阳，滋补肝肾。阿胶滋阴养血。配益母草活血调经，使阿胶、首乌等滋补之品补而不滞，人参补气健脾，气旺则血行。蜂蜜为赋形剂。

第二节　妇科千金片 （胶囊）

一、来源

国家保密配方、国家秘密技术，《中国药典》收载品种。

二、组成

千斤拔、金樱根、穿心莲、功劳木、单面针、当归、鸡血藤、党参。

三、功效

清热除湿，益气化瘀。

四、主治

用于湿热瘀阻所致的带下病，腹痛，症见带下量多、色黄质稠、臭秽，小腹疼痛，腰骶酸痛，神疲乏力；慢性盆腔炎、子宫内膜炎、慢性宫颈炎见上述证候者。

五、用法用量

口服。片剂，一次 6 片，一日 3 次，温开水送下；胶囊，一次 2 粒，一日 3 次；温开水送下。

六、方解

1. 清——清热解毒

千斤拔：祛风利湿、消瘀解毒、强腰膝；金樱根：清热利湿、消肿解毒；两者同为方中君药。

2. 通——通络化瘀

穿心莲：清热解毒、凉血消肿；功劳木：清湿热、解毒。

3. 利——利湿止带

单面针：活血、散瘀、止痛。以辛温之性与功劳木、穿心莲配伍，可防二药过于苦寒而伤胃，全方药性更趋平和，三者共为臣药。

4. 补——补益气血

当归：补血活血、调经止痛；鸡血藤：补血、活血、通络；党参：补中益气、生津养血。与当归、鸡血藤合用气血双补，扶正固本。

综上所述，千斤拔、金樱根、穿心莲、功劳木等药物清热除湿、活血解毒，攻邪而不伤正；另一方面当归、鸡血藤和党参益气养血、强腰通络，扶正而不留邪。全方气血同治，清补结合，融扶正祛邪为一体，共奏清热除湿（抗炎），补益气血（提高免疫力）之功效。

七、应用

1. 治疗盆腔炎性疾病

盆腔炎性疾病具有盆腔痛、宫颈举痛和发热的三联征。慢性盆腔炎临床表现为反复下腹或腰骶疼痛、带下异常、腹部包块、月经失调及低热、易感疲倦等局部及全身症状。若未能得到及时、彻底治疗，可导致不孕、输卵管妊娠、慢性盆腔痛以及炎症反复发作，从而严重影响妇女的生殖健康，单纯采用"抗生素"或"清热利湿中药"进行治疗，则只能起抗菌消炎的作用，而机体的正虚状态不能得到纠正，免疫功能低下得不到改善，一旦停药后，病邪又可乘虚而入，炎症则死灰复燃，最终表现为得不到根治；何况长期采用抗生素易产生耐药性和不良反应，进而对机体造成新的损伤，不利于对该疾病的诊治。

妇科千金片（胶囊）用于慢性盆腔炎的治疗既可清湿热、去"瘀血"，又可益气血而提高机体免疫力。只有标本同治，才能达到治愈慢性盆腔炎目的。妇科千金片（胶囊）联合抗生素、物理疗法对于急性盆腔炎、盆腔瘀血、盆腔包块、慢性盆腔痛等均有较好的疗效。慢性盆腔炎病程短且轻者，用妇科千金胶囊治疗可达痊愈；病程长且重者，用妇科千金胶囊治疗可达显效，治疗3个疗程以上者效果更佳；经1~2个月经周期的随访，症状无反复加重者。

2. 治疗宫颈炎性疾病（宫颈糜烂）

宫颈炎性疾病表现为宫颈局部多表现为糜烂、子宫颈肥大、子宫颈管炎、子宫颈腺体囊肿及子宫颈鳞状上皮化生等。慢性宫颈炎的症状常为其他妇科病所掩蔽，轻者可全身无症状，当炎症沿子宫骶骨韧带扩散到盆腔时，可有腰骶部疼痛，下腹部坠胀感及痛经等，每于排便、性交时加重。此外，黏稠脓性的白带不利于精子穿过，也可引起不孕。局部治疗是慢性宫颈炎主要治疗方法。在临床上，慢性宫颈炎比较难治愈，而且复发率较高。研究表明，中成药治疗宫颈炎有较好疗效，也可作为物理治疗前后的辅助治疗，有效减少物理疗法的副作用和疾病复发率，成为临床上普遍采用方法之一。临床病例证实，妇科千金片（胶囊）联合物理疗法治疗慢性宫颈炎疗效显著。

3. 治疗子宫内膜炎

中医认为子宫内膜炎是由于热毒壅盛、湿热阻滞及寒湿凝滞所致，而妇科千金片（胶囊）正具有清热利湿、益气消瘀功效，临床病例证实联合激素、抗生素治疗子宫内膜炎也有较好疗效。

妇科千金片（胶囊）对细菌也有很好的效控制作用，如抑制肠杆菌、金葡菌、乙型溶血性链球菌等。此外，对妇科带下、气滞血瘀型原发性痛经、慢性前列腺炎、白细胞精子症、男子免疫不育症、慢性淋病、慢性肾盂肾炎、泌尿系感染、非特异性溃疡性结肠炎、牙周炎、流行性出血性结膜炎等症，也有不错的治疗效果。因此是治疗妇科疾病、慢性炎症的良药。

第三节　补血益母丸（颗粒）

一、来源

补血益母丸（颗粒）以元·李东垣《内外伤辩惑论》中的经典古方"当归补血汤"为基础，经过加减而来。特别是阿胶、益母草的加入，血止之后补血、祛瘀并举，后经名老中医欧阳琦老先生临床应用40多年，疗效确切。

二、组成

当归、黄芪、阿胶、益母草、陈皮。

三、功效

补益气血，祛瘀生新。

四、主治

用于气血两虚兼血瘀证产后腹痛。

五、用法用量

片剂，口服，一次 12 g，一日 2 次。10 袋/盒，6 袋/盒。颗粒剂，开水冲服。一次 12 g，一日 2 次。10 袋/盒。

六、方解

补血益母丸（颗粒）以血证大师唐容川提出的"祛瘀生新"为依据，根据"补益气血，祛瘀生新"的理论，以妇科要药当归为君药（养血补血）、以黄芪、阿胶为臣药（益气生血，补血活血），以益母草、陈皮为佐药（消瘀破滞，理气健脾），诸药配伍，共奏补益气血、祛瘀生新之功效。五味药材均为药食同源，无不良反应。重用阿胶这味补血圣药（用量之大，是其他成药所不及），从补血、补气两方面来提高机体能力，以致能很好地解决恶露、促进产后、手术后恢复。

七、应用

1. *产后术后调理人群*
产后术后子宫恢复、气血双补。
2. *孕前调理人群*
月经少、气色差、易疲劳、贫血。
（1）气血两虚兼血瘀型产后腹痛：补血益母颗粒可以治疗气血两虚兼血瘀型产后腹痛、功血、产后恶露不绝，可以增加子宫内膜厚度，改善子宫内膜血供，提高血红蛋白，瘀血停滞所致腹痛疗效显著，能明显改善产后疲劳乏力，少气懒言，头晕眼花，面色苍白，恶露等症状。连续服用 2~4 盒。
（2）药流术后治疗：在米非司酮、米索前列醇等药物引产后使用补血益母颗粒，可缩短阴道出血时间、减少出血量，加速蜕膜残留胎盘或胎膜尽快排出，提高完全流产率，避免阴道流血时间过长造成宫腔感染，效果优于生化丸、益母草颗粒。连续服用两盒。

（3）人流术后治疗：在口服抗生素的基础上，加服"补血益母颗粒、妇科千金胶囊"或"补血益母颗粒、暖宫贴"，可以减少其阴道流血量，缩短阴道流血时间，显著改善气血两虚兼血瘀症状，促进月经快速恢复正常，显著降低痛经发生率，以达到保护妇女再次生育能力的目的。连续服用两盒。

（4）排卵障碍性不孕症：在使用氯米芬、克罗米芬的基础上，加服补血益母颗粒，改善宫颈黏液的性状，利于精子通过；能促进卵泡发育及优势卵泡的形成，改善子宫血流供应，增加子宫内膜厚度，提高排卵率及妊娠率。连续服用2~6盒。

第四节　定坤丹

一、来源

出自宋朝陈自明的《妇人大全良方》续嗣降生。

二、组成

红参、鹿茸、当归、熟地黄、西红花、鸡血藤膏、三七、白芍、白术、枸杞子、黄芩、香附、茺蔚子、川芎、鹿角霜、阿胶、延胡索、红花、益母草、五灵脂、茯苓、柴胡、乌药、砂仁、杜仲、干姜、细辛、川牛膝、肉桂、炙甘草等。

三、功效

滋补气血，调经舒郁。

四、主治

用于气血两虚、气滞血瘀所致的月经不调、行经腹痛、崩漏下血、赤白带下、血晕血脱、产后诸虚、骨蒸潮热。

五、用法用量

口服。一次半丸至1丸，一日2次。

六、方解

方中红参、白术、茯苓、甘草合为四君子汤，白芍、熟地黄、当归、川芎合为四物汤，两方相合即八珍汤，专补气血。枸杞子、阿胶滋阴养血，鹿茸、鹿角霜、肉桂扶阳化气。加香附、延胡索、柴胡、乌药以理气舒郁调经，配茺蔚子、西红花、三七、鸡血藤、红花、益母草、五灵脂以活血调经止痛。适加细辛、干姜、砂仁温上焦肺而化饮、中焦胃而化湿浊，酌加黄芩清郁热除烦躁，杜仲、川牛膝强腰膝，蜂蜜调和诸药，川牛膝又引药下行直达病所。全方配伍，共奏补气血，助阳益阴，理气舒郁除烦，活血化瘀调经并止血，兼化湿止带，使肾气阴阳平衡，气血充盛，理气活血，冲任调达，寓补中行，补而不滞，养而不腻，疏而不散，破恶血，养新血，月经舒畅而至，开合有度。

第五节　复方玄驹胶囊

一、来源

1992 年中国航空医院王忠教授研发的玄驹口服液，因口服液不方便携带，最后变成了复方玄驹胶囊。

二、组成

君药：黑蚂蚁，臣药：淫羊藿，佐药：蛇床子，使药：枸杞子。

三、功效

温肾，壮阳，益精，祛风湿。用于肾阳虚，症见神疲乏力，精神不振，腰膝酸软。少腹阴器发凉，精冷滑泄，肢冷尿频，性欲低下，功能性勃起功能障碍。亦可用于改善类风湿关节炎肾阳不足、风寒痹阻证引起的关节疼痛、肿胀症状。

四、主治

1. 男科

勃起功能障碍，少弱精，慢性前列腺炎。

2. 女科

月经不调，多囊卵巢综合征，子宫内膜薄，黄体功能不全。子宫发育不良。

3. 骨科

类风湿性关节炎，骨性关节炎，系统性红斑狼疮，强直性脊柱炎，肩周炎。

五、用法用量

一日 3 次，一次 3 粒，4 周为 1 个疗程。

1. 男科

勃起功能障碍：单用一个疗程。少弱精：单用 3 个疗程。慢性前列腺炎：单用或联合用药，2~3 个疗程改善症状，再用 2~3 个疗程巩固疗效。

2. 女科

（1）多囊卵巢综合征：对于 BMI 正常患者，单用复方玄驹胶囊；对于 BMI 升高的患者，复方玄驹胶囊 + 二甲双胍；对于 T 升高的患者：复方玄驹胶囊 + 达英 - 35 以降低雄激素，若效果不明显，则用复方玄驹胶囊 + 地塞米松服用至下次月经第五天，加服来曲唑，连续服用 5 天。根据卵泡大小，决定是否加用 Gn。服药三个月经周期或至妊娠。

（2）黄体功能不全：单用或者加服黄体素针剂或者胶囊，一般治疗时间不少于 3 个疗程。

（3）子宫内膜薄：可单独用药，也可联合西药（如阿司匹林或补佳乐）一起使用，在用药过程中，根据病情进展减量或停用西药。一般一个周期即可见效。

3. 骨科

首次就诊的的轻，中度患者：单用，建议不少于 3 个疗程。病程较长的重度患者：初期可联用西药，待症状控制后逐步减少西药用量，直至单用中药维持。

六、方解

黑蚂蚁性平、味咸酸。归肝、肾经。扶正固本、补肾壮阳、养血荣筋、祛瘀通络，以补肾之功尤为显著。具有补肾强身、滋阴壮阳、填精固髓、增强性功能，防治阳萎、遗精、前列腺炎，女子性冷淡、月经不调、子宫寒冷、产后风、产后缺乳；双向调节免疫，防癌抗癌、延缓衰老；风湿骨痛人群，防治风湿、类风湿关节炎、肩周炎、强直性脊柱炎、半身不遂、颈椎病、坐骨神经痛、骨痛、骨头坏死；补气益血、提高耐力、抗疲劳，改善心慌气短、头晕目眩、耳鸣、晕厥、面黄肌瘦、四肢无力等。

淫羊藿性温、味辛甘。归肝、肾经。补肾壮阳、祛风除湿、益气强心。可用于肾阳虚衰，阳痿尿频，腰膝无力。本品辛甘性燥烈，长于补肾壮阳，单用有效，亦可与其他补肾壮阳药同用。另可用于风寒湿痹，肢体麻木。本品辛温散寒，祛风胜湿，入肝肾强筋骨，可用于风湿痹痛，筋骨不利肢体麻木。

蛇床子性温、味辛苦。归肾、脾经。温肾助阳、祛风、燥湿、杀虫。用于男子阳痿，阴囊湿痒；女子带下阴痒，子宫寒冷；风湿痹痛，疥癣湿疮枸杞子性平、味甘。归肝、肾经。补肾益精，养肝明目，补血安神，生津止渴，润肺止咳。可用于肝肾阴虚，腰膝酸软，头晕目眩，虚痨瘦弱患者，是滋补调养和抗衰老的良药。另具温补肝肾的功能。

第六节　麒麟丸

一、来源

太安堂。"太安堂"是一代宗师柯玉井公于明·隆庆元年在潮州创建的中医药圣殿，拥有御赐的"太安堂"牌匾和太医院院使万邦宁惠赠的御医宝典《万氏医贯》二大镇堂之宝，近500年来，"秉德济世，为而不争"的堂训精神薪火相传，太医院中医药核心技术发扬光大，是我国历史最悠久的中医药世家之一，堪称我国中医药史上的奇迹。

二、组成

制何首乌、墨旱莲、淫羊藿、菟丝子、锁阳、党参、郁金、枸杞子、覆盘子、山药、丹参、黄芪、白芍、青皮、桑椹。

三、功效

补肾填精，益气养血。

四、主治

适用于肾虚精亏，血气不足，腰膝酸软，倦怠乏力，面色不华，男子精液清稀，阳萎早泄，女子月经不调。或男子不育症，女子不孕症见有上述症候者。

五、用法用量

口服。一次 6 g，一日 3 次。女性自月经周期第五天起连服 25 天，1 个疗程 2 个月，连服 2~6 个疗程。男性连续服用 3 个疗程（6 个月）。

六、方解

麒麟丸是运用祖国医学"精气理论"及"肾主生殖"的理论，采用补肾填精，温阳调经，益气养血之品组方而成，肾为先天之本，封藏之本，精之所处，主宰人体的生长、发育及生殖功能。方中菟丝子、枸杞子等益肾添精补髓；锁阳，淫羊藿温肾壮阳，强精补虚；首乌补益肝肾，养血敛精；白芍，桑椹子等入肝肾经有滋肾益精，养血调经之用，诸药协同，使"阴得阳生而泉源不竭，阳得阴助而生化无穷"且现代药理研究淫羊藿含有淫羊藿甙和维生素 E，有兴奋性机能，故通过补肾治疗，无疑确能促进性功能提高，促进内分泌功能的调节，方中还用党参健脾益气，合黄芪更重补气升阳的效，有类似性激素和兴奋中枢神经系统作用，对脾肾虚损尤佳。又配以淮山药补脾健胃，青皮行气导滞，使诸药补而不腻，水谷精微易于吸收，丹参等理气活血，行血祛瘀，各药配合，更增舒肝健脾，养血种子之功，全方既温养先天肾气以生精，又培补后天脾胃以生血，并佐以调和血脉之品，使精血充足，冲任有养，胎孕易成。

第七节　盆炎净颗粒

一、来源

广州柔济医院（现广医三院）。著名妇产科专家梁毅文教授乃当年"南梁北林"两大妇产科大师之一。两度留洋，两度归国，行医六十载。出生名门但去世后屋无片瓦，为后人留下的只有市政府为她建立的三米高汉白玉塑像，以她名字命名的基金会和盆炎净颗粒的组方，记忆着一代名师的风范。盆炎净颗粒经广州柔济医院（现广医三院）二十多年的临床应用、发展调整成本方。

二、组成

忍冬藤、蒲公英、益母草、车前草、川芎、赤芍、鸡血藤、狗脊。

三、功效

清热利湿，祛瘀通络，活血调经，固肾培元。

四、主治

用于湿热下注、白带过多，盆腔炎见上述症候者。

五、用法用量

开水冲服，一次 1 袋，一日 3 次。

六、方解

忍冬藤清热解毒，疏风通络。蒲公英清热解毒，利尿散结。益母草活血祛瘀，利水消肿，清热解毒。车前草利尿通淋，渗湿止泻清肝明目，清肺化痰。川芎活血行气，祛风止痛。赤芍清热凉血，祛瘀止痛。鸡血藤活血补血，舒筋活络。狗脊祛风湿，补肝肾，强腰膝止血。

第八节　抗妇炎胶囊

一、来源

苗药。

二、组成

苦参、杠板归、黄柏、连翘、益母草、赤小豆、艾叶、当归、乌药。

三、功效

活血化瘀，清热燥湿。

四、主治

用于湿热下注型盆腔炎、阴道炎、慢性宫颈炎，症见赤白带下、阴痒、出血、痛经等症。

五、药理药效摘要

抗妇炎胶囊药物具有抗炎、利尿、镇痛、镇静、止血、解除肠平滑肌痉挛、抗炎及止泻作用，对细菌、真菌、支原体具有明显的抑菌和杀菌作用，水溶液在体外实验中有明显的杀滴虫作用，杀虫效果与药物浓度和药物作用时间量正相关。急性毒性试验、长期毒性试验证实为实际无毒性物质。

用法用量口服，一次 4 粒，一日 3 次。

方解根据苗族医药研究，抗妇炎胶囊方中加入加巩山（苦参）性冷，味苦，入热经，清热燥湿，杀虫；加欧万朗（杠板归）性冷，味酸，入热经，利水消肿、解毒除湿；加劳给确（益母草）性冷，味苦，入热经，活血阔经，止带；加洼少（艾叶）性热，味辛，入冷经，理气血，除寒湿；诸药配伍，共凑清热燥湿，消肿止痛，化瘀杀虫之功效。

第九节　地黄丸类方

地黄丸类方乃仲景《金匮要略》肾气丸化裁而来，至宋钱乙化裁而出六味地黄丸，明代张景岳法先辈之理法方药合以自己独特的温补思想创立左归丸、右归丸。地黄丸类方在临床工作中针对不孕不育治疗时运用甚多，以下摘常用方简介。

一、金匮肾气丸

1. 来源

东汉·张仲景《金匮要略》。

2. 组成

干地黄、薯蓣、山茱萸、牡丹皮、茯苓、泽泻、桂枝、炮附子。

3. 功能主治

温肾阳，补肾气。可用于辨证为肾阳虚、肾气不足之男性阳痿、早泄、精子活动性差、少精弱精、女性排卵障碍、卵泡发育不良、席汉氏综合征等，可症见腰膝酸冷、畏寒肢冷。大便溏稀等。

4. 方解

本方为众地黄丸类方之始祖，阴阳兼顾，阴中求阳，桂枝、附子大辛大热直补命门之火。熟地黄、山药、山茱肉补肾之阴精，且各有侧重，熟地善补肾阴肾精；山药补肾，又补脾胃之气使肾精由脾胃源源不断化生；山茱肉补肝肾养肝肾之血，此三补合用可谓气血精三补，合以补肾。茯苓健脾渗湿，防山药滋补涩腻，泽泻利水泻浊，防熟地滋腻恋邪，牡丹皮活血清热，既使全方所补之肾精肾气可有动性，又清热佐制桂、附之燥热，且活血之性制约山茱肉之酸涩之性，此三泻使全方补而不滞，共奏温肾阳、化肾气之效。

二、六味地黄丸

1. 来源

宋·钱乙《小儿要证直诀》。

2. 组成

熟地黄、山药、山茱肉、牡丹皮、茯苓、泽泻。

3. 功能主治

滋阴补肾，用于辨证为肾阴虚之妇女月经不调、排卵功能障碍、卵泡发育不良、男性精子活动力差、少精弱精证、阳痿、早泄等。可症见腰膝酸软、头晕耳鸣、手足心热、乏力眠差等。

4. 方解

六味地黄丸三补三泻，补中有泻，以补为主，重在补肾阴之不足。熟地黄、山药、山茱肉补肾之阴精，茯苓、泽泻利水，防止熟地黄、山药、山茱肉三补滋腻，牡丹皮活血清热。全方补而不腻，共奏滋补肾阴之效。

三、杞菊地黄丸

1. 来源

元·滑寿《麻疹全书》。

2. 组成

枸杞子、菊花、熟地黄、山药、山萸肉、牡丹皮、茯苓、泽泻。

3. 功能主治

滋肾养肝明目。本方可改善妇女内分泌状况，可用于辨证肝肾阴虚之妇女卵巢早衰、高催乳素血症、卵巢功能紊乱、月经不调、排卵功能障碍、卵泡发育不良及男性输精管炎症等，可症见双眼干涩、食物模糊、头晕耳鸣、心烦不寐等。现代药理研究，杞菊地黄丸可改善女性内分泌水平。

4. 方解

本方以六味地黄丸加枸杞子、菊花变化而成。菊花清肝明目，味芳香而畅气机；枸杞子补养肝血，气平和而生阴津；二药合用，清肝热而养肝血，配以六味地黄丸补肾阴，乙癸同源，共奏补肝肾疏肝气之效。

四、知柏地黄丸

1. 来源

明·吴昆《医方考》。

2. 组成

知母、黄柏、熟地黄、山药、山萸肉、牡丹皮、茯苓、泽泻。

3. 功能主治

滋阴降火，用于辨证为阴虚火旺之妇女月经不调、异常子宫出血、围绝经期综合征、卵巢早衰等及男性精液不液化等证。

4. 方解

本方由六味地黄丸加知母、黄柏变化而来。知母苦寒，走下焦入肾经，泻无根之肾火，疗有汗之骨蒸，止虚劳之阳胜，滋化源之阴生；黄柏苦寒泻下焦隐伏之火。二药合用善清下焦之虚热，配合六味地黄丸滋肾养阴标本兼治，滋肾水而清相火。

五、归芍地黄丸

1. 来源

明·张景岳《景岳全书》。

2. 组成

熟地黄、山药、山萸肉、牡丹皮、茯苓、泽泻、当归、白芍。

3. 功能主治

滋阴养血，柔肝补肾，可用于辨证为肝肾不足，阴血虚少之妇女月经不调、闭经、卵巢早衰、原发性高血压及男性精索静脉曲张等，可证见头晕目眩，耳鸣咽干，午后潮热，腰腿酸痛，足跟痛等。

4. 方解

本方以六味地黄丸加当归、白芍变化而来，与原方中熟地合而滋阴养血，白芍柔肝养血，《神农本草经》又言其"除血痹，破坚积，……利小便"补而不滞，当归补血活血，活而不伤正，使新生之阴血以动力使之为身体所用。全方补肝肾，滋阴养血。

六、麦味地黄丸

1. 来源

清·高秉钧《疡科心得集·方汇》所载麦味地黄丸变化而来。

2. 组成

熟地黄、山茱萸、山药、茯苓、牡丹皮、泽泻、麦冬、五味子。

3. 功用主治

滋肾养肺，可用于辨证为肺肾不足之免疫性不孕、围绝经期综合征、失眠、卵巢早衰、多囊卵巢综合症及男性早泄、精液异常等。可症见带下量少、心烦失眠、腰膝酸软等。

4. 方解

本方以六味地黄丸加麦冬、五味子而成。六味地黄丸补肾养阴，麦冬养心肺之阴，五味子宁心安神，收敛肺气，又入肾经，使得补入的肺肾之阴可固摄秘藏，故而《神农本草经》谓其"强阴，益男子精"。全方共奏滋养肺肾，宁心安神之功效。

七、左归丸

1. 来源

明·张景岳《景岳全书》。

2. 组成

熟地、山药、山茱萸、枸杞子、川牛膝、菟丝子、鹿角胶、龟甲胶。

3. 功能主治

大补肾之阴精。可用于辨证为肾之真阴不足的女性排卵功能障碍、卵巢功能低下、薄型子宫内膜、卵巢早衰等及男性弱精症、液化时间长、精子活动性差等。可症见阴虚潮热，自汗盗汗，心烦神不守舍，带下量少等。

4. 方解

本方选六味地黄丸三补之熟地、山药、山萸肉肝脾肾三脏同补而意在补肾。去三泻加入枸杞子、龟甲胶补养肾之真阴。牛膝补肝肾、强腰膝、又有活血之性使阴血生而有动。鹿角胶、菟丝子补肾之精，又壮肾之阳，又有阴中求阳之意。全方补阴为主，补阳为运，大补肾之阴精。

八、右归丸

1. 来源

明·张景岳《景岳全书》。

2. 组成

附子、肉桂、熟地黄、山药、山茱萸、菟丝子、鹿角胶、枸杞子、当归、杜仲。

3. 功能主治

补肾益精壮阳。可用于辨证属肾阳不足命门火衰之异常子宫出血、黄体功能不全、排卵功能障碍、下丘脑性闭经等及男性性功能减退、精子缺乏症等。可症见腰膝酸冷，精神不振，畏寒肢冷，阳痿遗精，大便溏薄，小便清冷等。

4. 方解

本方化裁自金匮肾气丸，去三泻之茯苓、泽泻、丹参。方用附子、肉桂、鹿角胶、菟丝子、杜仲，温补肾阳，益精填髓。熟地黄、枸杞子、山茱萸、山药补肾养阴，此正为"阴中求阳"之法。当归养血和血，助诸药补养精血。诸药配合，共奏补肾益精壮阳之效。

九、左慈耳聋丸

1. 来源

清·凌奂《饲鹤亭藏书志》。

2. 组成

磁石、柴胡、熟地黄、山药、山茱萸、茯苓、牡丹皮、泽泻。

3. 功能主治

补肾平肝，肝肾阴虚证之听力减退，耳鸣等，可见于女性围绝经期综合征、卵巢早衰、经前紧张综合征等。

4. 方解

本方以六味地黄丸加磁石、柴胡而成。磁石，入心肾二经，《神农本草经》言"除大热，烦满及耳聋"，可潜阳安神，聪而明目，《黄帝内经》有"夫生铁落者，下气疾也"之言，磁石禀重降之气，可沟通心肾，平肝镇静。柴胡为肝经之引经药，疏肝解郁，畅达气机。全方补而不滞，共奏补肾平肝之效。

十、济生肾气丸

1. 来源

清·张璐《张氏医通》。

2. 组成

熟地黄、山药、山萸肉、牡丹皮、茯苓、泽泻、肉桂、附子、车前子、牛膝。

3. 功能主治

温肾化气，利水消肿。主治肾阳不足、水湿内停所致的肾虚水肿、女性月经不调、经期水肿，男性性功能低下、精子活动性差等，可症见腰膝疲重、小便不利、痰饮咳喘等。

4. 方解

本方以金匮肾气丸加牛膝、车前子而成。金匮肾气丸温肾阳化肾气，桂枝、附子大辛大热直补命门之火。熟地黄、山药、山萸肉补肾之阴精，且各有侧重，熟地善补肾阴肾精；山药补肾，又补脾胃之气使肾精由脾胃源源不断化生；山萸肉补肝肾养肝肾之血，此三补合用可谓气血精三补，合以补肾。茯苓健脾渗湿，防山药滋补涩腻，泽泻利水泻浊，防熟地滋腻恋邪，牡丹皮活血清热，既使全方所补之肾精肾气可有动性，又清热佐制桂、附之燥热，且活血之性制约山萸肉之酸涩之性加车前子、牛膝可利小便行水，助肾行水之功。

第十节　五子衍宗丸

一、来源

明代王肯堂的《证治准绳》。

二、组成

枸杞子，菟丝子（炒），覆盆子，五味子（蒸），车前子（盐炒）。

三、功效

补肾益精。

四、主治

用于肾虚精亏所致的阳痿不育、遗精早泄、腰痛、尿后余沥。

五、用法用量

水蜜丸一次 6 g，小蜜丸一次 9 g，大蜜丸一次 1 丸，一日 2 次。

六、方解

方中菟丝子既能温补肾阳，又可补益肾阴，且可补脾以资化源；枸杞子味甘质润，滋补肝肾而益精，二药合用，补肾益精的功用大增，共为君药。覆盆子补肾助阳，固肾涩精；五味子补肾固精，二者助君药加强补肾之功，且可固涩肾精，为臣药。妙在车前一味，泻而通之，泻有形之邪浊，涩中兼通，补而不滞。诸药相伍，使肾虚得补，肾精充盛，则诸症可愈。

第十一节　乌鸡白凤丸

一、来源

本方起源于明朝《普济方》，《寿世保元》改进处方后称之为"乌鸡丸"，近代多以乌鸡白凤丸命名。

二、组成

乌鸡（去毛爪肠）、人参、白芍、丹参、香附（醋制）、当归、牡蛎（煅）鹿角、桑螵蛸、制鳖甲、甘草、熟地黄、青蒿、天冬、黄芪、地黄、川芎、银柴胡、芡实（炒）、山药。辅料为赋形剂蜂蜜。

三、功效

补气养血，调经止带。

四、主治

用于气血两虚，身体瘦弱，腰膝酸软，月经量少、后错，带下。

1. 治疗月经不调

月经先期、后期、先后无定期，以及月经过多或过少。

2. 治疗崩漏

来势急、出血多的称"崩"；来势缓、出血少、淋流出不断的称"漏"；一般统称为崩漏，为妇女不正常的阴道出血，经检查无生殖系统器质性病变者，即功能性子宫出血。

3. 治疗痛经、闭经

4. 治疗带下病

阴道流出白色和黄色等分泌物量多淋沥。

5. 治疗先兆流产、不孕症

6. 治疗产后缺乳

7. 治疗产后恶露不止

胎儿娩出后，胞宫内遗留的余血和浊液称为恶露。正常情况下，在 20 天左右完全排净。如果淋沥日久不断，称为恶露不止。

8. 治疗更年期综合症

主要用于女性更年期忧郁、头痛头晕、失眠、易烦躁、心悸伴有皮肤潮红，手指皮肤温度增高和麻木等等。

五、用法用量

口服，温黄酒或温开水送服。一次 6 g，一日 2 次。

六、方解

本方为妇科调经良方之一，兼有峻补气血的作用。方中乌骨鸡，性味甘平，主治阴虚发热，虚劳赢弱；鹿角胶，性味甘咸，善阴中之阳；人参、黄芪、山药性味甘温而平，重在益气健脾；当归、白芍、川芎、熟地黄为四物合方，有补血养血、调经之效。以上九味药相合，则有益气血、填精髓、壮筋骨、延年寿之功，为本方之主药。天门冬、生地黄、制鳖甲、银柴胡、丹参性味甘苦咸寒，有滋阴退热，凉血除烦之效，共为辅药。佐以鹿角霜、桑螵蛸、煅牡蛎、芡实米等性味咸温甘平之药，有收敛固涩止带之效。同时此方在大队补益气血、填精益髓诸药中，又配以香附，既能疏肝，理血中之气；又能防止过补，而造成气滞阴凝之弊。总之诸药相伍，使本药补而不滞，温而不燥，达到补气养血、固摄冲任的良好效果。

第十二节　补中益气丸

一、来源

金·李杲《脾胃论》。

二、组成

黄芪、白术、陈皮、升麻、柴胡、人参、甘草、当归。

三、功效

补中益气，升阳举陷。

四、主治

适用于辨证为脾虚气陷之先兆流产、子宫脱垂、崩漏及慢性虚损性疾病如慢性盆腔炎、产后调理等及男性阳痿、早泄、精液量少等。

五、方解

本方为李东垣甘温除热之体现，方中重用黄芪补中益气，升阳举陷；人参、白术、炙甘草益气健脾；柴胡、升麻升阳举陷，升提下陷之中气；血为气之母，故用当归养血和营，使所补之气有所依。全方以甘温为主，有壅遏气机化热之嫌，陈皮理气行滞，使全方补而不滞。全方补气、升提并用，使气虚得补，气陷得升。

第十三节　人参归脾丸

一、来源

始载于宋代严用的《济生方》，原名归脾汤。元代危亦林《世医得效方》，对此方主治的症证有所增加，在原方主治的基础上又增加了脾不统血之吐血下血之证。明代薛己《校注妇人良方》在归脾汤原来的组成中又增加了当归、远志两味，沿用至今。

二、组成

人参、白术、茯苓、甘草、黄芪、当归、木香、远志、酸枣仁、龙眼肉。

三、功效

益气补血，健脾养心。

四、主治

主治思虑过度，劳伤心脾，心脾两虚，气血不足所致心悸怔忡，健忘不眠，盗汗虚热，不思饮食，神疲倦怠，面色萎黄，舌淡苔白，脉细缓；脾不统血，症见大便下血，崩不止，月经超前，量多色淡，或淋漓不止。

五、用法用量

大蜜丸，一次一丸，一日两次。

六、方解

方中人参、黄芪、白术、甘草补脾益气；当归、龙眼肉补益心脾，养心安神；茯苓、酸枣仁、远志补心血，益心气，安心神；木香理气醒脾，使补而不滞。诸药合用，共奏健脾益气，养血补心，益智安神之效。

第十四节　逍遥散类方

逍遥散方乃出自宋《太平惠民和剂局方》之逍遥散变化剂型而来，至明代薛己创加味逍遥散并载于《内科摘要》，二者改剂型为丸剂，名为逍遥丸和加味逍遥丸。此二者皆是妇科常用中成药，临床应用效果确切且稳定。

一、逍遥丸

1. 来源

宋·《太平惠民和剂局方》。

2. 组成

柴胡、当归、白芍、白术、茯苓、炙甘草、薄荷。

3. 功能主治

疏肝解郁，健脾养血。可用于辨证属肝郁血虚脾弱之妇女月经不调、更年期综合征、卵巢早衰、免疫性不孕等。可症见月经不调、乳房胀痛、纳少神疲、口苦心烦等。

4. 方解

本方以柴胡为君，疏肝解郁；白芍、当归养血柔肝，与柴胡相伍，对肝体用并调，且《医方集解》有言"肝虚则血病"，补益亏损之阴血亦当重要。茯苓、白术益气健脾，乃遵仲景"见肝之病，知肝传脾，当先实脾"之训，又可强后天之本以生气血。薄荷用量最轻，可升散清透肝经之郁热，又有解郁之效。全方配伍周密，共奏疏肝解郁，健脾养血之效。

二、加味逍遥丸

1. 来源

明·薛己《内科摘要》。

2. 组成

柴胡、当归、白芍、白术、茯苓、炙甘草、牡丹皮、炒山栀。

3. 功能主治

疏肝清热，解郁和营。主治辨证属肝脾血虚，内有郁热之围绝经期综合征、卵巢早衰、高泌乳素血症及男性阳痿早泄等。可症见潮热哺热，自汗盗汗，腹胁作痛，头昏目暗，心烦口干等。

4. 方解

本方以逍遥散加牡丹皮、炒山栀变化而成。牡丹皮、山栀皆凉血清热又宁心之品。丹皮，能入肝经血分者，清肝胆之热邪；山栀入心经，炒用增加入血之效，心为肝之子脏，泻心火以增加清肝火之力；二味配合逍遥散，解郁散火，健脾补血。